기초 전자현미경학

이정용 지음

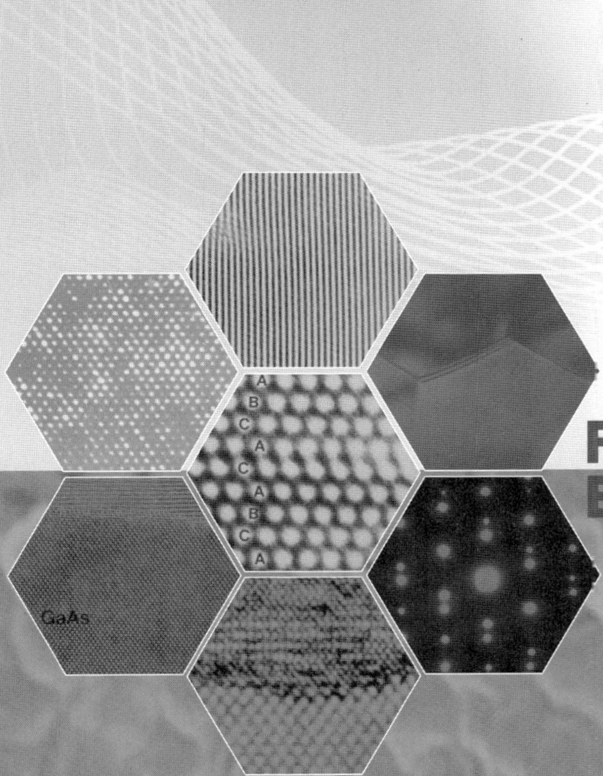

Fundamental Electron Microscopy

청문각

머리말

전자현미경이 발명된 지 반세기가 지나면서 지난 60년간 재료공학 및 생물학, 의학 등에 전자현미경이 미친 영향은 매우 크다. 최근 전자현미경은 성능 및 기능의 향상에 따라, 결정의 원자배열을 원자규모로 직접 육안으로 관찰할 수 있게 되었고 그 원자의 종류까지 알아낼 수 있는 정도가 되었으며, 이들 분야는 물론 물리, 화학, 전자공학, 기계공학 등의 연구 및 분석에서 필수불가결한 연구장비가 되었다.

따라서 대부분의 대학의 신소재공학과, 재료공학과, 금속공학과, 세라믹공학과, 전자재료공학과 등의 재료분야 학과의 학부과정과 대학원과정에서 전공필수 또는 선택으로 한 학기 동안 3학점으로 전자현미경학 및 실험강의를 개설하고 있다. 또한 국내외에서 전자현미경의 보급도 크게 늘어, 여러 연구 및 분석 분야에 전자현미경을 잘 응용할 수 있는 유능한 인재들을 많이 필요로 하고 있다.

이 책은 한국과학기술원에서 15여 년간 강의한 전자현미경학 강의자료와 미국의 매사추세츠공과대학교, 버클리캘리포니아대학교, 스탠퍼드대학교, 애리조나주립대학교, 케이스웨스턴대학교와 영국의 옥스퍼드대학교 등의 유명교수들의 강의록을 참고로 하여 만들었다. 이 책에서는 물리학적인 기본지식을 필요로 하는 전자현미경의 기본원리를 기초부터 쉽게 설명하여 이를 완전히 파악하도록 함으로써 전자현미경학을 쉽게 이해할 수 있도록 하였다. 따라서 전자현미경 기계 자체의 복잡한 내용이나 전자현미경의 작동기술과 지엽적인 전자현미경 분석기술 등은 과감히 생략하였다.

이 책은 모두 14장으로 구성되었고, 장에 따라 강의시간의 증감이 필요하지만 대략 1주일에 1장씩 강의하면 한 학기를 마칠 수 있도록 하였다. 예제를 실어 강의 동안 제대로 이해하지 못한 부분에 대하여 보충이 되도록 하였다. 또한 각 장의 끝에는 연습문제를 실어 학생들이 전자현미경학을 익히고 응용하는 데 도움이 되도록 하였다.

이 책에서 다루지 않았던 전자현미경 실험에 대해서는 《전자현미경의 실제》(이정용, 청문각), 시편제작에 대해서는 《전자현미경 시편제작》(이정용, 대영사), 결정학에 대해서는 《재료결정학》(이정용, 청문각) 등을 참고하기 바란다.

내용이 미비된 점, 오류, 탈자, 오자 등을 저자에게 E-mail(j.y.lee@kaist.ac.kr)로 지적해 주시면 감사드리며 수정할 것이다. 이 책의 그림 그리기와 사진준비에 수고한 한국과학기술원 전자현미경연구실 대학원학생들과 전자현미경 사진을 제공한 분들께 감사를 드린다.

2013년 8월

대전에서 이 정 용

차례

CHAPTER

01 서론

1.1 전자현미경의 장점

재료의 여러 성질들은 미세구조인 원자의 종류와 배열에 따라 달라지고, 이들 원자의 종류와 배열은 전자현미경으로 파악할 수 있다. 따라서 전자현미경은 재료의 특성과 미세구조와의 관계를 이해하고 인간에게 유익한 새로운 특성의 재료를 개발하는 데 필수적인 장비이다.

또한 재료공정(materials processing)에 따라 원자의 종류나 배열이 변화하게 되는데, 이들 원자들을 관찰하여 그 변화를 이해하면 우리에게 적합한 재료공정을 선택할 수 있다. 예를 들어 성장 중에 있는 결정과 계면(interface) 및 결함(defects) 등을 관찰하면 결정성장의 기구와 계면 및 결함의 역할을 파악할 수 있고 이를 토대로 하여 최적의 성장 조건을 알아낼 수 있다.

전자현미경으로는 광학현미경보다 훨씬 뛰어난 분해능과 배율로 결정의 형태나 크기, 결정 내의 전위(dislocation), 적층결함(stacking faults) 등의 각종 결함과 계면 등을 관찰할 수 있다. 그림 1-1은 사파이어(Al_2O_3) 기판 위에 성장시킨 GaN 박막의 단면 전자현미경 사진이다. 사진에서는 성장된 GaN 박막의 두께와 계면상태는 물론 박막 속에 들어있는 통과전위(threading dislocation)와 적층결함을 잘 관찰할 수 있다.

전자현미경으로는 또한 결정과 결정 내에 있는 각종 결함 및 계면의 원자배열하나 하나까지도 직접 육안으로 관찰할 수 있다. 그림 1-2는 GaAs/AlAs/$Al_xGa_{1-x}As$ 다층 박막의 단면 고분해능 전자현미경 사진이다. 사진어서 보면 각 층의 두께는 물론, 계면에서의

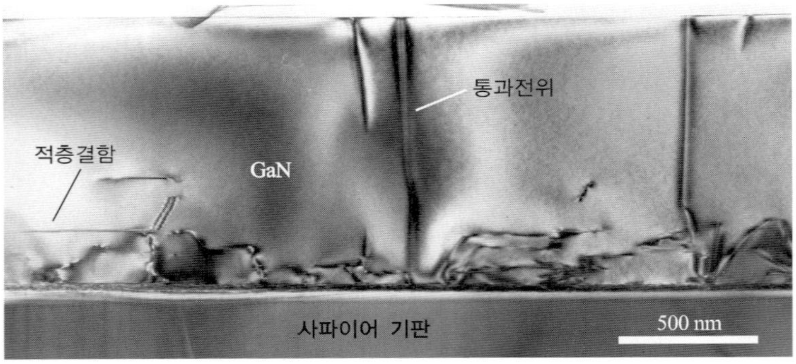

그림 1–1 사파이어 기판 위에 성장시킨 GaN 박막의 단면 투과전자현미경 사진

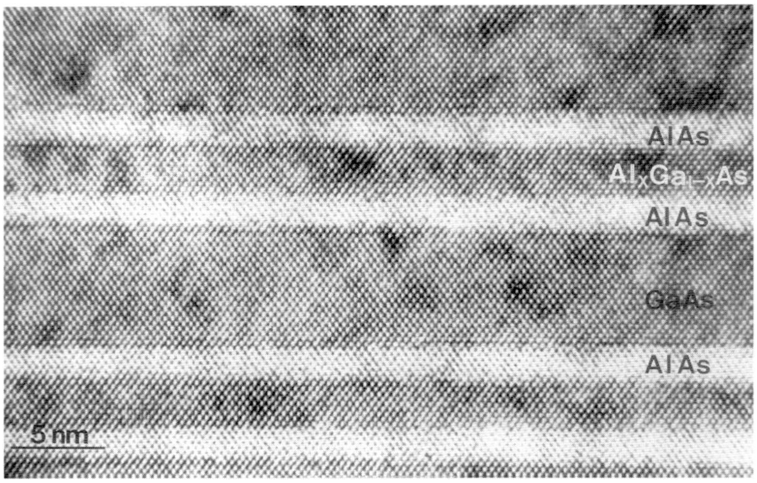

그림 1–2 GaAs/AlAs/Al$_x$Ga$_{1-x}$As 다층 박막의 단면 고분해능 전자현미경 사진

거칠기, 격자점 하나하나의 배열을 직접 육안으로 관찰할 수 있어 다층 박막의 성장이 얼마나 잘되었는지를 알 수 있다.

전자현미경으로는 X선회절(diffraction)에서 분석할 수 있는 것보다 훨씬 더 작은 나노(nano)단위 영역에서 전자회절(electron diffraction)로 그 결정성과 격자(lattice)배열 및 대칭(symmetry)을 파악할 수 있다. 그림 1-3은 $Cd_{0.5}Zn_{0.5}Te$ 박막에서 얻은 전자회절상이다. 전자회절 사진에서 이 박막이 단결정으로 2-중 대칭을 나타내는 <110> 정대축 방향이 전자빔의 입사 방향이라는 것을 알 수 있고, 각 회절점에 해당하는 면간거리는 물론 그 면의 방향도 알 수 있다. 또한 안쪽 1/2, 1/2, 1/2에 있는 작은 추가 회절점들을 관찰하면 규칙화(ordering)가 일어나 있는 것을 알 수 있다.

분광분석으로는 나노단위 영역의 구성원자의 종류와 양도 알아낼 수 있다. 그림 1-4는

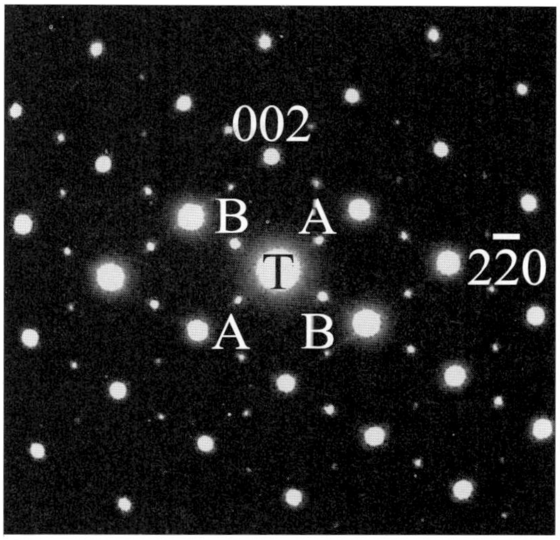

그림 1-3 $Cd_{0.5}Zn_{0.5}Te$ 박막에서 얻은 전자회절상

에너지분산 X선 분광분석(energy dispersive X-ray spectroscopy, EDS)의 결과를 보여 주는 그림이다. 그림에서 횡축은 에너지를 나타내고, 종축은 강도를 나타낸다. 횡축의 위치에서 구성원소를 알 수 있고, 종축의 높이에서 원소의 양을 알 수 있다. 1.740 keV 위치에 피크가 있으므로 구성원소가 Si이라는 것을 알 수 있고, 피크의 강도를 측정하면 그 양도 알 수 있다. 8.041 keV에 있는 피크는 전자현미경 시편 그리드의 Cu에서 나온 피크이다.

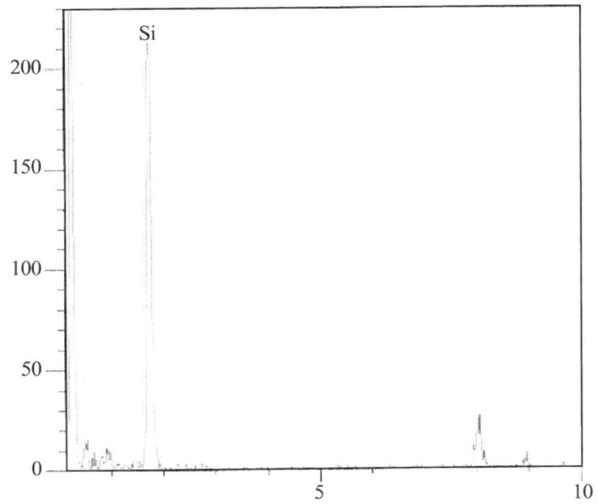

그림 1-4 Si 기판에서 얻은 에너지분산 X선 스펙트럼

전자현미경은 한 나노단위 영역에서 상(image) 관찰, 전자회절, 분광분석의 분석을 동시에 할 수 있기 때문에, 원자의 종류와 배열상태를 파악하는 데 매우 유용한 장비이다.

첫째로 이러한 전자현미경의 장점은 전자의 파장(λ)이 가시광선의 파장(400~700 nm)이나 X선의 파장(수 0.1 nm)보다 훨씬 더 짧기 때문에 생기는 것이다. 전자의 파장은 가속전압(acceleration voltage)에 따라 달라지고, 100 kV의 가속전압에서 파장은 3.72 pm이다.

현미경에서 사용하는 렌즈의 크기가 무한대로 클 수 없기 때문에 생기는 회절분해능(diffraction resolution limit)의 한계(9장), 즉 분해능은

$$\delta r = \frac{0.61\lambda}{\sin\theta} \tag{1.1}$$

로 파장과 직접적으로 관련이 있다. 여기서 θ는 산란각(scattering angle)이다. 빠른 속도로 가속된 전자의 파장은 빛의 파장보다 훨씬 짧으므로 전자현미경의 분해능은 광학현미경보다 훨씬 향상되어 배율을 수백만 배로 높일 수 있어 원자배열의 관찰까지도 가능하게 한다.

예제 1-1

수차(aberration)가 작은 좋은 현미경에서 결정 내에서 면간격이 0.1~0.2 nm 정도 되는 원자배열을 현미경으로 직접 쉽게 관찰할 수 있는 배율을 계산하시오.

풀이

육안으로 쉽게 관찰할 수 있는 간격을 0.5 mm라고 생각하면 $0.5\,\mathrm{mm} = 5\times10^{-4}\,\mathrm{m} = 5\times10^{6}\times10^{-10}\,\mathrm{m}$이고, 면간격 $0.1\,\mathrm{nm} = 1\times10^{-10}\,\mathrm{m}$에 필요한 배율은 $(5\times10^{6}\times10^{-10}\,\mathrm{m})/(1\times10^{-10}\,\mathrm{m}) = 5\times10^{6}$배가 되고, 면간격 0.2 nm에 필요한 배율은 $(5\times10^{6}\times10^{-10}\,\mathrm{m})/(2\times10^{-10}\,\mathrm{m}) = 2.5\times10^{6}$배가 된다.

100 kV의 경우조차도 전자의 파장이 3.72 pm로 결정의 모든 면간격 d_{hkl}보다 매우 짧아 브래그(Bragg)법칙에 의해 회절을 일으키므로 모든 결정에서 회절정보를 얻을 수 있는 장점이 있다. **브래그법칙**을 알아보기 위해 그림 1-5에 있는 결정에 파가 입사하는 경우를 생각해 보자. 시편이 결정과 같이 원자의 규칙적인 배열인 격자(lattice)로 구성되어 있으면, 시편에 입사한 파는 격자면에서 반사한다. 두 격자면에서 반사하는 파의 경로차(path difference)가 파장의 정수배가 되면 다음과 같은 브래그법칙으로 보강간섭이 일어난다.

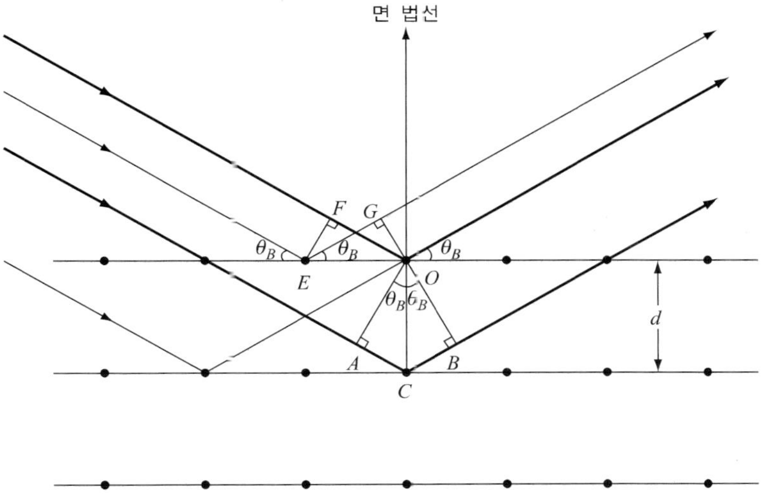

그림 1-5 브래그법칙을 나타내는 그림

$$n\lambda = 2d_{hkl}\sin\theta_B \tag{1.2}$$

여기서 λ는 입사파의 파장, d_{hkl}은 격자의 면간거리(interplanar spacing), θ_B는 브래그각(Bragg angle)으로 격자면과 회절파가 이루는 각도이며, n은 정수이다. 파장 λ인 파가 결정에 입사하여 위의 식에 따라 브래그법칙을 만족시키면 투과빔(transmitted beam)에서 각도 $2\theta_B = \theta$인 방향을 따라 회절빔(diffracted beam)이 만들어진다. 여기서 θ는 투과빔과 회절빔이 이루는 각도이다.

결정 내의 결정면에서 회절을 일으키기 위해서는 입사파의 파장 λ가 브래그법칙, $n\lambda = 2d_{hkl}\sin\theta_B$를 만족시켜야 한다. $\lambda/(2d) < n\lambda/(2d_{hkl}) = \sin\theta_B \le 1$이므로 $\lambda/(2d_{hkl}) < 1$, 즉 결정에 입사하는 파의 파장이 격자의 면간거리의 2배인 $2d_{hkl}$보다 작아야 한다.

예제 1-2

파장이 400 nm인 가시광선, 파장이 0.15 nm인 X선, 파장이 3.7 pm인 전자를 각각 이용하여 결정에서 0.1 nm인 결정면간격을 알아낼 수 있는지 답하시오.

풀이

브래그법칙에서 $\sin\theta_B = n\lambda/2d_{hkl}$이고 회절이 일어나기 위해서는 $\lambda \le 2d_{hkl}$이어야 한다. 가시광선의 경우 파장이 $2d_{hkl} = 0.2\ \text{nm}$보다 크므로 회절이 일어나지 않는다. 파장 0.15 nm인 X선의 경우 0.2 nm보다 작으므로 회절이 일어나 면간격을 알아낼 수 있다.

그러나 파장이 0.2 nm보다 큰 X선의 경우에는 회절이 일어나지 않는다. 전자의 경우 100 kV인 경우에도 파장이 0.2 nm보다 훨씬 더 짧으므로 회절이 쉽게 일어나 면간격을 알아낼 수 있다.

전자는 파장이 짧아 렌즈에서 결상에 기여하는 부분의 구경, 즉 각 조리개(angular aperture)가 작기 때문에 전자현미경의 시편에서 초점이 맞는 깊이인 초점심도(depth of focus)와 상에서 초점이 맞는 깊이인 상심도(depth of image)가 광학현미경에 비해 매우 크다. 그림 1-6은 현미경의 초점심도와 상심도를 나타낸 것이다. 그림 1-6에서 초점심도 T는 분해능 δr(9장) 범위 내에서 시편에서 변화될 수 있는 최대거리이므로 그림에서 보면 광축을 따라 $\pm T/2$ 거리 이내에서 분해능 δr로 초점을 맞출 수 있다. 그림 1-6에서

$$\frac{\delta r}{2} = \frac{T}{2}\tan\theta \tag{1.3}$$

$$T = \frac{\delta r}{\theta} \tag{1.4}$$

이고 여기서 θ는 산란각이다.

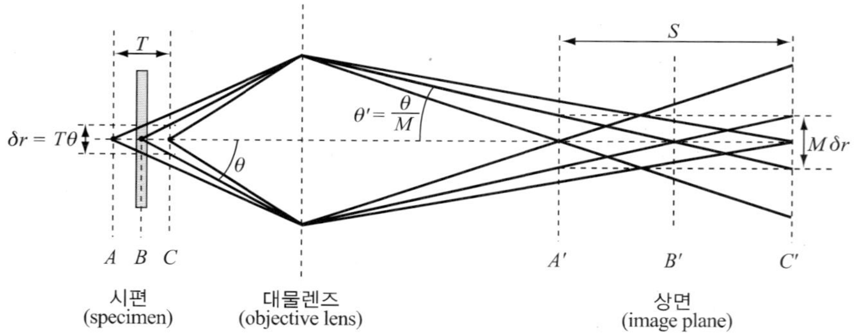

그림 1-6 초점심도와 상심도를 나타낸 그림

예제 1-3

분해능이 5 nm라고 가정할 경우, 산란각이 10 mrad인 전자현미경과 산란각이 1 rad인 광학현미경의 초점심도를 각각 계산하시오.

풀이

앞의 식 $T = \frac{\delta r}{\theta}$ 에 분해능과 산란각을 각각 대입하면 전자현미경의 경우 초점심도 $T =$ 500 nm가 되고 광학현미경의 경우 $T = 5$ nm가 된다. 따라서 전자현미경에서 분해능 범위 내에서 시편을 0.5 μm의 초점심도로 시편을 관찰할 수 있다. 그러므로 0.5 μm 정도되는 두꺼운 두께의 시편을 관찰할 수 있는 고압전자현미경을 사용하면 시편 내의 아랫면과 윗면 사이에 있는 결함들의 3차원적 입체적 영상을 관찰할 수 있다. 또한 주사전자현미경(scanning electron microscope, SEM)에서는 초점심도의 차이가 많이 나는 울퉁불퉁한 파면을 관찰할 수 있다.

상심도 S를 나타낸 그림 1-6에서 배율이 M일 때 시편에서 분해능 δr은 상에서는 $M\delta r$로 확대된다. 상심도는 상에서의 분해능 $M\delta r$ 범위 내에서 상의 초점을 변화시킬 수 있는 최대범위로 생각할 수 있으므로, 그림에서 상 $M\delta r$이 $\pm S/2$의 거리 범위에서 관찰된다. 이들의 관계는 그림에서

$$\frac{M\delta r}{2} = \frac{S}{2}\tan\theta' = \frac{S}{2}\theta' \tag{1.5}$$

$$S = \frac{M\delta r}{\theta'} = \frac{M^2\delta r}{\theta} \tag{1.6}$$

이고 여기서 $\theta' = \theta/M$로 최종 상면에서의 각 조리개를 나타낸다.

예제 1-4

분해능 δr이 5 nm이며 배율이 1,000인 경우 산란각 $\theta = 10$ mrad인 전자현미경과 산란각이 1 rad인 광학현미경에서 상심도를 각각 계산하시오.

풀이

식 $S = \frac{M^2\delta r}{\theta}$에서 전자현미경의 경우 $S = \frac{(10^3)^2(5\times10^{-9})}{10\times10^{-3}}$ m $= 0.5$ m, 즉 S는 50 cm가 된다. 광학현미경의 경우 $S = \frac{(10^3)^2(5\times10^{-9})}{1}$ m $= 5\times10^{-3}$ m, 즉 S는 5 mm가 된다. 따라서 전자현미경의 사진 필름은 형광판(fluorescent screen)보다 제법 아래쪽에 있어도 다시 초점을 맞출 필요가 없고 형광판을 전자빔에 경사지게 하여 상의 초점을 맞추더라도 상관이 없다.

둘째로 전자현미경의 장점은 전자가 중량이 다른 입자들에 비해 매우 가볍고 음의 전하를 띠고 있기 때문에 생기는 것이다. 전자는 전하를 가지고 있기 때문에 전계(electric field)나 자계(magnetic field)에 의해 쉽게 편향이 된다. 이 편향이 되는 성질을 이용하면 자계렌즈를 만들어 결상(imaging)을 할 수 있으며 이 상을 매우 높은 배율로 확대하여 여러 형상을 관찰할 수 있다.

또한 자계렌즈를 이용하여 시편에 비치는 전자빔의 크기를 10 nm 이하로도 만들 수 있어 작은 영역에서 회절이나 성분분석이 가능하다. 전자현미경에서는 상에서 조리개(aperture)를 사용하여 1~10 μm 내의 좁은 영역에서 회절상을 얻는 제한시야 회절(selected area diffraction, SAD)은 물론이고, 전자빔의 크기를 작게 하여 10~100 nm의 미소 영역에서 미소빔 회절(micro-diffraction)상을 얻을 수 있고, 전자빔의 크기를 더욱 더 작게 하여 0.2~5 nm 영역에서 나노 회절(nano-diffraction)상을 얻을 수 있는 장점이 있다.

전자는 전하를 지니고 있기 때문에 시편과 상호작용을 강하게 하고, 산란을 매우 잘 일으켜 시편의 아주 미세한 영역에서 원소를 분석하는 데 사용될 수 있는 여러 특성 신호(characteristic signal)를 만들어 낸다. 그림 1-7은 입사된 전자가 시편과 상호작용하여 일어나는 현상을 보여 준다. 입사된 전자가 시편과 상호작용 후 시편에서 나오는 X선을 이용하여 원소를 분석하는 에너지분산 X선 분광분석 및 파장분산 X선 분광분석(wavelength dispersive X-ray spectroscopy, WDS), 투과전자의 에너지를 측정하여 손실에너지로 원소를 분석하는 전자에너지 손실분석(electron energy loss spectroscopy, EELS),

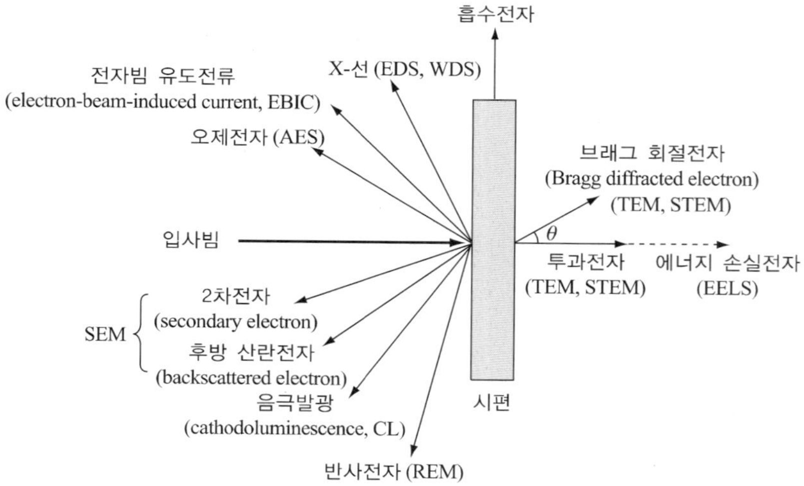

그림 1-7 시편에 입사한 전자는 시편과 상호작용으로 여러 전자와 전자기파를 만든다.

후방 산란전자(backscattered electron)와 에너지가 작은 2차전자(secondary electron, SE)를 이용하는 주사전자현미경(SEM), 그리고 시편에서 나오는 오제(Auger)전자를 이용하는 오제전자 분광분석(Auger electron spectroscopy, AES) 등을 할 수 있다. 또한, 반도체에서 전자−공공쌍(electron-hole pair)이 형성(generation)되어서 생기는 전류를 이용한 전자빔 유도전류(electron-beam-induced current, EBIC), 전자-공공쌍이 재결합(recombination)하면서 생기는 음극발광(cathodo-luminescence, CL) 분석 등을 할 수 있다.

전자는 물질과 산란을 X선보다 10,000배 잘 일으키므로 앞에서 만든 작은 빔으로 매우 작은 영역의 시편에서도 회절상을 얻거나 분광분석에 필요한 충분한 정보를 얻을 수 있다. 강한 산란으로 스크린의 형광판에서도 강한 형광을 일으키기 때문에 전자를 형광판으로 쉽게 검출할 수 있고 사진 필름과도 상호작용을 잘하므로 수 초의 노출시간, 거의 실시간(real time)으로 사진으로 기록할 수 있다. 이에 비해 X선의 경우 회절정보를 얻기 위해서는 전자의 경우보다 시편의 크기가 매우 커야 하고 필름에 기록하기 위해서는 전자보다 훨씬 장시간 동안 노출시켜야 한다. 전자는 공기와도 매우 심한 산란을 일으키므로 전자의 경로는 반드시 진공이어야 한다는 결점이 있다. 이에 비해 X선의 경로는 공기 중이라도 상관이 없다.

1.2 전자현미경의 구성

전자현미경은 주로 회절, 결상, 분광분석 등의 기능을 수행하는 복잡한 전자광학 시스템과 이를 유지하기 위한 장비들로 구성되어 있다. 전자광학 시스템이 들어 있는 전자현미경 경통(column)과, 전자광학 시스템을 조절하는 계기와 제어장치인 콘솔(console), 전자현미경에 고전압을 공급하는 여러 변압기로 구성된 고압공급장치(high voltage generator), 콘솔에 필요한 전원을 공급하는 전원공급기(power supply), 경통에서 전자통로의 진공을 유지하는 진공펌프장치(vacuum pumping system), 렌즈에서 발생하는 열을 냉각하는 수냉각장치(water chiller) 등이 차지하고 있다. 이와 같이 투과전자현미경은 여러 장비들로 구성되어 있으므로 대개 방 하나 또는 두 개로 나누어진 실험실 속에 들어 있다. 그림 1-8은 가속전압이 300 kV인 투과전자현미경의 사진으로, 전자현미경 경통과 콘솔을 보여 주고 있다.

여러 장치들 중에서 회절, 결상, 분광분석의 주요 기능을 하는 전자광학 시스템인 경통에 대해 알아보자. 전자현미경의 경통은 광학현미경과 매우 유사한 구조로 이루어져 있

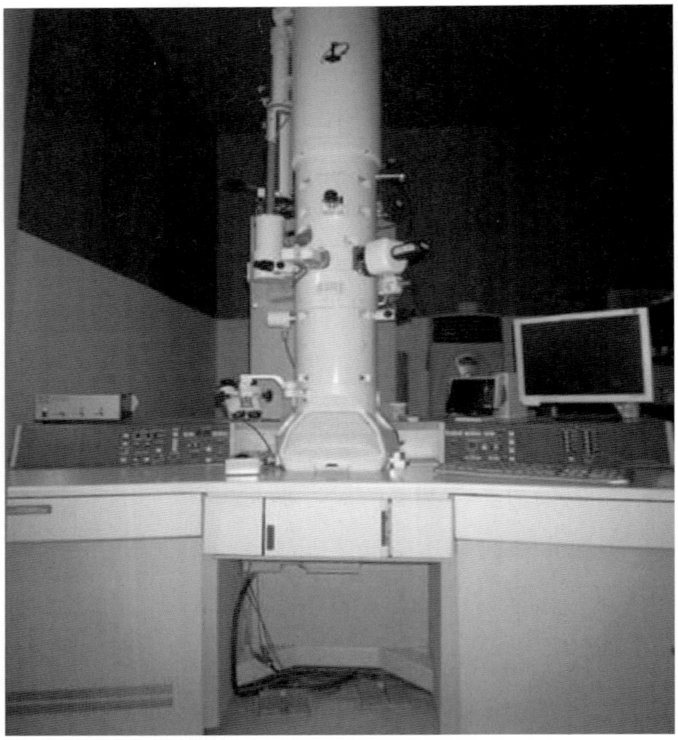

그림 1–8 투과전자현미경의 사진

다. 그림 1-9 (a)는 광학현미경을, 1-9 (b)는 투과전자현미경을 나타낸 것이다.

광학현미경은 밝은 빛을 만들어내는 광원, 이 빛을 밝고 평행하게 시편, 즉 물체(object)에 비추는(illuminating) 역할을 하는 집속렌즈(condenser lens)와, 회절과 결상 기능을 하는 대물렌즈(objective lens), 또한 대물렌즈만으로는 확대가 조금밖에 되지 않으므로 주로 확대하는 역할을 하는 대안렌즈 또는 투사렌즈(projector lens)로 이루어져 있다.

광학현미경과 유사하게, 투과전자현미경에는 전자를 발생시키는 전자원(electron source), 전자빔(beam)을 시편에 조명해 주는 집속렌즈, 전자현미경의 주요 기능인 회절과 결상의 역할을 하는 대물렌즈, 또한 단순히 배율을 크게 높이기 위한 여러 개의 중간렌즈(intermediate lens) 및 투사렌즈로 구성되어 있다.

전자현미경을 더 자세히 살펴보면 다음과 같다. 필라멘트(filament)에서 나온 밝은 전자빔은 고압에 의해 가속되어 시편을 투과하기에 충분한 에너지를 갖는다. 시편 앞에 있는 2개의 집속렌즈는 시편에 조명되는 전자빔의 크기를 조절하고 빔을 이동(translation)하고 기울일(tilting) 수 있도록 해준다. 그리고 집속조리개(condenser aperture)가 있어 시편에 조명되는 전자빔의 각도와 크기를 조절한다.

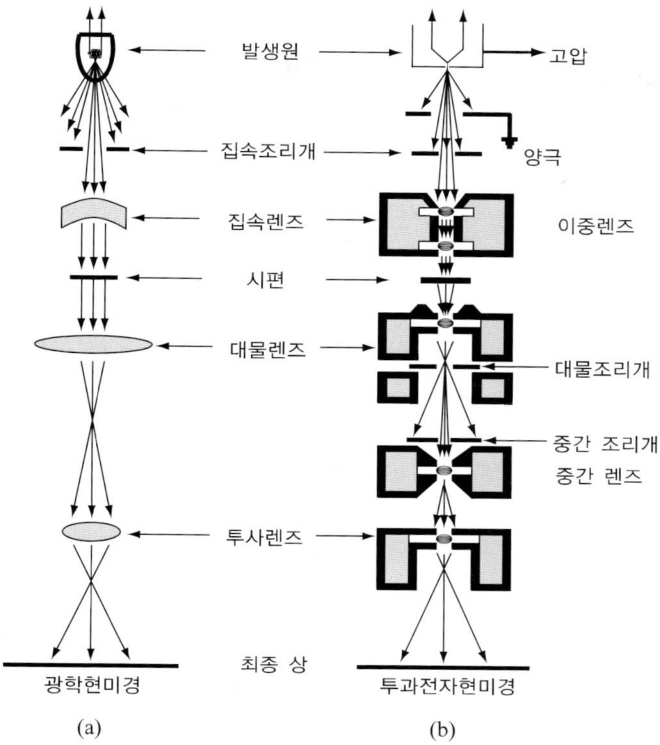

그림 1-9 (a) 광학현미경의 구성 (b) 투과전자현미경의 구성

전자현미경에는 시편을 넣어서 조작하고 처리할 수 있는 시편실(specimen chamber)이 있고, 전자와 시편의 상호작용으로 생기는 전자와 파를 감지할 수 있는 여러 감지기(detector)나 분광분석기(spectrometer)가 시편 주위에 부착되어 있다.

대물렌즈는 시편을 지난 전자빔이 렌즈의 후방초점면에서 회절상을 만들도록 하고, 결상면에서 상을 만들도록 하는 역할을 하는 현미경에서 가장 중심이 되는 렌즈이다. 대물렌즈의 후방초점면에 생기는 회절상의 회절점을 선택하기 위해 대물조리개(objective aperture)가 후방초점면에 있다. 그리고 대물렌즈의 상면에 생기는 도립실상의 일부 영역을 선택하기 위해 제한시야조리개(selected area aperture 또는 중간조리개)가 대물렌즈의 상면에 있다.

대물렌즈 뒤에는 여러 개의 중간 렌즈와 투사렌즈가 있어 상면에 생긴 상이나 후방 초점면에 생긴 회절상을 크게 확대한다. 전자는 직접 눈에 보이지 않으나 형광판(fluorescent screen)을 사용하면 전자에 의해 생긴 회절상이나 상을 볼 수 있다. 전자현미경에서는 렌즈의 전류를 조절함으로써 렌즈의 초점거리를 조절할 수 있다. 따라서 시편이나 형광판은 그대로 두고 렌즈의 초점거리를 전류로 조절하여 형광판에 나타나는 상이나 회절상의 초점을 조절할 수 있다. 형광판 아래에는 카메라가 있어 이렇게 만들어진 상이나 회절상을 기록할 수 있다. 기록장치에는 사진필름, 광섬유로 연결된 CCD 카메라, 디지털 전자사진 기록장치, 비디오 테이프 기록장치 등이 있다.

전자현미경의 이러한 모든 복잡한 시스템의 구성과 기능을 그림 1-10과 같이 전자파(electron wave), 물체(object), 렌즈 하나로 구성된 단순한 그림으로 표현할 수 있다. 그림에서 광축(optical axis)은 수평선으로, 시편과 상은 화살표로 표시하였다. 시편이 있는 면을 시편면, 렌즈 뒤쪽에 초점이 있는 면을 후방초점면(back focal plane, BFP), 그리고 상이 생기는 면을 상면(image plane, IP)이라고 한다.

시편에는 광축에 평행한 전자파가 입사한다. 시편을 나온 파 중에서 광축과 평행하게 렌즈에 입사한 파는 렌즈의 초점을 지나고, 렌즈의 중심으로 입사한 파는 직진한다. 그리고 렌즈의 상면에서 서로 만난 파는 그림에서와 같이 화살표로 표시한 도립실상을 만든다.

입사된 전자가 시편과 상호작용한 후 나온 전자 또는 X선은 앞에서 설명한 바와 같이 분광분석 등에 이용된다.

시편이 규칙적으로 배열된 격자로 구성되어 있는 결정이면 브래그법칙, $n\lambda = 2d\sin\theta_B$에 의하여 $2\theta_B = \theta$(θ는 투과전자선과 회절전자선 간의 각도)에 따라 그림 1-10에서 점선으로 표시된 회절빔이 나오게 되고, 이 빔들은 초점면(focal plane) 위의 초점에서 조금

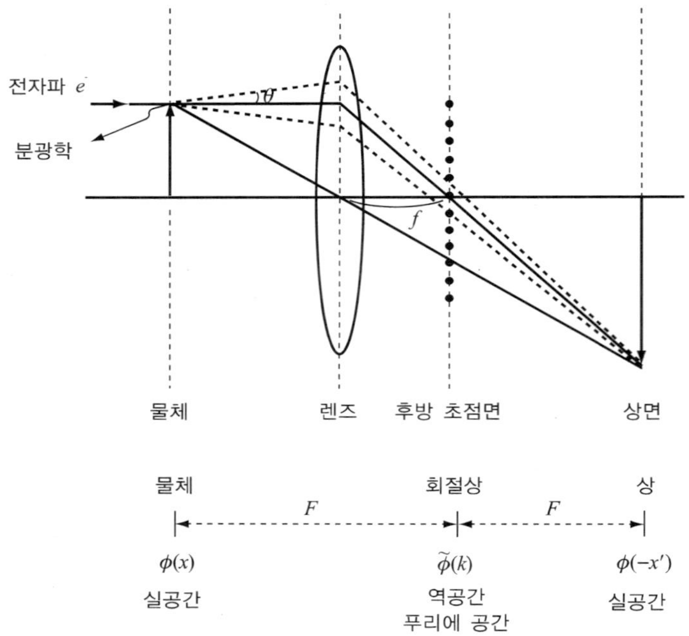

그림 1-10 투과전자현미경의 광학 시스템에서 일어나는 현상을 간단히 모식적으로 나타낸 그림

떨어진 거리에 점들을 만들게 되는데 이 점들이 바로 전자회절상(electron diffraction pattern)을 만드는 점들이다.

예제 1-5

볼록렌즈 앞에 빛을 투과하는 얇은 결정 시편을 두었을 경우에도 렌즈의 후방 초점면에 회절점은 없고 초점만 나타나는 이유를 설명하고, 어떤 시편을 두면 회절점이 나타나는지 설명하시오.

풀이

가시광선의 파장이 일반적인 결정면 간격보다 크기 때문에 브래그법칙을 만족시키지 못한다. 따라서 결정면에 의한 회절점이 나타나지 않고 초점만 나타난다. 그러나 회절격자(grating)의 간격이 광선의 파장보다 크게 되어 브래그법칙을 만족시킬 수 있도록 크게 되는 경우에는 회절점이 나타나게 된다.

후방초점면에서 대물조리개로 회절점들 중에서 투과빔만 선택하여 상을 만들면 명시야상(bright-field image)이 되는데 이는 시편에서 똑바로 투과한 전자들의 상면에서의 분포를 나타낸다. 대물조리개로 각도 $2\theta_B = \theta$로 회절된 빔만으로 상을 만들면 암시야상(dark-field image)이 되는데 이는 시편에서 각도 $2\theta_B = \theta$로 회절된 전자들의 상면에서의 분포를 나타낸다. 비교적 큰 조리개로 투과빔과 회절빔 모두를 사용하여 투과빔과 회절빔의 간섭(interference)으로 인한 위상차(phase difference)로 상이 만들어지도록 하면 고분해능 투과전자현미경상(high-resolution transmission electron microscopy image)이 된다.

전자가 지니고 있는 시편에 대한 정보가 렌즈를 통과하여 후방초점면에서는 회절상이 되고, 이 회절상의 정보가 상면에서는 상이 된다. 즉 실공간(real space)의 물체 또는 시편은 푸리에변환(Fourier transform)으로 초점면에서 회절상, 즉 푸리에 공간(Fourier space)에서의 역격자(reciprocal lattice)가 되고, 이 회절상은 다시 푸리에변환이 되어 상면인 실공간(real space)에서 상이 된다. 즉 이상적인(ideal) 렌즈계에서는 시편이 그대로 상으로 나타나게 된다.

그림 1-11은 렌즈의 역할을 보여 주는 그림이다. 전자원(source)에서 방출된 전자들은 구면파(spherical wave)로서 사방으로 퍼져 나가기 때문에 시편에 평행하게 입사하지 못한다. 집속렌즈의 초점면에 파원(source)을 두면 렌즈를 통과한 전자들은 평행하게 진행하는 평면파가 된다. 평면파의 파원은 무한대 거리에 있으므로 렌즈로 평면파를 만드는 것은 시편에서 무한대의 거리만큼 떨어진 곳에 파원을 두는 것과 같은 효과를 지니게 된

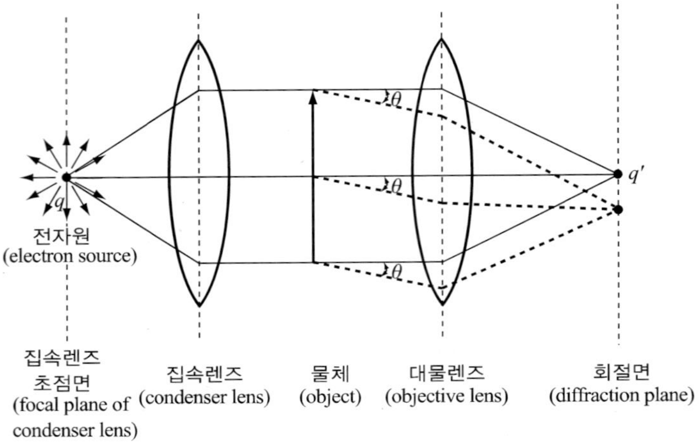

그림 1-11 렌즈의 역할을 나타내 주는 그림. 렌즈가 없어도 회절은 일어나며 대물렌즈는 회절면까지의 거리를 조절하는 역할을 한다.

다. 따라서 집속렌즈는 파원을 무한대로 보내는 역할을 한다. 현미경의 집속렌즈의 앞 초점에 파원을 두면 집속렌즈는 평면파를 시편에 비추게 된다. 앞의 그림 1-10에서는 평면파가 시편에 입사하는 것으로 가정하고 집속렌즈의 역할을 생략하여 그림으로 표시한 것이다.

한편 시편을 지난 전자빔들은 시편에서 많이 떨어진, 이론적으로 무한대로 떨어진 회절면에서 회절상을 만든다(3장). 따라서 X선의 경우 렌즈가 없어도 시편에서 많이 떨어진 곳에서 회절상을 관찰할 수 있는 것과 마찬가지로, 전자에서도 시편에서 많이 떨어진 곳에서 회절상을 관찰할 수 있다. 그러나 그림 1-11에서와 같이 대물렌즈를 두면 시편을 지나 거의 평행하게 진행하는 전자파는 대물렌즈의 초점면에 회절상을 만든다. 회절상은 렌즈에서 가까운 초점거리에 만들어지므로 대물렌즈는 무한대 거리에서 생기는 회절을 초점면에 생기도록 하는 역할을 한다. 따라서 집속렌즈는 파원까지의 거리를, 대물렌즈는 회절상까지의 거리를 조절하는 역할을 한다.

연습문제

1. 국내에 보급되어 있는 투과전자현미경의 대수를 100 kV, 200 kV, 300 kV, 400 kV 이상으로 분류하여 그 보급현황을 파악하시오.

2. 전자현미경 관련 인터넷 웹사이트를 10개 이상 나열하고, 각 사이트에서 얻을 수 있는 주요 정보를 조사하시오.

3. 브래그법칙을 유도하시오.

4. 렌즈의 역할을 설명하시오.

5. 전자현미경의 장점을 설명하시오.

6. 투과전자현미경에서 분해능이 파장보다 더 큰 이유를 설명하시오.

7. 금속입자에 있는 0.2 nm 격자면을 관찰하고자 할 때 시편에 비치는 전자빔의 각이 1.0과 10 mrad 사이에서 변하고 있다. 이 경우 시편에서 초점심도를 구하시오.

8. 금속입자에 있는 0.2 nm 격자면을 관찰하고자 할 때 시편에 비치는 전자빔의 각이 5 mrad이고 배율이 10,000배와 500,000 사이에서 변하고 있다. 이 경우 상에서 상심도를 구하시오.

9. 어떤 렌즈의 초점거리가 2 mm이다. 배율이 100배일 때 다음에 답하시오.
   (a) 상과 후방 초점면 사이의 거리는 얼마인지 계산하시오.
   (b) 시편과 후방 초점면 사이의 거리는 얼마인지 계산하시오.

10. 전자빔이 시편과 어떤 상호작용을 하고 이 상호작용을 분석에 어떻게 이용하는지를 나타내는 그림을 그리고 설명하시오.

11. 전자현미경이 어떻게 구성되어 있는지 설명하시오.

12. 2개의 평행빔이 결정 시편에 들어갈 때 시편, 대물렌즈, 대물조리개, 제한시야 조리개, 투사렌즈, 중간 렌즈를 거쳐 상면까지의 광로를 스케치하여 그리시오.

CHAPTER

02 파와 푸리에변환

2.1 파와 그 특성

그림 2-1에서 시편에 입사하는 파에 대하여 알아보자. 파란 공간 또는 시간 속에서 진행되는 어떤 변화를 말한다. 따라서 1차원에서는 이 변화를 공간좌표 x와 시간좌표 t의 함수인 함수 $\psi(x, t)$로 나타내고, 이를 **파동함수**라고 한다. 파동함수 $\psi(x, t)$는 장파, 초단파, X선, 전자파 등 시공간에서 변화하는 것을 나타낼 수 있다.

라디오 방송용으로 사용되는 방송파, 무선통신에 사용되는 초단파 등은 주로 시간 t에 따른 파의 변화를 이용하고, 스크린에 나타나는 회절무늬, 전자현미경상, X선 회절 등은 주로 공간, 즉 x에 따른 변화를 이용한다. 회절과 결상에 이용되는 가시광선, X선, 전자파 등의 파도 물론 시간에 따라 변화한다. 그러나 이들의 변화가 나타나는 스크린에서 관측되는 것은 어떤 경과시간 동안의 평균값을 스크린이라는 공간, 즉 x에 따른 변화를 관측하는 것이다. 따라서 파동을 나타내는 함수를 간단히 공간만의 함수 $\psi(x)$로 나타낸다. 제일 간단한 파는 1차원에서 sin파로

$$\psi(x) = A\sin 2\pi kx = A\sin\theta \tag{2.1}$$

로 나타낼 수 있고, 여기서 A는 파동의 진폭(amplitude)이고 $\theta = 2\pi kx$는 파의 위상(phase)이다.

식에서 새로 나온 상수 k가 무엇인지 알아보자. 그림 2-1에서 ψ를 x축에서부터 어떤 점의 변위(displacement)를 나타낸다고 하자. 원점에서 x만큼 떨어진 한 점 P의 운

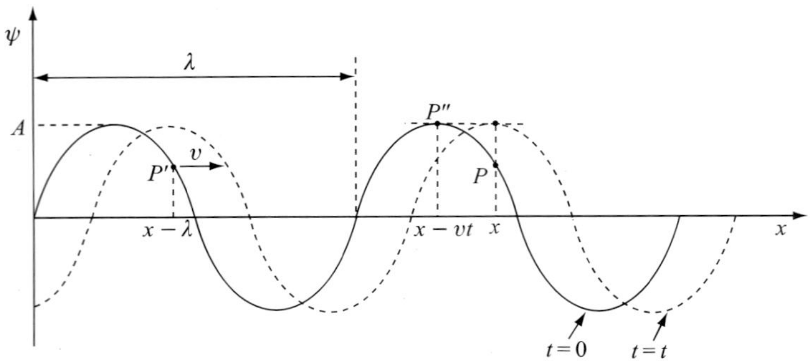

그림 2-1 단순 sin파

동을 생각해 보자. 이 점은 x축에 수직하게 아래위로 최대진폭 A만큼 진동한다. λ가 파의 파장이면, 변위 ψ의 값은 위치 $(x-\lambda)$에 있는 입자 P'에 대해서도 똑같은 값을 지닌다. 따라서

$$
\begin{aligned}
\psi(x) &= A\sin 2\pi kx = A\sin 2\pi k(x-\lambda) = \psi(x-\lambda) \\
&= A\sin 2\pi kx\cos 2\pi k\lambda - \cos 2\pi kx\sin 2\pi k\lambda
\end{aligned} \tag{2.2}
$$

이다. 모든 x에 대해 $k = n/\lambda$이면 식을 만족하고, 여기서 n은 정수이다. n이 1인 경우

$$k = 1/\lambda \tag{2.3}$$

이다. 여기에 파의 진행방향까지 표시할 수 있도록 벡터 $\vec{k}$로 나타낸다. 이 벡터 $\vec{k}$를 파동벡터라 하고, $\vec{k}$의 크기는 $1/\lambda$이고 방향은 파의 진행방향이다.

1차원에서 3차원으로 sin파를 일반화시키면

$$\psi(\vec{r}) = A\sin(2\pi\vec{k}\cdot\vec{r}) \tag{2.4}$$

이 되고, 여기서 $\vec{r}$은 원점에서의 위치를 나타내는 벡터이다. 식에서 $\vec{k}\cdot\vec{r}$은 $\vec{k}$를 $\vec{r}$ 위에 투사한 것이다. 위 식에서 파를 sin함수로 나타내었는데, cos함수로도 나타낼 수 있다. 즉,

$$\psi(\vec{r}) = A\cos(2\pi\vec{k}\cdot\vec{r}) \tag{2.5}$$

이다.

$$\exp i\theta = \cos\theta + i\sin\theta \tag{2.6}$$

를 이용하여 식 (2.4)와 식 (2.5)를 선형조합(linear combination)하여 나타내면 파는

$$\psi(\vec{r}) = A\cos(2\pi\vec{k}\cdot\vec{r}) + iA\sin(2\pi\vec{k}\cdot\vec{r})$$
$$= A\exp i(2\pi\vec{k}\cdot\vec{r}) = A\exp i\theta \tag{2.7}$$

로 나타낼 수 있다. 파를 복소지수 형식으로 나타내면 미분이나 적분을 할 때 sin이나 cos으로 나타낼 때보다 훨씬 편리하므로 파를 복소지수 형식으로 많이 나타낸다. 파동에서 일정한 위상을 지닌 면을 **파면**(wave front)이라고 하는데, 위 식에서 위상 θ가 일정한 면이 항상 평면이므로 이런 파를 **평면파**라고 한다.

우리가 알고 싶어하고 관심이 있는 것은 회절상이나 상에서 거리에 따른 파의 세기의 변화이다. 이 파의 세기는 파동함수에 공액복소함수를 곱하여

$$I = \psi(\vec{r})\psi^*(\vec{r}) \tag{2.8}$$

로 표시된다. 공액복소함수 ψ^*는 함수 ψ에서 i가 나타날 때마다 i 대신 $-i$를 대입하여 얻는다. 따라서 평면파의 세기는

$$I = \psi(\vec{r})\psi^*(\vec{r}) = A\exp i(2\pi\vec{k}\cdot\vec{r})A\exp\{-i(2\pi\vec{k}\cdot\vec{r})\} = A^2 \tag{2.9}$$

로 거리에 무관하게 일정하고, 위상에 대한 정보는 없고 진폭에 대한 정보만을 가지고 있다.

만일 어떤 파가 점원을 중심으로 퍼져 나가면 파의 위상이 일정한 면이 평면이 아니고 위상이 일정한 면이 반지름이 r인 구면 위에 있게 된다. 이와 같이 위상이 일정한 파면이 구면인 파를 구면파라 하고 다음과 같이 표시한다.

$$\psi(\vec{r}) = \frac{A}{|\vec{r}|}\exp i(2\pi\vec{k}\cdot\vec{r}) \tag{2.10}$$

그리고 구면파에서는 파의 진행방향인 $\vec{k}$의 방향과 $\vec{r}$의 방향이 같으므로

$$\psi(\vec{r}) = \frac{A}{|\vec{r}|}\exp i(2\pi kr) \tag{2.11}$$

로 나타낸다. 식 (2-10)에서, 파의 세기는

$$I = \psi(\vec{r})\psi^*(\vec{r}) = \frac{A}{|\vec{r}|}\exp i(2\pi\vec{k}\cdot\vec{r})\frac{A}{|\vec{r}|}\exp\{-i(2\pi\vec{k}\cdot\vec{r})\}$$
$$= \frac{A^2}{r^2} \tag{2.12}$$

이고, 파의 세기는 거리의 제곱에 반비례하며 위상에 대한 정보를 가지고 있지 않다.

파동벡터가 허수부를 가진 경우

$$k = k_1 + ik_2 \tag{2.13}$$

이므로, 파 $\psi(x, t)$는

$$\begin{aligned} \psi(x, t) &= A \exp i(2\pi kx) \\ &= A \exp i\{2\pi(k_1 + ik_2)x\} \\ &= \mathrm{A} \exp(-2\pi k_2 x) \exp i(2\pi k_1 x) \\ &= A' \exp i(2\pi k_1 x) \end{aligned} \tag{2.14}$$

이 된다. 여기서 파의 진폭, $A' = A\exp(-2\pi k_2 x)$는 거리가 증가할수록 지수함수적으로 감소한다. 즉 파동벡터의 허수부는 파의 진폭에 감쇠효과를 일으킨다. 이와 유사하게 전자현미경 시편에서 전자파가 흡수되는 것을 수학적으로 표시할 때 소멸거리(ξ_g)의 역수를 실수 부분과 허수 부분으로 분리하여 허수 부분이 파의 진폭에 감쇠를 일으켜 흡수되는 효과를 표시하도록 한다.

2.2 푸리에해석

푸리에정리(Fourier theorem)는 어떤 주기함수 $f(x)$라도 함수 $f(x)$의 파장 λ의 정수분의 $1(0, 1, 1/2, 1/3, 1/4, \cdots, 1/n)$의 파장을 지닌 일련의 sin함수, cos함수, 또는 지수함수의 합인 푸리에급수(Fourier series)로 표시할 수 있다는 것이다. sin함수의 합인 푸리에급수로 나타내면 푸리에정리는 다음 식으로 표시할 수 있다.

$$\begin{aligned} f(x) &= \sum_{n=0}^{\infty} a_n \sin(2\pi \frac{n}{\lambda} x) \\ &= \sum_{n=0}^{\infty} a_n \sin(2\pi nkx) \end{aligned} \tag{2.15}$$

여기에서도 $k = 1/\lambda$이다. 상수 a_n을 푸리에계수(Fourier coefficient)라고 하고, $n = 0$인 급수의 첫 항은 함수 $f(x)$의 평균값을 나타내 주는 상수항이다. 주기함수를 지수함수로 나타내면

$$f(x) = \sum_{n=0}^{\infty} a_n \exp(2\pi i \frac{n}{\lambda} x)$$

$$= \sum_{n=0}^{\infty} a_n \exp(2\pi i n k x) \tag{2.16}$$

이다.

한 예로서 그림 2-2에 쇄선으로 표시한 주기적 방형파(square wave)를 푸리에정리를 이용하여 나타내 보자. 급수의 첫 항은 방형파(square wave)의 평균값이다. $n = 1$인 항은 방형파와 같은 파장을 지니는 sin파이다. 첫 항에다 $n = 1$인 푸리에계수와 sin파를 곱하여 만든 두 번째 항을 더하면 그림 2-2 (b)에 나타난 그림으로 되어 방형파에 조금 근접한 형태가 된다. $n = 2$인 항은 파의 주기가 방형파 파장의 1/2이 되는 sin파이다. 이 주기의 파에다 0이 아닌 푸리에계수를 곱하여 앞 항들에 더해 주면 형태가 본래의 방형파에서 더 멀어지므로 푸리에계수를 0으로 하여 더해 준다. $n = 3$인 항은 파장이 방형파의 1/3이 되는 파로 여기에 적당한 푸리에계수를 곱하여 더해 주면 그림 2-2 (b)에 나타난 것과 같이 더욱 더 방형파의 형태에 접근하게 된다. 이와 같이 급수에 항을 추가하면 할수록 점점 더 본래의 함수에 가까운 결과를 얻을 수 있다.

급수의 각 항에서 뒤에 있는 항은 $\sin(2\pi i n k x)$로 정해져 있고 항에 따라 a_n의 값만 달라진다. 주기함수를 푸리에정리를 이용하여 급수를 나타낼 경우, 함수에 따라 정해 주어야 할 것은 바로 적당한 상수인자인 푸리에계수 a_n이다. 이 푸리에계수를 구하는 것을 **푸리에해석**(Fourier analysis)이라고 한다.

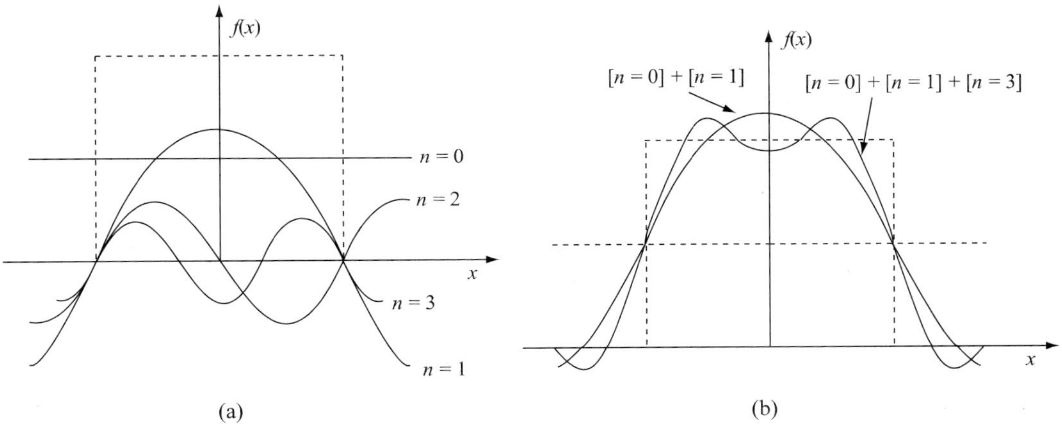

그림 2–2 (a) 방형파의 각 푸리에성분 (b) 각 푸리에성분에다 적당한 상수인자를 곱한 결과. 급수항을 추가할수록 점점 더 본래의 함수인 방형파에 가까워진다.

어떤 함수 $f(x)$의 푸리에계수를 구하기 위해서는 sin함수의 특징 중의 하나인 완전한 한 주기의 정수배 구간으로 적분하면 항상 0이 된다는 사실을 이용해야 한다.

예제 2-1

함수 $\exp(2\pi ix/\lambda)=\exp(2\pi ikx)=\exp(i\theta)$를 한 파장구간인 $-\pi\le\theta=2\pi x/\lambda=2\pi kx\le\pi$에서 적분한 값을 구하시오.

풀이

한 파장구간인 $-\pi\le\theta\le\pi$에서 적분을 하면

$$\begin{aligned}I&=\int_{-\pi}^{\pi}\exp i\theta d\theta\\&=\frac{1}{i}\exp i\theta\Big|_{-\pi}^{\pi}\\&=\frac{1}{i}\{\exp\pi i-\exp(-\pi i)\}\\&=\frac{1}{i}\{\cos\pi+i\sin\pi-\cos(-\pi)-i\sin(-\pi)\}\\&=0\end{aligned}\tag{2.17}$$

이다.

예제 2-2

함수 $\exp(2\pi inx/\lambda)=\exp(2\pi inkx)=\exp(in\theta)$를 $-\pi\le\theta=2\pi x/\lambda=2\pi kx\le\pi$의 구간에서 적분한 값을 구하시오. 여기서 n은 0이 아닌 정수이다.

풀이

$$\begin{aligned}I&=\int_{-\pi}^{\pi}\exp(in\theta)d\theta=\frac{1}{ni}\exp(in\theta)\Big|_{-\pi}^{\pi}\\&=\frac{1}{ni}\{\exp(n\pi i)-\exp(-n\pi i)\}\\&=\frac{1}{ni}\{\cos(n\pi)+i\sin(n\pi)-\cos(-n\pi)-i\sin(-n\pi)\}\\&=0\end{aligned}\tag{2.18}$$

예제 2-3

두 함수 $\exp(im\theta)$와 $\exp(-in\theta)$의 곱의 적분을 $-\pi \le \theta \le \pi$의 구간에서 구하시오. 여기서 m과 n은 정수이다.

풀이

$$I=\int_{-\pi}^{\pi}\exp(im\theta)\exp(-in\theta)d\theta=\int_{-\pi}^{\pi}\exp\{i(m-n)\theta\}d\theta \tag{2.19}$$

이고, $(m-n)$이 0이 아닌 정수일 경우 적분하면

$$I=\int_{-\pi}^{\pi}\exp\{i(m-n)\theta\}d\theta=0 \tag{2.20}$$

이 된다. 만일 $m=n$이면 적분은

$$I=\int_{-\pi}^{\pi}\exp\{i(m-n)\theta\}d\theta=\int_{-\pi}^{\pi}1d\theta=\pi-(-\pi)=2\pi \tag{2.21}$$

으로 0이 되지 않고 2π가 된다.

어떤 주기함수 $f(x)$는 푸리에급수로

$$\begin{aligned} f(x) &= \sum_{-\infty}^{\infty}a_m\exp(2\pi i\frac{m}{\lambda}x) \\ &= \sum_{-\infty}^{\infty}a_m\exp(2\pi imkx) \end{aligned} \tag{2.22}$$

$$f(\theta)=\sum_{-\infty}^{\infty}a_m\exp(im\theta)$$

로 나타낼 수 있다. 이 함수 $f(x)$와 다른 함수 $\exp(-2\pi inkx)=\exp(-in\theta)$의 곱의 적분은

$$\begin{aligned} I &= \int_{-\pi}^{\pi}f(\theta)\exp(-in\theta)d\theta=\int_{-\pi}^{\pi}\sum_{-\infty}^{\infty}a_m\exp(im\theta)\exp(-in\theta)d\theta \\ &= \int_{-\pi}^{\pi}\sum_{-\infty}^{\infty}a_m\exp\{i(m-n)\theta\}d\theta \end{aligned} \tag{2.23}$$

가 되어 $m=n$이 아닌 급수항에서는 적분은 0이고 $m=n$이 될 때만 적분의 값이 $2\pi a_n$이다. 따라서

$$I=\int_{-\pi}^{\pi}f(\theta)\exp(-in\theta)d\theta$$

$$= 2\pi a_m$$
$$= 2\pi a_n \tag{2.24}$$

이다. 다시 쓰면

$$a_n = \frac{1}{2\pi}\int_{-\pi}^{\pi} f(\theta)\exp(-in\theta)d\theta \tag{2.25}$$

이고, 이 식에서 n번째의 푸리에계수 a_n을 구할 수 있다.

예제 2-4

그림 2-3 (a)에 나타낸 방형파는 수학적으로 다음과 같이 표시된다.

$$f(\theta) = \begin{cases} 1, & -\dfrac{\pi}{2} \le \theta \le \dfrac{\pi}{2} \\ 0, & -\pi \le \theta \le -\dfrac{\pi}{2},\ \dfrac{\pi}{2} \le \theta \le \pi \end{cases} \tag{2.26}$$

이 함수의 푸리에계수를 구하고 $n=9$인 항까지 포함된 푸리에급수로 나타내시오.

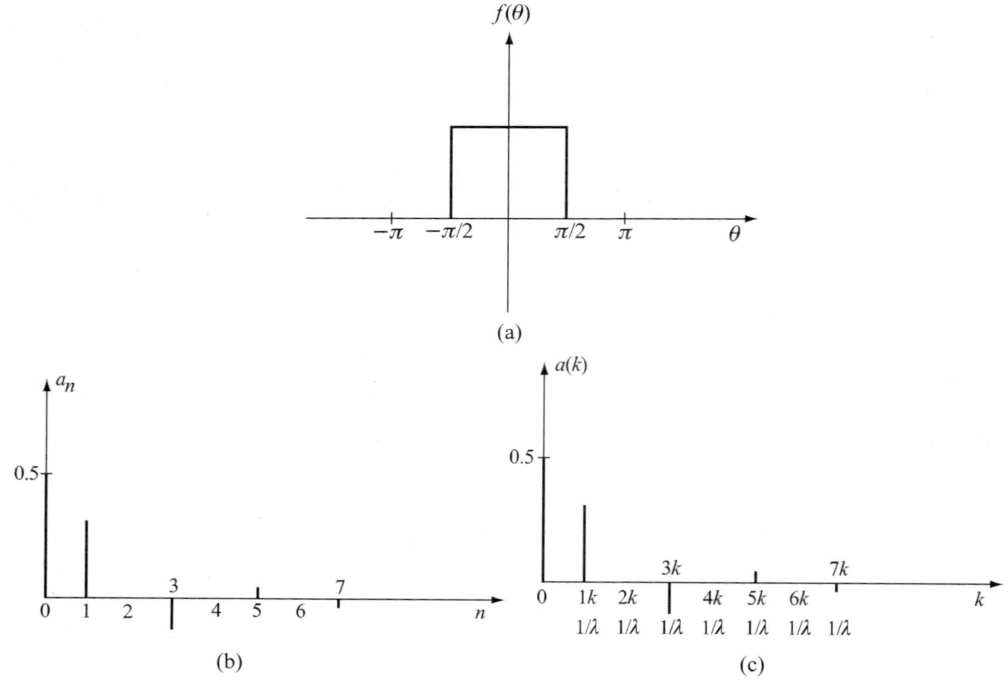

그림 2-3 (a) 높이는 1이고 폭은 π인 방형파 (b) (a)에 나타낸 파의 푸리에계수. 0번째 푸리에계수 $a_0 = 1/2$을 제외하고는 짝수 번째의 푸리에계수는 0이다. (c) 푸리에계수를 k의 함수로 표시한 그림. 푸리에계수에서 $n = 0, 1, 3, 5, \cdots$에 해당하는 $k = 0, 1/\lambda, 3/\lambda, 5/\lambda, \cdots$의 지점에서 일련의 막대가 생긴다.

풀이

푸리에계수를 구하는 식에서

$$
\begin{aligned}
a_n &= \frac{1}{2\pi}\int_{-\pi}^{\pi} f(\theta)\exp(-in\theta)d\theta \\
&= \frac{1}{2\pi}\int_{-\frac{\pi}{2}}^{\frac{\pi}{2}} 1\exp(-in\theta)d\theta \\
&= \frac{1}{2\pi(-in)}\exp(-in\theta)\Big|_{-\frac{\pi}{2}}^{\frac{\pi}{2}} \\
&= \frac{i}{2\pi n}\left\{\exp\left(-in\frac{\pi}{2}\right)-\exp\left(in\frac{\pi}{2}\right)\right\} \qquad (2.27)\\
&= \frac{i}{2\pi n}\left(\cos\frac{n\pi}{2}-i\sin\frac{n\pi}{2}-\cos\frac{n\pi}{2}-i\sin\frac{n\pi}{2}\right) \\
&= \frac{1}{n\pi}\sin\frac{n\pi}{2} \\
&= \frac{1}{2}\frac{\sin\frac{n\pi}{2}}{\frac{n\pi}{2}}
\end{aligned}
$$

이다. 따라서 $a_1 = 1/\pi$, $a_2 = 0$, $a_3 = -1/(3\pi)$, $a_4 = 0$, $a_5 = 1/(5\pi)$, $\cdots$이 된다. $n = 0$인 푸리에계수 a_0를 제외하고는 짝수의 푸리에계수는 0이다. 계수 a_0는 다음과 같이 n이 0으로 수렴할 때의 극한값으로 계산한다.

$$a_0 = \lim_{n\to 0}\frac{1}{2}\frac{\sin\frac{n\pi}{2}}{\frac{n\pi}{2}} = \frac{1}{2} \qquad (2.28)$$

계산된 푸리에계수를 이용하여 푸리에급수로 나타내면

$$f(\theta) = \frac{1}{2}+\frac{1}{\pi}\exp(i\theta)-\frac{1}{3\pi}\exp(i3\theta)+\frac{1}{5\pi}\exp(i5\theta)-\frac{1}{7\pi}\exp(i7\theta)+\frac{1}{9\pi}\exp(i9\theta) +\cdots \qquad (2.29)$$

이다.

방형파의 푸리에계수 a_n을 n의 함수로 생각하여 표시한 것이 그림 2-3 (b)이다. 푸리에계수를 구하는 식에 $\theta = 2\pi kx$와 $d\theta = 2\pi kdx$를 대입하면 식은

$$a_n = \frac{1}{2\pi}\int_{-\pi}^{\pi} f(\theta)\exp(-in\theta)d\theta$$

$$= \frac{1}{2\pi}\int_{-\frac{1}{2k}}^{\frac{1}{2k}} f(x)\exp(-i2\pi nkx)(2\pi kdx) \quad (2.30)$$

$$= k\int_{-\frac{1}{2k}}^{\frac{1}{2k}} f(x)\exp(-2\pi inkx)dx$$

로 푸리에계수 a_n은 nk의 함수이다. nk를 일반적 k, 즉 여러 값을 지닐 수 있는 k로 바꾸어 주면, 함수 a_n은 k만의 함수

$$a(k) = k\int_{-\frac{1}{2k}}^{\frac{1}{2k}} f(x)\exp(-2\pi ikx)dx$$

$$= \frac{1}{\lambda}\int_{-\frac{\lambda}{2}}^{\frac{\lambda}{2}} f(x)\exp(-2\pi ikx)dx \quad (2.31)$$

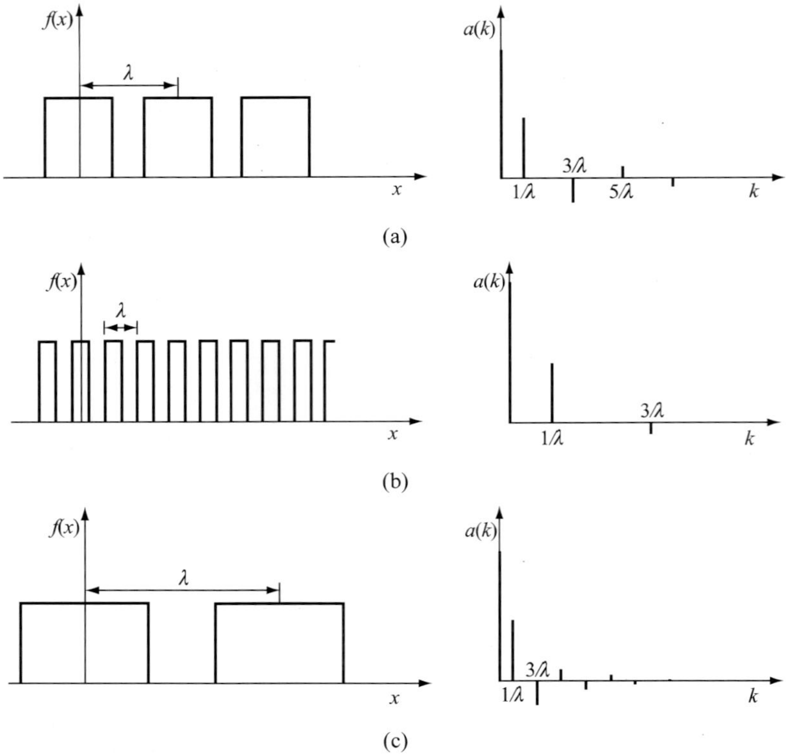

그림 2-4 (a) 푸리에계수를 k의 함수로 표시한 그림 (b) 방형파의 배열주기 λ를 감소시키면 $a(k)$의 막대들은 듬성듬성하게 된다. (c) λ를 늘이면 $a(k)$의 막대들은 촘촘하게 된다.

로 표시된다. 이 함수 $a(k)$를 그림 2-3 (c)에 그리면 $n=0,\ 1,\ 3,\ 5,\ \cdots$에 해당하는 $k=0,\ 1k,\ 3k,\ 5k,\ \cdots$, 즉 $k=0,\ \lambda,\ 3/\lambda,\ 5/\lambda,\ \cdots$의 지점에서 일련의 막대가 생기게 된다.

그림 2-4 (a)는 왼쪽에 있는 파장 λ인 주기함수를 나타내고 오른쪽은 그 푸리에계수 a_n에서 나온 함수 $a(k)$를 그린 것이다. 그림 2-4 (b)의 왼쪽에서와 같이 주기함수의 파장 λ를 줄이게 되면 오른쪽 그림에서와 같이 $a(k)$의 막대들은 더 듬성듬성하게 된다. 그림 2-4 (c)에서와 같이 주기함수의 파장 λ를 늘이면 $a(k)$의 막대들은 점점 촘촘하게 된다. λ는 실공간(real space)에서의 거리인 길이의 단위를 가지는 데 비하여 k는 길이의 역수(reciprocal) 단위를 가진다. 그러므로 $a(k)$는 1차원 역공간(reciprocal space)인 k공간에서의 함수이다. 실공간과 역공간의 두 공간의 척도는 당연히 서로 역관계에 있다.

2.3 푸리에변환

앞에서와 같은 방법으로 방형파로 된 주기함수에서 푸리에계수를 구하여 그 $a(k)$함수에 대해 알아보자. 그림 2-5 (a)는 왼쪽은 파장 λ인 주기함수를, 오른쪽은 그 $a(k)$함수를 나타낸 것이다. 그림 2-5 (b)와 같이 파장을 늘이면 $a(k)$함수를 나타내는 막대들이 점점 더 가까이 접근하게 된다. 그림 2-5 (c)와 같이 파장을 줄이면 $a(k)$함수를 나타내는 막대들이 더 멀리 떨어지게 된다. 그리고, 그림 2-5 (a)에 있는 방형파의 한 단위인 중절모함수가 그림 2-5 (d)와 같이 펄스폭(pulse width)이 그대로 유지되면서 펄스의 파장 λ가 2배로 늘어나면, $a(k)$함수를 나타내는 막대는 2배로 촘촘해지게 된다. 중절모함수의 형태는 그대로 있고 파장인 펄스의 간격이 4배로 되면 $a(k)$를 나타내는 함수의 막대는 4배로 더 촘촘하게 된다. 또 중절모함수의 형태는 그대로 있고 파장인 펄스의 간격이 12배로 되면 $a(k)$를 나타내는 함수의 막대는 12배로 더 촘촘하게 된다. 파장이 증가함에 따라 $a(k)$를 나타내는 막대들이 점점 더 가까이 접근하게 된다. 그리고 파장인 펄스의 간격을 무한대로 증가시키게 되면 $a(k)$를 나타내는 막대들이 서로 촘촘히 접근하게 된다. 이 촘촘하게 접근한 막대들의 끝점을 연결하면 막대들의 겉모양을 나타내게 되고 이를 외피(envelope)라고 한다.

파장인 펄스의 간격이 무한대가 되면 본래 함수는 비주기함수가 되고 $a(k)$는 그림 2-5 (e)와 같이 외피 모양을 나타내게 된다. 이 외피를 그 함수 $f(x)$의 **푸리에변환**이라 하고 $\tilde{f}(k)$로 표시한다.

$$a(k)=\int_{-\infty}^{\infty} f(x)\exp(-2\pi ikx)dx=\tilde{f}(k) \tag{2.32}$$

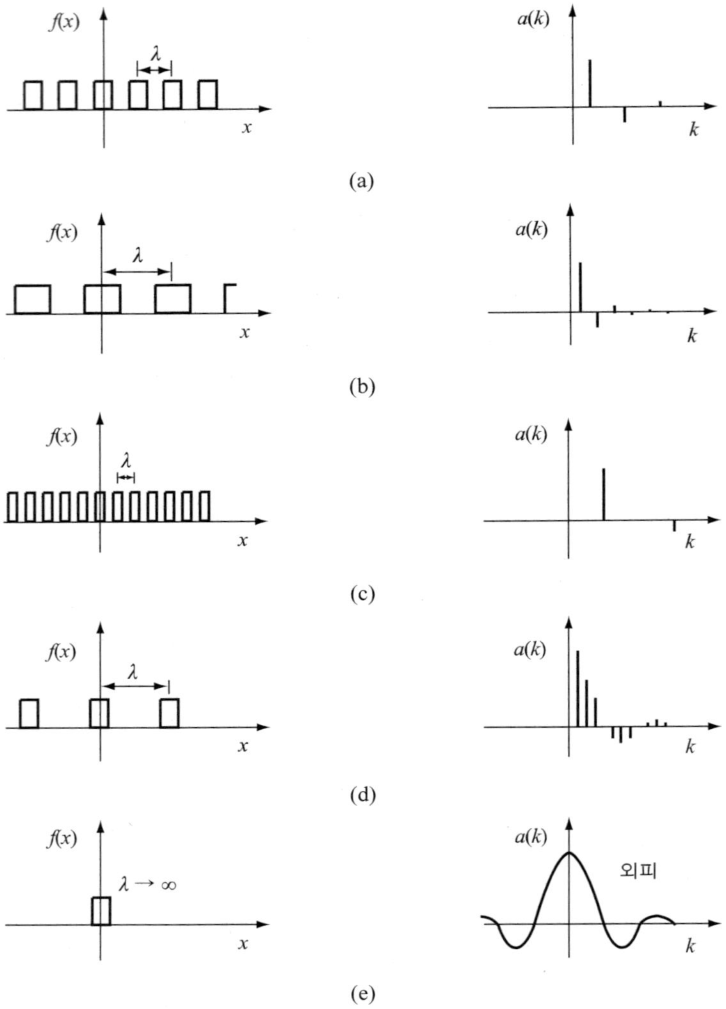

그림 2–5 (a) 비주기함수가 하나의 단위를 구성하며 만든 파장이 λ인 주기적인 함수 (b) 파장이 증가함에 따라 $a(k)$함수를 나타내는 막대들이 점점 더 가까이 접근한다. (c) 파장이 감소함에 따라 $a(k)$함수를 나타내는 막대들이 점점 더 멀리 떨어지게 된다. (d) 펄스의 폭이 그대로 유지되면서 펄스의 간격이 배로 늘어나면 $a(k)$함수를 나타내는 막대들은 배로 더 촘촘해진다. (e) 파장을 무한대로 증가하면 $a(k)$함수를 나타내는 막대들이 점점 더 가까이 접근하여 이 막대의 끝점들이 외피를 만든다.

또한 주어진 함수 $f(x)$가 적분

$$f(x) = \int_{-\infty}^{\infty} a(k)\exp(2\pi ikx)dk \tag{2.33}$$

로 표시할 수 있도록 어떤 함수 $a(k)$가 존재한다면 $a(k)$를 $f(x)$의 푸리에변환이라고 하고 $\tilde{f}(k)$로 나타낸다. 수학적으로 표시하면 다음과 같다.

$$\tilde{f}(k)=\int_{-\infty}^{\infty} f(x)\exp(-2\pi ikx)dx = F[f(x)] \tag{2.34}$$

예제 2-5

그림 2-6 (a)와 같이 높이가 A이고 폭이 a인 중절모함수의 푸리에변환을 구하고 그림으로도 나타내시오.

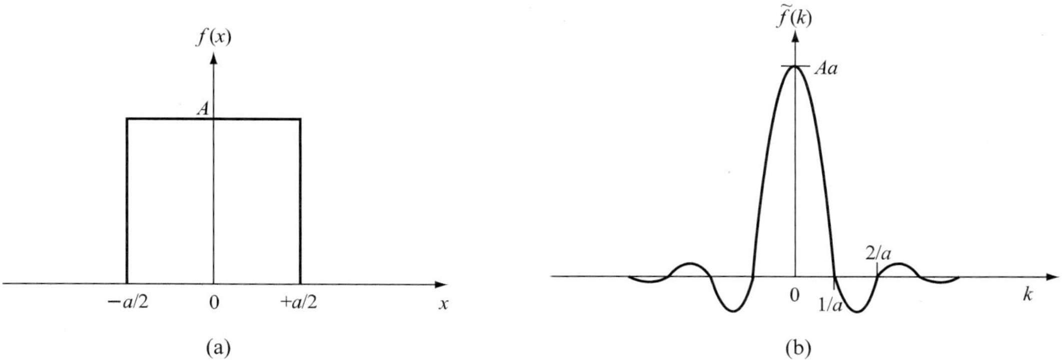

그림 2-6 (a) 높이가 A이고 폭이 a인 중절모함수 $f(x)$ (b) 중절모함수의 푸리에변환

풀이

함수를 수식으로 나타내면

$$f(x)=\begin{cases} A, & -\dfrac{a}{2}\le x\le \dfrac{a}{2} \\ 0, & x>\dfrac{a}{2},\ x<-\dfrac{a}{2} \end{cases} \tag{2.35}$$

이고, 푸리에변환은

$$\begin{aligned}\tilde{f}(k) &= \int_{-\infty}^{\infty} f(x)\exp(-2\pi ikx)dx \\ &= \int_{-\infty}^{-\frac{a}{2}} 0dx + \int_{-\frac{a}{2}}^{\frac{a}{2}} A\exp(-2\pi ikx)dx + \int_{\frac{a}{2}}^{\infty} 0dx \\ &= \frac{A}{-2\pi ik}\exp(-2\pi ikx)\Big|_{-\frac{a}{2}}^{\frac{a}{2}} \\ &= \frac{A}{-2\pi ik}\{\exp(-\pi ika)-\exp(\pi ika)\}\end{aligned} \tag{2.36}$$

$$= \frac{A}{-2\pi i k}\{\cos\pi ka - i\sin\pi ka - \cos\pi ka - i\sin\pi ka\}$$

$$= \frac{A}{-2\pi i k}(-2i\sin\pi ka) = \frac{A}{\pi k}\sin\pi ka$$

$$= Aa\frac{\sin\pi ka}{\pi ka}$$

이다. 그림으로 그리기 위해 k가 0에 접근하면 푸리에변환의 값은

$$\lim_{k\to 0}\tilde{f}(k) = \lim_{k\to 0}Aa\frac{\sin(\pi ka)}{(\pi ka)} = Aa \tag{2.37}$$

이다. $\sin(\pi ka)=0$에서 $k=n/a$, 즉 $k=\pm 1/a, \pm 2/a, \pm 3/a, \cdots$ 일 때 변환값이 0이 된다. 이 변환은 그림 2-6 (b)에 그려져 있고 최대높이는 사각형의 넓이인 Aa와 같다.

이 방형의 함수는 조리개를 통한 빛 또는 전자의 투과를 수학적으로 표현할 때 사용되거나, 유한한 크기를 갖는 시편에서의 회절, 편차변수(deviation parameter)로 인한 회절점의 강도변화 등의 현상을 나타내는 데 사용된다. 또한 푸리에변환과 이 푸리에변환의 공액복소수의 곱은

$$I = \tilde{f}(k)\cdot\widetilde{f^*}(k)$$

$$= Aa\frac{\sin(\pi ka)}{(\pi ka)}\cdot Aa\frac{\sin(\pi ka)}{(\pi ka)}$$

$$= A^2a^2\frac{\sin^2(\pi ka)}{(\pi ka)^2} \tag{2.38}$$

이고 이것은 조리개를 통한 빛의 회절강도를 나타낼 때도 사용된다.

그림 2-7 (a)에 나타낸 중절모함수를 그림 2-7 (b)와 같이 면적 $Aa=1$로 일정하게 유지한 채로 폭 a는 줄이면서 높이를 늘이면 푸리에변환값이 0이 되는 k의 값 ($\pm 1/a, \pm 2/a, \pm 3/a, \cdots$)이 점점 증가한다. 그리고 연속 0이 되는 k값 사이의 간격도 점점 증가한다. 극한적으로 폭을 줄여 $a\to 0$으로 하면 어떻게 되는지 알아보자. 극한적으로 $a\to 0$인 경우 이 함수를 디락델타함수(Dirac delta function)라고 한다. 원점에서의 델타함수(delta function)는 다음과 같이

$$\delta(x) = \begin{cases}\infty, & x=0\\ 0, & x\neq 0\end{cases} \tag{2.39}$$

이고 음의 무한대에서 양의 무한대까지의 적분값이 1인 함수로 정의한다. 즉

$$\int_{-\infty}^{\infty} \delta(x)dx = 1 \tag{2.40}$$

이다. 원점에 있는 델타함수는 원점에 있는 격자점을 나타낼 때 사용된다.

폭이 a이고 높이가 a^{-1}, 즉 면적이 $aa^{-1} = 1$인 중절모함수에서 폭 a를 점점 줄여 보자. 이 함수의 푸리에변환은

$$\tilde{f}(k) = \lim_{a \to 0} a^{-1} a \frac{\sin(\pi ka)}{(\pi ka)} = 1 \tag{2.41}$$

이 된다. 원점에 있는 델타함수의 푸리에변환은 모든 k에 대해 1이 된다. 델타함수와 그

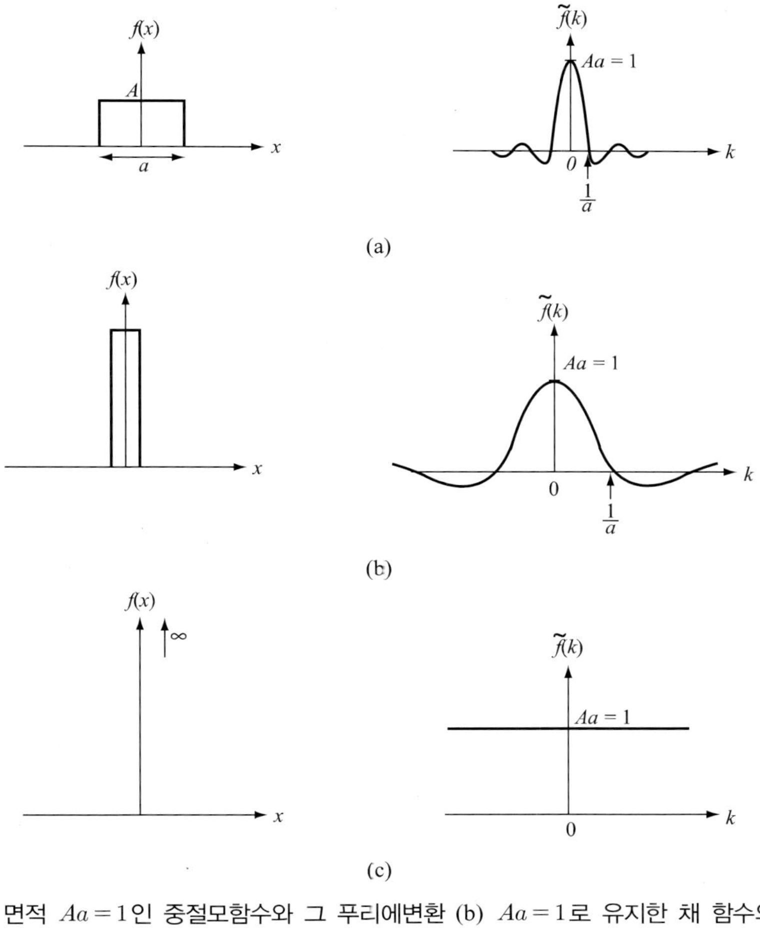

그림 2–7 (a) 면적 $Aa = 1$인 중절모함수와 그 푸리에변환 (b) $Aa = 1$로 유지한 채 함수의 폭을 줄이면 푸리에변환의 값이 0이 되는 k의 값($\pm 1/a, \pm 2/a, \pm 3/a, \cdots$)이 점점 증가한다 (c) 극한적으로 폭을 줄인 경우인 원점에 위치한 델타함수와 그 푸리에변환

함수의 푸리에변환을 그림 2-7 (c)에 나타내었다. 이 푸리에변환에서 $\tilde{f}(k) \cdot \tilde{f}^*(k)$를 계산하면 원점에 있는 한 격자점에서의 회절강도를 계산할 수 있다.

$x = a$에 위치한 델타함수는 $\delta(x-a)$로 나타내고, 그 푸리에변환에서 $x = a$에 위치한 한 격자점에서의 회절강도를 알 수 있다.

예제 2-6

$x = a$에 위치한 델타함수 $\delta(x-a)$의 푸리에변환을 구하시오.

풀이

$$\begin{aligned}
\tilde{f}(k) &= \int_{-\infty}^{\infty} \delta(x-a)\exp(-2\pi ikx)dx \\
&= \int_{-\infty}^{\infty} \delta(x')\exp\{-2\pi ik(x'+a)\}dx' \\
&= \exp(-2\pi ika)\int_{-\infty}^{\infty} \delta(x')dx' \\
&= \exp(-2\pi ika)
\end{aligned} \tag{2.42}$$

가 된다.

예제 2-7

$x = x_n$에 위치한 델타함수 $\delta(x-x_n)$의 푸리에변환을 구하시오.

풀이

$$\begin{aligned}
\tilde{f}(k) &= \int_{-\infty}^{\infty} \delta(x-x_n)\exp(-2\pi ikx)dx \\
&= \int_{-\infty}^{\infty} \delta(x')\exp\{-2\pi ik(x'+x_n)\}dx' \\
&= \exp(-2\pi ikx_n)\int_{-\infty}^{\infty} \delta(x')dx' \\
&= \exp(-2\pi ikx_n)
\end{aligned} \tag{2.43}$$

이 된다.

예제 2-8

그림 2-8 (a)와 같이 $x = a/2$와 $x = -a/2$에 위치한 2개의 델타함수

$$f(x) = \delta\left(x + \frac{a}{2}\right) + \delta\left(x - \frac{a}{2}\right) \tag{2.44}$$

의 푸리에변환을 구하고, 그림으로도 나타내시오.

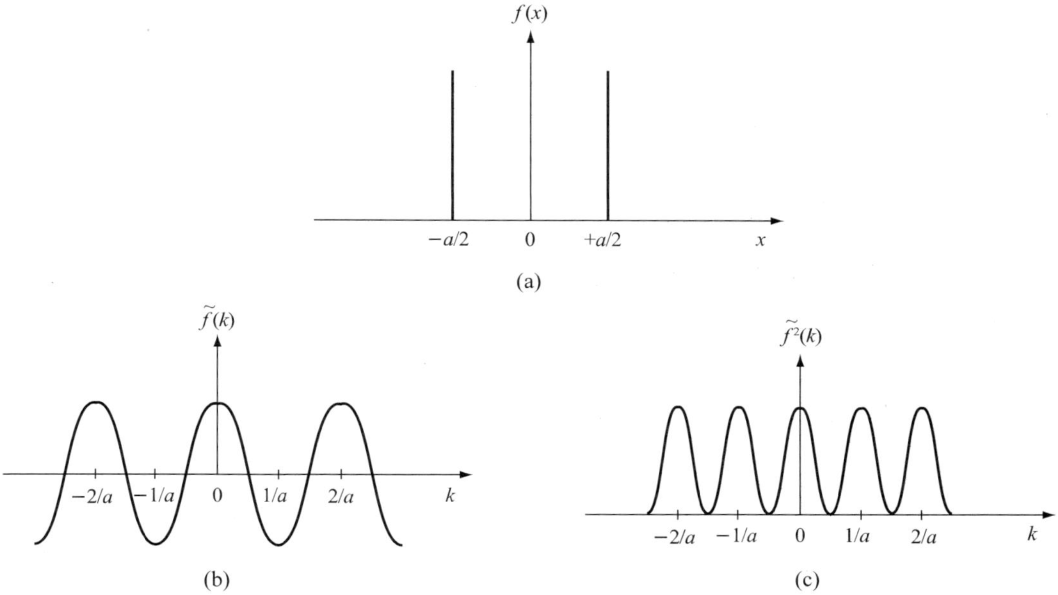

그림 2-8 (a) $x = a/2$와 $x = -a/2$에 위치한 2개의 델타함수 (b) (a)에 나타낸 2개의 델타함수의 푸리에변환 (c) 푸리에변환의 제곱

풀이

$$\begin{aligned} \tilde{f}(k) &= \exp\left\{-2\pi ik\left(-\frac{a}{2}\right)\right\} + \exp\left\{-2\pi k\left(\frac{a}{2}\right)\right\} \\ &= \exp(\pi ika) + \exp(-\pi ika) \\ &= \cos(\pi ka) + i\sin(\pi ka) + \cos(\pi ka) - i\sin(\pi ka) \\ &= 2\cos(\pi ka) \end{aligned} \tag{2.45}$$

이다. 이 변환을 그림으로 나타내면 그림 2-8 (b)가 된다.

이 변환은 거리 a만큼 떨어져 있는 2개의 매우 작은 슬릿(slit)에서의 회절인 영(Young)의 이중슬릿실험 결과를 해석할 때 이용된다. 이 변환과 그 공액복소수와의 곱은

(a)

(b)

그림 2-9 (a) 2개의 슬릿 (b) 회절강도 분포.

$$\tilde{f}(k)\tilde{f}^{*}(k)=4\cos^{2}(\pi ka) \tag{2.46}$$

이고 그림 2-8 (c)에 나타나 있다. 실제 그림 2-8 (c)는 영의 이중슬릿실험에서 얻을 수 있는 간격이 a인 슬릿에서의 회절강도의 분포를 나타낸다. 그림 2-9 (a)는 두 개의 슬릿을 나타낸 그림이고, 그림 2-9 (b)는 두 슬릿에서 얻은 회절강도의 분포이다.

간격 a만큼 규칙적으로 떨어져 있는 델타함수는

$$f(x)=\sum_{n}\delta(x-na) \tag{2.47}$$

이고, 이것은 그림 2-10 (a)와 같이 1차원에서 격자상수 a만큼 떨어져 있는 격자를 나타낸다. 이것의 푸리에변환은

$$\begin{aligned}
\tilde{f}(k) &= \int_{-\infty}^{\infty}\sum_{-\infty}^{\infty}\delta(x-na)\exp(-2\pi ikx)dx \\
&= \int_{-\infty}^{\infty}\sum_{-\infty}^{\infty}\delta(x-na)\exp\{-2\pi ik(x-na)\}\exp(-2\pi ikna)d(x-na) \\
&= \sum_{-\infty}^{\infty}\exp(-2\pi ikna)\int_{-\infty}^{\infty}\delta(x')\exp(-2\pi ikx')dx' \\
&= \sum_{-\infty}^{\infty}\exp(-2\pi ikna) \qquad (2.48) \\
&= \cdots +1+\exp(-2\pi ika)+\exp\{-2\pi ik(2a)\}+\exp\{-2\pi ik(3a)\} \\
&\quad +\exp\{-2\pi ik(4a)\}+\cdots \\
&\cong \frac{1}{1-\exp(-2\pi ka)}
\end{aligned}$$

이다.

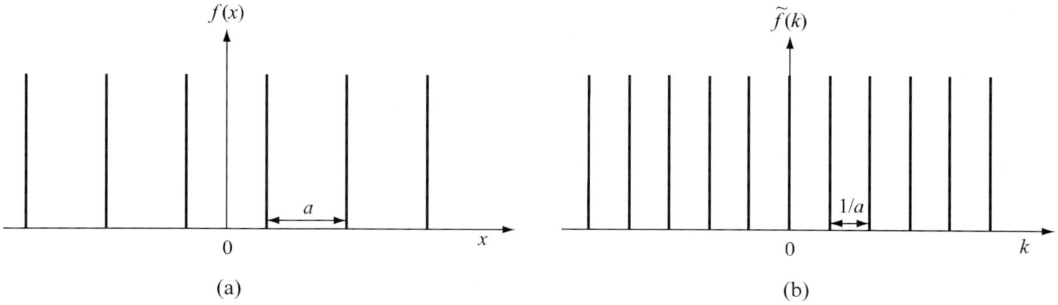

그림 2-10 (a) 1차원에서 격자상수 a인 격자를 나타내는 델타함수군 (b) (a)에 나타낸 델타함수군을 푸리에변환하면 k공간에서 원점을 포함하여 $1/a$ 간격으로 규칙적으로 위치하고 있는 델타함수군이 된다.

식에서 분모 속에 있는 $\exp(-2\pi ika) = \cos 2\pi ka - i\sin 2\pi ka = 1$을 만족하는 k의 조건을 구해 보면, $ka = n$, 즉 $k = n/a$일 때이고 이 때 $\tilde{f}(k) \to \infty$가 된다. $k \neq n/a$인 경우에는 $\tilde{f}(k)$가 어떤 값을 지니나 무한대보다는 작은 값들을 지니므로 이들을 무시하면 이 변환 자체를 k공간에서 $1/a$ 간격으로 규칙적으로 위치하고 있는 델타함수군으로 나타낼 수 있다. 즉,

$$\tilde{f}(k) = \frac{1}{1-\exp(-2\pi ika)} \cong \sum_{-\infty}^{\infty}\delta\left(k-\frac{n}{a}\right) = \sum_{-\infty}^{\infty}\delta(k-h|\vec{a}^{\,*}|) \tag{2.49}$$

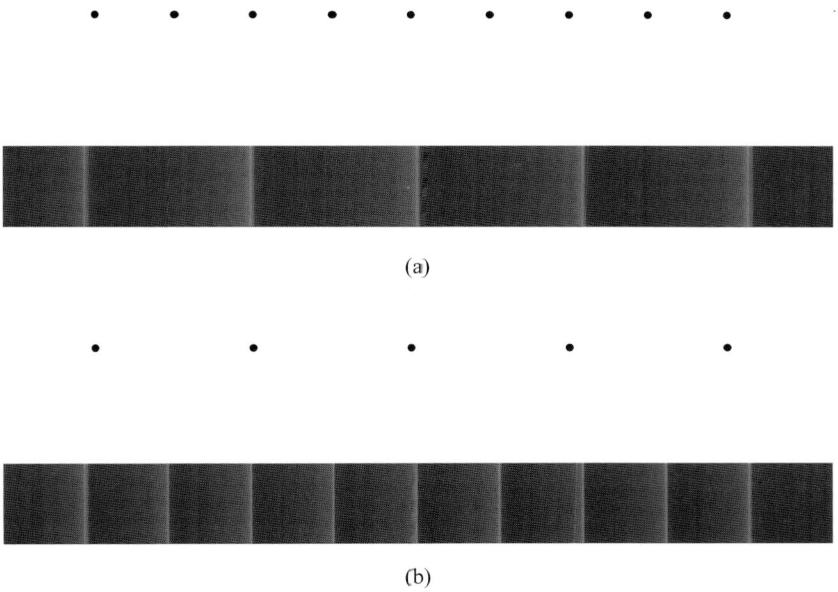

그림 2-11 (a) 격자점과 그 회절강도 (b) (a)보다 격자상수가 더 큰 경우의 격자점과 그 회절강도 분포

이며, 여기서 h는 정수이고 $\vec{a}^*$는 역격자벡터이다. 이 변환은 그림 2-10 (b)에 나타나 있다. 이 푸리에변환은 격자상수 a로, 규칙적으로 배열된 격자에서의 $1/a$ 간격으로 된 역격자(reciprocal lattice)가 만들어지는 회절현상을 해석하는 데 이용된다. 그리고 푸리에변환에서는 $k=0$인 곳에 항상 델타함수가 만들어지는 것을 알 수 있고, 이것은 회절상에서 투과빔을 나타낸다.

그림 2-11 (a)는 1차원에 있는 격자점과 그 회절강도 분포를 나타낸 그림이고, 그림 2-11 (b)는 (a)보다 격자상수가 더 클 때 그 격자점과 회절강도 분포를 나타낸 그림이다.

2.4 콘볼루션

렌즈를 사용하는 카메라, 현미경, 망원경 등의 광학기계에서 렌즈의 초점이 정확하게 맞지 않을 경우 시편의 상은 탈초점(defocus)상이 된다. 시편과 상은 각각 1대 1로 대응이 되고 상은 실제 렌즈에서는 시편의 확대상이 되나 확대를 무시하고 배율을 1로 생각한다. 시편상의 어떤 한 점 O는 그림 2-12와 같이 초점이 맞은 초점상(focused image)에서는 한 점 x'에 결상이 되나, 탈초점상에서는 중심은 x'에 있으나 그 점이 초점이 맞지 않으므로 약간 퍼져 결상이 된다.

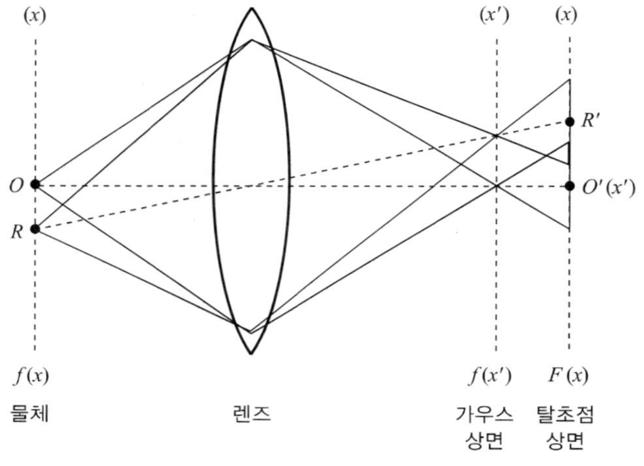

그림 2-12 초점이 정확히 맞는 가우스상면 위의 x'점에서 상의 강도는 본래 물체의 강도가 그대로 전달되어 $f(x')$이 된다. 물체 또는 초점상의 두 점 O, R은 탈초점상에서는 O', R'점을 중심으로 퍼져 나간 상이 된다. 그리고 탈초점상의 한 점은 초점상의 여러 점의 영향을 받는다.

이 초점상 위의 한 점이 탈초점상에서는 중심에서의 거리 $x-x'$에 따라 변한다고 생각하여 어떻게 그 강도가 변하는지를 함수 $\phi(x-x')$으로 나타낸다고 하자. 만일 초점이 정확히 맞는 면인 가우스상면(Gaussian image plane) 위의 x'점에서의 상의 강도는 본래 시편의 강도 $f(x)$가 퍼지지 않고 그대로 결상이 되기 때문에 $f(x')$이 된다. 하지만 탈초점이 되어 탈초점상면(defocus image plane) 위에 놓여 있는 상의 한 점의 강도는 본래 상의 강도 $f(x')$에, 탈초점이 되면서 각 점이 어떻게 퍼지는지를 나타내는 함수 $\phi(x-x')$를 곱하여 얻는다. 여기서 함수 $\phi(x)$는 상에서 점 하나가 어떻게 퍼지는지를 나타내는 함수이다.

그림에 나타난 것과 같이 탈초점상의 한 점은 초점상의 한 점만의 영향을 받은 것이 아니고 초점상의 여러 x'점의 영향을 다 받으므로 적분 형식으로 표시한다. 그러므로 시편 위의 모든 각각의 점들이 퍼져서 만들어지는 탈초점상의 강도 분포는

$$F(x)=\int_{-\infty}^{\infty} f(x')\phi(x-x')dx' = f(x)*\phi(x) \tag{2.50}$$

이다. 이것을 두 함수 $f(x)$와 $\phi(x)$의 콘볼루션(convolution)이라 하고 수학적으로

$$f(x)*\phi(x)=\int_{-\infty}^{\infty} f(x')\phi(x-x')dx' = \phi(x)*f(x) \tag{2.51}$$

로 표시하고 교환법칙이 성립한다.

그림 2-13 (a)에서 수학적으로는 델타함수인 시편 위의 한 점 O가 이상적인 무한대 크기의 렌즈를 통하여 상면에서 O'에서 결상한다고 생각하자. 결함이 전혀 없는 무한대 크기의 렌즈이므로 시편에서 나온 모든 정보를 100% 그대로 결상하는 데 사용하기 때문에 O'점에서 결상된 한 점은 수학적으로 델타함수가 된다. 그러나 실제 렌즈는 무한대 크기의 렌즈가 될 수 없으므로 유한한 크기의 렌즈가 되고 이것은 마치 가상 조리개를 이상적인 무한대 크기의 렌즈의 후방초점면에 둔 것으로 생각할 수 있다. 즉 유한 크기의 렌즈를 지나서 결상이 된 점의 상은 이상적인 렌즈의 상인 델타함수에 조리개의 회절상인 에어리 원판(Airy disc)을 콘볼루션한 것으로 표시되어 점 대신 그림 2-13 (a)와 같이 에어리 원판이 만들어진다.

만일 시편상에 두 점 O, R이 있으면 상면에 무한 크기의 이상적인 렌즈에서는 델타함수로 표시되는 두 점이 결상이 된다. 그러나 유한 크기의 실제 렌즈에서는 그림 2-13 (b)에서와 같이 두 에어리 원판이 O'과 R'에 만들어진다. 시편 위의 두 점 O와 R을 점점 가까이하면 상면의 두 에어리 원판도 점점 가까이 접근하게 된다. 두 에어리 원판이 너

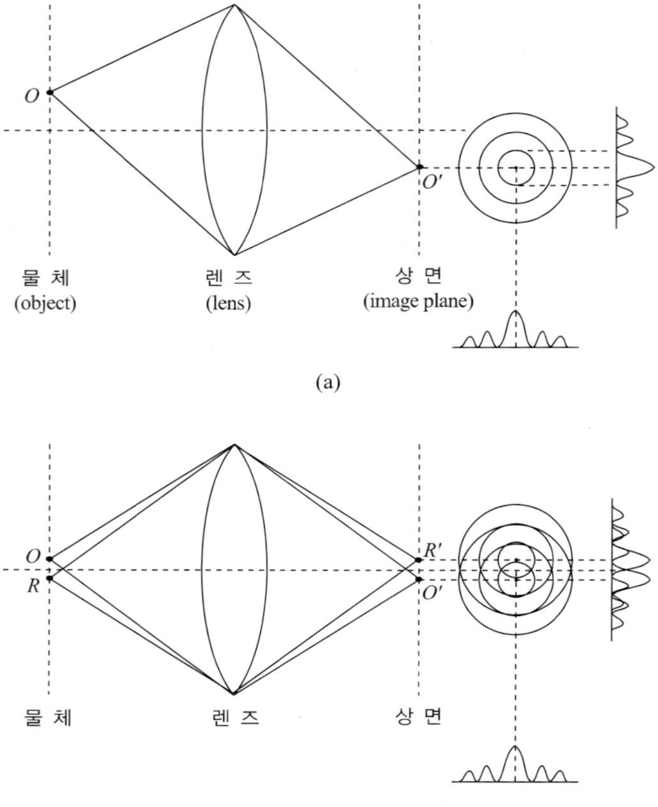

그림 2–13 (a) 델타함수인 물체 위의 한 점 O가 이상적인 무한대 크기의 렌즈를 통해 상면에 O' 점에서 결상된 한 점은 수학적으로 델타함수가 된다. 그러나 유한 크기의 렌즈를 지나서 결상이 된 점의 상은 이 점 대신 에어리 원판이 만들어진다. (b) 물체 위의 두 점 O와 R을 점점 가까이 하면 상면의 O'과 R'에 만들어지는 두 에어리 원판도 점점 가까이 접근하게 된다.

무 가까이 접근되어 O'의 에어리 원판의 중심이 R'의 에어리 원판의 첫 번째 0이 되는 곳과 일치할 때 두 원판을 구분하기 힘들게 된다. 이때를 O와 R을 구분해서 볼 수 있는, 회절에 기인하는 분해능의 한계로 정의하고 이를 분해능의 레일리한계(Rayleigh limit)라고 한다.

두 함수 $f(x)$와 $\phi(x)$의 콘볼루션 과정은 그림 2-14에 그려져 있다. 콘볼루션이 된 함수 $f(x) * \phi(x)$는 본래 함수 $f(x)$보다 흐려지게 하거나 퍼지게 하는 역할을 하는 함수 $\phi(x)$ 때문에 본래 함수 $f(x)$보다 퍼져 있다. 이 콘볼루션된 함수는 각 x에 대해 적분을 계산하여 x의 함수로 그려보면 알 수 있다.

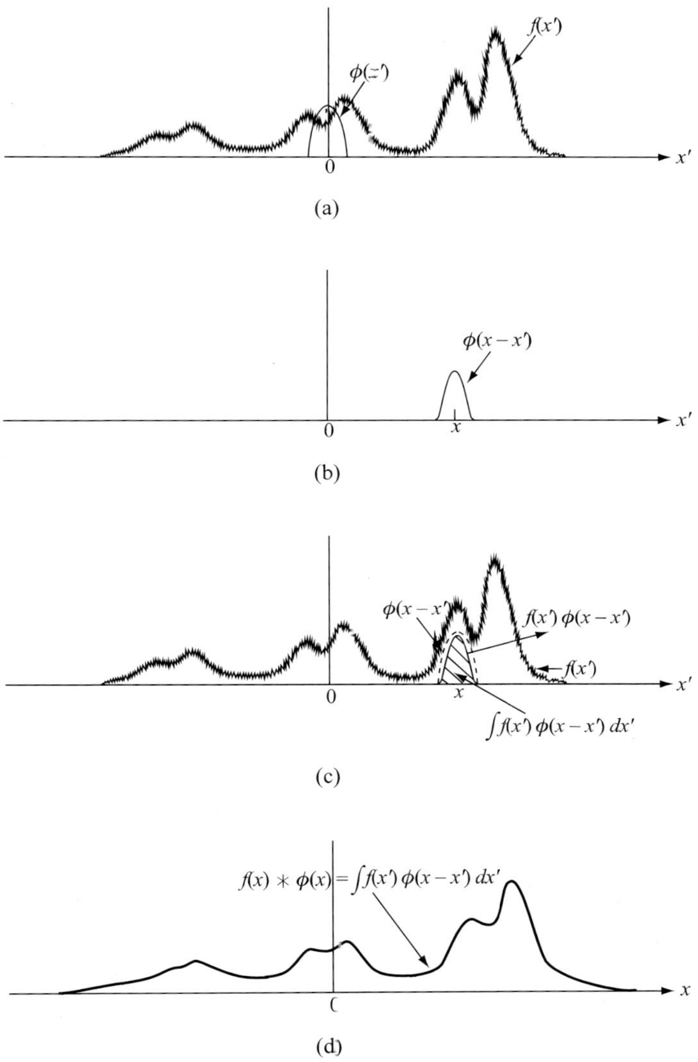

그림 2–14 1차원에서 두 함수 $f(x)$와 $\phi(x)$의 콘볼루션 과정 (a) 함수를 x'의 함수로 표시한 그림 (b) $\phi(x-x')$을 표시한 그림 (c) $f(x')$과 $\phi(x-x')$의 곱을 표시한 그림. 이 곱의 적분인 면적을 빗금으로 표시하였다. (d) x의 함수로 (c)에서 얻어진 적분값을 표시한 그림

결정의 회절현상을 해석하는 데 유용한 콘볼루션은 델타함수와 어떤 함수를 콘볼루션 한 것이다. 이것은 퍼지는 것을 나타내는 함수 $\phi(x)$가 극단적으로 전혀 퍼지지 않은 경우로 함수가 델타함수인 경우이다.

예제 2-9

함수 $f(x)$와 원점에 있는 델타함수와의 콘볼루션을 계산하시오.

풀이

$$f(x)*\delta(x)=\int_{-\infty}^{\infty}f(x-x')\delta(x')dx' \tag{2.52}$$

이고, 적분이 $x'=0$에서만 값이 있고 이 점에서는 $f(x-x')=f(x)$로 x'의 함수가 아니므로

$$\begin{aligned} f(x)*\delta(x) &= \int_{-\infty}^{\infty}f(x)\delta(x')dx' \\ &= f(x)\int_{-\infty}^{\infty}\delta(x')dx' \end{aligned} \tag{2.53}$$

이고, $\int_{-\infty}^{\infty}\delta(x')dx'$은 정의에 의해 1이므로

$$\begin{aligned} f(x)*\delta(x) &= f(x)\int_{-\infty}^{\infty}\delta(x)dx \\ &= f(x) \end{aligned} \tag{2.54}$$

이다. 어떤 함수와 원점에 위치한 델타함수와의 콘볼루션은 그 함수 자신이 된다. 이 과정은 그림 2-15에 나타나 있다.

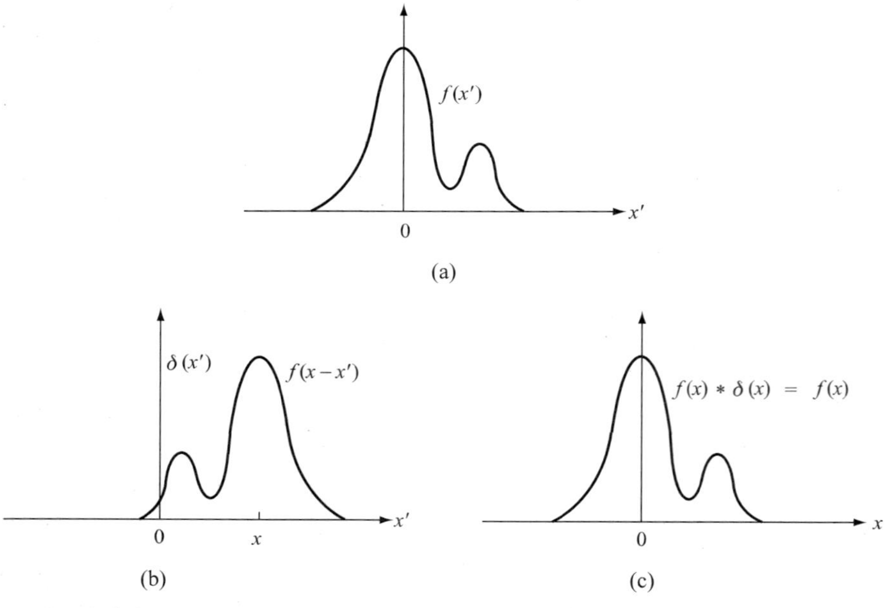

그림 2-15 함수 $f(x)$와 원점에 위치한 델타함수와의 콘볼루션 과정 (a) 함수 $f(x')$ (b) $f(x-x')$과 원점에 위치한 델타함수 $\delta(x')$ (c) 함수 $f(x)$와 원점에 위치한 델타함수와의 콘볼루션

예제 2-10

$x=a$에 위치한 델타함수와 어떤 함수 $f(x)$와의 콘볼루션을 구하시오.

풀이

$$\begin{aligned} f(x)*\delta(x-a) &= \delta(x-a)*f(x) \\ &= \int_{-\infty}^{\infty} f(x-x')\delta(x'-a)dx' \end{aligned} \tag{2.55}$$

이고, 적분은 $x'=a$에서만 값이 있으므로

$$\begin{aligned} f(x)*\delta(x-a) &= f(x-a)\int_{-\infty}^{\infty} \delta(x'-a)d(x'-a) \\ &= f(x-a) \end{aligned} \tag{2.56}$$

이다. 즉, 임의의 함수 $f(x)$와 델타함수와의 콘볼루션은 델타함수가 있었던 위치로 그 함수를 옮겨 주는 역할을 한다. 그림 2-16에서 콘볼루션으로 델타함수의 위치에 어떤 함수가 옮겨지는 과정을 보여 주고 있다. 이 콘볼루션은 나중에 결정의 투고함수를 수학적으로 표시하는 데 매우 편리하게 이용할 수 있다.

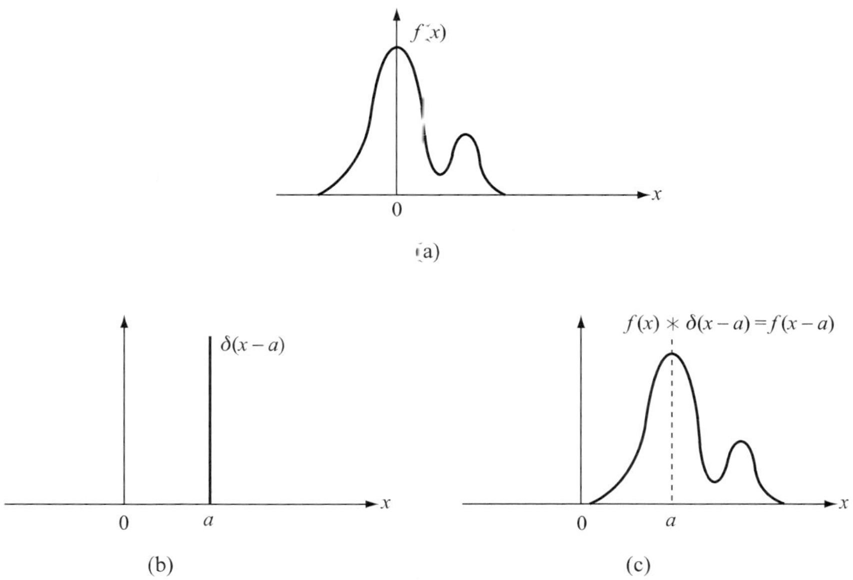

그림 2-16 (a) 함수 $f(x)$와 원점에 위치하지 않은 델타함수의 콘볼루션 (b) $x=a$에 위치한 델타함수 (c) 함수 $f(x)$와 델타함수와의 콘볼루션

결정 내에서는 원자들이 규칙적으로 배열되어 있고 주위 환경이 똑같은 점들이 있다. 이 점들의 배열을 격자라 한다. 격자상수가 a인 1차원 결정에서 격자는 수학적으로는 델

타함수군인 $\sum_n \delta(x-na)$로 나타낼 수 있다. 여기서 n은 정수이다. 이 각각의 격자점(lattice point)에 어떤 일정한 원자군을 배열함으로써 전체 결정을 구성할 수 있다. 이 일정한 원자군을 기저(basis) 또는 모티프(motif)라고 한다. 원자군인 기저를 나타내는 함수를 $m(x)$라고 하자.

결정은 각각의 격자점에 기저를 옮겨 주면 구성이 되므로, 결정은 수식으로 격자를 나타내는 델타함수와 기저를 나타내는 함수 $m(x)$의 콘볼루션으로 나타낼 수 있다.

$$\begin{aligned} m(x) * \sum_n \delta(x-na) &= \sum_n \delta(x-na) * m(x) \\ &= \sum_n \int_{-\infty}^{\infty} \delta(x'-na) m(x-x') dx' \\ &= \sum_n m(x-na) \end{aligned} \tag{2.57}$$

즉, 기저를 나타내는 함수 $m(x)$와 델타함수를 콘볼루션하면 델타함수가 있었던 곳에 기저함수를 옮겨 주는 역할을 하기 때문에 결과적으로 그림 2-17과 같이 각각의 격자에 기저를 옮겨 주어 전체 결정을 구성하게 하는 것이다.

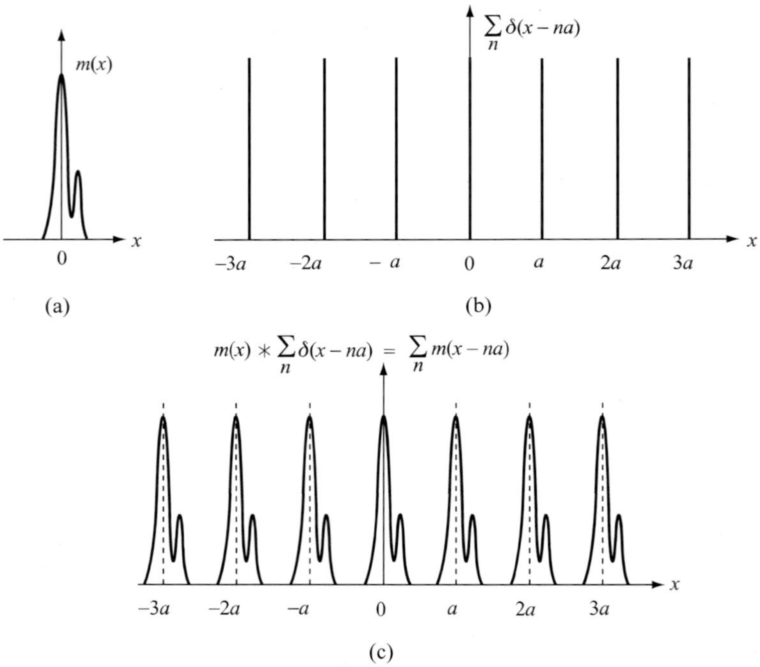

그림 2–17 (a) 원자군 기저를 나타내는 함수 $m(x)$ (b) 1차원 결정에서 일정한 거리 a만큼 떨어져 있는 격자를 수학적으로 나타낸 델타함수군 (c) 1차원 결정은 델타함수와 함수 $m(x)$를 콘볼루션으로 나타낼 수 있다.

3차원에서의 격자는 델타함수로, 다음과 같이 표시한다.

$$D(x,\ y,\ z) = \sum_{h,k,l} \delta(x - ha,\ y - kb,\ z - lc) \tag{2.58}$$

여기서 $h,\ k,\ l$은 정수이며 이 함수는 $x = ha$, $y = kb$와 $z = lc$를 동시에 만족할 때, 즉 각각의 격자에서 0이 아닌 값을 지닌다. 3차원에서 기저의 원자배열을 표시하는 함수를 $m(x,\ y,\ z)$라 하면 3차원 결정은 격자를 나타내는 델타함수와 기저를 나타내는 함수를 콘볼루션하여

$$\begin{aligned} F(x,\ y,\ z) &= \int_{-\infty}^{\infty}\int_{-\infty}^{\infty}\int_{-\infty}^{\infty} D(x',\ y',\ z')m(x - x',\ y - y',\ z - z')dx'dy'dz' \\ &= D(x,\ y,\ z) * m(x,\ y,\ z) \end{aligned} \tag{2.59}$$

로 표시할 수 있다.

2.5 푸리에반전

함수 $f(x)$를 푸리에변환을 하면

$$\tilde{f}(k) = \int_{-\infty}^{\infty} f(x)\exp(-2\pi ikx)dx \tag{2.60}$$

이 된다. 이것을 또 다시 푸리에변환하면 그 공간은 푸리에 공간인 k공간에 역이 되므로 실공간 x가 된다. 원래의 x와 구별하기 위해 x'이라 하면 푸리에변환한 것을 또 다시 푸리에변환하여 나온 함수를 함수 $g(x')$이라고 할 수 있다. 이 함수를 계산해 보면

$$\begin{aligned} g(x) &= \int_{-\infty}^{\infty} \tilde{f}(k)\exp(-2\pi ix'k)dk \\ &= \int_{-\infty}^{\infty} \left\{ \int_{-\infty}^{\infty} f(x)\exp(-2\pi ikx)dx \right\} \exp(-2\pi ix'k)dk \\ &= \int_{-\infty}^{\infty}\int_{-\infty}^{\infty} f(x)\exp\{-2\pi ik(x + x')\}dxdk \\ &= \int_{-\infty}^{\infty} f(x)\int_{-\infty}^{\infty} \exp\{-2\tau ik(x + x')\}dkdx \end{aligned} \tag{2.61}$$

$$= \int_{-\infty}^{\infty} f(x) \left[\frac{\exp\{-2\pi i k(x+x')\}}{-2\pi i(x+x')} \right] \Bigg|_{k=-\infty}^{k=\infty} dx$$

이 된다. $\xi = x + x'$ 으로 치환하고 대괄호 속의 함수를 다음과 같이 다시 쓰면

$$\left[\frac{\exp\{-2\pi i k(x+x')\}}{-2\pi i(x+x')} \right] \Bigg|_{k=-\infty}^{k=\infty} = \left[\frac{\exp(-2\pi i k\xi)}{-2\pi i\xi} \right] \Bigg|_{k=-\infty}^{k=\infty}$$

$$= \frac{1}{-2\pi i\xi} \{\cos(2\pi k\xi) - i\sin(2\pi k\xi)\} \Big|_{k=-\infty}^{k=\infty} \tag{2.62}$$

이다. cos함수는 $\cos(x) = \cos(-x)$이므로 $k = \infty$와 $k = -\infty$ 사이의 적분구간에서 적분하면 0이 되고, sin함수는 $\sin(x) = -\sin(-x)$이므로

$$\frac{1}{-2\pi i\xi} \{\cos(2\pi k\xi) - i\sin(2\pi k\xi)\} \Big|_{k=-\infty}^{k=\infty} = \lim_{k\to\infty} \frac{-2i\sin(2\pi k\xi)}{-2\pi i\xi}$$

$$= \lim_{k\to\infty} \frac{1}{\pi\xi} \sin(2\pi k\xi) \tag{2.63}$$

$$= \lim_{k\to\infty} 2k \frac{\sin(2\pi k\xi)}{2\pi k\xi}$$

가 된다.

그런데 위 함수의 형태는 폭이 a이고 높이가 A인 중절모함수의 k'공간에서 푸리에변환

$$\tilde{f}(k') = Aa \frac{\sin(\pi k' a)}{\pi k' a} \tag{2.64}$$

과 유사한 형태이다. 여기서 식 (2.63)에 있는 k와 혼동을 피하기 위해 k 대신 k'을 사용하였다. 그림 2-18 (a)와 (b)를 비교하고, 식 (2.63)과 (2.64)를 비교해 보면, 식 (2.63)은 k 공간에서 폭이 $2k$이고 높이가 1인 방형 펄스를 ξ공간으로 푸리에변환하여 얻어진 것을 알 수 있다. 그림 2-18 (b)의 왼쪽에 있는 펄스의 폭을 점점 넓히면, 즉 $2k$를 증가시키면 오른쪽에 있는 변환의 중앙 피크는 점점 좁아지고 높아진다. 왼쪽에서 k를 무한대로 보내면 오른쪽의 변환은 원점에서($\xi = 0$) 뾰족한 함수가 만들어져 델타함수가 된다.

그러므로

$$\lim_{k\to\infty} 2k \frac{\sin(2\pi k\xi)}{2\pi k\xi} = \begin{cases} \infty, & \xi = 0 \\ 0, & \xi \neq 0 \end{cases} \tag{2.65}$$

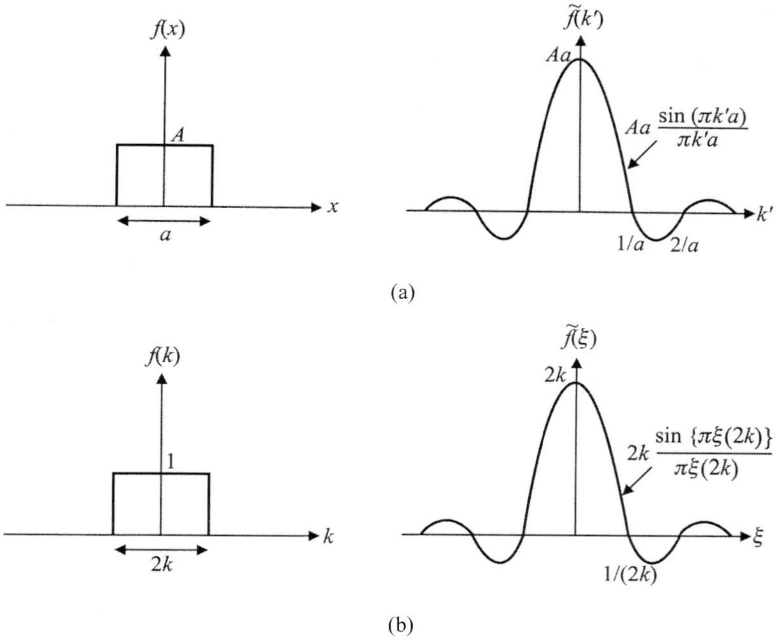

그림 2-18 (a) 폭이 a이고 높이가 A인 중절모함수 $f(x)$와 k'공간에서의 푸리에변환인 $\tilde{f}(k')$
(b) k공간에서 폭이 $2k$이고 높이가 1인 방형 펄스와 ξ공간에서의 푸리에변환인 $\tilde{f}(\xi)$

이 되어

$$\lim_{k\to\infty} 2k\frac{\sin(2\pi k\xi)}{2\pi k\xi} = \delta(\xi) \tag{2.66}$$

이 된다. 그래서

$$\left[\frac{\exp\{-2\pi ik(x+x')\}}{-2\pi i(x+x')}\right]\Bigg|_{k=-\infty}^{k=\infty} = \delta(\xi) \tag{2.67}$$

이 되고, 함수 $g(x')$은

$$\begin{aligned} g(x') &= \int_{-\infty}^{\infty} f(x)\delta(\xi)dx \\ &= \int_{-\infty}^{\infty} f(\xi - x')\delta(\xi)d\xi \\ &= \int_{-\infty}^{\infty} f\{-(x'-\xi)\}\delta(\xi)d\xi \\ &= f(-x') * \delta(x') \end{aligned} \tag{2.68}$$

이 된다.

식에서 $\delta(x')$과 $f(-x')$의 콘볼루션은 바로 그 함수 자체 $f(-x')$이므로

$$g(x') = f(-x') \tag{2.69}$$

이다. 즉 어떤 함수의 푸리에변환의 푸리에변환은 원래 함수를 원점에 대해 반전을 시킨 함수이다. 현미경의 렌즈에서 시편이 푸리에변환이 한 번 되면 회절면에서의 진폭이 되고 또 다시 푸리에변환이 되면 상면에서의 진폭이 된다. 실제 현미경을 관찰하면, 시편이 결상면에서 상이 거꾸로 서게 되는 것은 시편에서의 함수 $f(x)$가 $f(-x')$으로 바뀌는 것으로 설명할 수 있다.

연습문제

1. 진폭이 A이고 속도 v로 양의 x방향으르 진행하는 파는

$$\psi(x,\, t) = A\cos 2\pi k(x - vt) = A\cos\theta$$

로도 나타낼 수 있다.

(a) $\cos\theta = 1/2\{\exp(+i\theta) + (-i\theta)\}$를 이용하여 위의 파가 다음 파동방정식을 만족하는 것을 보이시오.

$$\frac{\partial^2\psi}{\partial x^2} = \frac{1}{v^2}\frac{\partial^2\psi}{\partial t^2}$$

(b) 파가 정수 n에 대해 다음 식을 만족하는지 답하시오.

$$\frac{\partial^n}{\partial x^n} = \left(\frac{\partial}{\partial x}\right)^n$$

$$\frac{\partial^n}{\partial t^n} = \left(\frac{\partial}{\partial t}\right)^n$$

(c) $\psi(x,\, t) = A\exp\{2\pi k(x - vt)\}$로 파를 표시했을 경우, (b)에 있는 식을 만족하는지 답하시오.

(d) 파를 $\psi(x,\, t) = A\cos\{-2\pi k(x - vt)\}$로 표시할 경우, (b)에 있는 식을 만족하는지 답하시오.

2. 함수 $f(x)$가 $f(-x) = -f(x)$이면 기함수라고 한다. 다음 함수가 기함수인지 아닌지를 판별하고 기함수의 푸리에계수는 항상 순허수임을 증명하시오.

$$x^3,\ x^5 - 3x^3 + 2x,\ \sin x,\ \tan 3x$$

3. 함수 $f(x)$가 $f(-x) = f(x)$이면 우함수라고 한다. 다음 함수가 우함수인지 아닌지를 판별하고 우함수의 푸리에계수는 항상 순실수임을 증명하시오.

$$x^4,\ 2x^6 - 4x^2 + 5,\ \cos x,\ \exp x + \exp(-x)$$

4. 일반 함수는 다음과 같은 푸리에급수로 전개할 수 있다.

$$f(x) = \frac{a_0}{2} + \sum_{n=1}^{\infty}\{a_n\cos(2\pi nkx) + b_n\sin(2\pi nkx)\}$$

(a) 기함수일 경우 어떤 푸리에계수가 0이 되는지 답하시오. 푸리에급수를 다음 식으로

쓰면 남는 푸리에계수는 순허수가 되는 이유를 설명하시오.

$$f(x) = \sum_{n=\infty}^{+\infty} a_n \exp(2\pi inkx)$$

(b) 우함수일 경우 어떤 푸리에계수가 0이 되는지 답하시오. (a)에 있는 식으로 쓰면 남는 푸리에계수는 순실수가 되는 이유를 설명하시오.

5. 함수 $f(x) = 4x,\ 0 < x < 10$을 10번째 항까지 푸리에급수로 나타내시오.

6. 다음 함수가 기함수, 우함수인지 판별하고 가능하면 푸리에급수로 전개했을 때 3번째 푸리에계수까지 구하시오.

(a) $f(x) = \sin^2 x + \cos x$

(b) $f(x) = \exp(ix) - \exp(-ix)$

(c) $f(x) = \exp(x) - \exp(-x)$

7. 함수 $f(x)$를 다음 적분으로 표시할 수 있는 함수 $a(k)$가 존재하면

$$a(k) = \int_{-\infty}^{\infty} f(x) \exp(-2\pi ikx) dx$$

다음 식을 만족하는 것을 보이시오.

$$f(x) = \int_{-\infty}^{\infty} a(k) \exp(2\pi ikx) dk$$

8. 다음 함수 $f(x)$의 푸리에변환을 구하시오.

$$f(x) = \begin{cases} 1 - |x|, & |x| < 1 \\ 0, & \text{나머지} \end{cases}$$

9. $x = 2a$에 위치한 델타함수에 대해 답하시오.

(a) 이 함수의 푸리에변환을 구하시오.

(b) 변환에 허수부가 있는 이유를 설명하시오.

(c) $-2a$에 위치하는 델타함수를 추가하여 푸리에변환을 구하시오.

(d) (c)에서의 변환이 실수가 되는 이유를 설명하시오.

10. 다음 함수의 푸리에변환을 구하시오.

$$f(x)=\begin{cases}0 & x<-a\\ A & -a\le x\le -a/2\\ 2A & -a/2\le x<a/2\\ A & a/2\le x<a\\ 0 & a\le x\end{cases}$$

11. 다음 함수 $f(x)$의 푸리에변환을 구하시오.

$$f(x)=1$$

12. 다음 함수의 푸리에변환을 구하시오(힌트, 적분 전 $\exp(-ax)$를 곱하여 적분을 계산하고 계산 후 a를 0으로 보낸다).

$$f(x)=\begin{cases}0, & x\le 0\\ 1, & x>0\end{cases}$$

13. 다음 함수의 푸리에변환을 구하시오.

$$f(x)=\begin{cases}1-x^2, & |x|<1\\ 0, & |x|>1\end{cases}$$

14. 여러 위치 x_n에 있는 델타함수군은

$$f(x)=\sum_n \delta(x-x_n)$$

으로 표시한다. 이것의 푸리에변환을 구하시오.

15. 콘볼루션에서 $f(x)*g(x)=g(x)*f(x)$와 같이 교환법칙이 성립하는 것을 증명하시오.

16. 콘볼루션에서 $f(x)*\{g(x)+h(x)\}=f(x)*g(x)+f(x)*h(x)$가 성립하는 것을 증명하시오.

17. 함수 $g(x)$의 푸리에변환 $F\{g(x)\}=\tilde{g}(k)$이면 $F\{f(x)*g(x)\}=\tilde{f}(k)\tilde{g}(k)$와 같이 콘볼루션된 두 함수의 푸리에변환은 각 함수의 푸리에변환의 곱인 것을 증명하시오.

18. 함수 $g(x)$의 푸리에변환 $F\{g(x)\}=\tilde{g}(k)$이면 $F\{g(ax)\}=\dfrac{\tilde{g}(k/a)}{|a|}$임을 증명하시오.

19. 함수 $g(x)$의 푸리에변환 $F\{g(x)\}=\tilde{g}(k)$이면 $F\{g(x-a)\}=\tilde{g}(k)\exp\{-2\pi i(ka)\}$임을 증명하시오.

20. 한 함수의 푸리에변환의 푸리에변환은 본래 함수를 반전시킨 함수임을 보이고, 현미경에서 이 관계의 의미가 무엇인지 설명하시오.

CHAPTER

03 회절

3.1 투과함수

앞에서 설명한 바와 같이 위상이 일정한 파면이 평면인 평면파는

$$\psi(\vec{r},\, t) = A\cos(2\pi\vec{k}\cdot\vec{r}) + iA\sin(2\pi\vec{k}\cdot\vec{r})$$
$$= A\exp i(2\pi\vec{k}\cdot\vec{r}) \quad (2.7)$$

로 나타내고, 파면이 구면인 구면파는

$$\psi(\vec{r},\, t) = \frac{A}{|\vec{r}|}\exp i(2\pi kr) \quad (2.11)$$

로 나타낸다. 이들 파는 진폭과 위상으로 구성되어 있다. 파가 진행할 때 도중에 물체가 있으면, 이 물체가 파의 진폭 및 위상을 변화시킬 수 있다.

물체상의 각 점 x, y가 파의 진폭 및 위상을 어떻게 변화시키는지를 나타내 주는 함수를 **투과함수**(transmission function)라 하고 $\phi(x, y)$로 표시한다. 투과함수에 입사파를 곱하면 물체를 지난 파가 된다. 예를 들어 믈체 왼쪽에서 파동 $A\exp i\beta$로 표시되는 평면파가 입사하여 물체를 지나면서 물체와 상호작용을 한 후 파동 $A'\exp i\beta'$으로 표시되는 평면파로 변하면 투과함수는 $A'\exp i\beta' / A\exp i\beta$가 된다.

그림 3-1은 여러 종류의 투과함수를 갖는 물체들의 예를 나타내고 있다. 그림 3-1 (a)와 같이 $A\exp 2\pi ikz$로 표시되는 평면파가 입사해 물체를 지나 $A\exp\{-\mu(x, y)\}\exp 2\pi ikz$로

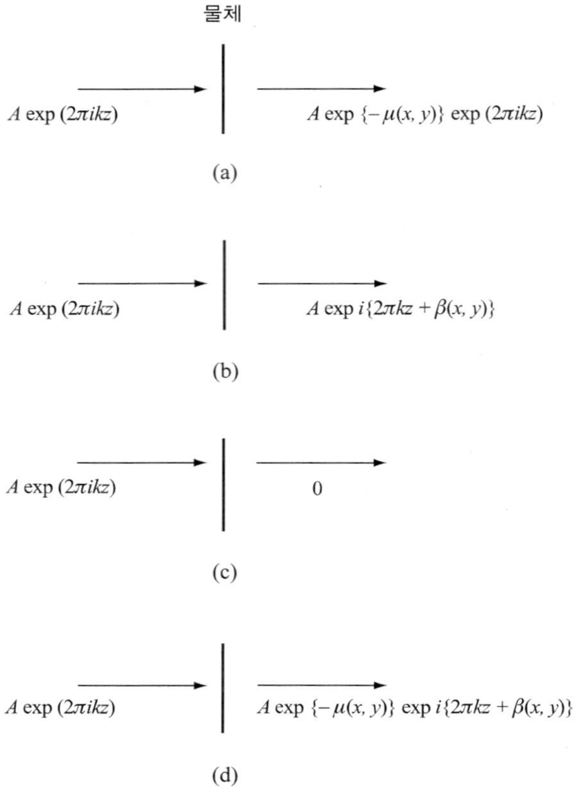

그림 3-1 여러 종류의 투과함수를 갖는 물체의 예 (a) 진폭체 (b) 위상체 (c) 불투명체 (d) 일반체

변하면 물체의 투과함수는 $\phi(x, y) = \exp\{-\mu(x, y)\}$이다. 이 물체는 파가 지나면서 파의 위상은 그대로 두고 진폭만을 변하게 하였으므로 **진폭체**(amplitude object)라고 한다.

그림 3-1 (b)와 같이 입사파가 $A\exp 2\pi ikz$이고 물체를 지난 후 파가 $A\exp i\{2\pi kz + \beta(x, y)\}$로 변하면 물체의 투과함수는 $\phi(x, y) = \exp\{i\beta(x, y)\}$이다. 이 물체는 파의 위상만을 변화시켰으므로 **위상체**(phase object)라고 한다.

만일 그림 3-1 (c)와 같이 입사파가 $A\exp 2\pi ikz$이고 물체를 지난 파가 0이면 이 물체는 불투명체(opaque object)로 투과함수 $\phi(x, y)$는 0이다. 그림 3-1 (d)와 같이 $\exp i$ $2\pi kz + \beta(x, y)\}$로 표시되는 평면파가 입사해 물체를 지나 $A\exp\{-\mu(x, y)\}$ $\exp i$ $\{2\pi kz + \beta(x, y)\}$로 변하면 투과함수는 $\phi(x, y) = \exp\{-\mu(x, y)\}\exp(i\beta(x, y)\}$가 된다. 이 물체는 파의 진폭과 위상을 동시에 변화시키므로 **일반체**(general object)라고 한다.

3.2 회절적분

그림 3-2에서 q에서 출발한 파 ψ_q의 경로상에 있는 어떤 2차원 물체가 관측점 p에 미치는 영향을 생각하자. 점 q에서 나온 파는 파원이 가까운 곳에 있으므로 파면이 구면으로 구면파이다. 따라서

$$\psi_q = \frac{A_q}{r_q}\exp(2\pi ikr_q) \tag{3.1}$$

라 쓸 수 있다. 함수 $f(x, y)$를 물체의 각 점 (x, y)에서 파의 진폭과 위상의 모든 변화를 나타내 주는 투과함수라 하면, 물체상의 점 (x, y)를 지나 물체의 출구표면에 있는 파는

$$\psi_q\phi(x, y) = \left\{\phi(x, y)\frac{A_q\exp(2\pi ikr_q)}{r_q}\right\} \tag{3.2}$$

가 된다.

그림 3-3과 같은 영의 이중슬릿 실험에서, 파원에서 1개의 슬릿이 있는 1차 슬릿과 2개의 슬릿이 있는 2차 슬릿을 사용하여 이들 슬릿 뒤의 스크린에 나타나는 회절무늬에 대해 생각해 보자. 첫 번째 슬릿에서 나온 빛은 두 번째 슬릿을 지나 스크린에 기하학적인 경로로는 도달할 수 없으므로 회절무늬를 만들 수 없다. 그러나 회절에 의해 스크린에

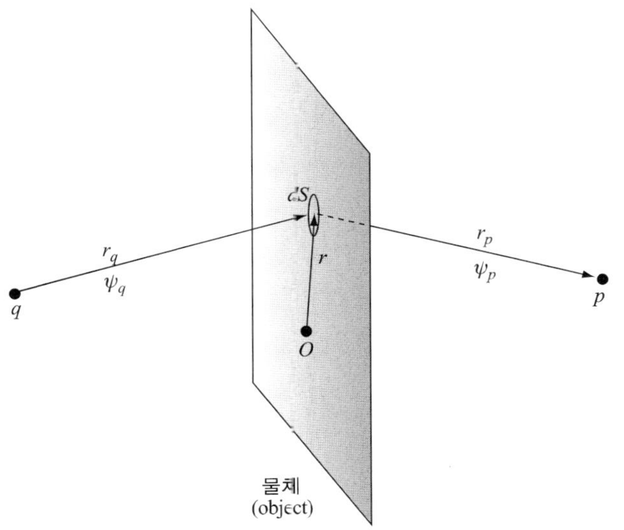

그림 3-2 점 광원 q에서 출발한 파가 경로상에 있는 2차원 물체 위의 미소 면적 dS에서 새로운 파원을 형성하여 관측점 p에 영향을 준다.

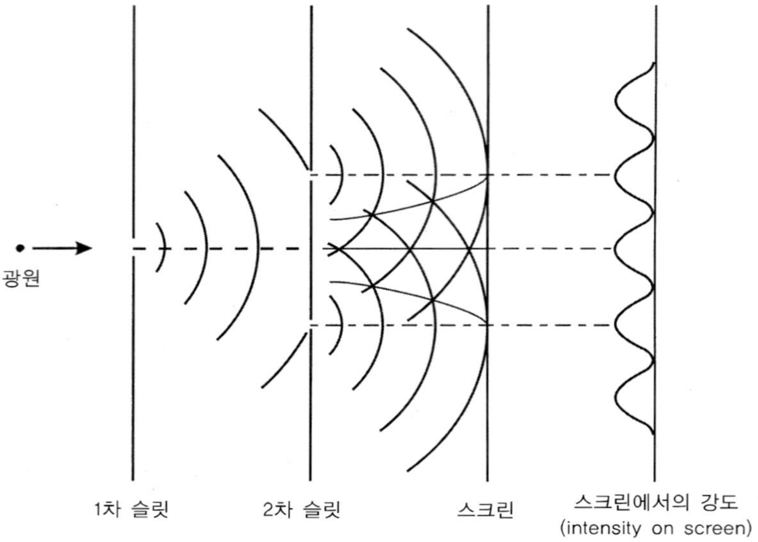

그림 3-3 영의 이중슬릿 실험

무늬가 생기는 현상을 설명하기 위해서는 각 슬릿이 구면파의 새로운 파원(wave source)으로 역할을 한다고 생각한다. 그러면 두 번째 슬릿에 있는 각 슬릿에서 새로운 구면파가 출발하는 것이 되고 이 파가 서로 간섭을 일으켜 스크린에 회절무늬를 만들 수 있다. 이와 같이 파면상의 모든 점은 새로운 구면파의 파원점(wave source point)으로 생각할 수 있다는 것이 바로 **호이겐스**(Huygens)**의 원리**이다.

그림 3-2에서도 호이겐스의 원리가 적용된다고 생각하고, 물체상의 점 (x, y)에 있는 미소 면적 dS가 진폭 A_p인 새로운 구면파원으로 역할을 한다고 생각하자. 물체 위의 작은 미소 면적 dS의 영향을 받은 다음 관측점 p로 출발하는 미분파는

$$d\psi_p = \frac{A_p dS}{r_p} \exp(2\pi i k r_p) \tag{3.3}$$

이다. 물체에서 출발하는 파의 진폭은 출구표면(exit surface)파의 영향을 받으므로 진폭 대신 식 (3.2)를 대입하면 미분파는

$$\begin{aligned} d\psi_p &= \{\psi_q \phi(x, y) dS\} \frac{1}{r_p} \exp(2\pi i k r_p) \\ &= \left\{\phi(x, y) \frac{A_q \exp(2\pi i k r_q)}{r_q} dS\right\} \frac{1}{r_p} \exp(2\pi i k r_p) \end{aligned} \tag{3.4}$$

이다. 이 파는 미분 면적 dS에 나오는 파이고, 물체상의 모든 점들이 p에 영향을 미친

다. 물체상의 모든 점들이 p에 미치는 영향을 고려하기 위해서는 물체의 표면 S 상의 모든 점에 걸쳐 적분을 해야 한다. 따라서 물체의 모든 점에서 나오는 파가 p에 미치는 전체 파는

$$\psi_p = \int_S d\psi_p = \int_S \phi(x,\ y)\frac{A_q \exp(2\tau ikr_q)}{r_q}\frac{1}{r_p}\exp(2\pi ikr_p)dS \tag{3.5}$$

이다. 회절파 ψ_p를 타내는 식을 유도하는 과정의 유일한 가정은 호이겐스의 원리이고 이 가정이 성립하는 조건에서는 위 식이 적용된다.

그러나 위 식보다 더 정확한 식은 그림 3-4와 같이 관측점 p가 영향을 받을 가능성이 있는 모든 점을 포함하는, 즉 p를 둘러싼 어떤 폐표면 S'에 의해 완전히 둘러싸여 있다는 적당한 경계조건 아래에서 p점에서의 파동 ψ_p에 대한 파동방정식

$$\nabla^2\psi = (2\pi ik)^2\psi$$
$$\nabla^2\psi = -4\pi^2k^2\psi \tag{3.6}$$

을 풀어서 유도한 식인 키르히호프(Kirchhoff)의 회절적분으로

$$\psi_p = \frac{1}{4\pi}\int_{S'}\left[\frac{\exp(2\pi ikr_p)}{r_p}\nabla\psi - \psi\nabla\left\{\frac{\exp(2\pi ikr_p)}{r_p}\right\}\right]\cdot \vec{n}dS' \tag{3.7}$$

이다. 여기서 $\vec{n}$은 표면상의 각 점에서 표면에 수직한 법선 단위벡터이다.

점원 q에서 나오는 파가 구면파

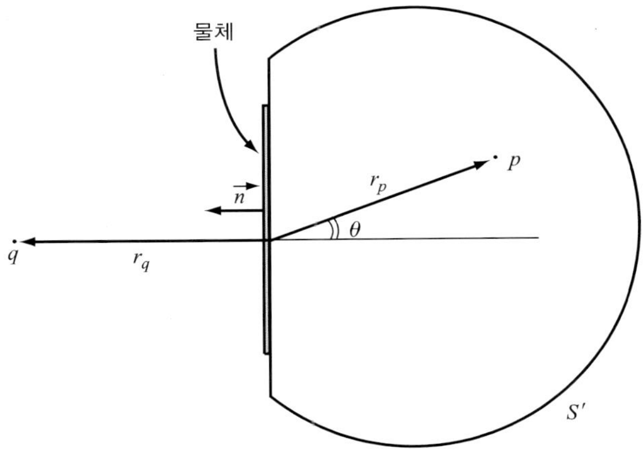

그림 3-4 입사파가 물체에 수직으로 입사하는 경우, 관측점 p를 포함하는 가상 폐표면 S'을 물체의 출구표면에 위치시킨 그림

$$\psi = \frac{A_q}{r_q}\exp(2\pi i k r_q) \tag{3.8}$$

이면 관측점 p에서의 파는 식 (3.7)에 대입하여

$$\psi_p = \frac{1}{4\pi}\int_{S'}\left[\frac{A_q}{r_q}\exp(2\pi i k r_q)\frac{1}{r_p}\exp(2\pi i k r_p)\left\{\frac{1}{r_q^2}(2\pi i k r_q - 1)\vec{n}\cdot\vec{r}_q - \frac{1}{r_p^2}(2\pi i k r_p - 1)\vec{n}\cdot\vec{r}_p\right\}\right]dS' \tag{3.9}$$

을 얻는다. 만일 $r_p, r_q \gg \lambda$이면 $kr_q = r_q/\lambda \gg 1$이고 $kr_p = r_p/\lambda \gg 1$이다. 그리고 그림 3-4에서와 같이 입사파가 시편에 수직으로 입사한다고 가정하면 $\frac{1}{r_q}(\vec{n}\cdot\vec{r}_q) = 1$이고, $\vec{n}$과 $\vec{r}_p$ 사이의 각은 수직입사인 경우 $180° - \theta$와 같으므로 $\frac{1}{r_p}(\vec{n}\cdot\vec{r}_p) = \cos(180° - \theta) = -\cos\theta$이다. 이를 넣어 식을 정리하면

$$\begin{aligned}\psi_p &= \frac{1}{4\pi}\int_{S}\left[\frac{A_q}{r_q}\exp(2\pi i k r_q)\frac{1}{r_p}\exp(2\pi i k r_p)\left\{\frac{2\pi i k}{r_q}(\vec{n}\cdot\vec{r}_q) - \frac{2\pi i k}{r_p}(\vec{n}\cdot\vec{r}_p)\right\}\right]dS \\ &= \frac{ik}{2}\int_{S}\left\{A_q\frac{\exp(2\pi i k r_q)}{r_q}\cdot\frac{\exp(2\pi i k r_p)}{r_p}(1+\cos\theta)\right\}dS\end{aligned} \tag{3.10}$$

이다. 항 $(1+\cos\theta)$를 경사인자(inclination factor 또는 obliquity factor)라고 한다.

그림 3-4와 같이 물체가 있고, 표면 S'을 물체의 출구표면에 위치하도록 하면 출구표면파는

$$\psi = \frac{A_q}{r_q}\exp(2\pi i k r_q)\phi(x, y) \tag{3.11}$$

가 된다. 관측점에서의 파를 구하기 위해 식을 식 (3.7)에 대입하고 $r_p, r_q \gg \lambda$라고 가정하면

$$\begin{aligned}\psi_p &= \frac{ik}{2}\int_{S}\phi(x, y)A_q\frac{\exp(2\pi i k r_q)}{r_q}\cdot\frac{\exp(2\pi i k r_p)}{r_p}(1+\cos\theta)dS \\ &= \frac{ik}{2}\int\int\phi(x, y)A_q\frac{\exp(2\pi i k r_q)}{r_q}\cdot\frac{\exp(2\pi i k r_p)}{r_p}(1+\cos\theta)dxdy\end{aligned} \tag{3.12}$$

가 된다.

예제 3-1

가속전압이 100 kV인 전자현미경(파장 3.7 pm)을 사용하여 면간격 0.2 nm인 결정에서 회절이 일어나도록 하였을 때 회절각을 계산하시오.

풀이

결정에서 회절을 일으키는 조건인 브래그법칙 $\sin\theta_B = n\lambda/2d_{hkl}$에서 $n=1$인 경우에 파장과 면 간격을 대입하면 $\sin\theta_B = 9.25\times10^{-3}$이다. $\theta_B = 0.53°$이고 회절각 $\theta = 2\theta_B$이므로 회절각은 1.06°이다.

전자현미경에서 일반적으로 회절각은 1° 정도 또는 이보다 더 작은 각이므로 $\cos\theta$는 1에 접근하고 경사인자 $(1+\cos\theta)\cong 2$라 할 수 있다. 따라서

$$\psi_p = ik\int\int\phi(x,\,y)A_q\frac{\exp(2\pi ikr_q)}{r_q}\cdot\frac{\exp(2\pi ikr_p)}{r_p}dxdy \tag{3.13}$$

이다. 식에는 위상인자(phase factor) i와 k가 들어 있어 앞에서 호이겐스의 원리로 얻어진 식

$$\psi_p = \int_S\phi(x,\,y)A_q\frac{\exp(2\pi ikr_q)}{r_q}\cdot\frac{\exp(2\pi ikr_p)}{r_p}dS \tag{3.5}$$

와 차이가 난다. 위상인자 $i=\exp i\left(\frac{\pi}{2}\right)=\cos\left(\frac{\pi}{2}\right)+i\sin\left(\frac{\pi}{2}\right)$는 회절파의 위상을 $\pi/2$만큼 이동시켜 sin파를 cos파로 만든다. 그러나 이 위상인자는 $(i)(i^*)=1$이므로 파의 강도 $\psi_p\psi_p^*$에는 영향을 미치지 않는다. 식에서 파의 강도는 파장, 즉 k에 의존한다는 것을 알 수 있다.

그리고 식 (3.13)을 유도하기 위해 $r_p,\,r_q \gg \lambda$라는 조건을 사용하였다. 이 조건을 만족하기 위해서는 $r_p = r_q = \infty$이면 된다. 이와 같이 $r_p = r_q = \infty$인 회절조건을 만족시키는 회절을 프라운호퍼(Fraunhofer)의 회절이라고 한다. r_p와 r_q를 실제 무한대 거리로 하기 위해서는 렌즈를 사용해야 한다. 렌즈를 사용하여 점원 q를 집속렌즈의 초점에 두면, 점원에서 나온 파는 렌즈를 지난 다음 평행한 평면파가 되어 시편에 비치게 된다. 평면파가 시편에 비치는 것은 점원 r_q가 무한대 거리에 있어 평면파가 시편에 비치는 것과 같다. 프라운호퍼의 회절에서는 무한대 r_p에서의 회절현상을 관찰하는 것이 된다. 그러나

대물렌즈를 사용하게 되면 무한대 거리에서 생기는 회절상을 렌즈의 후방초점면에서 관찰할 수 있다. 이 초점면을 회절면(diffraction plane)이라고 한다. 이 회절면 상에서 초점이 맞은(in-focus) 정보는 프라운호퍼(Fraunhofer) 회절상이라 한다. 우리가 주로 다루는 회절은 렌즈 후방 초점면에서의 회절인 프라운호퍼의 회절이다.

그리고 프라운호퍼 회절조건인 $r_p = r_q = \infty$를 만족하지 못하게 되는 경우인, 파원 q와 관측점 p가 물체에서 유한한 거리에 있는 경우, r_q와 r_p가 물체의 크기보다 엄청나게 길지 않다면 이 경우의 회절을 프레넬(Fresnel) 회절이라 한다. 전자현미경의 탈초점(out-of-focus)상은 상에서 약간의 거리로 초점이 벗어나 있는 것이다. 그런데 초점이 정확히 맞는 경우 렌즈의 상은 물체와 같으므로(9장), 탈초점이 되면 탈초점상은 물체에서 약간 떨어져 있는 것이 된다. 상이 생기는 점인 관측점 r_p가 물체에서 가까운 거리에 있으므로 이 경우 프리넬 회절조건이 된다.

그림 3-5에서와 같이 투과함수가 $\phi(x)$인 1차원 물체에 파가 물체에 수직으로 입사할 때의 회절을 생각해 보자. 점원 q가 무한대에 있다면 물체에 도달하는 파가 평면파이므로, 물체의 출구표면에서의 파는

$$\psi(x) = \phi(x) A \exp(2\pi ikz) \tag{3.14}$$

이다. 이 식을 회절적분에 대입하면

$$\psi_p = \frac{1}{4\pi}\int \phi(x) A \exp(2\pi ikz) \cdot \frac{\exp\{2\pi ikr_p(x)\}}{r_p(x)}\left\{2\pi ik - \frac{1}{{r_p}^2}(2\pi ikr_p - 1)\vec{n} \cdot \vec{r}_p\right\}dx \tag{3.15}$$

가 된다. 식에서 r_p가 파의 파장보다 훨씬 크다면

$$\psi_p = \frac{ik}{2}\int \phi(x) A \exp\{2\pi ikz\} \cdot \frac{\exp\{2\pi ikr_p(x)\}}{r_p(x)}(1+\cos\theta)dx \tag{3.16}$$

가 된다. 전자현미경에서의 회절은 대부분 회절각이 작아 $(1+\cos\theta) \cong 2$로 생각할 수 있으므로

$$\psi_p = ik\int \phi(x) A \exp\{2\pi ikz\} \cdot \frac{\exp\{2\pi ikr_p(x)\}}{r_p(x)}dx \tag{3.17}$$

이다.

그림 3-5에서와 같이 관측면에서의 좌표를 x'이라고 표시하고, 물체에서 먼 거리 d에 위치한 관측면에서 파의 진폭 $\psi_p(x)$를 구해 보자. $d \gg x$라고 가정하여 관측점 x'까지의

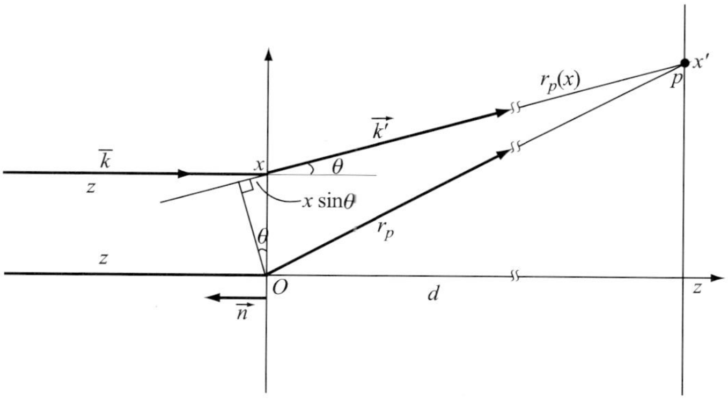

그림 3-5 투과함수가 $\phi(x)$인 1차원 물체에서 먼 거리 d에 위치한 관측면에서 물체의 회절

거리라면

$$r_p(x) = r_p - x\sin\theta \tag{3.18}$$

이다. 위 식을 식 (3.17)에 대입한 다음, $d \gg x$이므로 식 (3.17)의 분모에 있는 r_p가 x에 민감하게 변하지 않는다고 생각하여 적분 밖으로 꺼내면

$$\psi_p = \left[ikA\exp(2\pi ikz) \cdot \frac{\exp(2\pi ikr_p)}{r_p} \right] \int \phi(x)\exp(-2\pi ikx\sin\theta)dx \tag{3.19}$$

가 된다. 강도측정 시 절대적인 강도값보다는 스크린에서 위치에 따른 상대적인 강도변화에 더 관심이 있으므로 식에서 적분 앞에 있는 대괄호 속의 값이 1이 되도록 고정하면

$$\psi_p = \int \phi(x)\exp(-2\pi ikx\sin\theta)dx \tag{3.20}$$

이다.

그림 3-6 (a)에서와 같이 $|\vec{k}| = |\vec{k'}| = 1/\lambda$이면서 입사파 $\vec{k}$와 각도 θ의 방향으로 진행하는 회절파의 파동벡터를 $\vec{k'}$이라고 하면

$$\begin{aligned} \vec{k'} \cdot \vec{x} &= kx\cos(90° - \theta) \\ &= kx\sin\theta \end{aligned} \tag{3.21}$$

이므로

$$\psi_p = \int \phi(x)\exp(-2\pi i\vec{k'} \cdot \vec{x})dx \tag{3.22}$$

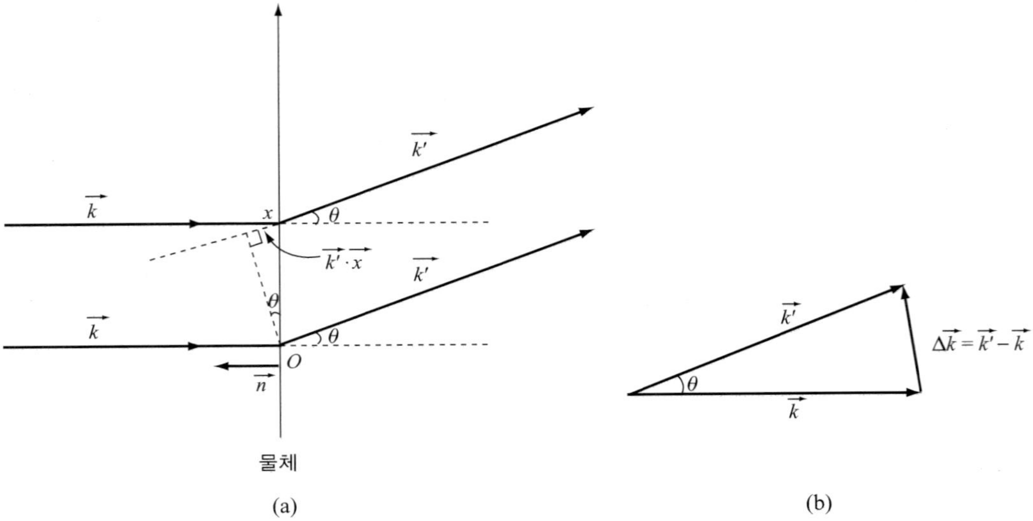

그림 3–6 (a) 물체에 입사하는 파 $\vec{k}$와 물체에서 회절된 파 $\vec{k}$ (b) 입사파의 파동벡터 $\vec{k}$와 회절파의 파동벡터 $\vec{k}'$ 사이의 관계

이다. 이 식을 앞에서 나온 푸리에변환의 식

$$\tilde{f}(k)=\int_{-\infty}^{\infty}f(x)\exp(-2\pi ikx)dx=F[f(x)] \tag{2.35}$$

와 비교해 보면 관측점인 회절면에서의 파의 진폭은 바로 투과함수 $\phi(x)$를 푸리에변환한 것이다. 그리고 파의 세기

$$I=\psi_p(\vec{k}')\psi^*{}_p(\vec{k}') \tag{3.23}$$

이므로 투과함수의 푸리에변환을 이용하여 회절면에서의 강도분포인 회절상을 계산할 수 있다.

회절면에서 파를 표시하기 위해 $\vec{k}'$ 대신 그림 3-6 (b)에서와 같이 입사파동 벡터 $\vec{k}$와 회절파동 벡터 $\vec{k}'$의 차이인 $\Delta\vec{k}=\vec{k}'-\vec{k}$로 회절면에서 파를 표시하는 것이 편리하다. 그림에서 $\Delta k=2k'\sin\frac{\theta}{2}=2k\sin\frac{\theta}{2}$이다. 시편에 수직입사인 경우 $\vec{k}\cdot\vec{x}=0$이므로

$$\begin{aligned}\psi_p&=\int\phi(x)\exp(2\pi i\vec{k}\cdot\vec{x})\exp(-2\pi i\vec{k}'\cdot\vec{x})dx\\&=\int\phi(x)\exp\{-2\pi i(\vec{k}'-\vec{k})\cdot\vec{x}\}dx\\&=\int\phi(x)\exp(-2\pi i\Delta\vec{k}\cdot\vec{x})dx\end{aligned} \tag{3.24}$$

이다. 따라서 회절파를 $\Delta\vec{k} = \vec{k}' - \vec{k}$의 함수인 $\psi(\Delta\vec{k})$로 나타낸다.

위의 식에서와 같이 Δk에 대해 푸리에변환을 하면 그림 3-7 (a)의 반지름 $|\vec{k}|$의 원주 위에서의 진폭이 나와 이 원주 위에서의 강도변화인 회절상을 얻을 수 있다. 그러나 일반적인 스크린은 원주가 아니고 입사파에 수직인 직선이므로 Δk의 성분 중 x방향으로 직선성분을 얻어야 한다. 따라서 Δk_x에 대해 푸리에변환을 하여 $\vec{k}$에 수직인 선을 따른 진폭변화가 나오도록 다음과 같이 푸리에변환을 한다.

$$\psi_p(\Delta\vec{k}_x) = \int \phi(x)\exp(-2\pi i\Delta\vec{k}_x \cdot \vec{x})dx \tag{3.25}$$

여기서 $\Delta k_x = k\sin\theta = (\sin\theta/\lambda)$이다.

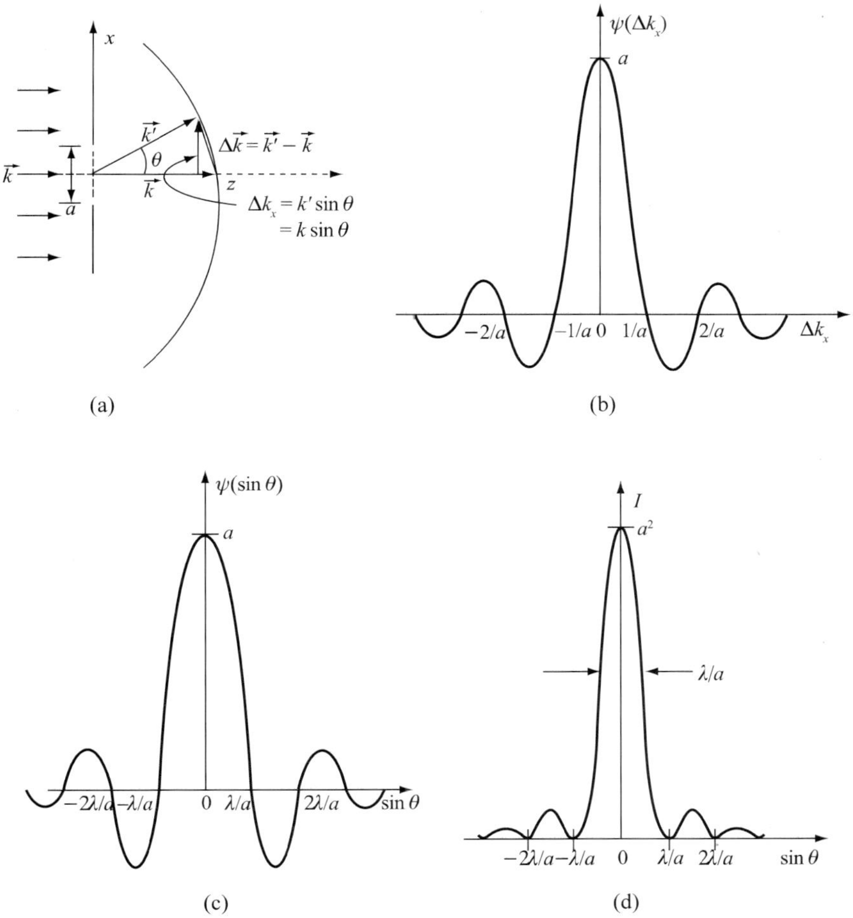

그림 3-7 (a) 폭이 a인 1차원 조리개에서의 회절 (b) 회절파의 진폭변화를 Δk_x의 함수로 나타낸 그림 (c) 회절파의 진폭변화를 $\sin\theta$의 함수로 나타낸 그림 (d) 회절파의 강도분포

3.3 한 물체의 회절

그림 3-7 (a)에서와 같이 1차원의 조리개 또는 슬릿의 양쪽 방향으로 무한대까지 막혀 있고 폭 a인 조리개에서 회절을 생각하자. 그러면 이 조리개의 투과함수는

$$\phi(x) = \begin{cases} 1, & -\dfrac{a}{2} \le x \le \dfrac{a}{2} \\ 0, & x < -\dfrac{a}{2},\ x > \dfrac{a}{2} \end{cases} \tag{3.26}$$

이다.

예제 3-2

폭이 a인 조리개의 투과함수를 푸리에변환하시오.

풀이

$$\begin{aligned} \psi(\Delta k_x) &= \int_{-\infty}^{\infty} \phi(x)\exp(-2\pi i \Delta k_x x)dx \\ &= \int_{-\frac{a}{2}}^{\frac{a}{2}} 1\exp(-2\pi i \Delta k_x x)dx \\ &= \frac{1}{-2\pi i \Delta k_x}\exp(-2\pi i \Delta k_x x)\Big|_{-\frac{a}{2}}^{\frac{a}{2}} \\ &= \frac{1}{-2\pi i \Delta k_x}\{\exp(-\pi i \Delta k_x a) - \exp(+\pi i \Delta k_x a)\} \\ &= \frac{1}{-2\pi i \Delta k_x}(-2i)\sin(\pi \Delta k_x a) \\ &= \frac{\sin(\pi \Delta k_x a)}{\pi \Delta k_x} \\ &= a\frac{\sin(\pi \Delta k_x a)}{\pi \Delta k_x a} \end{aligned} \tag{3.27}$$

이 결과는 앞에서 높이가 1인 방형파 펄스를 푸리에변환한 것과 같은 변환의 형태를 가진다. 그림 3-7 (b)에서는 Δk_x의 변화에 따른 파의 진폭변화를 보여 주었고, 그림 3-7 (c)

에서와 같이 회절각의 sin인 $\sin\theta$의 변화에 따른 진폭변화로 나타낼 수도 있다.

$$\lim_{\Delta k_x \to 0} = a\frac{\sin(\pi\Delta k_x a)}{\pi\Delta k_x a} = a \tag{3.28}$$

이므로, 최대진폭은 회절각이 0일 때 a이고, 이때 $\Delta k_x = k\sin\theta = 0$이다. 파의 진폭이 0이 되는 점들은 일정간격으로 되어 있는데, $\sin(n\pi) = 0$이므로 진폭이 0이 되는 경우는 식 (3.27)에서

$$\begin{aligned} \pi\Delta k_x a &= n\pi \\ k\sin\theta a &= n \\ \sin\theta &= \frac{n\lambda}{c} \end{aligned} \tag{3.29}$$

이다. θ가 작을 때

$$\begin{aligned} \sin\theta = 2\sin\frac{\theta}{2} = 2\sin\theta_B &= \frac{n\lambda}{a} \\ 2a\sin\theta_B &= n\lambda \end{aligned} \tag{3.30}$$

이고, 여기서 n은 정수이고 회절각 θ는 브래그각 θ_B의 2배이므로 $\theta = 2\theta_B$이다. 따라서 폭 a인 조리개의 회절에서도 진폭이 0이 되는 조건은 브래그법칙과 유사한 모양을 지닌다.

파의 세기는 $I = \psi(\Delta k_x)\psi^*(\Delta k_x)$이므로 식의 제곱이 바로 그림 3-7 (d)에 나타나 있는 관측되는 강도분포인 회절상이다. 이 회절상에서도 강도가 0이 되는 점들은 $\sin\theta = n\lambda/a$가 되는 점들이고 양쪽에 곁에 있는 최대치들의 강도는 $1/\Delta k_x^2 = \lambda^2/\sin^2\theta$에 따라 감소한다.

그림 3-8 (a)는 조리개를 나타내는 투과함수이고, (b)는 조리개에서 회절된 회절파의 강도분포를 나타낸 그림이다.

식 (3.24)에서 회절파의 진폭을 벡터 $\Delta\vec{k}$로 표시하였기 때문에 회절을 2차원으로 확장하기가 비교적 쉽다. 물체에서의 각 점의 위치 $\vec{r}(x, y)$에 대해 2차원에서의 회절파의 진폭은

$$\psi(\Delta\vec{k}) = \int_S \phi(\vec{r})\exp(-2\pi i\Delta\vec{k}\cdot\vec{r})d\vec{r} \tag{3.31}$$

이다. 그대로 적분하기보다는 x, y 성분으로 나누어 적분을 하면 쉬우므로 나누어 보자.

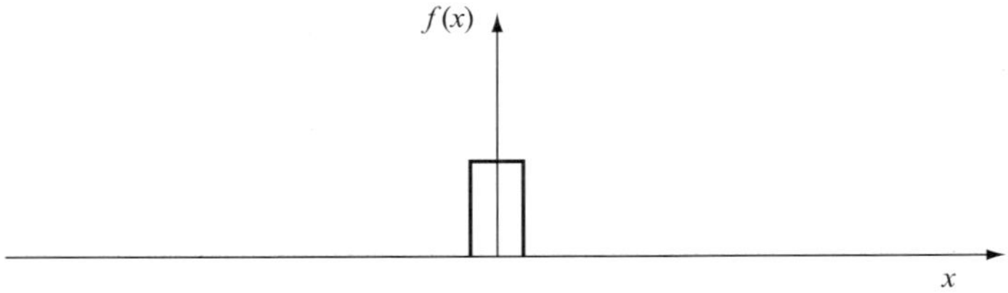

(a)

(b)

그림 3–8 (a) 조리개를 나타내는 투과함수 (b) 회절파의 강도분포.

x, y, z축을 따른 단위벡터(unit vector)가 $\mathbf{i}, \mathbf{j}, \mathbf{k}$일 때 역단위벡터(reciprocal unit vector)인 $\mathbf{i}^* = \dfrac{\mathbf{j}\times\mathbf{k}}{\mathbf{i}\cdot(\mathbf{j}\times\mathbf{k})}$와 $\mathbf{j}^* = \dfrac{\mathbf{k}\times\mathbf{i}}{\mathbf{j}\cdot(\mathbf{k}\times\mathbf{i})}$를 이용하여, Δk_x 성분은 항상 $\mathbf{i}^*$방향, 즉 y와 z에 수직인 방향으로, Δk_y 성분은 항상 $\mathbf{j}^*$방향, 즉 z와 x방향에 수직인 방향으로 잡아 준다. $\vec{r} = x\mathbf{i} + y\mathbf{j}$ 이고, $\Delta\vec{k} = \Delta k_x \mathbf{i}^* + \Delta k_y \mathbf{j}^*$로 표시되므로, $\mathbf{i}\cdot\mathbf{i}^* = 1$, $\mathbf{j}\cdot\mathbf{j}^* = 1$을 이용하면 $\Delta\vec{k}\cdot\vec{r} = \Delta k_x x + \Delta k_y y$이다. 따라서

$$\psi(\Delta k_x, \Delta k_y) = \int_{-\infty}^{\infty}\int_{-\infty}^{\infty} \phi(x, y)\exp\{-2\pi i(\Delta k_x x + \Delta k_y y)\}dxdy \tag{3.32}$$

이고, 여기서, Δk_x와 Δk_y는 각각 $\Delta\vec{k}$의 $\mathbf{i}^*$성분과 $\mathbf{j}^*$성분이다. 회절파의 진폭은 $\Delta k_x = \sin\theta_x/\lambda$와 $\Delta k_y = \sin\theta_y/\lambda$의 함수로 나타내든지 $\sin\theta_x$와 $\sin\theta_y$의 함수로 나타낼 수 있다.

한 예로 그림 3-9 (a)와 같이 가로가 a, 세로가 b인 직사각형 조리개의 회절상을 생각해 보자. 이 조리개의 투과함수는

$$\phi(x, y) = \begin{cases} 1, & -\dfrac{a}{2} \le x \le \dfrac{a}{2},\ -\dfrac{b}{2} \le y \le \dfrac{b}{2} \\ 0, & \text{나머지} \end{cases} \tag{3.33}$$

이다.

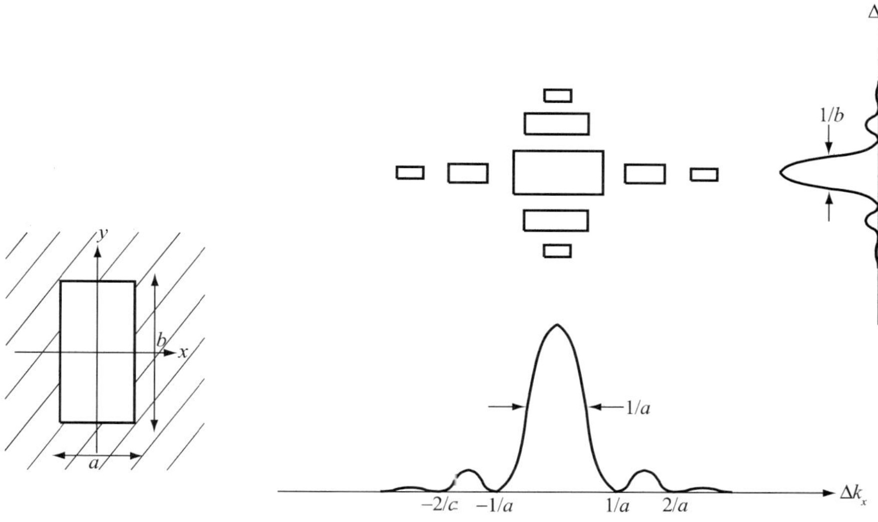

(a) (b)

그림 3-9 (a) 가로가 a, 세로가 b인 직사각형 조리개 (b) 직사각형 조리개에 의한 회절파의 강도분포

예제 3-3

가로가 a, 세로가 b인 직사각형 조리개에서 회절파의 진폭을 구하고 회절강도를 계산하시오.

풀이

위에 있는 투과함수를 이용하여 푸리에변환을 하는데, 적분을 쉽게 하기 위해 x에 관한 함수와 y에 관한 함수의 곱으로 투과함수를 분리하면

$$\phi(x, y) = \phi_1(x)\phi_2(y) \tag{3.34}$$

$$\phi_1(x) = \begin{cases} 1, & -\dfrac{a}{2} \le x \le \dfrac{a}{2} \\ 0, & \text{나머지} \end{cases} \tag{3.35}$$

$$\phi_2(y) = \begin{cases} 1, & -\dfrac{a}{2} \le y \le \dfrac{a}{2} \\ 0, & \text{나머지} \end{cases} \tag{3.36}$$

로 나타낼 수 있다. 회절파의 진폭은 투과함수의 푸리에변환이므로

$$\psi(\Delta k_x, \Delta k_y) = \int_{-\infty}^{\infty} \phi_1(x)\exp(-2\pi i \Delta k_x x)dx \int_{-\infty}^{\infty} \phi_2(y)\exp(-2\pi i \Delta k_y y)dy$$

$$= \int_{-\frac{a}{2}}^{\frac{a}{2}} 1\exp(-2\pi i \Delta k_x x)dx \int_{-\frac{b}{2}}^{\frac{b}{2}} 1\exp(-2\pi i \Delta k_y y)dy$$

$$= \frac{\sin(\pi \Delta k_x a)}{\pi \Delta k_x} \cdot \frac{\sin(\pi \Delta k_y b)}{\pi \Delta k_y} \tag{3.37}$$

$$= a\frac{\sin(\pi \Delta k_x a)}{\pi \Delta k_x a} \cdot b\frac{\sin(\pi \Delta k_y b)}{\pi \Delta k_y b}$$

이다. 이것은 x방향으로 폭 a인 1차원 조리개와 y방향으로 폭 b인 1차원 조리개에서 나온 각각의 회절파의 진폭을 곱한 것과 같다. 여기에서 생기는 회절강도는 진폭의 제곱이므로

$$I = \psi(\Delta k_x, \Delta k_y)\psi^*(\Delta k_x, \Delta k_y)$$

$$= \left[a\frac{\sin(\pi \Delta k_x a)}{\pi \Delta k_x a}\right]^2 \cdot \left[b\frac{\sin(\pi \Delta k_y b)}{\pi \Delta k_y b}\right]^2 \tag{3.38}$$

이다. 직사각형 조리개에서 폭이 넓은 조리개는 회절상에서 좁은 폭의 회절상을 만들고, 폭이 좁은 조리개는 회절상에서 폭이 넓은 상을 만든다. 즉, 조리개의 크기와 회절상에서의 진폭분포는 항상 역의 관계가 성립한다. 그림 3-10 (a)는 직사각형 조리개를 나타낸 그림이고 (b)는 조리개에서 생긴 회절파의 강도분포를 나타낸 그림이다.

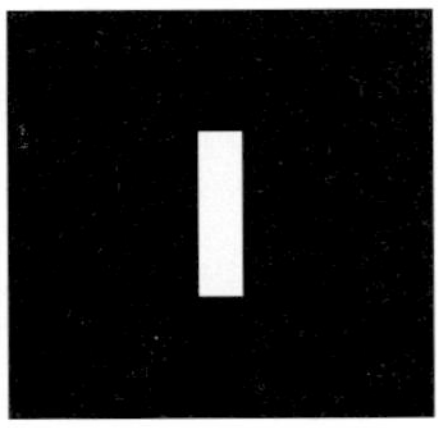

(a)

(b)

그림 3-10 (a) 직사각형 조리개 (b) 조리개에서 생긴 회절파의 강도분포

그림 3-11 (a)와 같이 반지름이 a인 원판(disc) 모양의 조리개에서 일어나는 회절을 생각해 보자. 극좌표계를 이용하여 투과함수를 표시하면

$$\phi(r,\theta') = \begin{cases} |r| < a\text{면} & 1 \\ |r| > a\text{면} & 0 \end{cases} \tag{3.39}$$

이다. 이 푸리에변환은 베셀(Bessel)함수를 사용하고 변환이 어려우므로, 여기서는 그 결과만 개략적으로 살펴보자. 결과는

$$\psi(\Delta k_r, \Delta k_{\theta'}) = \int_{-\infty}^{\infty} \phi(r,\theta')\exp(-2\pi i\Delta\vec{k}\cdot\vec{r})d\vec{r}$$

$$= \pi a^2 \frac{J_1(2\pi\Delta k_r a)}{2\pi\Delta k_r a} \tag{3.40}$$

로 여기서 J_1은 1차 베셀함수이다.

물체가 θ'의 연속함수이므로 회절상도 역시 θ'의 연속함수로 생각할 수 있다. 반지름 방향으로는 불연속함수이므로 회절상에서 반지름 방향으로 빈도 $\Delta k_r = 0.61/a$의 주기를 나타내게 된다. 이것의 첫째 최소는 $\Delta k_r = 0.61a$에서 만들어진다. $\Delta k_r = k\sin\theta = \sin\theta/\lambda$

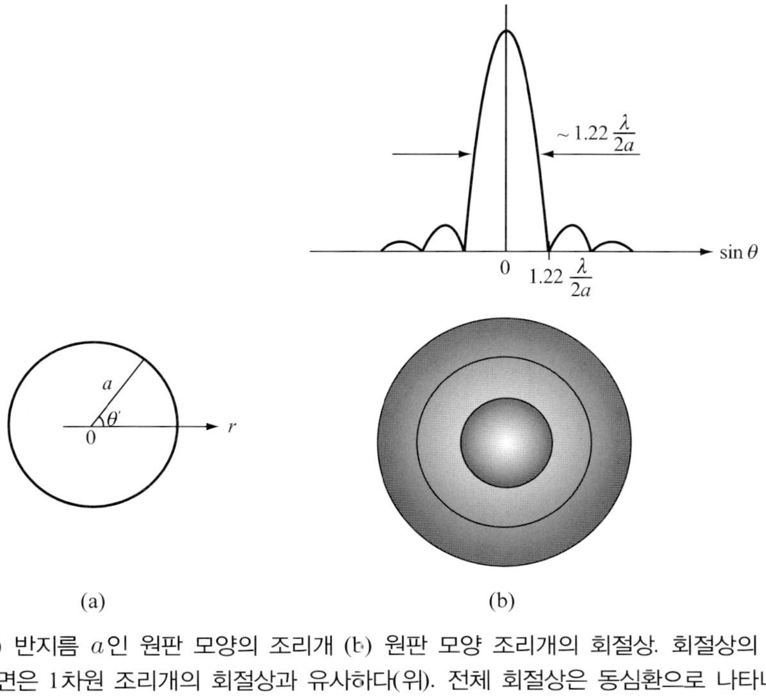

그림 3–11 (a) 반지름 a인 원판 모양의 조리개 (b) 원판 모양 조리개의 회절상. 회절상의 중심을 지나는 단면은 1차원 조리개의 회절상과 유사하다(위). 전체 회절상은 동심환으로 나타나며 중앙에 있는 최대강도를 포함하는 원판을 에어리 원판이라 한다(아래).

이므로 $\sin\theta/\lambda = 0.61/a$에서 $\sin\theta = 0.61\lambda/a$에서 첫번째 최소가 만들어진다. 그러므로 그림 3-9 (b)에서 보여 주는 것과 같이 일련의 동심환을 만들게 된다. 동심환이 만드는 원 중에서 중앙에 있는 원으로 만들어지는 원판을 에어리 원판이라 한다. 반지름 a의 원형 조리개(circular aperture)의 경우 에어리 원판의 반지름은 첫 번째 최소치까지 반지름인 $\Delta k_r = 0.61/a$ 또는 $\sin\theta = 0.61\lambda/a$가 된다.

반지름 a인 조리개에서 만들어진 회절상의 중심을 지나는 단면은 폭 a의 1차원 조리개에서의 회절상과 유사하다. 1차원에서 폭이 $2a$인 조리개의 경우 회절상에서 첫 번째 최소가 $\Delta k = 1/2a$에서 나타난다. 그러나 2차원인 지름 $2a$인 원형 조리개인 경우 첫 번째 최소가 $\Delta k_r = 1.22/2a$에서 나타난다.

우리가 시편에서 델타함수로 생각할 수 있는 하나의 점을 무한대 크기의 이상적인 렌즈에서는 상에서 그대로 델타함수로 표현할 수 있는 하나의 점으로 나타난다. 그러나 실제 렌즈의 경우 유한한 크기의 렌즈를 사용하는데, 유한 크기의 렌즈는 무한 크기의 렌즈에 유한 크기의 조리개가 붙어 있는 것으로도 생각할 수 있다. 따라서 실제 렌즈에서는 조리개의 회절로 인해 시편에서의 점 하나가 상에는 에어리 원판으로 결상이 된다.

3.4 1차원에서 여러 물체의 회절

이제까지 물체 하나의 회절에 대해 알아보았으나 2개 이상의 물체가 있을 경우의 회절에 대해 알아보자. 그림 3-12와 같이 투과함수가 폭이 a이고 높이가 1인 한 개의 펄스로 되어 있고 이 투과함수가 일정한 간격 b로 세 개가 일렬로 배열되어 있는 경우의 회절을 생각해 보자.

델타함수와 어떤 함수의 콘볼루션은 그 함수를 델타함수 위치에 배열시켜 주는 역할을 하므로 펄스 하나와 델타함수의 콘볼루션으로 투과함수를 나타내 보자. 펄스 하나의 투과함수는 중절모함수

$$s(x) = \begin{cases} 1, & -\dfrac{a}{2} \le x \le \dfrac{a}{2} \\ 0, & \text{나머지} \end{cases} \tag{3.41}$$

이고, 3개의 델타함수는

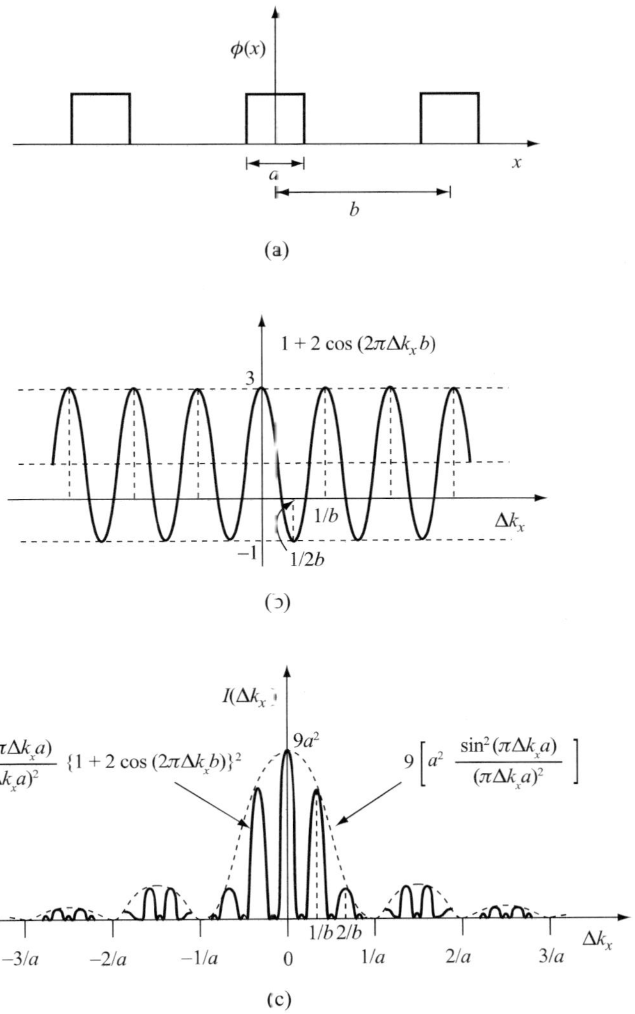

그림 3-12 (a) 폭이 a, 높이가 1인 펄스 3개가 일정한 간격 b로 일렬로 배열되어 있는 경우 (b) 델타함수 3개의 푸리에변환값을 Δk_x의 함수로 표시한 그림 (c) (a)의 투과함수에 대한 회절파의 강도

$$D(x) = \delta(x+b) + \delta(x) + \delta(x-b) \tag{3.42}$$

이므로 전체 투과함수는 콘볼루션을 이용하여

$$\phi(x) = s(x) * D(x) = s(x) * \{\delta(x+b) + \delta(x) + \delta(x-b)\} \tag{3.43}$$

로 나타낼 수 있다.

예제 3-4

위에 있는 투과함수의 푸리에변환을 구하시오.

풀이

$$\begin{aligned}
&\int_{-\infty}^{\infty} D(x) * m(x)\exp(-2\pi ikx)dx \\
&= \int_{-\infty}^{\infty}\int_{-\infty}^{\infty} D(x')m(\xi)\exp\{-2\pi ik(x'+\xi)dx'd\xi\} \\
&= \int_{-\infty}^{\infty} D(x')\exp(-2\pi ikx')dx' \cdot \int_{-\infty}^{\infty} m(\xi)\exp(-2\pi ik\xi)d\xi \qquad (3.44)\\
&= F[D(x)] \cdot F[m(x)] \\
&= \widetilde{D}(k) \cdot \widetilde{m}(k)
\end{aligned}$$

와 같이 두 함수의 콘볼루션의 푸리에변환은 각 함수의 푸리에변환의 곱이므로 푸리에변환은

$$\psi(\Delta k_x) = \widetilde{s}(\Delta k_x)\widetilde{D}(\Delta k_x) \qquad (3.45)$$

이고, 중절모함수의 푸리에변환과 $x = x_n$에 위치한 델타함수 $\delta(x - x_n)$의 푸리에변환이 $\widetilde{f}(k) = \exp(-2\pi ikx_n)$이라는 것을 이용하여

$$\begin{aligned}
\psi(\Delta k_x) &= a\frac{\sin(\pi\Delta k_x a)}{\pi\Delta k_x a}\{\exp(2\pi i\Delta k_x b) + 1 + \exp(-2\pi i\Delta k_x b)\} \\
&= a\frac{\sin(\pi\Delta k_x a)}{\pi\Delta k_x a}\{1 + 2\cos(2\pi\Delta k_x b)\} \qquad (3.46)
\end{aligned}$$

이다.

회절파의 강도는

$$\begin{aligned}
I &= \psi(\Delta k_x)\psi^*(\Delta k_x) \\
&= a^2\frac{\sin^2(\pi\Delta k_x a)}{(\pi\Delta k_x a)^2}\{1 + 2\cos(2\pi\Delta k_x b)\}^2 \qquad (3.47)
\end{aligned}$$

이 된다. 펄스가 하나 있을 때와 비교하면 전체적인 외형의 형태를 보여 주는 외피는 함수

$$\left\{ a \frac{\sin(\pi \Delta k_x a)}{\pi \Delta k_x a} \right\}^2 \tag{3.48}$$

으로 같고, 그 외피 내부에는 그림 3-12 (c)와 같이 $\Delta k_x = \pm 1/b, \pm 2/b, \cdots$ 에서 최대치를 지니는 함수의 모양을 나타낸다.

그림 3-13 (a)는 펄스가 하나 있을 때 투과함수와 회절상을 나타내고, (b)는 펄스가 3개 있을 때 투과함수와 회절상을 나타낸다.

그림 3-14 (a)와 같이 폭이 a이고 높이가 1인 펄스가 일정한 간격 b로 5개 배열되어 있다면 전체의 투과함수 $f(x)$는 기저를 나타내는 함수인

$$s(x) = \begin{cases} 1, & -\frac{a}{2} \le x \le \frac{a}{2} \\ 0, & \text{나머지} \end{cases} \tag{3.49}$$

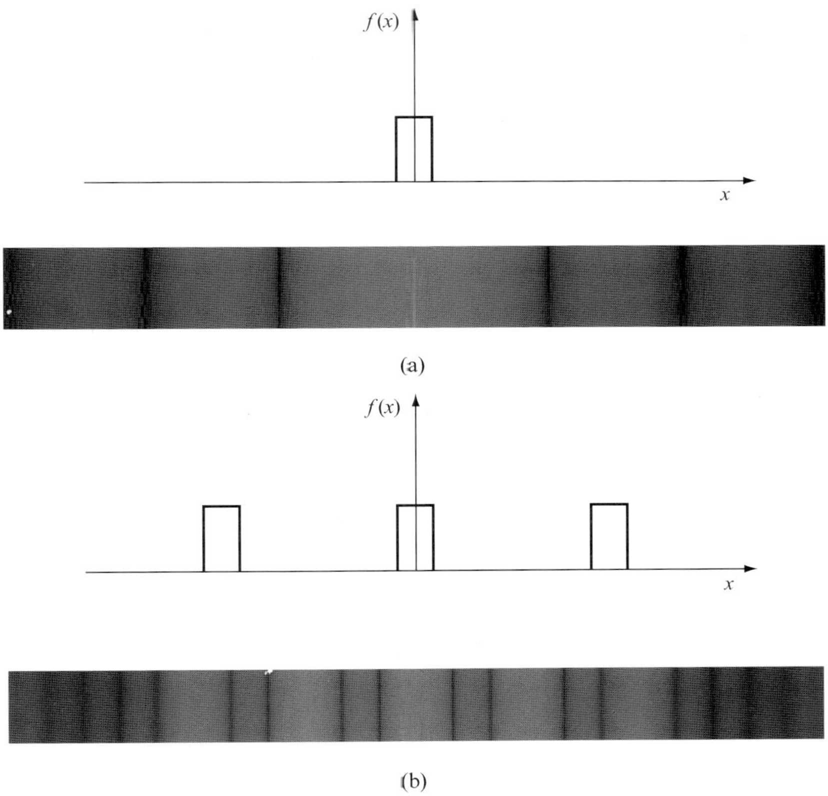

그림 3–13 (a) 펄스가 하나 있을 때 투과함수(위)와 회절상(아래) (b) 펄스가 3개 있을 때 투과함수(위)와 회절상(아래)

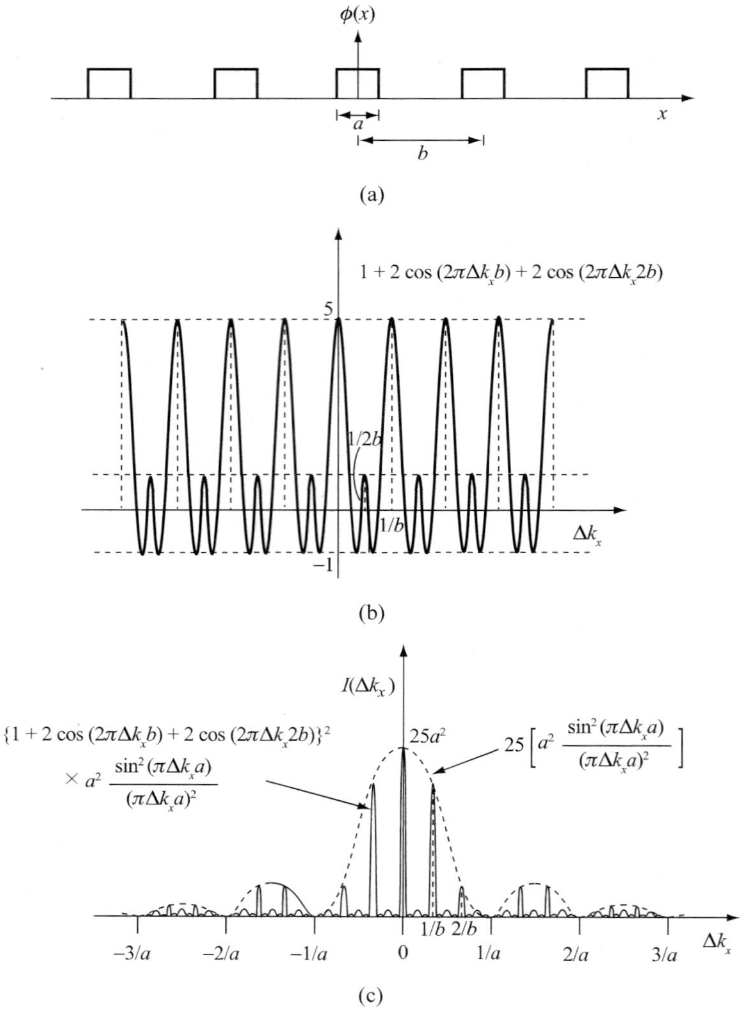

그림 3–14 (a) 폭이 a, 높이가 1인 하나의 펄스 5개가 일정한 간격 b로 일렬로 배열되어 있는 경우 (b) 델타함수 5개의 푸리에변환값인 $\{1+2\cos(2\pi\Delta k_x b)+2\cos(2\pi\Delta k_x 2b)\}$를 Δk_x의 함수로 표시한 그림 (c) 회절파의 강도

와 델타함수 5개

$$D(x) = \delta(x+2b) + \delta(x+b) + \delta(x) + \delta(x-b) + \delta(x-2b) \tag{3.50}$$

의 콘볼루션이므로

$$\phi(x) = s(x) * D(x) = s(x) * \{\delta(x+2b) + \delta(x+b) + \delta(x) + \delta(x-b) + \delta(x-2b)\} \tag{3.51}$$

이다.

예제 3-5

위의 투과함수에서 회절파의 진폭과 강도를 구하시오.

풀이

회절파의 진폭은

$$\begin{aligned}\psi(\Delta k_x) &= \tilde{s}(\Delta k_x)\tilde{D}(\Delta k_x) \\ &= a\frac{\sin(\pi\Delta k_x a)}{\pi\Delta k_x a}[\exp\{2\pi i\Delta k_x(2b)\}+\exp(2\pi i\Delta k_x b)+1 \\ &\quad +\exp(-2\pi i\Delta k_x b)+\exp\{-2\pi i\Delta k_x(2b)\}] \\ &= a\frac{\sin(\pi\Delta k_x a)}{\pi\Delta k_x a}[1+2\cos(2\pi\Delta k_x b)+2\cos\{2\pi\Delta k_x(2b)\}]\end{aligned} \tag{3.52}$$

이고, 회절파의 강도는

$$\begin{aligned}I &= \psi(\Delta k_x)\psi^*(\Delta k_x) \\ &= a^2\frac{\sin^2(\pi\Delta k_x a)}{(\pi\Delta k_x a)^2}[1+2\cos(2\pi\Delta k_x b)+2\cos\{2\pi\Delta k_x(2b)\}]^2\end{aligned} \tag{3.53}$$

이다.

펄스의 수, 즉 위치를 나타내는 델타함수의 개수가 5개로 증가함에 따라 전체적인 외양을 나타내는 외피함수는 앞의 경우와 같으나 그림 3-14 (c)에서처럼 $\Delta k_x = \pm 1/b,\ \pm 2/b, \cdots$에 중심을 둔 피크는 폭이 더 좁아지고 높이는 더 높아졌다. 이와 같이 펄스의 개수가 점점 증가함에 따라 회절파의 진폭은 외피함수가 나타내는 외피는 변하지 않으나, $\Delta k_x = n/b$에 중심을 둔 피크의 폭은 점점 좁아지고 피크가 점점 더 높아진다.

그림 3-15 (a)는 펄스가 하나 있을 때 투과함수와 회절상을 나타내고, (b)는 펄스가 5개 있을 때 투과함수와 회절상을 나타낸다.

더욱 펄스의 개수를 증가시켜 매우 큰 개수 $2N+1$개의 펄스가 간격 b로 배열되어 있다면, 이것의 기저함수와 델타함수는

$$s(x) = \begin{cases} 1, & -\dfrac{a}{2} \le x \le \dfrac{a}{2} \\ 0, & \text{나머지} \end{cases} \tag{3.54}$$

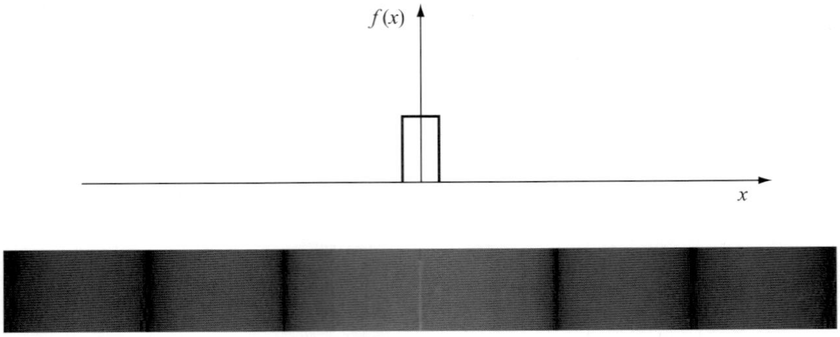

(a)

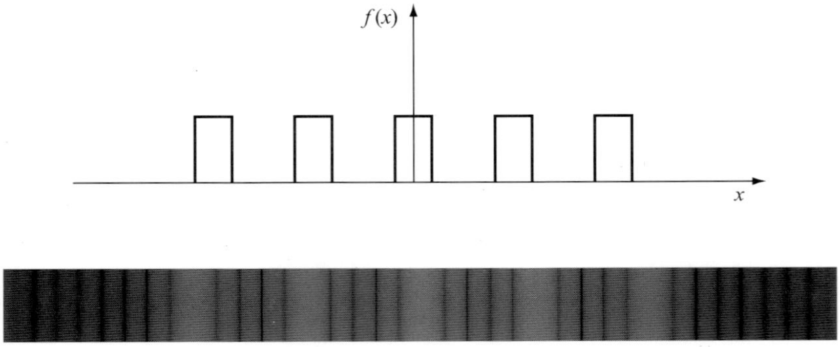

(b)

그림 3–15 (a) 펄스가 하나 있을 때 투과함수(위)와 회절상(아래) (b) 펄스가 5개 있을 때 투과함수(위)와 회절상(아래)

$$D(x) = \sum_{m=-N}^{N} \delta(x - mb) \tag{3.55}$$

이고 이것의 투과함수는

$$\phi(x) = s(x) * D(x) = s(x) * \sum_{m} \delta(x - mb) \tag{3.56}$$

이다.

예제 3–6

큰 개수 $2N+1$개의 펄스가 간격 b로 배열되어 있는 경우인 위의 투과함수에서 회절파의 진폭을 구하시오.

풀이

회절파의 진폭은

$$\psi(\Delta k_x) = \tilde{s}(\Delta k_x)\tilde{D}(\Delta k_x)$$
$$= a\frac{\sin(\pi\Delta k_x a)}{\pi\Delta k_x a}\{\cdots + \exp(2\pi i\Delta k_x b) + 1 + \exp(-2\pi i\Delta k_x b) + \cdots\} \quad (3.57)$$
$$= a\frac{\sin(\pi\Delta k_x a)}{\pi\Delta k_x a}\left[1 + 2\sum_{m=1}^{N}\cos\{2\pi\Delta k_x(mb)\}\right]$$

이다.

$\Delta k_x = n/b$일 때 식에서 $\cos 2\pi nm = 1$이므로 회절파의 진폭은

$$\psi(\Delta k_x) = a\frac{\sin(\pi\Delta k_x a)}{\pi\Delta k_x a}\left[1 + 2\sum_{m=1}^{N} 1\right] \quad (3.58)$$

이 되어 N을 무한대로 보내면 진폭이 무한대로 된다. 이때 $\Delta k_x = n/b$이 아닐 경우에도 값을 지니나 무한대보다는 매우 작으므로 무시하여 $\Delta k_x = n/b$에서 델타함수가 만들어지는 것으로 생각한다. 그러면

$$\psi(\Delta k_x) = a\frac{\sin(\pi\Delta k_x a)}{\pi\Delta k_x a}\sum_n \delta\left(\Delta k_x - \frac{n}{b}\right)$$
$$= a\frac{\sin(\pi\Delta k_x a)}{\pi\Delta k_x a}\sum_n \delta\left(\Delta k_x - k|\vec{b}^*|\right) \quad (3.59)$$

가 되고 $\vec{b}^*$는 $\vec{b}$의 역격자벡터이다.

회절파의 강도는

$$I = \psi(\Delta k_x)\psi^*(\Delta k_x) = a^2\frac{\sin^2(\pi\Delta k_x a)}{(\pi\Delta k_x a)^2}\sum_n \delta^2\left(\Delta k_x - \frac{n}{b}\right) \quad (3.60)$$

이다. 그림 3-16에 나타난 것처럼 외피는

$$\left\{a\frac{\sin(\pi\Delta k_x a)}{\pi\Delta k_x a}\right\}^2 \quad (3.48)$$

이고 이 외피 내에 간격 $\Delta k_x = 1/b$의 뾰족한 막대함수가 만들어지고 이 막대의 높이는 외피함수에 의해 결정된다.

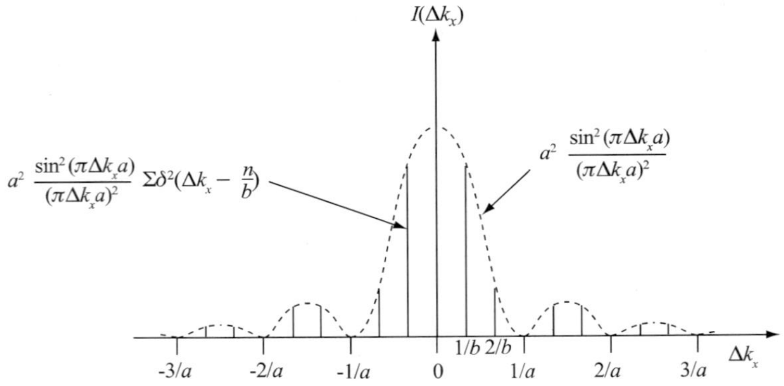

그림 3-16 폭이 a, 높이가 1인 펄스가 간격 b로 무한 개 배열되어 있을 때의 회절강도

3.5 2차원에서 여러 물체의 회절

어떤 하나의 투과함수가 2차원에서 규칙적으로 반복되어 전체 투과함수를 이루고 있는 경우를 생각하자. 규칙적으로 배열되어 있는 각각의 투과함수의 위치는 2차원 격자를 나타내는 델타함수로 나타내고 격자점에 배열되는 투과함수는 기저함수로 나타낼 수 있다. 전체 투과함수는 델타함수와 기저함수와의 콘볼루션으로 나타낼 수 있다. 앞에서 기저함수의 역할은 회절상에서 전체적인 외피를 나타내는 역할을 하였고 델타함수는 회절상에서 뾰족한 막대함수를 만든 역할을 하였다. 이 두 함수의 역할을 잘 알고 있고 2차원에서의 회절은 복잡하므로, 간단히 2차원으로 배열된 델타함수의 회절에 대하여 알아보자.

먼저 그림 3-17 (a)에서 직교 좌표축의 x축 위에 두 점 $(x_1, 0)$, $(-x_1, 0)$와 y축 상에 있는 두 점 $(0, y_1)$, $(0, -y_1)$에 있는 델타함수의 회절을 생각하자. 각 델타함수를 2차원에서 일반적으로 $\delta\{\vec{r} - \vec{r}_n(x, y)\}$로 표시하고 델타함수의 합은

$$D(\vec{r}) = \sum_n \delta(\vec{r} - \vec{r}_n) \tag{3.61}$$

으로 표시한다. 이것의 푸리에변환은

$$\begin{aligned}\tilde{D}(\Delta\vec{k}) &= \int \sum_n \delta(\vec{r} - \vec{r}_n)\exp(-2\pi i\Delta\vec{k}\cdot\vec{r})d\vec{r} \\ &= \sum_n \exp(-2\pi i\Delta\vec{k}\cdot\vec{r}_n)\end{aligned} \tag{3.62}$$

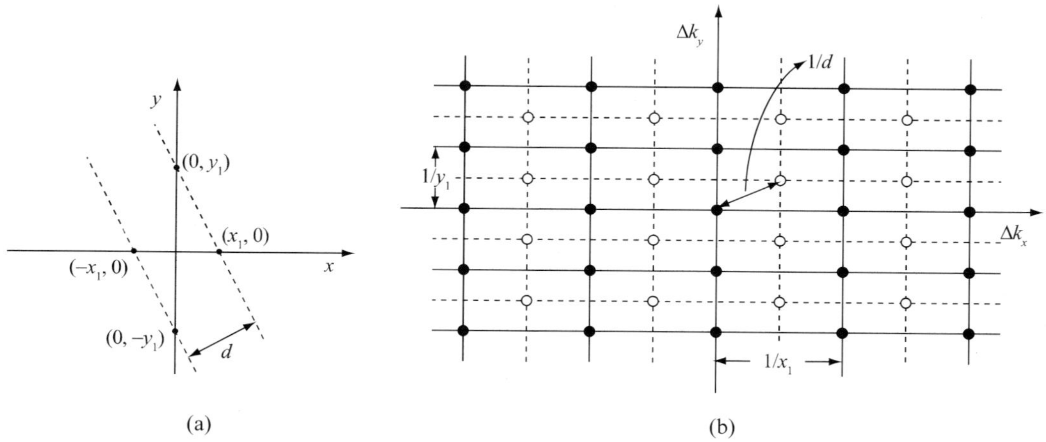

그림 3-17 (a) 2차원 직교 좌표축에서 각 축 위에 있는 4개의 델타함수 (b) 4개의 델타함수의 회절강도

이다. Δk_x 성분은 항상 $\mathbf{i}^* = \dfrac{\mathbf{j}\times\mathbf{k}}{\mathbf{i}\cdot(\mathbf{j}\times\mathbf{k})}$ 에서 $\mathbf{i}^*$ 방향, 즉 y와 z에 수직인 방향으로, Δk_y 성분은 항상 $\mathbf{j}^* = \dfrac{\mathbf{k}\times\mathbf{i}}{\mathbf{j}\cdot(\mathbf{k}\times\mathbf{i})}$ 에서 $\mathbf{j}^*$ 방향, 즉 z와 x방향에 수직인 방향으로 잡아 준다. $\vec{r}_n = x_n\mathbf{i} + y_n\mathbf{j}$ 이고, $\Delta\vec{k} = \Delta k_x\mathbf{i}^* + \Delta k_y\mathbf{j}^*$ 이므로 $\Delta\vec{k}\cdot\vec{r}_n = \Delta k_n x_n + \Delta k_y y_n$ 이 된다. 이렇게 Δk_x, Δk_y 성분을 잡아 주었을 때 이 변환은

$$\widetilde{D}(\Delta\vec{k}) = \sum_n \exp(-2\pi i\Delta\vec{k}\cdot\vec{r}_n)$$

$$\begin{aligned}\widetilde{D}(\Delta k_x, \Delta k_y) &= \sum_n \exp\{-2\pi i(\Delta k_x x_n + \Delta k_y y_n)\} \\ &= \exp(-2\pi i\Delta k_x x_1) + \exp(2\pi i\Delta k_x x_1) + \exp(-2\pi i\Delta k_y y_1) \\ &\quad + \exp(2\pi i\Delta k_y y_1) \\ &= 2\cos(2\pi\Delta k_x x_1) + 2\cos(2\pi\Delta k_y y - 1)\end{aligned} \tag{3.63}$$

이고, 회절강도는

$$\begin{aligned}I &= \widetilde{D}(\Delta k_x, \Delta k_y)\widetilde{D}^*(\Delta k_x, \Delta k_y) \\ &= \widetilde{D}^2(\Delta k_x, \Delta k_y)\end{aligned} \tag{3.64}$$

로 표시한다.

이 식에서의 강도를 그림 3-17 (b)에 나타내었는데 Δk_x와 Δk_y는 $\Delta\vec{k}$의 $\mathbf{i}^*$성분과 $\mathbf{j}^*$ 성분이다. 각 축을 따라 cos함수가 최대 +1인 곳을 실선으로, cos함수가 최저 −1인 곳은

점선으로 표시하였다. 이 그림에서 최대와 최저가 만나는 곳은 0이 되지만 최대와 최대가 만나면 +4, 최소와 최소가 만나면 −4가 된다. 회절강도는 진폭의 제곱에 비례하므로 최대와 최대가 만나는 점(검은 점으로 표시)이나 최소와 최소가 만나는 점(하얀 점으로 표시)에서 최대가 되고 최대와 최소가 만나는 점에서는 0이 되어 최소가 된다. 원점에서 제일 가까운, 회절파의 강도가 최대로 되는 점은 최소와 최소가 만나는 점이다.

여기에서 4개의 점만 있는데도 무한 개의 최대가 되는 점이 만들어졌다. 그리고 원점에서 또한 최대가 되는 점이 만들어졌다. 이것은 우리가 1차원에서 2개의 점인 2 개의 델타함수만으로 회절을 시켰을 때 무한 개의 최대가 만들어지고 원점에서 최대가 만들어졌던 것에서도 알 수 있었다.

여기에서 델타함수인 점의 숫자를 점점 늘려 보자. 점을 점점 늘림에 따라 앞에서 본 바와 마찬가지로 회절파의 진폭은 Δk_x축을 따라서는 $\Delta k_x = n/x_1$에서 Δk_y축을 따라서는 $\Delta k_y = n/y_1$에서 피크가 만들어지고, 폭이 점의 개수를 증가시킴에 따라 점점 좁아져 뾰족하게 된다. 점의 개수가 무한대로 되면 피크의 폭은 0에 접근하고 높이는 무한대가 되어 델타함수가 된다. 이 델타함수를 점으로 표시하면 이 점들은 역격자점(reciprocal lattice point)들이 된다. 2차원에서 무한한 점들의 모임, 즉 격자점은 회절 후 푸리에변환이 되어 역격자 공간에서 역격자점이 만들어지게 된다.

원점에서 제일 가까운 역격자점까지의 거리는

$$\sqrt{\frac{1}{(2x_1)^2} + \frac{1}{(2y_1)^2}} = \frac{\sqrt{x_1^2 + y_1^2}}{2x_1 y_1} \tag{3.65}$$

으로 이것은 실공간에서 격자 간의 면간거리가 제일 큰 면간거리

$$d = \frac{2x_1 y_1}{\sqrt{x_1^2 + y_1^2}} \tag{3.66}$$

의 역수이고, 원점에서 제일 가까운 역격자점까지의 방향은 면간거리가 제일 큰 면에 수직인 방향으로 실격자와 역격자 간의 모든 관계를 이룬다.

다음 직교 좌표축이 아닌 경우 그림 3-18 (a)처럼 (x, y)면 위의 위치 (x_1, y_1), $(-x_1, -y_1)$, $(x_2, -y_2)$, $(-x_2, y_2)$에 있는 4개의 델타함수의 경우를 생각해 보자. 문제를 간단히 하기 위해 4개의 델타함수를 두 개씩 쌍으로 묶어 처리하자. 그 다음 그림 3-18 (b)와 같이 좌표축을 새로이 정의하여 (x_1, y_1)과 $(-x_1, -y_1)$을 연결하는 방향으로 새로운 y'축을 정의하고, $(x_2, -y_2)$와 $(-x_2, y_2)$를 연결하는 방향을 따라 새로운 축 x'축을 정의

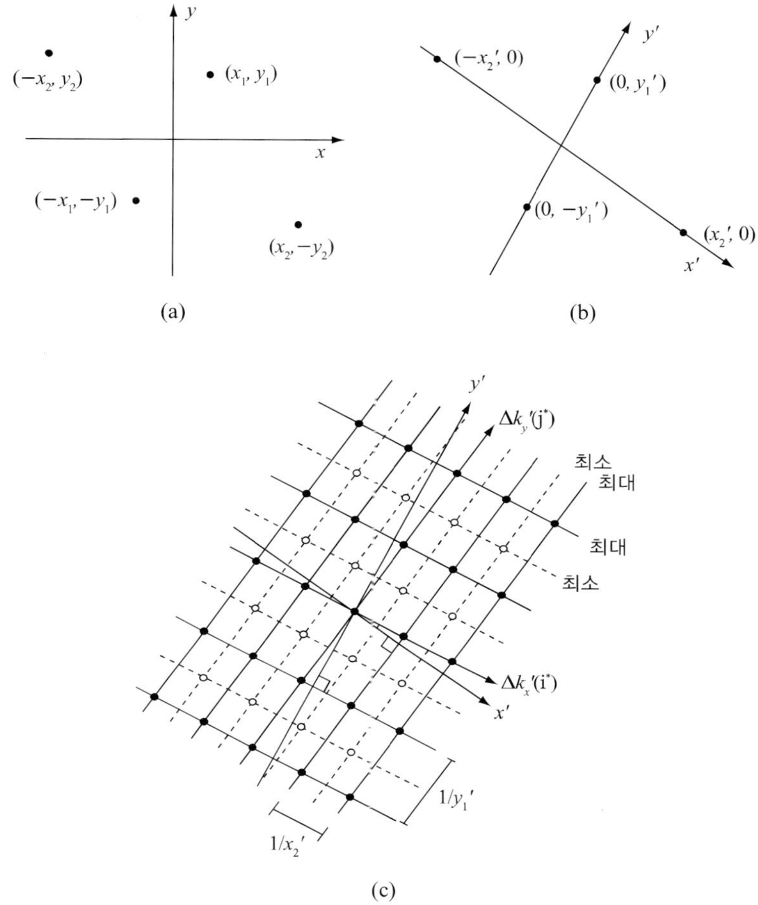

그림 3-18 (a) 2차원 직교 좌표축 (x, y)면 상의 일반적인 4개의 델타함수 (b) 새 좌표축 x', y' 위에서 새롭게 정의된 4개의 델타함수 (c) 일반적인 4개의 델타함수의 회절강도

한다. 그러면 네 개의 델타함수를 새로운 좌표축으로 표시하면 $(x_2', 0)$, $(-x_2', 0)$, $(0, y_1')$, $(0, -y_1')$이 된다.

x'축을 따라 i, y'축을 따라 j를 잡았을 때, $\Delta k_x'$축과 $\Delta k_y'$축을 i^*와 j^*방향으로 잡으면 $\Delta \vec{k}' \cdot \vec{r}_n' = \Delta k_x' x_n' + \Delta k_y' y_n'$이므로 푸리에변환은

$$\widetilde{D}(\Delta \vec{k}') = \sum_n \exp(-2\pi i \Delta \vec{k}' \cdot \vec{r}_n')$$

$$\widetilde{D}(\Delta k_x', \Delta_y') = \sum_n \exp\{-2\pi i(\Delta k_x' x_n' + \Delta k_y' y_n')\} \tag{3.67}$$

$$= \exp(-2\pi i \Delta k_x' x_2') + \exp(2\pi i \Delta k_y' x_2') + \exp(-2\pi \Delta k_y' y_1') + \exp(2\pi i \Delta k_y' y_1')$$

$$= 2\cos(2\pi \Delta k_x{}' x_2{}') + 2\cos(2\pi \Delta k_y{}' y_1{}')$$

이 되고, 여기서 $\Delta k_x{}'$과 $\Delta k_y{}'$은 $\Delta k'$의 i^*와 j^*성분이다. 그림 3-18 (c)에 각 축을 따라 cos함수가 최대가 되는 선을 실선으로 cos함수가 최소가 되는 선을 점선으로 나타내었는데 최대와 최대가 만나는 점을 검은 점으로, 최소와 최소가 만나는 점은 흰 점으로 표시하였고, 최대와 최소가 만나는 점은 0이 된다. 강도는 진폭의 제곱이므로 강도의 최대는 그림에서 최대와 최대가 만나거나 최소와 최소가 만나는 점이 되고, 강도의 최소는 최대와 최소가 만나는 점이 된다.

1차원에서 일정한 간격으로 배치되어 있는 델타함수의 개수가 많아질수록, 회절상에서는 간격의 역수에 해당되는 점에서 생기는 피크의 폭이 점점 뾰족하게 된다. 수학적으로는 역공간에서 델타함수가 만들어진다. 2차원에서도 실공간에서 점의 수를 일정한 간격으로 점점 더 많이 만들어 주면, 회절 시 피크의 폭이 점점 더 뾰족하게 되어 결국 피크가 있는 점에 수학적으로는 델타함수, 역격자 공간에서는 역격자점이 만들어지게 된다.

그림 3-14 (c)에서 강도 최대 및 최소는 실공간에서 축 x'과 y'에 수직한 선상에 위치하게 된다. 이 수직한 선 위에 역격자 공간의 두 축 $\Delta k_x{}'$(x^*, i^* 방향)과 $\Delta k_y{}'$(y^*, j^* 방향)이 존재한다. 이 두 축을 따라 최대가 존재하고 이 최대와 최대, 최소와 최소가 만나는 점이 바로 역격자점이다. 실공간에서 델타함수를 지나면서 x'과 y'에 평행한 선들을 그으면 이것들이 2차원 격자면이 된다. 이 실공간에서 격자면은 역공간에서 해당 역격자점 방향과 수직하고, 실격자의 면간격은 역공간에서 원점에서 해당 역격자점까지의 거리의 역수에 비례한다.

연습문제

1. 폭 a의 1차원 조리개에서 조리개를 지난 파의 강도가 1/4로 감소하였다.
   (a) 조리개의 투과함수를 표시하시오.
   (b) 투과함수를 푸리에변환하여 그 값을 구하고 그림으로 그리시오.
   (c) 푸리에변환의 제곱을 계산하고 그리시오.

2. 1차원에서 x가 0이나 양이면 완전 투명체이고, x가 음이면 불투명체인 물체가 있다.
   (a) 물체의 투과함수를 표시하시오.
   (b) 투과함수를 푸리에변환하여 그 값을 구하고 그림으로 그리시오.
   (c) 푸리에변환의 제곱을 계산하고 그리시오.

3. 폭 a인 1차원 조리개의 안쪽은 위상체르 조리개를 지난 후 위상이 일정하게 β만큼 변하였고 바깥쪽은 불투명체이다.
   (a) 물체의 투과함수를 표시하시오.
   (b) 투과함수를 푸리에변환하여 그 값을 구하고 그림으로 그리시오.
   (c) 푸리에변환의 제곱을 계산하고 그리시오.

4. 1차원에서 x가 0이나 양이면 진폭체로 진폭이 물체를 지난 후 1에서 $\exp(-\mu x)$로 변하고, x가 음이면 불투명체로 진폭이 0으로 변한다.
   (a) 물체의 투과함수를 표시하시오.
   (b) 투과함수를 푸리에변환하여 그 값을 구하고 그림으로 그리시오.
   (c) 푸리에변환의 제곱을 계산하고 그리시오.

5. 1차원에서 x가 0이나 양이면 위상체로 위상이 물체를 지난 후 βx만큼 변하고, x가 음이면 불투명체로 진폭이 0으로 변한다.
   (a) 물체의 투과함수를 표시하시오.
   (b) 투과함수를 푸리에변환하여 그 값을 구하고 그림으로 그리시오.
   (c) 푸리에변환의 제곱을 계산하고 그리시오.

6. 다음의 1차원 조리개의 투과함수를 구하고, 푸리에변환을 이용하여 회절파의 진폭과 강도를 계산하고 그리시오.
   (a) 폭이 $2a$인 조리개
   (b) 폭이 매우 좁은 조리개
   (c) 폭이 무한대인 조리개

7. 부분적으로 투명한 1차원 물체에서 입사하는 파의 강도(I_0)와 물체를 지난 파의 강도(I)의 비가

$$\frac{I}{I_0} = \cos^2\left(\pi \frac{x}{2a}\right)$$

이다.

(a) 투과함수를 구하시오.

(b) 회절파의 진폭을 계산하고 그리시오.

(c) 회절파의 강도분포를 계산하고 그리시오.

8. 다음 계단함수를 보고 답하시오.

$$f(x) = \begin{cases} 0, & x \le 0 \\ 1, & x \le 0 \end{cases}$$

(a) 위 함수의 푸리에변환을 구하시오.

(b) 위 푸리에변환을 이용하여 한쪽은 불투명이고 다른 쪽은 투명하면서 그 경계가 똑바른 시편에서 생기는 회절상을 계산하고 그림으로 그리시오.

9. 다음 물체의 투과함수를 그림으로 그리고 회절상을 그림으로 그리시오.

(a) 투명 슬라이드

(b) 가로가 길고 세로가 좁은 조리개

(c) 가로가 좁고 세로가 긴 조리개

(d) 작은 원형 조리개, 큰 원형 조리개

(e) 정삼각형 조리개

10. 호이겐스의 원리에 대해 설명하시오.

11. 호이겐스의 원리를 이용하여 평면파가 일정시간 진행한 후 그대로 평면파가 되고, 구면파도 일정시간 진행하면 그대로 구면파가 되는 것을 설명하시오.

12. 회절이 무엇인지 설명하시오.

13. 키르히호프의 회절적분을 표시하고 각 변수를 설명하시오.

14. 경사인자 $(1+\cos\theta)$가 회절각에 따라 어떻게 변하는지, 그리고 각에 따라 어떻게 변하는지 설명하시오.

15. 렌즈의 후방 초점면에서 생기는 회절상을 프라운호퍼 회절이라고 하는 이유를 설명하시오.

16. 폭이 $4a$인 조리개에서 가운데의 폭 $2a$부분에서는 파의 강도가 1/4로 줄어들고, 양쪽 a

부분에서는 파의 강도가 1/9로 줄어들었다.

(a) 조리개의 투과함수를 표시하시오.

(b) 푸리에변환으로 회절파의 진폭을 계산하고 그림으로 그리시오.

(c) 회절파의 강도를 계산하고 그림으로 그리시오.

17. 폭이 $3a$인 조리개에서 위에서 a부분에서는 파의 강도가 줄어들지 않고, 그 아래 a부분에서는 파의 강도가 1/4로, 나머지 a부분에서는 강도가 1/16로 줄어들었다.

(a) 조리개의 투과함수를 표시하시오.

(b) 푸리에변환으로 회절파의 진폭을 계산하고 그림으로 그리시오.

(c) 회절파의 강도를 계산하고 그림으로 그리시오.

18. 1차원에서 폭이 a인 조리개 2개의 중심이 $2a$ 거리에 있을 때, 투과함수를 표시하고 회절파의 진폭과 강도를 계산하고 그리시오.

19. 폭이 12λ인 1차원 조리개에 단위진폭의 평면파가 수직으로 입사하고 있다.

(a) 경사인자를 고려하지 않을 경우 산란각이 $-\pi$에서 $+\pi$의 범위에 있을 때, 이 조리개에서 나온 회절파의 진폭과 강도를 계산하고 그리시오.

(b) 경사인자를 고려하여 산란각이 $-\pi$에서 $+\pi$의 범위에 있을 때 이 조리개에서 나온 회절파의 진폭과 강도를 계산하고 그리시오.

20. 2차원에서 가로가 a, 세로가 $10a$인 직사각형의 조리개가 있다.

(a) 조리개의 투과함수를 표시하시오.

(b) 푸리에변환으로 회절파의 진폭을 계산하고 그림으로 그리시오.

(c) 회절파의 강도를 계산하고 그림으로 그리시오.

21. 2차원에서 가로가 $12a$, 세로가 a인 직사각형의 조리개가 있다.

(a) 조리개의 투과함수를 표시하시오.

(b) 푸리에변환으로 회절파의 진폭을 계산하고 그림으로 그리시오.

(c) 회절파의 강도를 계산하고 그림으로 그리시오.

22. 2차원에서 반지름 $2a$인 원형 조리개가 있다.

(a) 조리개의 투과함수를 표시하시오.

(b) 푸리에변환으로 회절파의 진폭을 계산하고 그림으로 그리시오.

(c) 회절파의 강도를 계산하고 그림으로 그리시오.

23. 2차원에서 양변이 각각 a, $2a$이고 두 변 사이의 각이 60°인 평행사변형의 조리개가 있다.

(a) 조리개의 투과함수를 표시하시오.

(b) 푸리에변환으로 회절파의 진폭을 계산하고 그림으로 그리시오.
(c) 회절파의 강도를 계산하고 그림으로 그리시오.

24. 폭이 a이고 높이가 1인 펄스가 4개, 일정한 간격 $10a$로 배열되어 있는 투과함수가 있다. 이 투과함수를 표시하고, 회절파의 진폭과 강도를 계산하고 그림으로 그리시오.

25. 폭이 a이고 높이가 1인 펄스가 무한 개, 일정한 간격 $10a$로 배열되어 있는 투과함수가 있다. 이 투과함수를 표시하고, 회절파의 진폭과 강도를 계산하고 그림으로 그리시오.

26. 가로, 세로가 각각 a, $2a$인 조리개가 2개, x축을 따라 중심이 $4a$만큼 떨어져 있다.
(a) 조리개의 투과함수를 표시하시오.
(b) 푸리에변환으로 회절파의 진폭을 계산하고 그림으로 그리시오.
(c) 회절파의 강도를 계산하고 그림으로 그리시오.

27. 가로, 세로가 각각 a, $2a$인 조리개가 무한 개, x축을 따라 중심이 $4a$만큼 떨어져 있다.
(a) 조리개의 투과함수를 표시하시오.
(b) 푸리에변환으로 회절파의 진폭을 계산하고 그림으로 그리시오.
(c) 회절파의 강도를 계산하고 그림으로 그리시오.

28. 다음 격자에서 생기는 회절상을 계산하고 그리시오.
(a) 격자상수가 a인 정사각형 격자
(b) 격자상수가 a, $2a$인 직사각형 격자
(c) 한 변이 a인 육각형 격자
(d) 격자상수가 a, $2a$인 중심직사각형 격자

29. 가로, 세로가 각각 0.1 mm, 0.4 mm인 직사각형 조리개 2개가 가로로 4 mm 떨어져 있다. 여기서 생기는 회절상을 계산하고 그리시오.

30. 가로, 세로가 각각 a, $2a$인 조리개 4개가 x, y축을 따라 중심이 각각 $4a$, $8a$만큼 떨어져 있다.
(a) 조리개의 투과함수를 표시하시오.
(b) 푸리에변환으로 회절파의 진폭을 계산하고 그림으로 그리시오.
(c) 회절파의 강도를 계산하고 그림으로 그리시오.

31. 가로, 세로가 각각 a, $2a$인 조리개 무한 개가 가로, 세로가 각각 $4a$, $8a$인 직사각형 격자점에 배열되어 있다.
(a) 조리개의 투과함수를 표시하시오.
(b) 푸리에변환으로 회절파의 진폭을 계산하고 그림으로 그리시오.
(c) 회절파의 강도를 계산하고 그림으로 그리시오.

CHAPTER

04 원자의 회절

4.1 전자파

가속전압 V_0인 현미경에서, 질량 m_e, 속도 v, 운동량 p로 운동하는 전자의 운동(kinetic)에너지는

$$E_k = \frac{1}{2}m_e v^2 = \frac{p^2}{2m_e} = e\,V_0 \tag{4.1}$$

이고, 여기서 V_0는 볼트(volt) 단위로 나타낸 가속전압이다. 운동량이 p인 전자의 파장 λ는 드 브로이(de Broglie)에 의해

$$\lambda = \frac{h}{p} \quad \text{또는} \quad p = hk \tag{4.2}$$

이다. 여기서 h는 플랑크(Planck)상수로 6.6×10^{-34} Js이다. 두 식에서 k를 구하면

$$k = \frac{\sqrt{2m_e e\,V_0}}{h} \tag{4.3}$$

이다. 실제로 전자현미경을 사용할 때 주로 전자 가속을 위해 사용하는 전위(potential)의 범위 내에서는 전자의 속도가 빨라 상대론적 보정을 해 주어야 하므로, k는

$$k = \frac{\sqrt{2m_e e\,V_0}}{h}\left(1 + \frac{e\,V_0}{2m_e c^2}\right)^{1/2} \tag{4.4}$$

이고, 파장은

$$\lambda = \frac{h}{\sqrt{2m_e e V_0}}\left(1+\frac{eV_0}{2m_e c^2}\right)^{-1/2} \tag{4.5}$$

이다. 여기서 c는 광속도이다. 이 식에 상수값들을 대입하고 볼트 단위로 가속전압을 표시하면 파장은

$$\lambda = \frac{1.226}{\sqrt{V_0(1+0.9788\times 10^{-6}V_0)}}\ \mathrm{nm} \tag{4.6}$$

이다.

예제 4-1

가속전압이 100 keV인 전자현미경에서 전자의 파장을 계산하시오.

풀이

전자의 파장 계산식에서

$$\lambda = \frac{1.226}{\sqrt{V_0(1+0.9788\times 10^{-6}V_0)}}\ \mathrm{nm} = \frac{1.226}{\sqrt{10^5(1+0.9788\times 10^{-6}\times 10^5)}}\ \mathrm{nm}$$

$= 0.00372\ \mathrm{nm}$ 이다.

표 4-1은 위 식을 이용하여 전자현미경의 작동전압에 따른 전자의 파장을 나타낸 것이다. 100 kV 정도의 가속전압에서도 파장이 원자 간의 거리(약 0.1 nm)보다 상당히 작음을 알 수 있다.

표 4-1 가속전압에 따른 전자파의 파장

전압(kV)	파장(pm)
0.1	120
1.0	39
10	12
10^2	3.7
2×10^2	2.51

표 4-1 (계속)

전압(kV)	파장(pm)
3×10^2	1.97
4×10^2	1.64
5×10^2	1.42
6×10^2	1.26
8×10^2	1.03
10^3	0.87

4.2 전자원

전자현미경에 사용되는 전자는 열전자 방출(thermionic emission)에 의한 전자나 전계 방출(field emission) 전자를 사용한다. 값싸고 주로 많이 사용되는 전자는 진공관이나 일반 전구에서와 같이 고온의 금속 필라멘트를 가열시켜 얻는 열전자 방출에 의해 만든다.

필라멘트의 특성 중에서 중요한 필라멘트의 밝기는 전류밀도의 영향을 받는데, 열전자 방출에 의해 방출되는 전자의 전류밀도는

$$\begin{aligned} j &= \frac{4\pi m_e e k_B^2}{h^3} T^2 \exp\left(-\frac{\phi}{k_B T}\right) \\ &= A T^2 \exp\left(-\frac{\phi}{k_B T}\right) \end{aligned} \tag{4.7}$$

로 주어진다. 여기서 ϕ는 일함수(work function), k_B는 볼츠만(Boltzmann)상수, T는 금속의 절대온도이고, A는 리처드슨(Richardson)상수이다. 식에서 전류밀도는 T^2에 비례하고 일함수 ϕ에 지수적으로 반비례하므로, 높은 전류밀도를 얻기 위해서는 가능한 한 온도가 높아야 하고 일함수 ϕ는 가능한 한 낮아야 한다.

텅스텐은 융점도 매우 높고 일함수가 4.5 eV로 그다지 크지 않아 전자 방출원으로 적당하고 실제로 가장 널리 사용되어 왔었다. 온도가 너무 높으면 기화속도가 빨라지고 수명이 단축되므로 보통 텅스텐 필라멘트를 사용하는 온도는 2,800 K이다. 일반적으로 간단한 텅스텐 필라멘트는 보통 머리핀 형태로 끝이 뾰족하게 만들어져 있고 텅스텐의 저항을 이용하여 가열한다. 텅스텐 필라멘트의 방출 전류밀도는 대략 1~3 Acm^{-2}이고 밝기

를 나타내는 휘도(brightness)가 100 kV의 가속전압에서 1~5×10^5 Acm^{-2}sr^{-1}이다.

LaB_6(lanthanum hexaboride)는 일함수가 2.7 eV로 텅스텐보다 더 낮아 전자방출이 훨씬 더 크게 된다. 따라서 전류밀도가 25 Acm^{-2}, 휘도가 15 kV에서 3×10^5 Acm^{-2}sr^{-1} 로 텅스텐 필라멘트보다 훨씬 더 밝은 필라멘트이다. 그러나 저항 때문에 직접 가열시키기 어려우므로 머리핀형 텅스텐 필라멘트의 끝에 LaB_6를 접합한 후 텅스텐을 가열하여 LaB_6를 간접적으로 가열하는 방법을 사용한다.

전자총에는 전자가 중간을 통과할 수 있도록 하기 위해 가운데가 뚫린 형태의 양극(anode)이 있는데 보통 접지 전위가 되도록 한다. 그리고 필라멘트는 아주 낮은 전압으로 가열하고 매우 큰 음의 전위가 유지되도록 한다. 전자방출의 정도는 양극에 대해 작은 음의 전위가 되도록 한 베넬트(Wehnelt) 실린더라고 하는 또 하나의 일종의 양극으로 조절하는데, 이것의 역할은 진공관에서 그리드(grid)가 하는 역할과 유사하다. 베넬트 실린더와 양극 때문에 방출된 전자는 좁은 전자빔으로 만들어지고 보통 이런 열전자방출원의 전자빔 전류는 텅스텐의 경우 10~100 μA 정도이다.

팔라멘트의 특성 중에서 또 하나 중요한 것은 방출된 전자의 에너지 분포이다. 이상적인 것은 방출된 전자의 에너지가 하나의 에너지값을 갖는 것이다. 전자는 물론 어떤 열에너지 분산폭(spread)을 가지고 방출되고 그만큼 파장폭을 지니게 된다. 전자가 가속되기 전에 방출전자의 열에너지 분포는 맥스웰분포를 지닌다. 맥스웰분포에서 평균에너지는 k_BT이고, 전체 에너지 분산폭(overall energy spread)은 대략 $4k_BT$이다. 3,000 K에서 전체 에너지 분산폭은 $\Delta U = 4k_BT = 1\ \mathrm{eV}$ 이므로 1,000 kV 현미경인 경우 $\Delta U/U$는 10^6 분의 1이 된다. 필라멘트에서 열에너지 때문에 얻어진 에너지 분산폭 정도에 따라 만들어진 단색화(monochromatization) 정도를 그대로 유지하기 위해서는, 가속전압의 안정도가 10^{-6} 정도나 이보다 나은 것이 되어야 한다. 에너지 분산폭은 온도에 비례하므로 텅스텐 열전자총의 에너지 분산폭은 2~3 eV이고, LaB_6를 사용한 전자총의 분산폭은 1~2 eV이다.

열전자방출과 다른 또 하나의 방출 방법은 발생원을 거의 가열하지 않고 전자방출이 대부분 전계방출이 되도록 하는 것이다. 이 효과를 전계방출이라고 하는데 전계의 세기가 10^8~10^9 Vm^{-1} 이상 되어야 한다. 이 정도 전계를 얻으려면 수천 볼트의 전압에 필라멘트 끝의 반지름이 100 nm 정도 되어야 한다. 끝이 뾰족한 필라멘트의 끝에 매우 높은 전계를 가하면 전계의 도움으로 인한 양자역학적 터널링(tunneling)으로 인한 쇼트키(Schottky) 효과 때문에 전자방출이 훨씬 더 크게 된다. 전자를 방출하는 결정면에 따라 전자방출 정도가 달라지는데, 텅스텐의 경우 결정 표면의 평균일함수가 4.5 eV인 데 비해 (310)면은 일함수가 가장 낮은 4.3 eV이기 때문에, 필라멘트의 전자방출면의 결정면이 (310)면이 되도록 만든다. 전계방출의 경우 방출 전류밀도는

$$j = c_1 \frac{(U_f/\phi)^{1/2}}{U_f + \phi} E^2 \exp(-c_2 \phi^{3/2}/E) \tag{4.8}$$

로 주어진다. 여기서 E는 전계, U_f는 페르디(Fermi) 에너지이고, c_1과 c_2는 상수이다. 전계방출 필라멘트는 전류밀도가 대략 $10^4 \sim 10^6$ $\mathrm{Acm^{-2}}$, 휘도가 100 kV의 가속전압에서 $2\times10^8 \sim 2\times10^9$ $\mathrm{Acm^{-2}sr^{-1}}$로 열전자 방출 필라멘트보다 훨씬 더 밝은 전자원이다. 또한 전자방출 부위가 2~5 nm 정도로 아주 작고, 열에너지에 의한 에너지 분산폭 ΔU가 0.1~0.25 eV 정도로 매우 작아 좋은 단색성을 가지고 있다.

4.3 원자의 회절

원자는 양전하를 띤 원자핵($+Ze$)과 음전하를 띤 전자(e)로 구성되어 있으며, 이 원자에 입사되는 전자도 전하를 띠고 있다. 일반적으로 원자 내에서 핵을 둘러싸고 있는 전자는 여러 개 있으므로, 전자와 상호작용을 전자 하나하나에 대해 생각하는 것보다는 한 원자 전체의 전위 $V(\vec{r})$를 생각해 보자. 원자 하나의 전위 $V(\vec{r})$는 원점을 원자핵으로 잡고 원자핵에서의 거리의 함수로 나타낼 수 있다. 정전기학에서 전위는 전하와 연관이 있고, 점전하 q에 대해 전위는

$$V(\vec{r}) = \frac{q}{4\pi\varepsilon_0 |\vec{r}|} \tag{4.9}$$

로 표시할 수 있는데, 여기서 ε_0는 진공 속에서의 유전율이다. 한 원자의 전위 $V(\vec{r})$은 원자핵의 전하 $+Ze$와 전자의 전하 $-e\rho(\vec{r})$와 관련이 있다고 생각할 수 있고, 여기서 $\rho(\vec{r})$는 거리 $\vec{r}$에 따른 전하밀도이다.

파동벡터가 $\vec{k}$인 입사전자파 ψ_0는 한 원자의 전위 $V(\vec{r})$ 때문에 원자와 상호작용 후 산란각도가 θ인 파동벡터 $\vec{k}'$의 산란된 파 ψ로 나간다. 원자 내에서 전체 전위는 전자현미경에 걸어 준 전위 V_0와 원자 자체의 전위 $V(\vec{r})$의 합인 $V_0 + V(\vec{r})$로 나타낼 수 있다. 원자 내에서는 입사파와 산란파가 둘 다 존재하고 둘 다 진행하므로, 입사파와 산란파의 합에 대해서도 슈뢰딩거(Schrödinger)식이 만족되어야 한다. 따라서

$$\nabla^2(\psi_0+\psi)+\frac{8\pi^2 m_e e}{h^2}\{V_0+V(\vec{r})\}(\psi_0+\psi)=0 \tag{4.10}$$

이다. 입사파에 대해서도 당연히 슈뢰딩거식이 만족되어야 하므로

$$\nabla^2\psi_0+\frac{8\pi^2 m_e e}{h^2}V_0\psi_0=0 \tag{4.11}$$

이다. 위에 있는 식에서 아래에 있는 식을 빼면

$$\nabla^2\psi+\frac{8\pi^2 m_e e}{h^2}\{V_0\psi+V(\vec{r})\psi_0+V(\vec{r})\psi\}=0 \tag{4.12}$$

이 된다.

원자 전위 $V(\vec{r})$는 실험에서 10 V 이내로 알려져 있고, 투과전자현미경에서 가속전압 V_0는 수백 kV이므로 $V(\vec{r})\ll V_0$이다. 또한 대부분 그대로 투과하고 산란이 조금만 일어나 산란파의 진폭이 입사파의 진폭보다 훨씬 작다라는 보른(Born)의 약산란 근사(weak-scattering approximation)를 사용하면 $\psi\ll\psi_0$이다. 따라서 $V(\vec{r})\psi$를 무시하면

$$\nabla^2\psi+\frac{8\pi^2 m_e e}{h^2}V_0\psi=-\frac{8\pi^2 m_e e}{h^2}\psi_0 V(\vec{r}) \tag{4.13}$$

를 얻는다.

식 (4.3)에서

$$k=\frac{\sqrt{2m_e e V_0}}{h} \tag{4.3}$$

이므로 이것을 대입하면

$$\nabla^2\psi+4\pi^2k^2\psi=-\frac{8\pi^2 m_e e}{h^2}\psi_0 V(\vec{r}) \tag{4.14}$$

가 된다. 이 식은 그린함수(Green's function)인

$$u''+a^2u=f(r) \tag{4.15}$$

과 형식이 같다. 따라서, 원자로부터 먼 거리 r_p에 있는 관측자에 대해 위 식은 해

$$\psi(r_p) = \frac{2\pi m_e e}{h^2}\frac{\exp(2\pi i k' r_p)}{r_p}\int V(\vec{r})\exp\{-2\pi i(\vec{k}' - \vec{k})\cdot\vec{r}\}d\vec{r}$$
$$= A\frac{\exp(2\pi i k' r_p)}{r_p} \tag{4.16}$$

를 지닌다.

식에서 상수항인 $\frac{2\pi m_e e}{h^2}$만 무시하면 앞에서 나온 회절적분과 같은 형태를 지닌다. 한 원자가 회절되었을 경우, 관측점에서 관찰되는 회절파 $\psi(r_p)$의 진폭은 정수항 $\frac{2\pi m_e e}{h^2}$를 무시하면 원자 전위 $V(\vec{r})$의 푸리에변환이다. 그러므로 한 원자의 투과함수는 바로 그 원자의 원자 전위 $V(\vec{r})$이다. 산란된 회절파의 진폭을 전자산란진폭(electron scattering amplitude)이라고 정의하면 전자산란진폭은

$$f^{el} \equiv \frac{2\pi m_e e}{h^2}\int V(\vec{r})\exp(-2\pi i\Delta\vec{k}\cdot\vec{r})d\vec{r} = A \tag{4.17}$$

이고, 이것을 전자의 원자산란계수(atomic scattering factor)라 한다. 정수항 $\frac{2\pi m_e e}{h^2}$를 무시하면 원자산란계수 f^{el}은 원자 전위 $V(\vec{r})$의 푸리에변환이다.

위 식은 입사파의 진폭 ψ_0에 비해 산란파의 진폭 ψ가 작다는 가정에서 유도한 식이므로, f^{el}을 원자의 운동학적 **전자산란진폭**(kinematical electron scattering amplitude)이라고 한다. 여기서 **운동학적**(kinematical)이라고 하는 것은 입사파의 진폭에 비해 산란파의 진폭이 몹시 작아 무시할 수 있는 경우를 의미한다. 반대로 산란파의 진폭이 입사파의 진폭에 비하여 무시할 수 없을 정도로 큰 경우를 **동력학적**(dynamical)이라고 한다.

위 식을 원자 전위 대신 우리에게 잘 알려져 있는 값들인 원자번호와 X선 산란계수 f^x를 사용하여 나타내면

$$f^{el}(\Delta\vec{k}) = \frac{m_e e^2}{2\pi h^2\varepsilon}\frac{1}{(\Delta k)^2}\{Z - f^x(\Delta\vec{k})\} \tag{4.18}$$

이 된다. 또 $\Delta k = 2k\sin\frac{\theta}{2} = \frac{2}{\lambda}\sin\frac{\theta}{2}$이므로 이를 이용하여 f^{el}을 $\Delta\vec{k}$의 함수 대신 산란각도 θ의 함수로 표시하면

$$f^{el}(\theta) = \frac{m_e e^2}{8\pi h^2\varepsilon}\left\{\frac{\lambda}{\sin(\theta/2)}\right\}^2\{Z - f^x(\theta)\} \tag{4.19}$$

이다. 이것을 그림 4-1에 모식적으로 나타내었다.

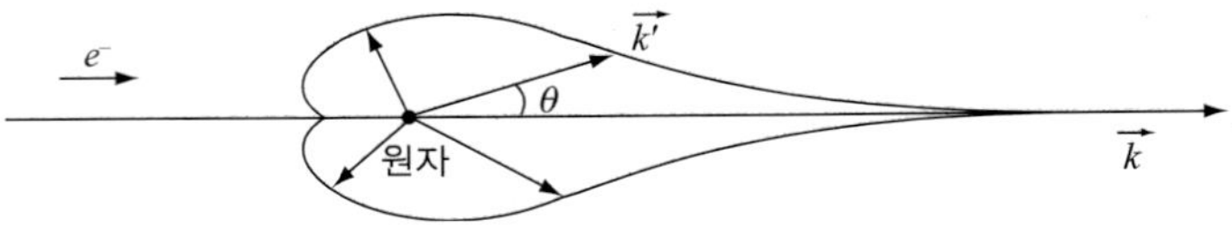

그림 4–1 원자 하나에 의해서 전자파가 산란할 때 주로 입사방향 쪽으로 산란되어 전자산란진폭은 입사방향에서 가장 크고 입사 반대방향에서 가장 작다.

그림 4-2는 $f^{el}(\Delta\vec{k})$가 산란벡터 $\Delta\vec{k}$에 따라 어떻게 변하는지를 알아보기 위한 그래프이다. 그림 4-2 (a)는 $\Delta\vec{k}$의 변화에 따른 $f^x(\Delta\vec{k})$의 변화를 보여 주는 그래프이고, 그림 4-2 (b)는 두 성분 $\{Z-f^x(\Delta\vec{k})\}$와 $1/(\Delta\vec{k})^2$을 각각 $\Delta\vec{k}$에 따라 그린 그래프이다.

$\Delta\vec{k}$가 0인 경우 식 (4.17)에서

$$f^{el}(0)=\frac{2\pi m_e e}{h^2}\int V(\vec{r})\exp\{-2\pi i(0)\}d\vec{r}=\frac{2\pi m_e e}{h^2}\int V(\vec{r})d\vec{r} \tag{4.20}$$

이므로, 유한한 값을 갖는다. 그림 4-2 (c)에서 Δk가 대략 5 nm^{-1} 이하일 때 f^{el}이 큰 값을 지니고 이 이상이 되면 그 값이 급격히 낮아진다. 따라서 산란된 전자의 대부분이 Δk가 5 nm^{-1} 이하가 된다.

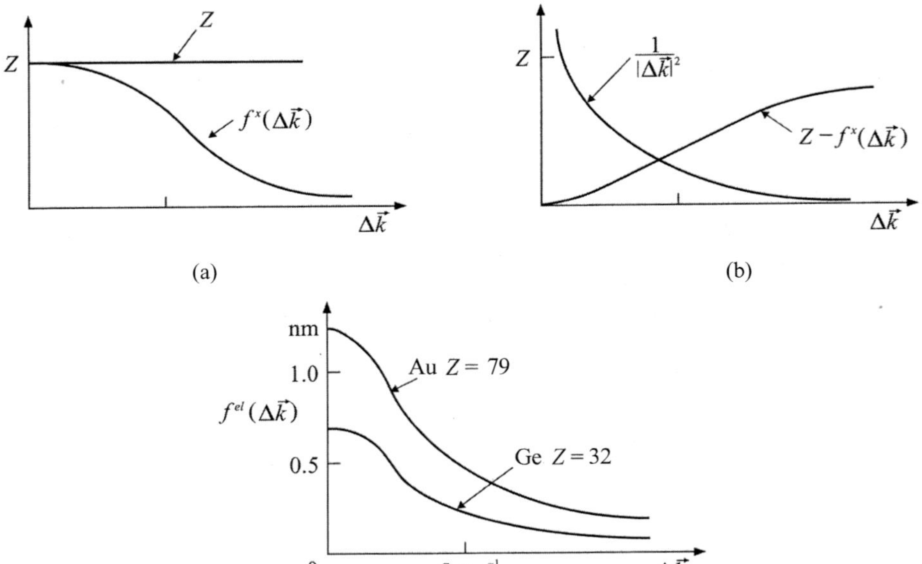

그림 4–2 (a) 산란벡터 $\Delta\vec{k}$에 따른 X선 산란계수의 변화 (b) 산란벡터 $\Delta\vec{k}$에 따른 $\{Z-f^x(\Delta\vec{k})\}$와 $1/(\Delta\vec{k})^2$의 변화 (c) 산란벡터 $\Delta\vec{k}$에 따른 전자산란계수의 변화

예제 4-2

파장 3.72 pm인 100 keV 전자에 대해 Δk가 5 nm^{-1}인 경우 산란각을 계산하시오.

풀이

$\sin(\theta/2) = \lambda \Delta k/2$에서

$$\sin\frac{\theta}{2} = \frac{(3.7\times 10^{-3}\ \mathrm{nm})(5\ \mathrm{nm}^{-1})}{2} \cong 10^{-2}$$

$$\frac{\theta}{2} = 10^{-2}\ \mathrm{rad} \tag{4.21}$$

$$\theta = 2\times 10^{-2}\ \mathrm{rad} = 1^{\circ}$$

이다.

대부분의 전자는 Δk가 5 nm^{-1}이내인 1° 이내로 산란되는 것을 알 수 있고 각도가 작을수록 전자의 원자산란계수가 커진다. 따라서 전자산란은 전방 방향($\theta = 0$) 근처에 매우 강한 피크를 나타낸다.

식 (4.18)에 m_e, e, π, ε, h의 상수값들을 대입하면

$$f^{el}(\Delta\vec{k}) = 1\times 10^{9}\left(\frac{Z - f^{x}(\Delta\vec{k})}{(\Delta k)^2}\right) \tag{4.22}$$

가 된다. Δk가 5 nm^{-1}일 때 대략 $\{Z - f^{x}\} = Z/2$이므로 f^{el}은 원자번호 Z에 비례하여 변하고, 따라서 원자번호가 큰 원소일수록 더 강하게 산란된다.

같은 원자 하나에 의해 산란된 산란전자파의 진폭(ψ^{el}_{atom})과 산란 X선파의 진폭(ψ^{x}_{atom})을 비교해 보면

$$\frac{\psi^{el}_{atom}}{\psi^{x}_{atom}} = 10^{4} \tag{4.23}$$

으로, 전자는 X선보다 10^4배로 원자와 산란을 잘 일으키므로 공기와도 매우 심한 산란을 일으킨다. 한 원자에 의해 산란되는 강도의 비는

$$\frac{I^{el}_{atom}}{I^{x}_{atom}} = \frac{(\psi^{el}_{atom})^2}{(\psi^{x}_{atom})^2} = 10^{8} \tag{4.24}$$

로 전자가 X선보다는 훨씬 더 강하게 산란된다. 그러므로 X선의 경로는 공기 중이라도

상관이 없지만 전자의 경로는 진공이어야 한다. 전자의 경우 시편이 전자가 투과할 수 있도록 얇아야 하는 단점이 있으나, 아주 작은 영역에서도 회절이나 결상으로 정보를 얻을 수 있는 장점이 있다.

연습문제

1. 가속전압 100 kV, 200 kV, 300 kV, 400 kV의 전자현미경에서 전자의 파장을 각각 계산하시오.

2. 가속전압이 0.1 kV 이상이면서 1.5 MV 이하인 15가지 전압에서 전자의 파장을 계산한 다음, 가속전압을 x축에, 파장을 y축에 나타내어 전압에 따른 파장변화를 그리시오.

3. 격자상수가 0.404 nm인 면심입방 결정에서 100 kV, 300 kV, 1 MV 현미경에서 각각 111 회절점을 만드는 브래그각에 대한 상대론적 보정이 얼마나 되는지를 보정하지 않은 브래그각에 대한 비율로 나타내시오.

4. 열전자방출총과 전계방출총의 장단점을 설명하시오.

5. 광축에 총의 밝기가 보존되어야 하므로 시편에서 전자빔의 전자밀도는 $j_0 = \pi\beta\alpha^2$으로 주어진다. 여기서 β는 전자총의 휘도이고, α는 수렴각이다. 휘도의 최댓값은 다음 식으로 추정할 수 있다.

$$\beta_{\max} = j/\pi\left\{1 + eV_0/kT(1 + eV_0/m_0c^2)\right\}$$

여기서 j는 필라멘트에서 전류밀도로 식 (4.7)로 주어지고 리처드슨상수는 30 Acm^{-2}K^{-2}이다.

(a) 위 식을 이용하여 LaB_6(일함수 2.7 eV)에서 필라멘트 온도가 1,400, 1,600, 1,800, 2,000 K일 때 가속전압 100, 200, 300, 500 kV에 따른 휘도의 최댓값을 그래프로 나타내시오.

(b) 시편에서 전자빔의 전자밀도 $j_0 = \pi\beta\alpha^2$를 이용하고 (a)에서 얻어진 휘도의 최댓값을 이용하여 수렴각 10^{-2}~10^{-4} rad 범위 내에서 시편에서의 최대전자밀도와 수렴각의 관계를 그래프로 나타내시오.

(c) 위의 결과를 이용하여 시편에서 전류밀도를 최대로 하기 위해 가장 좋은 방법은 무엇인지 답하고 그 이유를 설명하시오.

6. 텅스텐이 필라멘트로 많이 사용되는 이유를 설명하시오.

7. LaB_6 필라멘트와 텅스텐 필라멘트의 장단점을 설명하시오.

8. 전자의 전계방출에 대하여 설명하시오.

9. 원자산란계수에 대하여 설명하시오.

10. 고체 속의 한 원자가 X선 광자와 전자에 의해 각각 산란될 때 산란기구의 차이를 설명하시오.

11. 원자산란계수와 산란단면 사이의 관계를 설명하시오.

12. 단위 입사진폭을 지닌 전자파가 한 원자에 의해 산란되고 있다.

(a) 이 원자의 투과함수는 무엇인지 설명하시오.

(b) 투과함수를 이용하여 원자의 산란진폭을 표시하시오.

13. 원자의 운동학적 전자산란계수를 나타내는 식

$$f^{el} = \frac{2\pi m_e e}{h^2} \int V(\vec{r})\exp(-2\pi i \Delta \vec{k} \cdot \vec{r}) d\vec{r}$$

를 이용하여 다음 식을 유도하시오

$$f^{el}(\Delta \vec{k}) = 1 \times 10^9 \left(\frac{Z - f^x(\Delta \vec{k})}{(\Delta k)^2} \right)$$

14. 결정의 투과함수는 무엇인지 설명하시오.

15. 전자산란계수와 X선산란계수에 대하여 설명하시오.

16. 전자가 X선보다 산란이 많이 되기 때문에 생기는 장단점을 설명하시오.

CHAPTER

05 결정의 회절

5.1 결정의 회절

결정은 규칙적인 원자배열로 이루어져 있다. 결정에서 주위 환경이 똑같은 점들의 모임을 격자라고 한다. 결정은 격자로 구성되어 있고 각 격자점에 기저(basis) 또는 모티프(motif)를 배열하면 전체 결정을 구성할 수 있다. 기저는 원자 한 개 또는 그 이상으로 이루어진 것이므로 기저 자체의 원자 전위를 가지고 있다. 그러므로 결정의 원자 전위는 격자와 기저의 원자 전위로 나타낼 수 있다. 콘볼루션을 이용하면 결정 전체의 원자 전위는 격자를 나타내는 투과함수인 델타함수와 기저의 원자 전위를 나타내는 투과함수의 콘볼루션으로 표시할 수 있다.

격자점을 연결하여 만든 2차원에서의 평행사변형, 3차원에서는 평행육면체를 단위포(unit cell)라고 한다. 단위포의 원점을 격자로 하고 기저를 단위포로 하여, 각 격자점에 기저인 단위포를 배열하면 전체 결정이 이루어진다. 단위포의 원점격자를 나타내는 투과함수인 델타함수를 $D(\vec{r})$, 기저를 단위포로 잡아 단위포를 나타내는 투과함수를 $m(\vec{r})$라고 하면, 결정 전체의 투과함수는

$$\phi_{crystal} = D(\vec{r}) \times m(\vec{r}) \tag{5.1}$$

로 나타낼 수 있다. 투과함수의 푸리에변환은 회절면에서의 회절진폭이므로, 회절파의 진폭은

$$\psi(\Delta\vec{k}) = \widetilde{D}(\Delta\vec{k})\widetilde{m}(\Delta\vec{k}) \tag{5.2}$$

가 된다. 여기서 $\widetilde{D}(\Delta\vec{k})$는 격자의 푸리에변환으로 역격자를 나타내고 $\widetilde{m}(\Delta\vec{k})$는 단위포의 투과함수를 푸리에변환한 것이다.

단위포의 투과함수를 푸리에변환한 것을 $F(\Delta\vec{k})$로 정의하여 **구조인자**(structure factor)라고 한다. 따라서

$$F(\Delta\vec{k}) = \widetilde{m}(\Delta\vec{k}) \tag{5.3}$$

이고, 결정에서 회절된 파의 진폭은

$$\psi(\Delta\vec{k}) = \widetilde{D}(\Delta\vec{k})F(\Delta\vec{k}) \tag{5.4}$$

이다.

구조인자 $F(\Delta\vec{k})$는 단위포의 투과함수를 푸리에변환한 것이므로 단위포를 구성하고 있는 각 원자들의 위치와 각 원자들의 투과함수를 알면 구할 수 있다. 단위포에서 원자들 $1, 2, 3, \cdots, j, \cdots$의 위치를 r_j라고 하고 그것의 투과함수를 ϕ_j라고 하자. 델타함수와 어떤 함수와의 콘볼루션은 그 함수를 델타함수의 위치에 옮겨 주는 역할을 하므로, 단위포의 투과함수는 원자의 위치를 표시하는 델타함수와 그곳에 있는 원자 투과함수의 콘볼루션으로

$$m(\vec{r}) = \sum_j \phi_j * \delta(\vec{r} - \vec{r}_j) \tag{5.5}$$

와 같이 표시한다. 단위포에서 회절파의 진폭은 투과함수의 푸리에변환이므로

$$F(\Delta\vec{k}) = \widetilde{m}(\Delta\vec{k}) = \sum_j \widetilde{\phi}_j(\Delta\vec{k})\exp(-2\pi i\Delta\vec{k}\cdot\vec{r}_j) \tag{5.6}$$

이다. 여기서 원자 하나에서 회절된 파의 진폭 $\widetilde{\phi}_j(\Delta\vec{k})$를 $f_j(\Delta\vec{k})$라 정의하였으므로

$$\widetilde{\phi}_j(\Delta\vec{k}) = f_j(\Delta\vec{k}) \tag{5.7}$$

이고, 구조인자는

$$F(\Delta\vec{k}) = \sum_j f_j(\Delta\vec{k})\exp(-2\pi i\Delta\vec{k}\cdot\vec{r}_j) \tag{5.8}$$

가 된다.

식 (5.4)를 다시 쓰면 결정에서 회절파의 진폭은

$$\psi(\Delta\vec{k}) = F(\Delta\vec{k})\widetilde{D}(\Delta\vec{k})$$
$$= \sum_j f_j(\Delta\vec{k})\exp(-2\pi i\Delta\vec{k}\cdot\vec{r}_j)\widetilde{D}(\Delta\vec{k}) \tag{5.9}$$

가 된다.

단위포의 원점들로 이루어진 격자배열은 격자이동(lattice translation) 벡터 $\vec{r}_n$는

$$\vec{r}_n = u\vec{a} + v\vec{b} + w\vec{c} \tag{5.10}$$

로 표시한다. 여기서 u, v, w는 정수이다. 3차원 격자를 델타함수로 표시하면

$$D(\vec{r}) = \sum_n \delta(\vec{r} - \vec{r}_n) \tag{5.11}$$

이고, 3차원 격자에서 회절된 파의 진폭은 이 델타함수의 푸리에변환이므로

$$\widetilde{D}(\Delta\vec{k}) = \sum_n \exp(-2\pi i\Delta\vec{k}\cdot\vec{r}_n) \tag{5.12}$$

이다. 여기에 식 (5.10)을 대입하면

$$\sum_n \exp(-2\pi i\Delta\vec{k}\cdot\vec{r}_n) = \sum_{uvw}\exp\{-2\pi i\Delta\vec{k}\cdot(u\vec{a}+v\vec{b}+w\vec{c})\}$$
$$= \sum_u \exp(-2\pi iu\Delta\vec{k}\cdot\vec{a})\sum_v \exp(-2\pi iv\Delta\vec{k}\cdot\vec{b})\sum_w \exp(-2\pi iw\Delta\vec{k}\cdot\vec{c}) \tag{5.13}$$

이다.

식에서 각 합계는 격자가 무한대로 배열되어 있으므로 $u, v, w \to \infty$ 라고 생각하면 각각

$$\sum_u \exp(-2\pi iu\Delta\vec{k}\cdot\vec{a}) \cong \frac{1}{1-\exp(-2\pi i\Delta\vec{k}\cdot\vec{a})} \tag{5.14}$$

의 형식으로 표시할 수 있다. 따라서 단위포가 무한대로 배열되어 있는 결정인 경우,

$$\sum_n \exp(-2\pi i\Delta\vec{k}\cdot\vec{r}_n) \cong \frac{1}{1-\exp(-2\pi i\Delta\vec{k}\cdot\vec{a})}\cdot\frac{1}{1-\exp(-2\pi i\Delta\vec{k}\cdot\vec{b})}$$
$$\cdot\frac{1}{1-\exp(-2\pi i\Delta\vec{k}\cdot\vec{c})} \tag{5.15}$$

이다. n_1, n_2와 n_3가 정수일 때

$$\Delta\vec{k}\cdot\vec{a}=n_1,\quad \Delta\vec{k}\cdot\vec{b}=n_2,\quad \Delta\vec{k}\cdot\vec{c}=n_3 \tag{5.16}$$

이면

$$\begin{aligned}\exp(-2\pi i\Delta\vec{k}\cdot\vec{a}) &= \exp(-2\pi i\Delta\vec{k}\cdot\vec{b})\\ &= \exp(-2\pi i\Delta\vec{k}\cdot\vec{c})\\ &= 1\end{aligned} \tag{5.17}$$

이 되어 식 (5.15)에서 $1/\{1-\exp(-2\pi i\Delta\vec{k}\cdot\vec{a})\}$의 값 등이 무한대로 올라가고, 나머지 부분에서의 작은 값을 무시하면 $\Delta\vec{k}$ 공간에서 델타함수가 배열되어 있는 것으로 생각할 수 있다. 식 (5.15)는

$$\begin{aligned}\sum_n \exp(-2\pi i\Delta\vec{k}\cdot\vec{r}_n) &= \sum_h \delta\left(\Delta\vec{k}-\frac{h}{\vec{a}}\right)\sum_k \delta\left(\Delta\vec{k}-\frac{k}{\vec{b}}\right)\sum_l \delta\left(\Delta\vec{k}-\frac{l}{\vec{c}}\right)\\ &= \sum_h \delta(\Delta\vec{k}-h\vec{a}^*)\sum_k \delta(\Delta\vec{k}-k\vec{b}^*)\sum_l \delta(\Delta\vec{k}-l\vec{c}^*)\\ &= \sum_{h,k,l}\delta(\Delta\vec{k}-h\vec{a}^*-k\vec{b}^*-l\vec{c}^*)\\ &= \sum_{h,k,l}\delta(\Delta\vec{k}-\vec{g}^*)\end{aligned} \tag{5.18}$$

로 표시된다. 식에서 $\Delta\vec{k}=\vec{g}^*$이면 역격자 공간에서 회절파의 진폭이 항상 무한대로 되어, 회절파의 강도가 강한 회절이 일어난다. 앞에서 1차원 및 2차원 격자의 푸리에변환이 역격자가 되듯이 3차원 격자도 푸리에변환 시 역격자가 된다.

$\Delta\vec{k}\cdot\vec{a}=n_1,\quad \Delta\vec{k}\cdot\vec{b}=n_2,\quad \Delta\vec{k}\cdot\vec{c}=n_3$가 성립하면

$$\Delta\vec{k}\cdot(u\vec{a}+v\vec{b}+w\vec{c})=N \tag{5.19}$$

도 성립한다. 여기서 N은 정수이다. 다시 쓰면

$$\Delta\vec{k}\cdot\vec{r}_n=N \tag{5.20}$$

이라 표시할 수 있는데, 이 조건을 **라우에(Laue)조건**이라고 한다.

예제 5-1

$$\Delta\vec{k}=\vec{g}^{*}_{hkl}=h\vec{a}^{*}+k\vec{b}^{*}+l\vec{c}^{*}$$

로 $\Delta\vec{k}$가 역격자벡터(reciprocal lattice vector)일 때 라우에조건을 만족하는지 답하시오.

풀이

$$\Delta\vec{k}\cdot\vec{r}_n=\vec{g}^{*}_{hkl}\cdot\vec{r}_n=(h\vec{a}^{*}+k\vec{b}^{*}+l\vec{c}^{*})\cdot(u\vec{a}+v\vec{b}+w\vec{c})$$

$$=hu+kv+lw=N \tag{5.22}$$

으로 라우에조건을 만족한다.

5.2 역격자

격자의 푸리에변환으로 만들어진 역격자에 대해 알아보자. 우선 그림 5-1에 나타낸 바와 같이 단격자 단위포(primitive unit cell)를 만드는 기본 이동벡터(fundamental translation vector) $\vec{a}$, $\vec{b}$, $\vec{c}$를 정하면 일반 격자벡터 $\vec{r}$는 $\vec{r}=u\vec{a}+v\vec{b}+w\vec{c}$로 정의된다. 기본 이동벡터에서 역격자벡터는 아래와 같은 관계식으로 정의한다.

$$\vec{a}^{*}=\frac{\vec{b}\times\vec{c}}{\vec{a}\cdot(\vec{b}\times\vec{c})}=\frac{\vec{b}\times\vec{c}}{\Omega} \tag{5.23}$$

$$\vec{b}^{*}=\frac{\vec{c}\times\vec{a}}{\vec{b}\cdot(\vec{c}\times\vec{a})}=\frac{\vec{c}\times\vec{a}}{\Omega} \tag{5.24}$$

$$\vec{c}^{*}=\frac{\vec{a}\times\vec{b}}{\vec{c}\cdot(\vec{a}\times\vec{b})}=\frac{\vec{a}\times\vec{b}}{\Omega} \tag{5.25}$$

여기서 Ω은 단격자 단위포의 체적으로 $\Omega=\vec{a}\cdot(\vec{b}\times\vec{c})=\vec{b}\cdot(\vec{c}\times\vec{a})=\vec{c}\cdot(\vec{a}\times\vec{b})$이다.

이렇게 정의된 역격자벡터는 다음과 같은 방향과 크기의 성질을 갖는다. 먼저 역격자벡터와 실공간벡터의 방향 관계를 알아보기 위해 내적(dot product)을 구해 보면,

$$\vec{a}^{*}\cdot\vec{b}=\frac{(\vec{b}\times\vec{c})}{\Omega}\cdot\vec{b}=0 \tag{5.26}$$

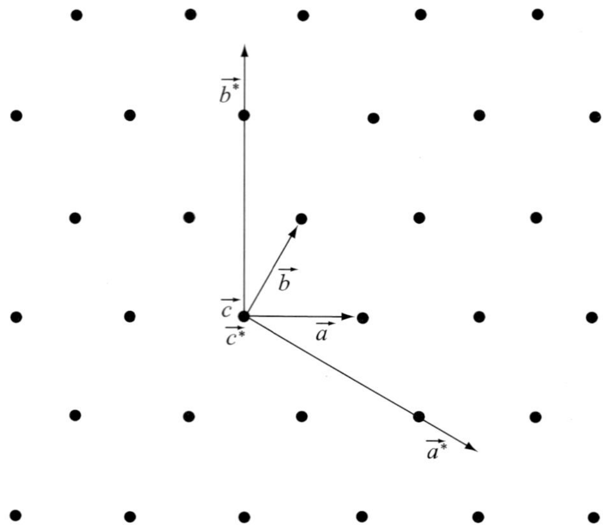

그림 5-1 실격자벡터와 역격자벡터의 구성

$$\vec{a}^* \cdot \vec{c} = \frac{(\vec{b} \times \vec{c})}{\Omega} \cdot \vec{c} = 0 \tag{5.27}$$

이다. 즉, 역격자벡터 $\vec{a}^*$는 $\vec{b}$와 $\vec{c}$에 수직이다. 마찬가지 방법으로 다음의 결과를 얻을 수 있다.

$$\vec{b}^* \cdot \vec{c} = \vec{b}^* \cdot \vec{a} = 0 \tag{5.28}$$

$$\vec{c}^* \cdot \vec{a} = \vec{c}^* \cdot \vec{b} = 0 \tag{5.29}$$

즉, 역격자벡터 $\vec{b}^*$는 $\vec{c}$와 $\vec{a}$에 수직이고, $\vec{c}^*$는 $\vec{a}$와 $\vec{b}$에 수직이다. 만약 실공간의 $\vec{a}, \vec{b}, \vec{c}$가 사방정(orthorhombic), 정방정(tetragonal), 입방정(cubic)에서와 같이 서로 수직인 경우에는 $\vec{a}^* // \vec{a}, \vec{b}^* // \vec{b}, \vec{c}^* // \vec{c}$의 관계가 성립한다. 즉, 역격자벡터와 실공간벡터는 평행한 방향을 갖는다.

이제 역격자벡터의 크기에 관한 성질을 알아보기 위해 $\vec{a}^*$와 $\vec{a}$의 내적을 구해 보면,

$$\vec{a}^* \cdot \vec{a} = \frac{(\vec{b} \times \vec{c})}{\Omega} \cdot \vec{a} = \frac{(\vec{b} \times \vec{c}) \cdot \vec{a}}{\vec{a} \cdot (\vec{b} \times \vec{c})} = 1 \tag{5.30}$$

이며, 마찬가지로 $\vec{b}^* \cdot \vec{b} = 1$, $\vec{c}^* \cdot \vec{c} = 1$이다. 만약 θ_1이 $\vec{a}^*$와 $\vec{a}$ 사이의 각이라면,

$$\vec{a}^* \cdot \vec{a} = |\vec{a}^*||\vec{a}|\cos\theta_1 = 1 \tag{5.31}$$

$$|\vec{a}^*| = \frac{1}{|\vec{a}|\cos\theta_1} \tag{5.32}$$

이다. 마찬가지로, θ_2가 $\vec{b}^*$와 $\vec{b}$ 사이의 각, θ_3가 $\vec{c}^*$와 $\vec{c}$ 사이의 각이라면,

$$|\vec{b}^*| = \frac{1}{|\vec{b}|\cos\theta_2} \tag{5.33}$$

$$|\vec{c}^*| = \frac{1}{|\vec{c}|\cos\theta_3} \tag{5.34}$$

로 표시할 수 있다.

결정계가 사방정, 정방정, 입방정에서와 같이 $\vec{a}\perp\vec{b}\perp\vec{c}$인 경우 $\theta_i = 0$이고, 따라서 $\cos\theta_1 = 1$이므로

$$|\vec{a}^*| = \frac{1}{|\vec{a}|},\quad |\vec{b}^*| = \frac{1}{|\vec{b}|},\quad |\vec{c}^*| = \frac{1}{|\vec{c}|} \tag{5.35}$$

이 된다. 즉, 역격자벡터의 크기는 실공간벡터 크기의 역수에 해당된다.

지금까지 기본 역격자벡터 $\vec{a}^*, \vec{b}^*, \vec{c}^*$에 대하여 알아보았다. 이제 이 역격자벡터로 구성된 일반 역격자벡터(general reciprocal lattice vector)

$$\vec{g}^* = h\vec{a}^* + k\vec{b}^* + l\vec{c}^* \quad (h, k, l\text{은 정수}) \tag{5.36}$$

의 성질에 대하여 알아보기 위하여 그림 5-1에서 보여 주는 실공간 내의 한 면 ABC를 생각하자. 원점 O에서 면 ABC가 세 축 x, y, z와 만나는 점까지의 거리를 각각 OA, OB, OC라고 하고

$$\overrightarrow{OA} = \frac{\vec{a}}{h},\quad \overrightarrow{OB} = \frac{\vec{b}}{k},\quad \overrightarrow{OC} = \frac{\vec{c}}{l} \tag{5.37}$$

라고 할 때, 면 ABC의 면 지수는 (hkl)이 된다.

$\vec{g}^*$의 방향을 알기 위하여 $\vec{g}^* \cdot \overrightarrow{AB}$의 값을 계산하면

$$\begin{aligned}\vec{g}^* \cdot \overrightarrow{AB} &= \vec{g}^* \cdot \left(\frac{\vec{b}}{k} - \frac{\vec{a}}{h}\right) \\ &= h\vec{a}^* + k\vec{b}^* + l\vec{c}^* \cdot \left(\frac{\vec{b}}{k} - \frac{\vec{a}}{h}\right) \\ &= 0\end{aligned} \tag{5.38}$$

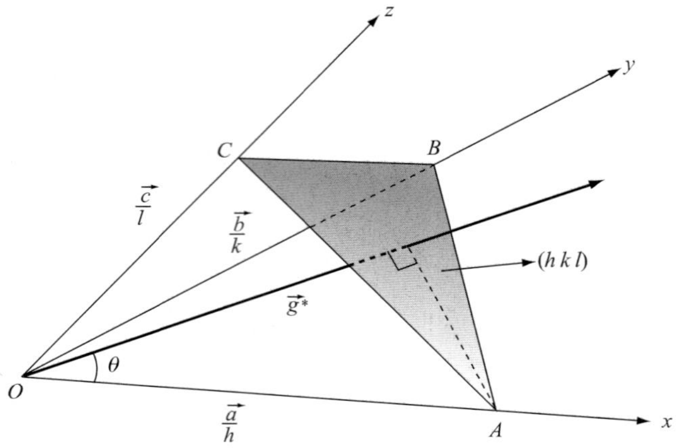

그림 5-2 역격자벡터와 실공간 내의 (hkl) 격자면과의 관계

이고 마찬가지로 $\vec{g}^* \cdot \overrightarrow{BC} = 0$이다. 이 결과로 hkl로 표시되는 역격자벡터 $\vec{g}^* = h\vec{a}^* + k\vec{b}^* + l\vec{c}^*$는 실공간 내의 면 ABC, 즉 (hkl)면에 수직임을 알 수 있다.

만약 θ가 $\vec{g}^*$와 $\overrightarrow{OA}$ 사이의 각이라면, 원점 O에서 (hkl)면 사이의 면간거리 d_{hkl}은

$$d_{hkl} = |\overrightarrow{OA}|\cos\theta \tag{5.39}$$

가 된다.

$$\cos\theta = \frac{\overrightarrow{OA}}{|\overrightarrow{OA}|} \cdot \frac{\vec{g}^*_{hkl}}{|\vec{g}^*_{hkl}|} \tag{5.40}$$

임을 이용하여 간단히 나타내면

$$\begin{aligned} d_{hkl} &= \overrightarrow{OA} \cdot \frac{\vec{g}^*_{hkl}}{|\vec{g}^*_{hkl}|} \\ &= \frac{\vec{a}}{h} \cdot \frac{h\vec{a}^* + k\vec{b}^* + l\vec{c}^*}{|\vec{g}^*_{hkl}|} \\ &= \frac{1}{|\vec{g}^*_{hkl}|} \end{aligned} \tag{5.41}$$

이다. 그러므로 $|\vec{g}^*_{hkl}| = \dfrac{1}{d_{hkl}}$이 된다. 즉, $\vec{g}^*$의 크기는 실공간의 (hkl) 격자면의 면간거리의 역수이다.

이런 결과들을 이용하여 그림 5-3과 같이 왼쪽에 있는 실공간 내의 기본 벡터 $\vec{a}$, $\vec{b}$, $\vec{c}$

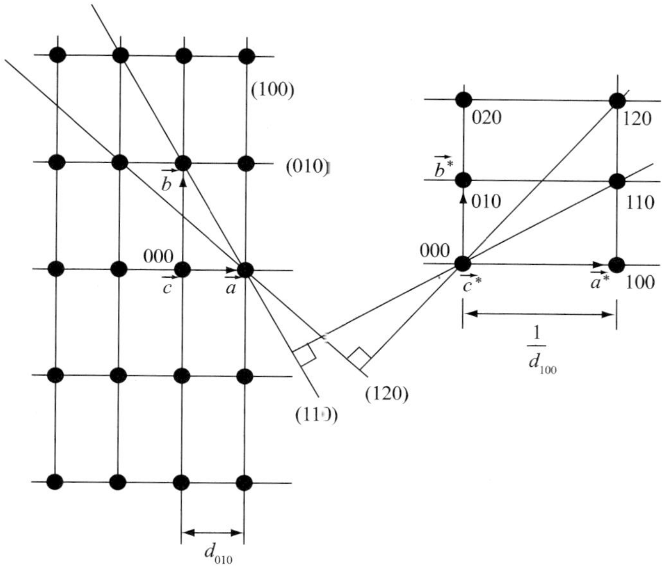

그림 5-3 역격자벡터 $\vec{g}^*$의 방향이 (hkl)면에 수직이고 크기는 $1/d_{hkl}$임을 이용하여 왼쪽 직사각형 실격자에서 오른쪽에 있는 역격자를 그릴 수 있다.

에서 오른쪽에 있는 역격자의 기본 벡터 $\vec{a}^*$, $\vec{b}^*$, $\vec{c}^*$를 그릴 수 있다. 역격자의 기본 벡터를 이용하여 일반 역격자벡터 $\vec{g}^* = h\vec{a}^* + k\vec{b}^* + l\vec{c}^*$를 그릴 수 있다. 역격자점은 역격자벡터의 hkl을 이용하여 표시한다. 예를 들어 000은 역격자의 원점을 나타내고 123은 $\vec{g}^* = 1\vec{a}^* + 2\vec{b}^* + 3\vec{c}^*$를 나타내는 점을 표시한다. 이와 같이 역격자점의 hkl을 정하는 것을 지수매기기(indexing)라고 한다.

5.3 이월드 구

3차원 공간에서 일어나는 회절현상을 기하학적으로 쉽게 이해하기 위해 역격자와 관련하여 이월드(Ewald)가 만들어 낸 것이 **이월드 구**의 개념이다. 먼저 결정의 방향을 정확히 결정한 후, 여기에서 역격자를 만들고 역격자의 원점을 정한다. 다음은 입사파와 같은 방향으로 하고 끝나는 점을 역격자의 원점이 되도록 하며, 크기는 파장의 역수$(1/\lambda)$ 입사파의 벡터 $\vec{k}$를 정한다. 파동벡터 $\vec{k}$의 시작점을 구의 중심으로 하고 반지름이 파동벡터의 크기 $k = 1/\lambda$인 구가 바로 이월드 구이다. 그림 5-4에 점선으로 이월드 구를 나타내었다.

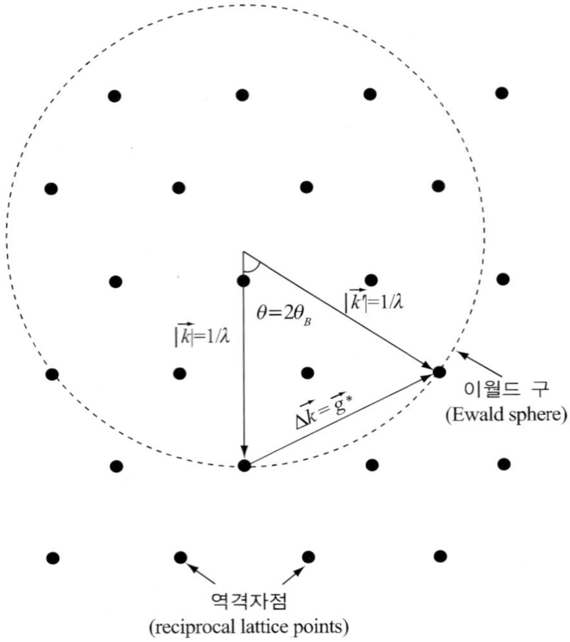

그림 5-4 이월드 구와 역격자와의 만남

그림 5-4에 나타낸 것과 같이 반지름 $k=1/\lambda$의 이월드 구가 역격자점과 만나면, 구의 중심에서 만난 역격자점까지의 벡터를 $\vec{k}'$이라고 하면 두 벡터의 차는 $\Delta\vec{k}=\vec{k}'-\vec{k}$가 된다. 격자의 원점에서 구와 만난 역격자점까지는 일반 역격자벡터 $\vec{g}^*_{hkl}$이므로 $\Delta\vec{k}=\vec{g}^*_{hkl}$의 라우에조건을 만족하게 된다. 라우에조건을 만족함에 따라 $\vec{k}'$ 방향으로 강한 회절이 일어나 회절빔이 된다. 따라서 이월드 구와 역격자점이 만나면 항상 라우에조건에 따라 강한 회절이 일어난다.

$\vec{k}'$과 $\vec{k}$ 사이의 각도를 $\theta(=2\theta_B)$라고 하면 이월드 구에서

$$|\Delta\vec{k}|=2k\sin\frac{\theta}{2} \tag{5.42}$$

$$|\Delta\vec{k}|=2\frac{1}{\lambda}\sin\frac{\theta}{2} \tag{5.43}$$

$$|\Delta\vec{k}|=2\frac{1}{\lambda}\sin\theta_B \tag{5.44}$$

이다. 라우에조건에서 $\Delta\vec{k}=\vec{g}^*_{hkl}$이고, 역격자벡터의 크기는 면간거리의 역수로

$$|\vec{g}^*|=\frac{1}{d_{hkl}} \tag{5.45}$$

이므로

$$2\frac{1}{\lambda}\sin\theta_B = \frac{1}{d_{hkl}} \tag{5.46}$$

이므로

$$\lambda = 2d_{hkl}\sin\theta_B \tag{5.47}$$

로 브래그법칙을 만족하게 된다. 따라서 강한 회절이 브래그각 θ_B를 만족하면서 회절파벡터 $\vec{k}'$을 따라 일어나게 된다. 그러므로 이월드 구와 역격자점이 만나면 항상 브래그조건에 따라 강한 회절이 일어난다. 브래그조건에 따라 입사파벡터 방향과 어떤 각도 θ_B에서 강한 회절빔이 만들어지는데 이 빔을 **브래그빔**(Bragg beam)이라고 한다.

일반 역격자벡터 $\vec{g}^*_{hkl}$은 실격자의 격자면 (hkl)에 항상 수직이므로, 그림 5-4에 나타낸 것과 같이 그릴 수 있다. 이 그림에서 브래그법칙을 만족시키는 각도를 브래그각 θ_B라고 하고, 그림에서 왼쪽에서 입사하는 파가 격자면 (hkl)에서 마치 브래그 각도로 반사되고 있는 것과 같이 보인다. 입사파벡터 $\vec{k}$가 격자면과 각도 θ_B를 이루면 결정에서 강한 회절이 일어나고, 회절이 최대가 되는 방향은 $\vec{k}'$으로 $\vec{k}$와의 각도가 $\theta = 2\theta_B$인 방향이다. 그림 5-5와 같이 회절빔이 마치 반사되는 것처럼 보이므로 회절빔을 반사(reflection)빔이라고도 한다.

그림 5-6과 같이 입사파벡터와 회절파벡터를 이월드 구에 그대로 옮겨 놓으면 그림

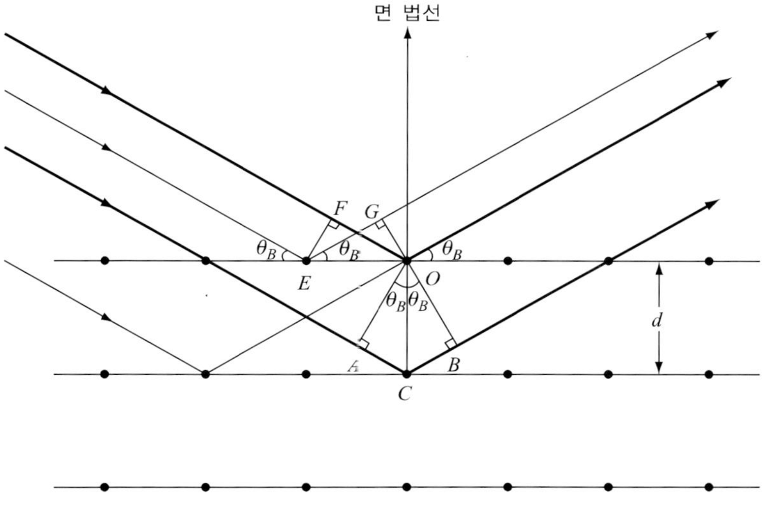

그림 5-5 $\Delta\vec{k} = \vec{g}^*$를 만족하여 브래그법칙을 만족하는 회절빔

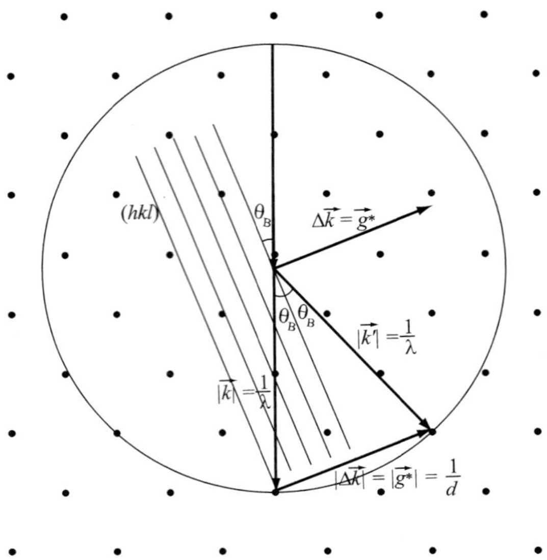

그림 5-6 회절이 이월드 구의 중심에서 일어난다.

5-5의 격자면에서 일어나는 회절은 이월드 구의 중심에서 일어나는 것으로 생각할 수 있다. 이월드 구의 중심에서 입사파는 그대로 투과하기도 하고 브래그조건에 따라 $\theta = 2\theta_B$ 인 방향인 $\vec{k}'$으로 강한 회절이 일어나기도 한다.

만일 입사파의 방향은 고정하고 결정을 회전하는 경우를 생각해 보자. 결정이 회전함에 따라 역격자점도 회전을 하게 되어 이월드 구와 역격자가 만났다가 멀어지므로 회절이 일어나지 않는다. 계속 회전하면 다시 역격자점과 이월드 구가 만나게 되고, 구의 중심과 만난 역격자점을 따라 브래그 각도로 강한 회절파가 만들어진다.

또한 결정은 고정시키고 입사파의 방향을 바꾸는 경우를 생각해 보자. 입사파의 방향이 바뀜에 따라 이월드 구의 중심도 바뀌게 된다. 역격자점은 고정되어 있으나, 이월드 구의 중심이 바뀜에 따라 역격자점과 이월드 구가 만날 수 있게 된다. 만나면 구의 중심과 만난 역격자점을 따라 강한 회절이 일어난다.

이월드 구의 크기는 파의 파장 λ에 반비례한다. 역격자의 크기는 격자 크기의 역수이다. 격자상수가 보통 재료의 경우 대부분 $a = 0.1 \sim 0.5\,\text{nm}$이므로 역격자의 크기는 대략 $a^* = 2 \sim 10\,\text{nm}^{-1}$이다. X선의 경우 파장 $\lambda = 0.1\,\text{nm}$이므로, 구의 반지름 $r = 1/0.1\,\text{nm} = 10\,\text{nm}^{-1}$가 되어 그림 5-7 (a)에서 보이는 것과 같이 구의 반지름과 역격자의 크기가 비슷하다. 그러나 빠른 전자의 경우 파장 $\lambda = 10^{-3}\,\text{nm}$이므로 구의 반지름 $r = 1/10^{-3}\,\text{nm} = 1{,}000\,\text{nm}^{-1}$이어서 X선의 경우보다 약 100배나 크다. 그림 5-7 (b)와 같이 역격자의 크기보다 전자의 이월드 구의 반지름이 훨씬 크므로 우리가 관심이 있는

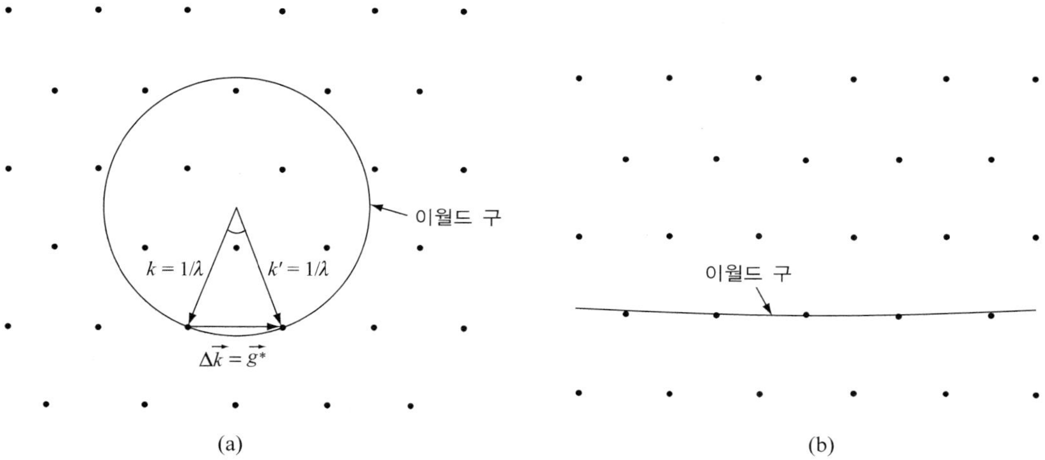

그림 5–7 파장에 따른 이월드 구의 크기 (a) X선의 경우 (b) 빠른 전자의 경우

역격자 원점 근처의 역격자의 크기를 기준으로 생각하면 구는 역격자 원점 부근에서 평평하다고 생각한다. 이 차이는 나중에 일정한 크기의 결정의 회절을 공부할 때 중요시되는 개념이다.

그리고 전자회절상은 평평한 이월드 구와 역격자가 만나는 점으로 이루어지므로 전자회절상은 역격자 원점을 중심으로 하여 역격자면의 일부를 그대로 나타낸다. 이월드 구와 만나 평평한 역격자면(reciprocal lattice plane)은 입사전자빔에 수직이므로 전자빔 방향을 알면 전자회절상을 만드는 역격자면을 그릴 수 있다.

5.4 구조인자

앞의 식 (5.8)에서 단위포의 푸리에변환인 구조인자는

$$F(\Delta\vec{k}) = \sum_j f_j(\Delta\vec{k})\exp(-2\pi i\Delta\vec{k}\cdot\vec{r}_j) \tag{5.8}$$

이므로 여기서 기저인 단위포 내의 원자 위치를 나타내는 $\vec{r}_j$를 $\vec{r}_j = u\vec{a}+v\vec{b}+w\vec{c}(u, v, w < 1)$로 표시하고, 회절조건인 $\Delta\vec{k} = \vec{g}^*_{hkl} = h\vec{a}^* + k\vec{b}^* + l\vec{c}^*$를 대입하면

$$F = \sum_j f_j(\Delta\vec{k})\exp\{-2\pi i(hu+kv+lw)\} \tag{5.48}$$

로 나타낼 수 있다.

$\Delta\vec{k} = \vec{g}^*_{hkl}$을 만족하더라도 구조인자 $F(\Delta\vec{k}) = 0$이 되어 회절파의 진폭이 영이 되는 경우가 있다. 우리가 결정에서 격자와 기저를 잡아 줄 때 단위포가 포당 격자점이 하나만 들어 있는 단격자 단위포이면 이 단위포의 푸리에변환인 구조인자가 영이 되는 경우가 생기지 않으나, 단위포 내에 격자점이 둘 이상 포함되어 있는 다격자 단위포(non-primitive unit cell)의 경우 단위포의 푸리에변환인 구조인자는 단위포 내의 격자끼리의 상호 간섭으로 인해 구조인자가 영이 되는 경우가 생긴다.

먼저 간단한 결정구조에 대해 구조인자를 알아보기로 하자. 단순입방(simple cubic, sc)의 경우, 단위포에는 000 위치에 있는 원자 하나가 있다. 따라서 구조인자를 나타내는 식 (5.48)에서 u, v, w에 각각 0, 0, 0을 대입하면,

$$\begin{aligned} F &= \sum_j f_j \exp\{-2\pi i(hu+kv+lw)\} \\ &= f_A \exp\{-2\pi i(0+0+0)\} \qquad (5.49) \\ &= f_A \end{aligned}$$

를 얻을 수 있다. 회절강도는 구조인자와 그 공액복소수 곱에 비례하므로

$$I = F^2 = f_A^2 \qquad (5.50)$$

이 되어 hkl에 상관없이 모든 hkl면에 대해 회절이 일어난다. 앞에서 전자회절상은 반지름이 매우 큰 이월드 구와 역격자의 교점으로 만들어지므로 역격자의 한 면을 나타낸다.

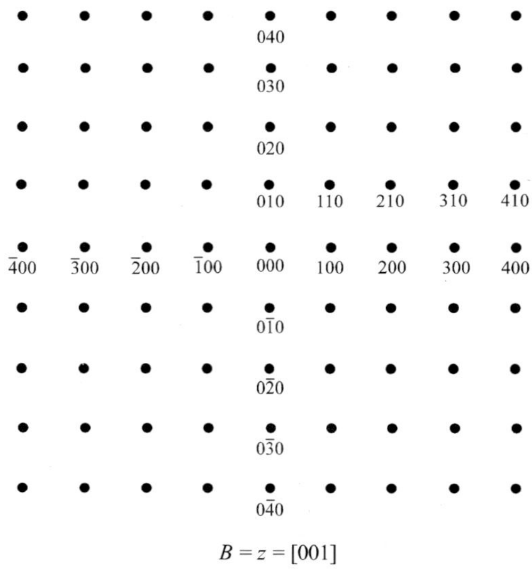

그림 5-8 단순입방의 [001] 전자회절상. B는 전자빔 방향이며 z는 정대축을 나타낸다.

그림 5-8은 단순입방의 (001) 역격자면으로, 전자빔이 [001] 방향으로 입사하였을 때의 이 방향에 수직인 면이다. 모든 hkl점에서 회절이 일어난다. B는 전자빔 방향이고 z는 hkl면에 수직인 정대축이다.

예제 5-2

체심입방(body centered cubic, bcc)구조의 구조인자를 계산하고 h, k, l에 따라 회절강도가 어떻게 달라지는지 설명하시오. [001] 방향으로 전자빔이 입사했을 때 회절상을 그리시오.

풀이

체심입방은 단위포에서 위치 000, 1/2 1/2 1/2에 있는 두 개의 원자로 구성되므로 식의 u, v, w 대신에 각각 000, 1/2 1/2 1/2를 대입하면,

$$\begin{aligned} F &= \sum_j f_j \exp\{-2\pi i(hu+kv+lw)\} \\ &= f_A \exp\left[-2\pi i\left\{(0+0+0)+\left(\frac{h}{2}+\frac{k}{2}+\frac{l}{2}\right)\right\}\right] \\ &= f_A[1+\exp\{-\pi i(h+k+l)\}] \end{aligned} \tag{5.51}$$

이 된다. $(h+k+l)$=(짝수)일 경우,

$$\begin{aligned} F &= f_A[1+\exp\{-\pi i(2n)\}] \\ &= f_A(1+1) \\ &= 2f_A \end{aligned} \tag{5.52}$$

가 되어 회절이 일어나게 된다. 이때 회절강도는

$$\begin{aligned} I &= F^2 = (2f_A)^2 \\ &= 4f_A^2 \end{aligned} \tag{5.53}$$

가 된다.

만약 $(h+k+l)$=(홀수)라면 구조인자 F는

$$\begin{aligned} F &= f_A[1+\exp\{-\pi i(2n+1)\}] \\ &= f_A(1-1) \\ &= 0 \end{aligned} \tag{5.54}$$

이고, 강도는

$$I = F^2 = 0 \tag{5.55}$$

이 되어 회절이 일어나지 않는다. 그림 5-9는 체심입방구조에 전자빔이 [001] 방향으로 입사하였을 때 만들어지는 회절상이다. $h+k+l$=(홀수)인 경우 회절이 일어나지 않는다.

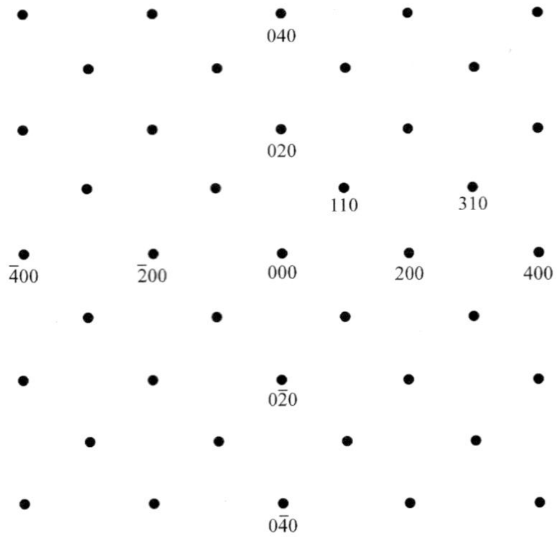

$B = z = [001]$

그림 5-9 체심입방(bcc)의 [001] 전자회절상

예제 5-3

면심입방(face centered cubic, fcc)의 구조인자를 계산하고 h, k, l에 따라 회절강도가 어떻게 달라지는지 설명하시오. [001] 방향으로 전자빔이 입사했을 때 회절상을 그리시오.

풀이

면심입방구조의 단위포는 000, 1/2 1/2 0, 1/2 0 1/2, 0 1/2 1/2에 있는 4개의 원자로 구성되므로 식의 u, v, w 대신에 각각을 대입하면

$$\begin{aligned} F &= \sum_j f_j \exp\{-2\pi i(hu+kv+lw)\} \\ &= f_A \exp\left[-2\pi i\left\{(0+0+0)+\left(\frac{h}{2}+\frac{k}{2}+0\right)+\left(\frac{h}{2}+0+\frac{l}{2}\right)+\left(0+\frac{k}{2}+\frac{l}{2}\right)\right\}\right] \\ &= f_A[1+\exp\{-\pi i(h+k)\}+\exp\{-\pi i(h+l)\}+\exp\{-\pi i(k+l)\}\end{aligned} \tag{5.56}$$

이 된다. 만약 h, k, 그리고 l이 모두 짝수거나 모두 홀수라면 이들의 3가지 합인 $(h+k)$, $(h+l)$, 그리고 $(k+l)$이 모두 짝수가 되어 식의 모든 항의 값이 1이 된다. 따라서 구조인자 F는

$$F = 4f_A \tag{5.57}$$

가 된다. 따라서 회절강도는

$$I = F^2 = (4f_A)^2 \tag{5.58}$$
$$= 16f_A^{\ 2}$$

가 되어 회절이 일어난다.

만약 h, k, l이 2개가 짝수이고 1개가 홀수이거나, 1개가 짝수이고 2개가 홀수로 짝수와 홀수가 섞여 있다면 모든 항의 합은 0이 된다. 예를 들어 h와 l이 홀수이고 k가 짝수인 121이면

$$F = 0 \tag{5.59}$$

$$I = F^2 = 0 \tag{5.60}$$

이 되어 회절이 일어나지 않는다. 그림 5-10은 면심입방(fcc)구조에 전자빔이 [001] 방향으로 입사하였을 때 만들어지는 전자회절상이다. 홀수와 짝수가 섞여 있으면 회절이 일어나지 않는다.

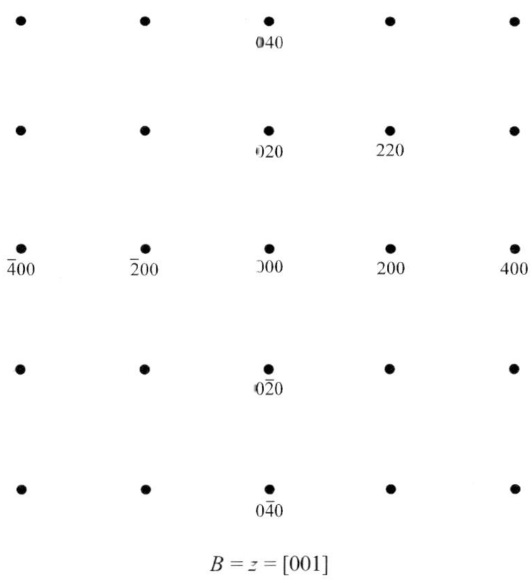

그림 5-10 면심입방(fcc)구조의 [001] 전자회절상

예제 5-4

다이아몬드입방(diamond cubic, dc)구조의 구조인자를 계산하고 h, k, l에 따라 회절강도가 어떻게 달라지는지 설명하시오. [001] 방향으로 전자빔이 입사했을 때 회절상을 그리시오.

풀이

다이아몬드입방구조에서 단위포는 4개의 면심입방 격자점에 기저로 000과 1/4 1/4 1/4의 위치를 더하여 얻은 총 8개의 원자로 구성된다. 단위포의 투과함수는 면심입방격자의 투과함수인 델타함수와 기저의 투과함수의 콘볼루션으로 나타낼 수 있다. 따라서 단위포 투과함수의 푸리에변환인 기저함수의 푸리에변환과 면심입방격자의 푸리에변환의 곱으로 나타낸다.

$$\begin{aligned} F &= \left[f_A + f_A \exp\left\{-\frac{\pi i}{2}(h+k+l)\right\}\right] \\ &\quad \times [1+\exp\{-\pi i(h+k)\}+\exp\{-\pi i(h+l)\}+\exp\{-\pi i(k+l)\}] \\ &= f_A\left[1+\exp\left\{-\frac{\pi i}{2}(h+k+l)\right\}\right] \\ &\quad \times [1+\exp\{-\pi i(h+k)\}+\exp\{-\pi i(h+l)\}+\exp\{-\pi i(k+l)\}\} \end{aligned} \tag{5.61}$$

첫 번째 대괄호 항은 기저함수의 푸리에변환이고, 두 번째 대괄호항은 면심입방격자를 델타함수로 나타낸 다음 이를 푸리에변환한 것이다. 식에서 만약 h, k, l이 홀수와 짝수로 섞여 있다면 면심입방의 경우와 마찬가지로 식의 마지막 대괄호 안이 0이 된다. 따라서 구조인자는

$$\begin{aligned} F &= f_A\left[1+\exp\left\{-\frac{\pi i}{2}(h+k+l)\right\}\right] \times 0 \\ &= 0 \end{aligned} \tag{5.62}$$

이 되어 회절이 일어나지 않는다.

만약 h, k, l이 홀수로만 이루어져 있다면 구조인자는

$$\begin{aligned} F &= f_A\left[1+\exp\left\{-\frac{\pi i}{2}(3)\right\}\right] \times 4 \\ &= 4f_A(1-i) \end{aligned} \tag{5.63}$$

가 되고 회절강도는

$$\begin{aligned} I &= FF^* \\ &= \{4f_A(1-i)\} \times \{4f_A(1+i)\} \\ &= 32f_A^2 \end{aligned} \tag{5.64}$$

가 되어 회절이 일어난다.

h, k, l이 짝수로만 이루어져 있을 경우는 식 (5.61)의 첫 번째 대괄호 안의 값에 따라 다음의 두 가지로 나누어진다. h, k, l이 짝수이고 $(h+k+l)=4n$(n은 정수)일 경우, 구조인자는

$$F = f_A\left[1+\exp\left\{-\frac{\pi i}{2}(4n)\right\}\right]\times 4 \tag{5.65}$$
$$= 8f_A$$

가 되고, 따라서 회절강도는

$$I = F^2 = 64f_A^2 \tag{5.66}$$

가 되어 회절이 일어난다. 만약 h, k, l이 짝수이고 $(h+k+l)=4(n+1/2)$(n은 정수)일 경우, 구조인자는

$$F = f_A[1+\exp\{-\pi i(2n+1)\}]\times 4$$
$$= f_A\{1+(-1)\}\times 4$$
$$= 0 \tag{5.67}$$
$$I = F^2 = 0 \tag{5.68}$$

이 되어 회절이 일어나지 않는다.

그림 5-11은 다이아몬드입방(dc)구조의 [001] 방향으로 전자빔이 입사하였을 때 전자회절상이다. h, k, l이 서로 섞여 있을 때 회절이 일어나지 않으며 $h+k+l=4n+2$일 경우에도 회절이 일어나지 않는다.

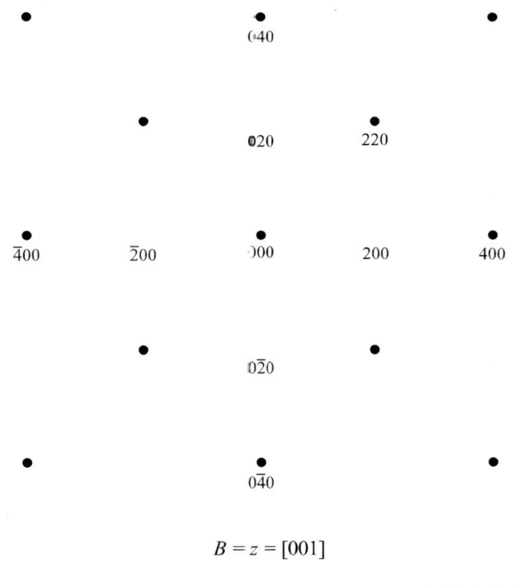

그림 5-11 다이아몬드입방(dc)의 [001] 전자회절상

예제 5-5

NaCl 구조의 구조인자를 계산하고 h, k, l에 따라 회절강도가 어떻게 달라지는지 설명하시오.

풀이

NaCl의 격자는 면심입방이고 기저는 000에 있는 Na 하나와 1/2 1/2 1/2에 있는 Cl 원자 하나이고 공간군(space group)은 $Fm3m$이고 단위포 내에 4개의 NaCl이 들어 있다. 각각의 원자의 산란진폭을 f_{Na}와 f_{Cl}이라고 하자. 구조인자는 기저함수의 푸리에변환과 면심입방격자의 푸리에변환의 곱으로

$$\begin{aligned} F = & [f_{\mathrm{Na}} + f_{\mathrm{Cl}}\exp\{-\pi i(h+k+l)\}] \\ & \times [1+\exp\{-\pi i(h+k)\}+\exp\{-\pi i(h+l)\}+\exp\{-\pi i(k+l)\}] \end{aligned} \tag{5.69}$$

이고 각 hkl에 따라 구조인자를 분류하면 다음과 같다.

h, k, l이 짝수와 홀수가 섞여 있으면 면심입방(fcc)구조의 경우와 유사하게

$$\begin{aligned} F &= [f_{\mathrm{Na}} + f_{\mathrm{Cl}}\exp\{-\pi i(h+k+l)\}] \times 0 \\ &= 0 \end{aligned} \tag{5.70}$$

$$I = F^2 = 0 \tag{5.71}$$

이 되어 회절이 일어나지 않는다.

h, k, l이 모두 짝수이거나 홀수일 경우는 $(h+k+l)$이 짝수일 경우와 홀수일 경우, 두 경우로 나누어 생각할 수 있다. $(h+k+l)=$(짝수)일 경우에 구조인자는

$$F = 4(f_{\mathrm{Na}} + f_{\mathrm{Cl}}) \tag{5.72}$$

이 되고 회절강도는

$$I = F^2 = 16(f_{\mathrm{Na}} + f_{\mathrm{Cl}})^2 \tag{5.73}$$

이 되어 강한 회절이 일어난다.

$(h+k+l)=$(홀수)일 경우에 구조인자는

$$\begin{aligned} F &= (f_{\mathrm{Na}} - f_{\mathrm{Cl}}) \times 4 \\ &= 4(f_{\mathrm{Na}} - f_{\mathrm{Cl}}) \end{aligned} \tag{5.74}$$

이 되고 회절강도는

$$I = F^2 = 16(f_{\mathrm{Na}} - f_{\mathrm{Cl}})^2 \tag{5.75}$$

이 되어 약한 회절이 일어난다. 면심입방(fcc)의 경우와 마찬가지로 NaCl에 대해 회절점의 존재 여부는 꼭 같으나 NaCl의 경우 h, k, l이 모두 홀수인 경우 회절점의 강도가 더 약해

진다. 이와 같이 단위포 내에 한 종류 이상의 원자가 포함되어 있을 경우 구조인자의 크기는 회절점에 따라 변한다.

5.5 형상인자

결정에 결함이 없고 크기가 무한대로 연장된다면 무한대 결정의 투과함수는

$$\begin{aligned}\phi_{infinite\ crystal} &= m_{unit\ cell}(\vec{r}) \times D(\vec{r}) \\ &= m_{unit\ cell}(\vec{r}) * \sum_{n=-\infty}^{\infty} \delta(\vec{r} - \vec{r}_n)\end{aligned} \tag{5.76}$$

이고, 무한대 결정에서의 회절파의 진폭은

$$\begin{aligned}\psi_{infinite\ crystal} &= F(\Delta\vec{k}) \sum_{-\infty}^{\infty} \exp(-2\pi i \Delta\vec{k} \cdot \vec{r}_n) \\ &= F(\Delta\vec{k}) \sum_h \delta(\Delta\vec{k} - h\vec{a}^*) \sum_k \delta(\Delta\vec{k} - k\vec{b}^*) \sum_l \delta(\Delta\vec{k} - l\vec{c}^*) \\ &= F(\Delta\vec{k}) \sum_{h,k,l} \delta(\Delta\vec{k} - \vec{g}^*)\end{aligned} \tag{5.77}$$

이다. 식에서 역격자점은 역격자 공간에서 무한대로 뾰족한 델타함수가 된다. 또한 브래그법칙에 따라 어떤 특정한 각도들에서 무한대로 좁은 각도 범위를 지닌 빔이 만들어진다고 생각할 수 있다. 실제 실험에서는 결정의 크기가 무한대가 아닌 일정한 크기를 지닌 결정을 사용하며, 전자빔을 무한대 크기로 조명하지 않고 결정의 일부 영역만 조명한다. 따라서 실제 실험에는 전자현미경 시편 자체와 시편에 조명되는 전자빔의 조명 영역으로 정해지는 일정한 크기의 결정이 사용된다.

우선 간단하면서 무한대 크기의 결정이 아닌 실제 실험에서 쓰이는 유한한 크기의 결정의 회절을 생각해 보자. 무한결정의 격자를 델타함수로 표시하면 합의 범위를 무한대로 해야 하기 때문에

$$D(\vec{r}) = \sum_{n=-\infty}^{\infty} \delta(\vec{r} - \vec{r}_n) \tag{5.78}$$

으로 표시한다. 일정한 크기의 결정인 경우 그 합을 무한대로 하지 않고 일정 범위로 해야 한다. 일정 범위로 한정하기 위해 결정의 크기를 한정시키는 형상인자(shape factor)를 사용하여 일정 크기의 결정을 나타낸다. 형상인자를

$$S(\vec{r}) = \begin{cases} 1, & \text{결정 내부} \\ 0, & \text{결정 외부} \end{cases} \tag{5.79}$$

로 표시하면, 유한 크기의 결정의 투과함수는

$$\phi_{finite\ crystal} = m_{unit\ cell}(\vec{r}) * \{D(\vec{r}) \times S(\vec{r})\} \tag{5.80}$$

이 된다.

회절파의 진폭은 이 투과함수를 푸리에변환한 것이고, 콘볼루션의 성질 중 두 함수의 콘볼루션의 푸리에변환은 각 함수의 푸리에변환의 곱이라는 사실을 이용하면

$$\begin{aligned} \psi_{finite\ crystal}(\Delta\vec{k}) &= \int_{-\infty}^{\infty} m_{unit\ cell}(\vec{r}) * \{D(\vec{r}) \times S(\vec{r})\}\exp(-2\pi i\Delta\vec{k}\cdot\vec{r})d\vec{r} \\ &= F(\Delta\vec{k})\int_{-\infty}^{\infty} \{D(\vec{r}) \times S(\vec{r})\}\exp(-2\pi i\Delta\vec{k}\cdot\vec{r})d\vec{r} \end{aligned} \tag{5.81}$$

이다. 여기서 구조인자 $F(\Delta\vec{k})$는 단위포의 투과함수를 푸리에변환한 것으로 그림 5-12 (a)에 나타내었다. 식의 두 번째 항은 $D(\vec{r}) \times S(\vec{r})$를 푸리에변환한 것이다.

식에서 두 함수들의 곱의 푸리에변환은 각 함수의 푸리에변환의 콘볼루션이라는 푸리에변환의 한 성질을 이용하면

$$\int \{D(r) \times S(r)\}\exp(-2\pi i\Delta kr)dr = \tilde{D}(\Delta\vec{k}) * \tilde{S}(\Delta\vec{k}) \tag{5.82}$$

이다. 여기서 무한의 결정격자를 나타내는 $D(\vec{r})$을 푸리에변환하여 역격자를 나타내는 함수를 $\tilde{D}(\Delta\vec{k})$, 형상인자 $S(\vec{r})$의 푸리에변환을 $\tilde{S}(\Delta\vec{k})$라 표시하였다. 그림 5-12 (b)와 (c)에 각각 $\tilde{D}(\Delta\vec{k})$와 $\tilde{S}(\Delta\vec{k})$을 나타내었다.

격자의 푸리에변환은 역격자이므로 이를 이용하여 식 (5.81)을 다시 쓰면

$$\begin{aligned} \psi_{finite\ crystal}(\Delta\vec{k}) &= F(\Delta\vec{k})\{\tilde{D}(\Delta\vec{k}) * \tilde{S}(\Delta\vec{k})\} \\ &= F(\Delta\vec{k})\sum\exp(-2\pi i\Delta\vec{k}\cdot\vec{r}_n) * \tilde{S}(\Delta\vec{k}) \\ &= F(\Delta\vec{k})\sum\delta(\Delta\vec{k}-\vec{g}^*) * \tilde{S}(\Delta\vec{k}) \end{aligned} \tag{5.83}$$

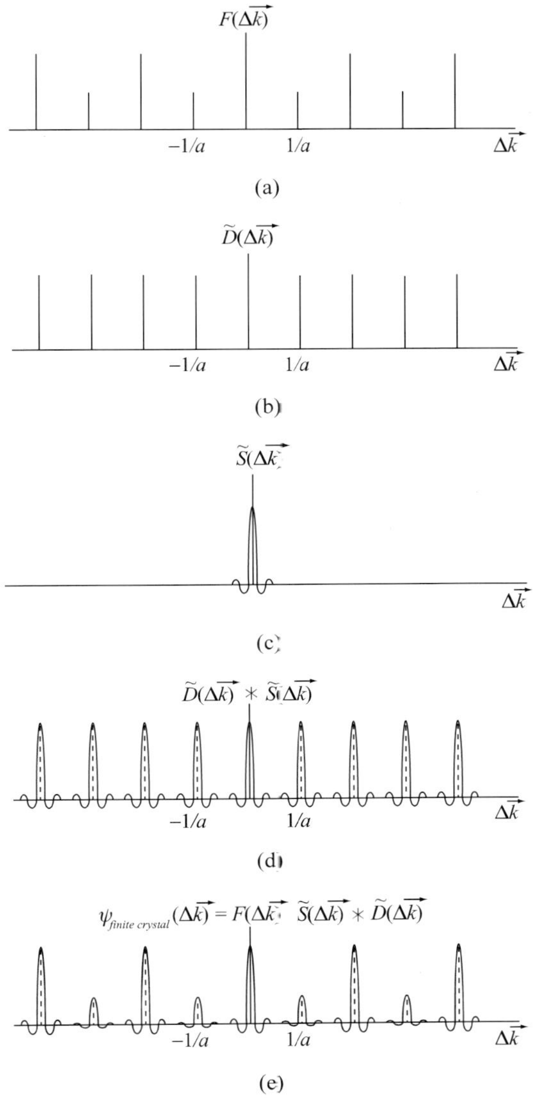

그림 5–12 형상인자의 영향을 나타낸 그림 (a) 단우포의 투과함수를 푸리에변환한 구조인자 (b) 무한의 결정격자를 푸리에변환한 역격자 (c) 형상인자의 푸리에변환 (d) 형상인자의 푸리에변환과 역격자의 콘볼루션 (e) 일정 크기의 결정어서의 회절파의 진폭

가 된다. 식에 있는 콘볼루션 $\sum\delta(\Delta\vec{k}-\vec{g}^*)*\tilde{S}(\Delta\vec{k})$에서 $\sum\delta(\Delta\vec{k}-\vec{g}^*)$는 역격자점을 나타낸다. 델타함수와 어떤 함수와의 콘볼루션은 그 함수를 델타함수의 위치에 각각 배열하는 것으로 나타난다. 즉, $\tilde{S}(\Delta\vec{k})$가 역격자점을 나타내는 델타함수와 콘볼루션이 되어 각 역격자점에 들어가 있는 모양이 되며, 그림 5-12 (d)에 $\tilde{D}(\Delta\vec{k})$와 $\tilde{S}(\Delta\vec{k})$를 콘볼루션한 $\tilde{D}(\Delta\vec{k})*\tilde{S}(\Delta\vec{k})$의 모습을 나타내었다. 식은 유한한 크기를 갖는 물체의 모양에 의

한 영향력인 형상인자가 각각의 역격자점에 영향력을 미치고 있는 것을 나타내는 것이다.

회절파의 진폭은 콘볼루션에 구조인자를 곱한 것으로 그림 5-12 (e)에 나타내었다. 구조인자에 따라 진폭의 크기가 차이가 나게 된다. 회절파의 강도는

$$I = \psi\psi^*$$
$$= \{F(\Delta\vec{k})\sum\delta(\Delta\vec{k} - \vec{g}^*) * \tilde{S}(\Delta\vec{k})\} \times \{F(\Delta\vec{k})\sum\delta(\Delta\vec{k} - \vec{g}^*) * \tilde{S}(\Delta\vec{k})\}^* \quad (5.84)$$

로 나타낸다.

예제 5-6

한 변이 A 인 정육면체의 결정을 형상인자로 표시하고, 이 형상인자를 푸리에변환하시오.

풀이

이 결정의 형상인자는

$$S(x, y, z) = \begin{cases} 1, & |x| \le \frac{A}{2},\ |y| \le \frac{A}{2},\ |z| \le \frac{A}{2} \\ 0, & \text{나머지} \end{cases} \quad (5.85)$$

이다. 변환을 편하게 하기 위해 3함수의 곱으로 다시 표시하면

$$S(x, y, z) = S_x(x) S_y(y) S_z(z) \quad (5.86)$$

$$S_x(x) = \begin{cases} 1, & |x| \le \frac{A}{2} \\ 0, \end{cases}$$

$$S_y(y) = \begin{cases} 1, & |y| \le \frac{A}{2} \\ 0, \end{cases} \quad (5.87)$$

$$S_z(z) = \begin{cases} 1, & |z| \le \frac{A}{2} \\ 0, \end{cases}$$

로 쓸 수 있다.

형상인자의 푸리에변환은

$$\tilde{S}(\Delta k_x, \Delta k_y, \Delta k_z) = \int\int\int S(x, y, z)\exp\{-2\pi i(\Delta k_x x + \Delta k_y y + \Delta k_z z)\}dxdydz \quad (5.88)$$
$$= \int S_x(x)\exp(-2\pi i\Delta k_x x)dx \int S_y(y)\exp(-2\pi i\Delta k_y y)dy \int S_z(z)\exp(-2\pi i\Delta k_z z)dz$$

이므로, 1차원에서 x 방향으로 $S_x(x)$의 푸리에변환

$$\tilde{S}_x(\Delta k_x) = A\frac{\sin(\pi \Delta k_x A)}{\pi \Delta k_x A} \tag{5.89}$$

를 이용하여

$$\begin{aligned}\tilde{S}(\Delta k_x,\ \Delta k_y,\ \Delta k_z) &= \tilde{S}_x(\Delta k_x)\tilde{S}_y(\Delta k_y)\tilde{S}_z(\Delta k_z) \\ &= A\frac{\sin(\pi \Delta k_x A)}{\pi \Delta k_x A} A\frac{\sin(\pi \Delta k_y A)}{\pi \Delta k_y A} A\frac{\sin(\pi \Delta k_z A)}{\pi \Delta k_z A}\end{aligned} \tag{5.90}$$

이다.

유한의 결정에서는 형상함수의 변환이 각 역격자점에 나타나므로 각 역격자점은 3차원에서 $\tilde{S}(\Delta \vec{k})$에 따라 점의 형태가 변화하게 된다. 아주 미세한 분말결정이나 미세한 입자의 다결정과 같이 입자가 작을 경우, 입자의 크기 때문에 생기는 형상인자의 영향을 쉽게 볼 수 있다. 역격자 공간에서는 실격자 공간과 역이 되므로, 분말이나 결정의 크기가 작아지면 작아질수록 해당되는 역격자점이 점점 더 퍼지게 된다. 이 경우, 임의의 방향에 대해서 길이가 늘어난 역격자점과 이월드 구가 교차하여 회절상을 형성할 때 회절피크가 어떤 일정한 각도값에서만 생기는 것이 아니고, 어떤 조그만 각도 범위에 걸쳐서 생기게 된다. 이것을 브래그 피크가 확장되었다고 한다.

역격자점이 늘어난 것을 몇 가지 방법으르 알 수 있다. 예를 들어 결정과 입사파 사이의 각도인 입사각을 고정시킨 다음, 각도 $\theta = 2\theta_B$에 따른 회절빔의 변화를 조사하면 대략 $\vec{g}^*_{hkl}$의 방향을 따라 역격자점이 어떻게 늘어났는지를 알 수 있다.

역격자점이 늘어남에 따라 이월드 구와 늘어난 역격자점이 만나는 확률이 달라지므로 이월드 구의 크기가 어느 정도 되는지가 매우 중요하다. X선의 경우 이월드 구의 크기와 $\vec{g}^*_{hkl}$의 크기가 모두 대략 10 nm^{-1} 정도로 비슷하여 이월드 구가 한 번에 역격자점을 1개 이상 교차하기가 상당히 힘들다. 그러나 전자의 경우 이월드 구의 반지름이 $k = 1/\lambda = 1{,}000\ \text{nm}^{-1}$로 $\vec{g}^*_{hkl}$의 크기의 약 100배가 되어 역격자의 원점 근처에서 역격자 크기의 관점에서 보면 구가 거의 평평하게 보인다. 또한 유한한 크기의 결정의 경우 역격자점이 늘어나기 때문에 그림 5-13 (c)와 같이 평평한 이월드 구가 한 역격자면 위에 있는 많은 역격자점과 만나게 될 확률이 높아진다.

특히 전자현미경에서 전자는 시편과 상호작용하여 심한 산란을 일으키므로 시편의 두께가 얇아야 전자가 투과를 할 수 있게 된다. 전자현미경 시편은 전자가 잘 투과하도록 하기 위해 그림 5-13 (a)와 같이 입사 전자빔의 방향인 z방향에 수직한 아주 얇은 판

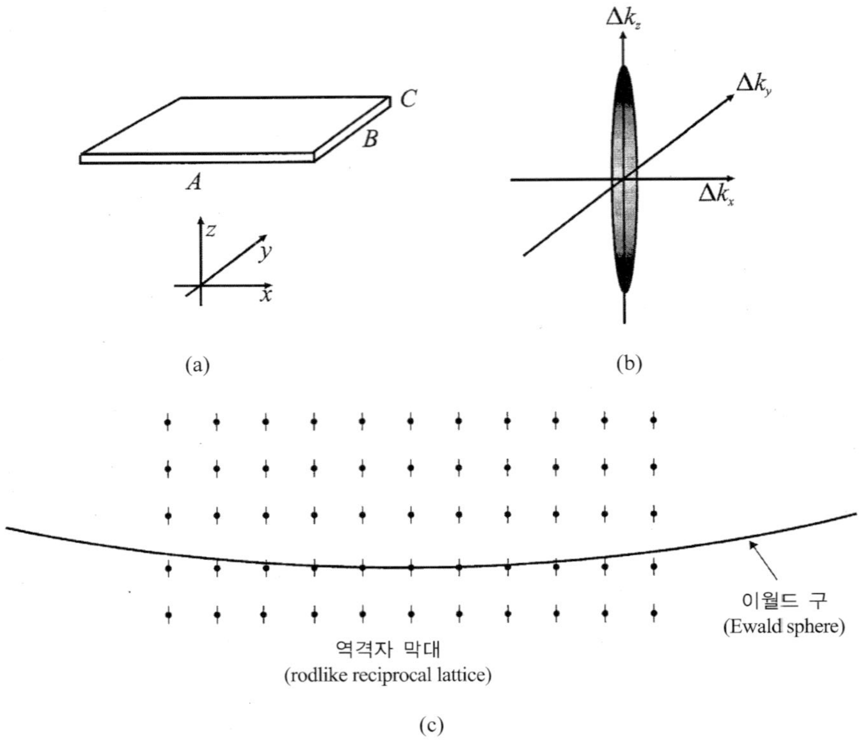

그림 5–13 (a) 입사 전자빔 방향인 z에 수직한 방향에 있는 아주 얇은 전자현미경 시편. (b) 얇은 판 시편의 푸리에변환. (c) 상당히 많은 수의 역격자 막대와 이월드 구가 만나 회절상을 형성한다.

모양이 된다. 이 얇은 판 시편의 형상인자를 푸리에변환하면 푸리에공간에서는 실공간과 역관계가 있으므로 그림 5-13 (b)와 같이 입사 전자빔의 방향인 z방향, 즉 Δk_z방향으로 길게 늘어난 막대(spike) 모양을 나타내게 된다. 이 막대를 역격자 막대(reciprocal lattice rod)라고 한다. 그러므로 박판 시편에 거의 수직으로 전자를 입사시키면 그림 5-13 (c)와 같이 박판에 수직방향으로 만들어진 상당히 많은 수의 막대들과 이월드 구가 만나게 되어 회절상을 형성한다. 그러므로 전자회절상은 이월드 구와 역격자 막대의 교점으로 생각할 수 있고 전자회절상은 역격자 원점을 중심으로 한 역격자면의 일부로 구성되어 있다.

박판 시편 그 자체도 회절될 경우 푸리에변환이 되지만 시편 내에 얇은 쌍정, 적층결함, 석출물 등으로 이루어진 박판이 있으면 이들 역시 회절상에서 푸리에변환이 되어 나타난다. 시편 내의 얇은 쌍정 박판이나 석출물 박판은 박판에 수직인 방향으로 긴 막대인 줄(streak)로 회절상에 나타난다. 따라서 회절상에 긴 줄이 생기면 박판이 시편에 있음을 알 수 있다. 그리고 줄의 방향은 박판에 수직이므로 박판의 수직인 방향을 알아낼 수 있기 때문에 박판의 결정면을 알 수 있다.

그림 5-14는 GaAs와 AlGaAs 층을 교대로 분자선 에피택시로 박막을 성장시킨 시편 단면의 전자회절상이다. 이 회절상에서 보면 [001] 방향으로 길게 줄이 나 있다. 이 줄은 시편 내에 [001] 방향이 수직인 아주 얇은 박판의 결정이 있음을 나타낸다. 실제 이 시편은 GaAs와 AlGaAs 층을 교대로 여러 가지 두께로 [001] 방향으로 성장시킨 것이다. 이 시편에는 [001] 방향에 수직인 아주 얇은 GaAs와 AlGaAs 박판 결정들이 많이 들어 있어 회절 시 푸리에변환이 되어 긴 막대 모양을 지니게 되고 이 막대와 이월드 구가 만나는 교점들은 박판에 수직인 긴 선이 된다.

그림 5-15는 Si (001) 기판과 그 위에 성장시킨 $ReSi_2$와의 계면의 단면 전자현미경 회절상이다. 여기에서 $ReSi_2$에서 나온 회절점에서는 매우 긴 줄을 나타내는데 그 방향은 Si 기판의 [220] 방향이다. 이 회절상에서 $ReSi_2$는 Si 기판의 [220] 방향에 수직인 아주 얇은 박판이나 무수한 적층결함을 포함하고 있는 것을 나타내 준다.

그리고 Si 회절점에서는 [001] 방향으로 줄이 나 있다. 이것은 Si 기판의 (001) 계면의 푸리에변환이 긴 막대기로 되기 때문이다. Si이나 GaAs 단결정 웨이퍼(wafer)의 수평면의 단면 투과현미경 상에서 제한시야 조리개를 단결정/진공의 계면에 두고 제한시야 회절상을 얻으면 단결정 회절점에서 계면, 즉 웨이퍼의 수평에 수직으로 줄이 나타난다. 이 수평계면의 푸리에변환이 긴 막대기로 되기 때문이다.

Al-4%Cu 합금에서 기니에-프레스톤[I]영역(Guinier-Preston [I] zone)을 만들도록 130℃

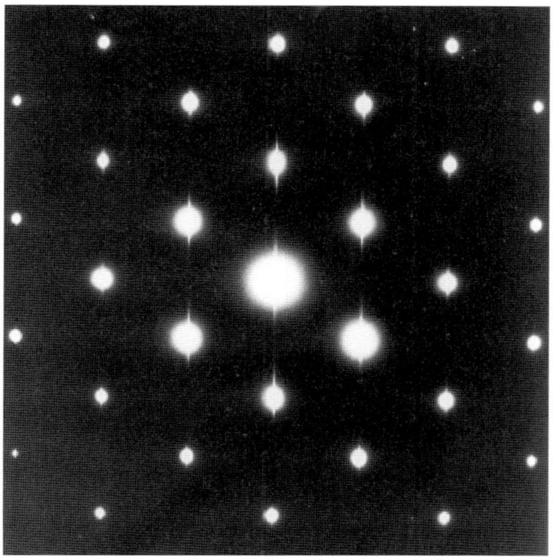

그림 5-14 GaAs와 AlGaAs 층을 교대로 분자선 에피택시로 박막을 성장시킨 시편 단면의 전자회절상

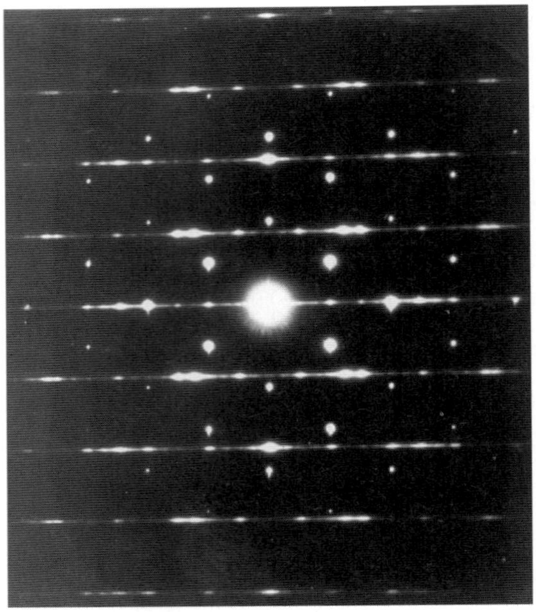

그림 5-15 Si (001) 기판과 그 위에 성장시킨 $ReSi_2$와의 계면의 단면 전자현미경 회절상

에서 16시간 열처리할 경우 두께가 0.5 nm이고 길이가 10 nm 정도인 밝고 어두운 콘트라스트를 나타내는 얇은 박판이 만들어진다. 이 박판은 {100} 면에 평행하기 때문에 회절상에서 <100> 방향으로 회절점들을 연결할 정도로 긴 줄을 만든다.

비오는 날 자동차의 앞유리창을 창닦개(wiper)를 사용하여 닦게 되는데 창닦개가 그린 빗물 자국은 원호를 이루고 있다. 이 창을 통해 맞은 편 먼 곳에서 오는 자동차 전조등(head light) 하나를 보면 불빛이 길게 늘어져 있다. 늘어진 방향은 빗물 자국이 그리는 원호에 항상 수직으로 되어 있다. 이것은 먼 곳에서 오는 불빛이 회절되는 현상으로 빗물 자국이 푸리에변환이 되어 자국에 수직한 방향으로 길게 줄이 생기게 된다.

5.6 편차변수

유한한 크기를 갖는 결정에서 브래그 회절조건을 만족하는 정확한 회절점에서 약간 벗어나더라도 회절강도가 0으로 되지 않고 강도를 지니게 되는데, 정확한 회절점에서 벗어나는 정도에 따라 그 회절 피크의 강도변화를 계산할 수 있다. 회절점에서 벗어난 정도를 표시하는 척도로 **편차변수**(deviation parameter)를 사용한다. 먼저 역격자에서 늘어나지 않은 한 개의 역격자점이 이월드 구와 만나 그림 5-16 (a)와 같이 브래그 조건을 정확하게 만족한다고 하자. 결정을 기울이면 결정면이 회전하게 되어 역격자점이 회전을 하게 된다. 그리고 입사 전자빔의 방향이 바뀌면 이월드 구가 회전을 하게 된다. 결정의 기울임이나 전자빔 방향이 바뀜에 따라, 브래그 조건을 정확히 만족하여 이월드 구 상에 있었던 역격자점이 그림 5-16 (b)와 같이 이월드 구를 약간 벗어나게 된다. 편차변수 $\vec{s}$는 브래그 조건을 정확히 만족하면서 이월드 구 상에 있었던 역격자점과, 브래그 조건을 벗어나 이월드 구 상에 있지 않는 역격자점까지의 거리를 크기로 하고, 전자빔이 입사하는 방향이 양의 방향인 벡터로 정의된다.

그림 5-16 (b)에 나타낸 것과 같이 편차변수 $\vec{s}$는 벡터적으로

$$\Delta\vec{k} = \vec{g}^* + \vec{s} \tag{5.91}$$

이다. 식 (5.77)에서 $\Delta\vec{k}$ 대신 위 식을 대입하면

$$\psi(\Delta\vec{k}) = F(\Delta\vec{k})\sum\exp(-2\pi i\Delta\vec{k}\cdot\vec{r}_n) \tag{5.77}$$

$$\psi(\vec{g}^* + \vec{s}) = F(\vec{g}^* + \vec{s})\sum\exp\{-2\pi i(\vec{g}^* + \vec{s})\cdot\vec{r}_n\} \tag{5.92}$$

이다. 식에서 구조인자 $F(\vec{g}^* + \vec{s})$는 단위포 내의 원자들의 투과함수를 푸리에변환한 것으로 급하게 변하는 함수가 아니다. 예를 들어 1차원에서 2개의 원자만 있으면 cos함수로 표시되고 원자의 수를 점점 증가할수록 피크가 점점 뾰족해지게 되고, 이론상 원자의 개수가 무한대가 되면 델타함수로 변한다. 그러나 실제 단위포 내에 원자의 수가 주로 수 개밖에 되지 않으므로 $F(\vec{g}^* + \vec{s})$의 값은 피크가 그렇게 뾰족해지지 않는다. 그러므

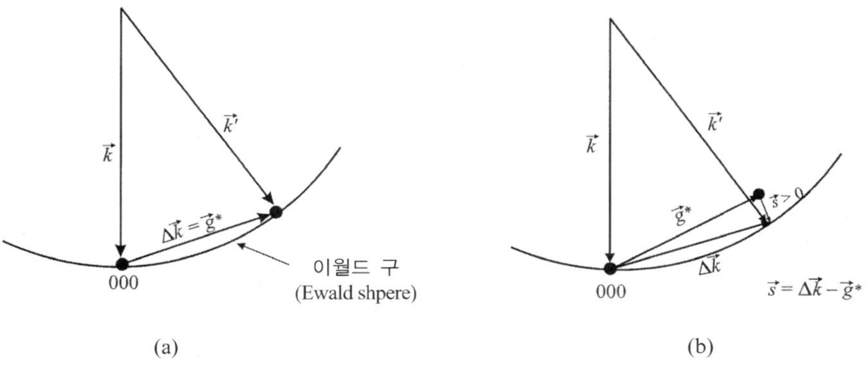

그림 5-16 (a) 역격자점이 이월드 구와 만나 브래그 조건을 정확히 만족하는 경우 (b) 역격자점이 브래그 조건에서 약간 벗어난 경우

로 $F(\vec{g}^* + \vec{s})$의 값은 급격하게 변하지 않고, 편차변수의 크기는 $\vec{g}^*$의 크기에 비해 아주 작으므로, $F(\vec{g}^* + \vec{s}) \cong F(\vec{g}^*) = F_{hkl}$이라 할 수 있다.

예제 5-7

$\vec{g}^*$는 일반 역격자벡터이고 $\vec{r}_n$은 실격자벡터일 때 두 벡터의 내적이 정수가 됨을 보이시오.

풀이

$$\vec{g}^* = h\vec{a}^* + k\vec{b}^* + l\vec{c}^* \tag{5.21}$$

$$\vec{r}_n = u\vec{a} + v\vec{b} + w\vec{c} \tag{5.10}$$

이므로

$$\vec{g}^* \cdot \vec{r}_n = hu + kv + lw \tag{5.93}$$

로 항상 정수가 된다.

$\vec{g}^* \cdot \vec{r}_n$이 정수가 되어 $\exp(-2\pi i \vec{g}^* \cdot \vec{r}_n) = 1$이므로, 회절파의 진폭은

$$\psi(\vec{g}^* + \vec{s}) = F(\vec{g}^*)\sum \exp(-2\pi i \vec{s} \cdot \vec{r}_n) \tag{5.94}$$

이다.

단위포의 수 N이 매우 크고, $\exp(-2\pi i \vec{s} \cdot \vec{r}_n)$이 한 단위포에서 옆 단위포로 바뀜에 따라 심하게 변하지 않을 정도로 편차변수 $\vec{s}$가 작다면, 식에서 합을 근사적으로 다음과 같이

$$\sum_n^N \exp(-2\pi i \vec{s} \cdot \vec{r}_n) \;\; \rightarrow \;\; \int_{crystal} \exp(-2\pi i \vec{s} \cdot \vec{r}) d\vec{r} \tag{5.95}$$

적분으로 바꿀 수 있다. 합에서 $\vec{r}_n = u\vec{a} + v\vec{b} + w\vec{c}$로 단위포의 이동벡터 $\vec{a}, \vec{b}, \vec{c}$의 단위로 불연속변수이므로, 적분에서는 연속변수 $\vec{r}$로 바꾸어 준다. 합의 값을 구하기 위해서는 적분값을 단위포의 체적 $\Omega = \vec{a} \cdot (\vec{b} \times \vec{c})$로 나누어 주어야 한다. 예를 들어 직사각형의 높이를 구하기 위해서 적분값인 넓이를 구한 다음 아랫변의 길이로 나누어 주어야 하는 것과 유사하게 합을 구하기 위해서 체적으로 나누어 주어야 한다. 따라서 회절파의 진폭은

$$\psi_g(\vec{s}) = F(\vec{g}^*)\frac{1}{\Omega}\int_{crystal} \exp(-2\pi i\vec{s}\cdot\vec{r})d\vec{r} \tag{5.96}$$

이다.

결정의 크기를 $A\times B\times C$ 라고 하고 $\vec{r} = x\vec{i} + y\vec{j} + z\vec{k}$ 로 표시하고, $\vec{s} = s_x\vec{i}^* + s_y\vec{j}^* + s_z\vec{k}^*$ 로 나타내면

$$\vec{s}\cdot\vec{r} = s_x x + s_y y + s_z z \tag{5.97}$$

이다. 식에 대입하여 회절파의 진폭을 계산하면

$$\psi_g(s_x, s_y, s_z) = \frac{F(\vec{g}^*)}{\Omega}\int_{-\frac{A}{2}}^{\frac{A}{2}} \exp(-2\pi i s_x x)dx \int_{-\frac{B}{2}}^{\frac{B}{2}} \exp(-2\pi i s_y y)dy \int_{-\frac{C}{2}}^{\frac{C}{2}} \exp(-2\pi i s_z z)dz$$

$$= \frac{F_g}{\Omega}A\frac{\sin(\pi s_x A)}{\pi s_x A}B\frac{\sin(\pi s_y B)}{\pi s_y B}C\frac{\sin(\pi s_z C)}{\pi s_z C} \tag{5.98}$$

가 된다. 이것은 역격자 공간변수 k 대신 s를 변수로 사용한 것만 다를 뿐 폭이 가로, 세로, 높이가 각각 A, B, C 인 차원 조리개의 푸리에변환 형태와 똑같다. $\frac{ABC}{\Omega} = \frac{ABC}{\vec{a}\cdot(\vec{b}\times\vec{c})} = N$이므로

$$\psi_g(s_x, s_y, s_z) = NFg\frac{\sin(\pi s_x A)}{\pi s_x A}\frac{\sin(\pi s_y B)}{\pi s_y B}\frac{\sin(\pi s_z C)}{\pi s_z C} \tag{5.99}$$

이다.

적분을 하기 위해 변수를 연속변수로 바꾸었기 때문에 여기서 $\vec{s}$도 연속변수로

$$\vec{s} = s_x\vec{i}^* + s_y\vec{j}^* + s_z\vec{k}^* \tag{5.100}$$

로 표시되어 있으나, 우리에게 더 친숙한 역격자 이동벡터의 단위로

$$\vec{s} = s_1\vec{a}^* + s_2\vec{b}^* + s_3\vec{c}^* \tag{5.101}$$

로 표시할 수 있다. 여기서 각 성분 s_1, s_2, s_3는 그 크기가 1보다는 작은 숫자이다. 또한 $\vec{A}$, $\vec{B}$와 $\vec{C}$는 실격자의 벡터이므로,

$$\vec{A} = N_1\vec{a} = A\vec{i}$$

$$\vec{B} = N_2\vec{b} = B\vec{j} \tag{5.102}$$
$$\vec{C} = N_3\vec{c} = C\vec{k}$$

로 표시할 수 있다. 여기서 N_1, N_2와 N_3는 정수로 각 방향으로의 단위포의 개수이다. 그러므로

$$\vec{s} \cdot \vec{A} = s_x A = s_1 N_1$$
$$\vec{s} \cdot \vec{B} = s_y B = s_2 N_2 \tag{5.103}$$
$$\vec{s} \cdot \vec{C} = s_z C = s_3 N_3$$

이다. 이를 이용하면

$$\psi_g(s_1, s_2, s_3) = NF(\vec{g}^*)\frac{\sin(\pi s_1 N_1)}{\pi s_1 N_1}\frac{\sin(\pi s_2 N_2)}{\pi s_2 N_2}\frac{\sin(\pi s_3 N_3)}{\pi s_3 N_3} \tag{5.104}$$

이고, $N_1 N_2 N_3 = N$이므로

$$\psi_g(s_1, s_2, s_3) = F(\vec{g}^*)\frac{\sin(\pi s_1 N_1)}{\pi s_1}\frac{\sin(\pi s_2 N_2)}{\pi s_2}\frac{\sin(\pi s_3 N_3)}{\pi s_3} \tag{5.105}$$

이다.

회절파의 강도는

$$I_g = \psi_g \psi_g^* \tag{5.106}$$

이므로

$$I_g = F(\vec{g}^*)F^*(\vec{g}^*)\frac{\sin^2(\pi s_1 N_1)}{(\pi s_1)^2}\frac{\sin^2(\pi s_2 N_2)}{(\pi s_2)^2}\frac{\sin^2(\pi s_3 N_3)}{(\pi s_3)^2} \tag{5.107}$$

이다. $s_1 = s_2 = s_3 = 0$일 때 최대강도가 되며, 이때 $\Delta\vec{k} = \vec{g}^*$로 브래그 조건을 만족하고, 값은

$$I_{\max} = N^2 F(\vec{g}^*)F^*(\vec{g}^*) \tag{5.109}$$

이다. 그림 5-17에 $s_2 = s_3 = 0$인 경우 s_1의 변화에 따른 회절파의 강도변화가 나타나 있다. 첫 번째로 최소가 되는 곳은 단위포의 개수 N_1의 역수인 $s_1 = \pm\frac{1}{N_1}$인 점이다. 따

라서 결정의 크기가 작아져 단위포의 개수가 줄어들면, 처음으로 최소가 되는 점이 원점에서 더 멀리 생기기 때문에 피크의 폭이 넓어지게 된다.

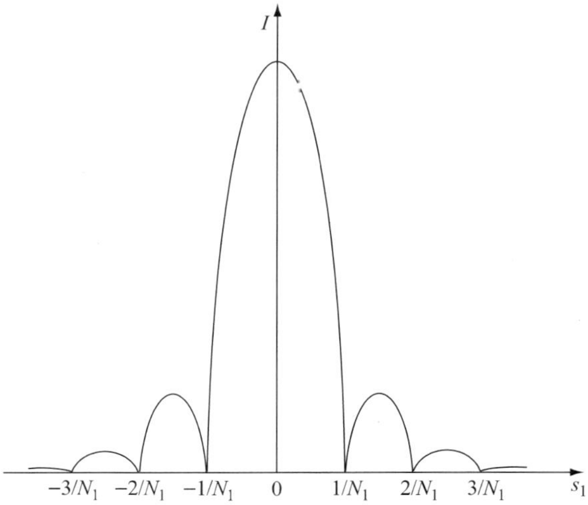

그림 5-17 s_1에 대한 회절파의 강도변화

연습문제

1. 면심입방 구조의 단위포를 그리고, 격자점과 기저를 각각 표시하시오. 단위포의 투과함수를 각 원자의 투과함수를 이용하여 나타내시오.

2. CsCl 구조의 단위포를 그리고, 격자점과 기저를 각각 표시하시오. 단위포의 투과함수를 각 원자의 투과함수를 이용하여 나타내시오.

3. NaCl 구조의 단위포를 그리고, 격자점과 기저를 각각 표시하시오. 단위포의 투과함수를 각 원자의 투과함수를 이용하여 나타내시오.

4. 2차원의 직사각형 격자(격자상수 $a = 0.40$ nm, $b = 0.20$ nm)가 있다. 이 격자의 역격자를 그리고, 역격자점의 hkl을 표시하시오.

5. 2차원의 중심 직사각형 격자(격자상수 $a = 0.40$ nm, $b = 0.30$ nm)가 있다. 이 격자의 역격자를 그리고, 역격자점의 hkl을 표시하시오.

6. 2차원의 육각형 격자(격자상수 $a = 0.40$ nm)가 있다. 이 격자의 역격자를 그리고, 역격자점의 hkl을 표시하시오.

7. 2차원의 평행사변형 격자(격자상수 $a = 0.40$ nm, $b = 0.30$ nm, $\gamma = 30°$)가 있다. 이 격자의 역격자를 그리고, 역격자점의 hkl을 표시하시오.

8. 다음 격자의 역격자점을 그리고, hkl을 표시하시오.
   (a) 단순입방 격자
   (b) c/a가 2.0인 체심정방(bct) 격자

9. 단순입방 격자의 역격자는 단순입방, 면심입방 격자의 역격자는 체심입방, 체심입방 격자의 역격자는 면심입방임을 보이시오.

10. $c/a = 1.5$인 체심정방(bct) 격자에 [001], [010], [111] 방향으로 빔이 입사할 경우 예상되는 전자회절상을 그리고, 각 점의 지수를 매기시오.

11. 이월드 구, 역격자 원점, 입사파 파동벡터, 회절파 파동벡터, 브래그 회절각을 한 그림에 그리되, 편차변수가 음이 되도록 역격자벡터를 그려 넣으시오.

12. 편차변수를 정의하고, 격자점과 이월드 구에 따라 편차변수의 부호가 어떻게 바뀌는지 설명하시오.

13. 역격자, 이월드 구 그림에서 편차변수가 0, +, −인 경우를 각각 그리고 다음에 답하시오.

(a) 편차변수 $+g^*$가 0일 때 $-g^*$의 편차변수의 값을 λ와 $|g^*|$의 값으로 나타내시오.

(b) 편차변수 $+ng^*$(여기서 n은 2보다 큰 정수)가 0일 때 $+g^*$와 $-g^*$의 편차변수의 값을 λ와 $|g^*|$의 값으로 나타내시오.

14. 회절점의 차수가 높아지면 강도가 감소하는 이유를 설명하시오.

15. 단순입방격자의 역격자와 역격자 원점을 지나면서 다음 방향에 수직인 역격자면을 그리고, 역격자점의 hkl을 표시하시오.

(a) [001]

(b) [011]

(c) [111]

16. 체심입방 격자의 역격자와 역격자 원점을 지나면서 다음 방향에 수직인 역격자면을 그리고, 역격자점의 hkl을 표시하시오.

(a) [001]

(b) [011]

(c) [111]

17. 체심정방 격자($a = 0.2$ nm, $b = 0.3$ nm)의 역격자와 역격자 원점을 지나면서 다음 방향에 수직인 역격자면을 그리고, 역격자점의 hkl을 표시하시오.

(a) [001]

(b) [011]

(c) [111]

18. 면심입방 격자의 역격자와 역격자 원점을 지나면서 다음 방향에 수직인 역격자면을 그리고, 역격자점의 hkl을 표시하시오.

(a) [001]

(b) [011]

(c) [111]

(d) [112]

19. 2차원의 정사각형 격자(격자상수 $a = 0.35$ nm)에서 각 격자점에 하나의 원자가 있다. 이 결정의 구조인자를 계산하고, hkl에 따라 회절점의 강도가 어떻게 변하는지 설명하

시오.

20. 2차원의 직사각형 격자(격자상수 $a = 0.40\text{ nm},\ b = 0.30\text{ nm}$)에서 각 격자점에 00과 1/2 0에 각각 하나씩 모두 2개의 원자가 있다.

(a) 이 결정의 구조인자를 계산하고, hkl에 따라 회절점의 강도가 어떻게 변하는지 설명하시오.

(b) 역격자를 그리고 그 hkl에 따라 강도를 표시하시오.

21. 2차원의 중심 직사각형 격자(격자상수 $a = 0.40\text{ nm},\ b = 0.30\text{ nm}$)에서 각 격자점에 하나의 원자가 있다.

(a) 이 결정의 구조인자를 계산하고, hkl에 따라 회절점의 강도가 어떻게 변하는지 설명하시오.

(b) 회절상을 그리시오.

22. 다음 격자의 역격자점은 어떤 격자가 되는지 답하고, 그것을 증명하시오.

(a) 단순입방

(b) 체심입방

(c) 면심입방

23. 면심입방 격자인 MgO 결정의 구조인자를 계산하고 회절점의 강도가 hkl에 따라 어떻게 변하는지 설명하고, MgO 단결정의 [001] 회절상을 그리시오.

24. 육방 격자인 GaN 결정의 구조인자를 계산하고 회절점의 강도가 회절점의 지수에 따라 어떻게 변하는지 설명하시오.

25. Si 단결정의 [100], [110], [111] 회절상을 그리고 지수를 매기시오.

26. GaAs 결정의 구조인자를 계산하고 회절점의 강도가 hkl에 따라 어떻게 변하는지 설명하시오.

27. Na_2O의 공간군은 $Fm3m$이고 단위포당 4 개의 화학식이 들어 있다. Na의 위치는 1/4 1/4 1/4, 3/4 3/4 3/4, 1/4 3/4 3/4, 3/4 1/4 3/4, 3/4 3/4 1/4, 3/4 1/4 1/4, 1/4 3/4 1/4, 1/4 1/4 3/4이고 O의 위치는 000, 0 1/2 1/2, 1/2 0 1/2, 1/2 1/2 0이다.

(a) 두 원자의 원자산란계수를 안다고 가정하고 구조인자를 식으로 나타내시오.

(b) 회절빔의 강도가 hkl에 따라 어떻게 변하는지 설명하시오.

(c) [001], [011], [111] 회절상을 그리고, 회절점의 지수를 매기시오.

28. 스팔러라이트 구조의 공간군은 $F\bar{4}3m$이고 면심입방 격자의 격자점당 한 종류의 원자는

000에, 다른 한 종류의 원자는 1/4 1/4 1/4에 위치한다.

(a) 두 원자의 원자산란계수를 안다고 가정하고 구조인자를 식으로 나타내시오.

(b) 회절빔의 강도가 hkl에 따라 어떻게 변하는지 설명하시오.

(c) [001], [011], [111] 회절상을 그리고, 회절점의 지수를 매기시오.

29. 우르짜이트 구조 어떤 화합물의 공간군은 $P6_3mc$이고 단순육방정의 격자점당 한 종류의 원자는 000과 2/3 1/3 1/2에, 다른 한 종류의 원자는 0 0 3/8, 2/3 1/3 7/8에 위치한다.

(a) 두 원자의 원자산란계수를 안다고 가정하고 구조인자를 식으로 나타내시오.

(b) 회절빔의 강도가 hkl에 따라 어떻게 변하는지 설명하시오.

(c) [001] 회절상을 그리고, 회절점의 지수를 매기시오.

30. 비소화니켈 구조의 공간군은 $P6_3/mc$이그 니켈원자는 000과 0 0 1/2에, 비소원자는 1/3, 2/3, 1/4과 2/3 1/3 3/4에 위치한다.

(a) 두 원자의 원자산란계수를 안다고 가정하고 구조인자를 식으로 나타내시오.

(b) 회절빔의 강도가 hkl에 따라 어떻게 변하는지 설명하시오.

(c) 회절상을 그리고, 회절점의 지수를 매기시오.

31. 어떤 사방정 결정의 회절상에서 $k+l$이 홀수일 때 $0kl$ 회절점이 사라졌다. 이 결정의 브라배 격자를 구하시오.

32. 1차원 격자(격자상수 $a = 0.4\text{ nm}$)가 있다. 격자점이 10개 배열되어 있을 때 이 시편의 회절상을 계산하고 그림으로 그리시오.

33. 1차원 격자(격자상수 $a = 0.4\text{ nm}$)가 있다. 기저로 2개의 같은 원자가 0.1 nm 간격으로 배열되어 있으며 시편의 길이가 4.2 nm이다. 이 시편의 회절상을 계산하고 그림으로 그리시오.

34. 한 변이 a인 정사각형 조리개가 x축으로 중심간격 $5a$로 5개 배열되어 있다.

(a) 투과함수를 그리시오.

(b) 회절파의 진폭을 계산하고 그리시오.

(c) 회절상을 계산하고 그리시오.

(d) 개수가 11개로 늘어나면 회절상에서 어떤 변화를 보이는지 설명하시오.

(e) 조리개가 두 변이 각각 a, $2a$인 직사각형 조리개로 바뀌면 회절상에 어떤 변화가 일어나는지 설명하시오.

35. 얇은 전자현미경 시편이 되면 역격자 공간에서 역격자점이 긴 줄로 바뀌는 이유를 설명하시오.

36. 2차원에서 x축으로 격자(격자상수 $a = 0.4\,\text{nm}$)점이 10개 배열되어 있고 각 격자점에는 y축으로 기저로 2개의 같은 원자가 0.1 nm 간격으로 배열되어 있다. 이 시편의 회절상을 계산하고 그림으로 그리시오. 결정이 좀 더 커서 격자점이 20개 배열되어 있으면 회절상이 어떻게 달라지는지 계산하고 그리시오.

37. 2차원에서 x, y축으로 격자(격자상수 $a = 0.4\,\text{nm}$, $b = 0.3\,\text{nm}$)점이 각각 20개, 4개 배열되어 있고, 각 격자점에는 y축으로 기저로 2개의 같은 원자가 0.1 nm 간격으로 배열되어 있다. 이 시편의 회절상을 계산하고 그림으로 그리시오.

38. 격자상수가 0.2 nm인 체심입방 구조의 단위포에서 z축이 시편의 두께 방향이 되도록 하여 가로, 세로, 두께가 각각 100 nm, 20 nm, 2 nm인 전자현미경 시편이 있다. 이 시편에서 만들어지는 회절상을 계산하고 그중 [001] 회절상을 그리시오.

CHAPTER

06 회절상

6.1 회절상

전자현미경에서 렌즈의 후방 초점면에 만들어지는 회절상은 뒤에 있는 렌즈들을 이용하여 형광판 위에 회절상이 만들어지도록 한다. 전자현미경에서는 렌즈의 초점거리가 렌즈에 들어가는 전류에 의해 쉽게 조절이 가능하므로, 전자현미경에서 초점은 보통 렌즈의 초점거리를 조절하여 조정한다.

일반적으로 조리개를 사용하지 않고 시편 전체를 전자빔으로 조명하여 회절상을 얻으면 회절상에는 시편 내의 모든 결정들의 회절 정보가 포함된 회절상을 얻는다. 이 경우 여러 결정에서 나오는 정보가 포함되어 전체적인 회절의 윤곽을 파악하기는 용이하나 시편의 작은 영역이나 석출물에서 나오는 회절 정보를 다른 영역에서 나오는 것과 구별하기가 매우 어렵다. 전자현미경에서는 매우 높은 배율로 상을 관찰하면서 작은 영역에서 회절이 일어나도록 할 수 있다. 시편에서 작은 결정이나 석출물과 같은 시편의 일부 영역에서 회절이 일어나도록 하면 작은 결정이나 석출물에 관한 정보를 얻을 수 있다.

일반적으로 작은 영역에서 회절이 일어나도록 하기 위해서는 조명 빔은 그대로 두고 제한시야 조리개를 사용하여 시편의 작은 영역에만 전자빔이 비치도록 하여 회절상을 얻는 방법과, 제한시야 조리개를 사용하지 않고 시편에 비치는 전자빔의 크기를 줄여 작은 영역에만 빔이 비치도록 하여 회절상을 얻는 방법이 있다. 전자빔의 크기는 그대로 두고 제한시야 조리개를 사용하여 시편의 작은 영역에만 전자빔이 비치도록 하여 얻는 회절상을 **제한시야 회절상**(selected area diffraction pattern)이라고 한다. 시편에 비치는 전자빔의 크기를 줄여 작은 영역에서 회절상을 얻는 방법으로는 전자빔의 크기에 따라 미소빔 전자회절(microbeam diffraction)과 나노빔 전자회절(nano-diffraction)이 있다.

제한시야 조리개를 사용하여 시편 위에 0.5 μm 정도의 작은 영역에 전자빔을 비추게 하기 위해서는 조리개의 크기도 이 정도 되어야 하지만 이런 크기의 조리개를 만들기는 힘들다. 또한 시편실의 공간이 매우 제약되어 있으므로 조리개를 삽입할 공간을 찾기가 매우 어렵다. 그러므로 실제 시편 위에서 작은 영역을 직접 선택하는 것이 아니라, 크게 확대된 대물렌즈의 상면에서 제한시야 조리개를 삽입하여 상의 일부를 선택하여 이 상이 회절이 되도록 하여 회절상을 얻는다.

실제로 대물렌즈의 상면을 뒤에 있는 렌즈를 사용하여 형광면에 상의 초점이 맞도록 한다. 형광면에서 크게 확대된 렌즈의 상면의 상을 보면서 원하는 작은 영역을 조리개로 선택한 다음, 이 작은 영역의 상을 다른 렌즈로 사용하여 렌즈의 후방초점면에 회절상이 만들어지도록 한다. 렌즈의 초점을 조절하여 이 회절상이 형광판 위에 초점이 맞도록 한 것이 시편의 아주 작은 영역에서도 회절 정보를 얻을 수 있는 제한시야 회절상이다. 제한시야 회절은 시편 내에 두 개 이상의 상(phase)이 작은 영역으로 존재할 때 유용하게 사용할 수 있다.

제한시야 회절에서 회절점의 크기가 작은 점으로 회절상의 사진에서 나타나도록 하기 위해, 집속렌즈로 빔을 크게 퍼지게 하여 수렴각이 아주 작은 평행빔으로 만들어 회절상이 만들어지도록 한다. 이렇게 하면 시편에 비치는 빔의 크기가 커지게 되고, 따라서 회절을 일으키는 시편의 크기가 커지므로 5장에서 배운 바와 같이 회절빔 피크의 폭이 점점 더 줄어든다.

상에서의 어떤 미소 영역과 여기에서 얻어지는 제한시야 회절상을 서로 관련지을 때 생길 수 있는 오차를 생각해 보자. 이 오차는 주로 대물렌즈의 구면수차(spherical aberration)와 대물렌즈에서 초점을 정확하게 맞추지 못해서 생긴다.

구면수차는 제한시야 조리개가 있는 대물렌즈의 결상면에 생기는 상에 그림 6-1에서와 같이 수차 $M\delta r$(여기서 M은 배율)을 만들어 조리개로 상을 선택할 때 이만큼의 오차를 만든다. 상에서의 이 오차는 시편에서의 오차 δr에 해당하는데, 시편에서의 오차는

$$\delta r = C_s \theta^3 \tag{6.1}$$

이고 여기서 C_s는 구면수차계수, θ는 산란각이다. 이 오차는 제한시야 조리개의 크기에 무관하고 구면수차계수와 산란각에 따라 달라진다. 따라서 조리개의 크기가 작아 아주 미소 영역을 선택할 경우, 이 오차가 상대적으로 중요시된다. 구면수차계수는 렌즈의 질

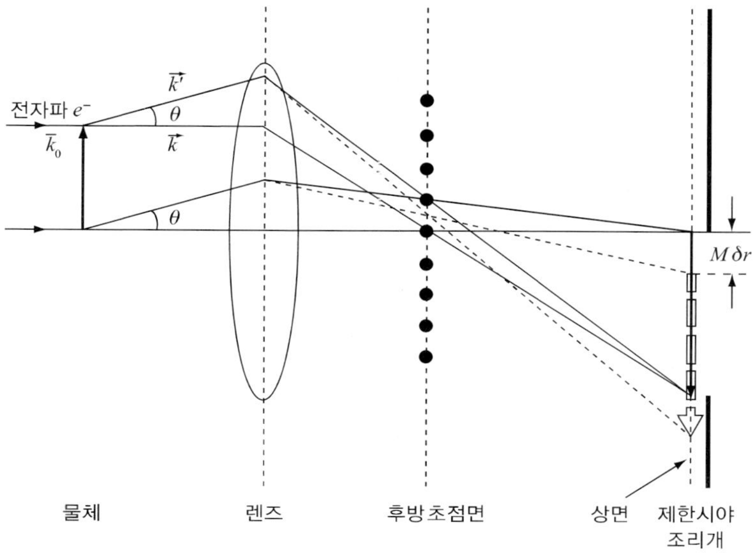

그림 6-1 구면수차는 대물렌즈의 결상면에 생기는 상에 수차 $M\delta r$(여기서 M은 배율)을 만들어 조리개로 상을 선택 시 오차를 만들고 이 수차는 시편에서의 오차 δr에 해당한다.

을 나타내며 대략 파장에 반비례한다. 그리고 산란각은 브래그법칙 $n\lambda = 2d\sin\theta \cong 2d\theta$에서 대략 파장에 비례하므로 구면수차로 생기는 오차는 파장의 제곱에 비례한다. 따라서 고압 전자현미경을 사용하면 이 오차를 감소시킬 수 있다.

대물렌즈의 초점이 맞지 않을 때에도 오차가 생긴다. 렌즈의 초점이 Δf만큼 정초점에서 벗어나 있으면 제한시야 조리개가 있는 상면에 오차를 만드는데, 렌즈의 초점이 Δf만큼 벗어난 것은 상 또는 물체가 정초점 위치에서 Δf만큼 벗어난 것과 같은 효과를 지니므로, 그림 6-2에서와 같이 물체가 정초점 물체면에서 벗어난 것으로 생각해도 된다. 이것이 만드는 오차는 그림에서

$$\delta r = \Delta f\theta \tag{6.2}$$

이다. 여기서 Δf는 정초점 위치에 있는 면과 탈초점 위치에 있는 면 사이의 거리인데 대물렌즈의 전류, 즉 초점에 따라 양수 또는 음수가 될 수 있다.

구면수차와 탈초점에 의한 오차를 동시에 고려하면 전체 오차는

$$\delta r = C_s\theta^3 + \Delta f\theta \tag{6.3}$$

이다. 여기서 탈초점의 값이 적당한 음수가 되면 오차를 최소화할 수 있다.

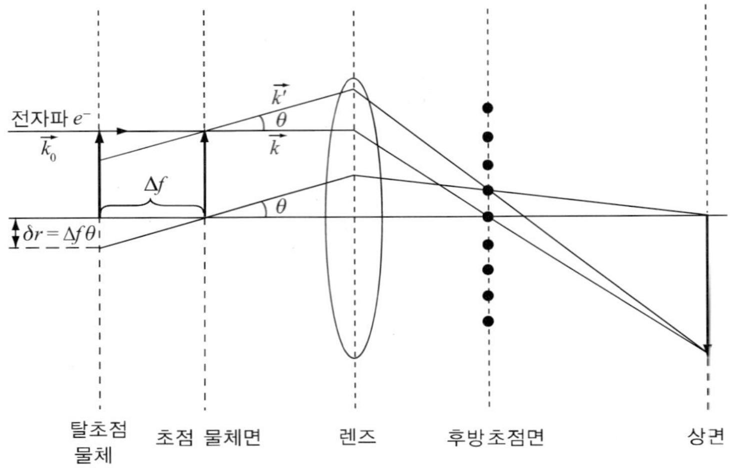

그림 6-2 물체가 Δf만큼 초점에서 벗어나 있을 때 물체에서의 오차

예제 6-1

구면수차계수가 1 mm이고 산란각이 0.01 rad일 때 탈초점값이 ±2,000 nm로 시편의 어떤 영역을 선택하여 제한시야 회절을 할 경우 영역 선택에 생기는 오차를 계산하고, 제한시야 조리개의 크기를 일정 크기 이하로 줄여도 의미가 없는 이유를 설명하시오.

풀이

위 식에 대입하면

$$\begin{aligned} \delta r &= 10^6 \cdot (10^{-2})^3 \pm 2{,}000 \cdot (10^{-2})\ \mathrm{nm} \\ &= 21\ \mathrm{nm}\ \ \text{또는}\ \ -19\ \mathrm{nm} \end{aligned} \tag{6.4}$$

가 되어 오차가 시편에서 최대 21 nm가 된다. 이 오차가 실제 제한시야 조리개가 있는 결상면에서는 대물렌즈의 배율이 25배라면 525 nm가 된다. 따라서 제한시야 조리개를 525 nm 정도로 줄이면 조리개의 크기와 오차의 크기가 같게 된다. 따라서 제한시야 조리개를 무조건 작게 줄일 수 없으므로 크기가 한정되고, 주로 제일 작은 조리개가 5,000 nm 정도로 시편에서의 선택 영역은 200 nm의 크기가 되어 이 정도 영역에서 회절상을 얻을 수 있다. 물론 가속전압을 높이거나 수차를 줄이면 더 작은 조리개에서도 정확한 정보를 얻을 수 있다.

비정질 시편에서 원자들의 간격과 배치 방향은 결정과 같이 일정하게 정해져 있지 않고 여러 간격과 배치 방향의 분포를 지니고 있다. 따라서 이 간격의 역수도 일정하게 정

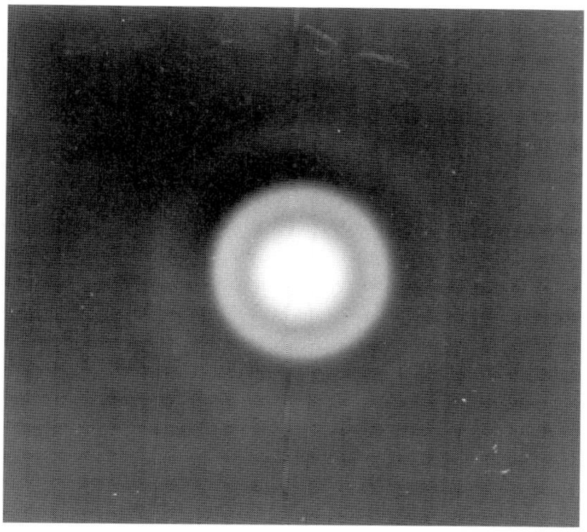

그림 6-3 비정질 Ta_2O_3에서 얻은 제한시야 회절상

해져 있지 않고 어떤 분포를 나타낸다. 비정질 시편의 제한시야 회절상은 점이나 선으로 나타나지 않고 투과빔 주위에 어떤 훈륜(halo)을 만든다. 그림 6-3은 Si 기판 위에 플라스마 강화 화학증착(plasma enhanced chemical vapor deposition) 방법으로 입힌 Ta_2O_5의 비정질상에서 얻은 제한시야 회절상으로, 비정질 원자들의 간격에도 어떤 분포를 지니므로 그 분포에 따라 회절상에 그 강도 분포를 나타내게 된다.

달무리나 햇무리를 보면 비정질 시편의 전자회절상과 유사함을 알 수 있다. 달무리에서 달빛은 전자회절에서 전자빔에 해당하고, 구름이나 공기 중의 수분 속에 있는 물방울 하나하나는 비정질 시편 속에 있는 원자 하나하나에 해당한다. 물방울의 분포도 비정질 시편 속의 원자와 같이 규칙적으로 배열되지 않기 때문에 달빛에 의한 물방울들의 회절은 비정질 시편에서의 전자회절과 유사하다.

입김으로 슬라이드(slide) 유리에 무수히 많은 작은 물방울을 만든 후 레이저(laser) 빔을 사용하여 광학회절(optical diffraction)을 일으키면 광학회절상을 얻는데, 이 회절상도 비정질상에서 얻는 제한시야 회절상과 같은 원리로 만들어진 것이다.

전계방출총 현미경에서, 또는 일반 LaB_6 필라멘트가 있는 전자현미경에서 제한시야 조리개를 사용하지 않고도 집속렌즈를 이용하여 전자빔의 크기를 작게 하여 시편의 작은 영역만 빔을 조명함으로써 이곳에서 전자회절상을 얻는 것을 **미소빔 회절**이라고 한다. 이것은 빔의 크기를 10~100 nm 정도로 작게 하여 아주 작은 석출물이나 쌍정판과 같은 미소 영역에서 회절 정보를 얻을 수 있는 장점이 있다. 그림 6-4는 304 스테인리스강 속에 있는 석출물인 $M_{23}C_6$ 탄화물에서 얻은 미소빔 전자회절상이다. 그리고 전자빔의 크기를

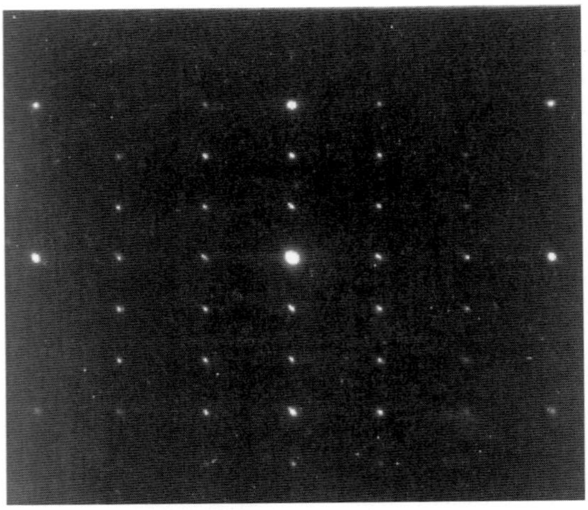

그림 6-4 304 스테인리스강 속의 석출물인 $M_{23}C_6$ 탄화물에서 얻은 미소빔 전자회절상

나노미터 수준으로 더욱 작게 하여 0.5~5 nm 영역에서 회절상을 얻는 것을 나노회절상(nano-diffraction pattern)이라고 한다.

6.2 단결정의 지수매기기

전자현미경의 회절상은 이월드 구와 역격자의 교점이 확대되어 만들어진 것이므로 그림 6-5의 회절상에서 측정된 거리는 실제 역격자벡터를 확대한 것으로 간주된다. 현미경의 배율은 그림에서 스크린까지의 거리 L과 이월드 구의 반지름의 비이므로 $L/k = \lambda L$이다. 그림에서 L은 현미경 경통의 결상렌즈의 배율에서 결정되는 유효카메라거리(effective camera length)이고, r은 회절상의 원점에서 회절점까지의 거리이다. 전자회절과 같이 회절각이 아주 작을 경우 그림 6-5에서

$$r = L\tan\theta \cong L\tan 2\theta_B = L(2\theta_B) \tag{6.5}$$

이 된다. 한편 브래그법칙으로부터

$$\lambda = 2d\sin\theta_B \tag{6.6}$$

이고, 회절각이 아주 작은 경우

$$\lambda \cong 2d\theta_B \tag{6.7}$$

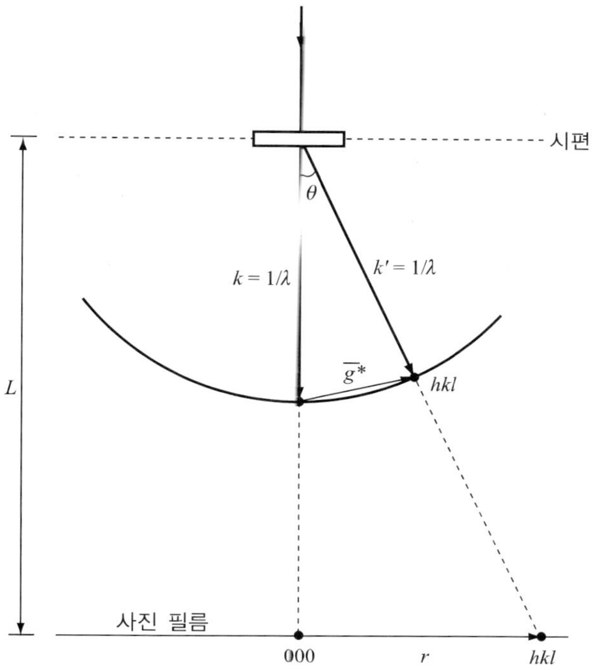

그림 6–5 회절상은 이월드 구와 역격자의 교점이 확대되어 만들어진 것이다.

이다. 식 (6.5)와 (6.7)에서

$$rd = \lambda L \tag{6.8}$$

이다. 여기서 λL을 카메라상수(camera constant)라고 한다. 식을 다시 쓰면

$$r = \frac{1}{d}\lambda L = |\vec{g}^*|\lambda L \tag{6.9}$$

이 된다.

단결정의 전자회절상은 역격자점으로 구성되어 있고 역격자점은 일반 역격자벡터 $\vec{g}^* = h\vec{a}^* + k\vec{b}^* + l\vec{c}^*$로 표현할 수 있다. 각 점들은 일반 역격자벡터 $\vec{g}^* = h\vec{a}^* + k\vec{b}^* + l\vec{c}^*$의 hkl로 표시된다. 예를 들어 000은 $\vec{g}^* = 0\vec{a}^* + 0\vec{b}^* + 0\vec{c}^*$을 나타내고 112는 $\vec{g}^* = 1\vec{a}^* + 1\vec{b}^* + 2\vec{c}^*$를 나타낸다. 회절상에 있는 각 회절점의 역격자벡터 $\vec{g}^* = h\vec{a}^* + k\vec{b}^* + l\vec{c}^*$의 hkl을 구하는 것을 **지수매기기**(indexing)라고 한다. 회절점의 지수를 매기게 되면 그 회절점에 해당하는 면간격과 결정면의 방향을 알 수 있다.

그림 6-6은 단결정 회절상의 한 예를 도식적으로 나타낸 것이다. 점 O는 투과빔으로 역격자의 원점인 000빔을 나타낸다. 가운데 있는 투과빔에서 같은 거리에 있고 서로 반

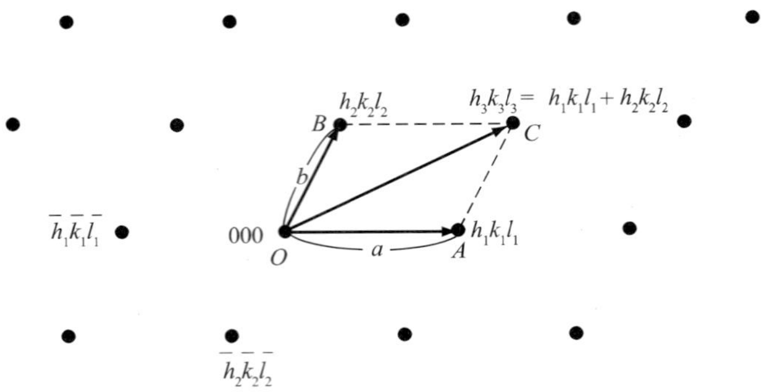

그림 6–6 단결정의 회절상

대방향에 있는 두 점은 같은 결정면에서 만들어지는 것으로 그 역격자벡터에서 각각 hkl과 $\bar{h}\bar{k}\bar{l}$로 지수를 매긴다. OA, OB 두 방향을 잡으면 그림에서 점들은 이 방향으로 각각 등간격 a, b로 배열되어 있다. 각 점들은 평행사변형의 각 꼭짓점을 이룬다. 두 점의 지수를 알면 나머지 점들의 지수는 알고 있는 지수의 벡터 합에서 구한다.

먼저 카메라상수와 결정을 알고 있는 경우에 지수를 매겨 보자. 결정을 알고 있으면 결정계와 격자상수를 이용하고 표 6-1에 있는 면간거리 공식을 이용하여 면간거리를 계산한다. 또는 면간거리로부터 결정을 파악하기 위해 ASTM(American Society for Testing and Materials)에서 처음 만들었고, 1969년도부터 그 관리를 맡은 JCPDS(Joint Committee on Powder Diffraction Standards)와 ICDD(International Centre for Diffraction Data)에서 발행한 분말회절철(Powder Diffraction File, PDF)을 이용하여 결정의 면간거리를 알아둔다. 현재 CD-ROM 형태로 나와 있는 분말회절철이 제일 많이 이용된다.

회절상에서 원점에서 각 회절점까지의 거리 r_1, r_2, r_3, $\cdots$을 측정하여 이를 카메라상수 λL로 나누면 면간거리의 역수가 된다. 이 면간거리와 앞에서 격자상수에서 hkl에 따라 계산한 면간거리나 분말회절철에서 찾은 hkl에 따른 면간거리를 서로 비교하여 이로부터 일직선 상에 있지 않은 두 회절점의 hkl을 정한다. 입방정에서 557/771 또는 300/221과 같이 근본적으로 다른 hkl이지만 같은 d값을 가지는 경우도 있으므로 주의를 요한다.

그리고 원점으로 두 회절점에 직선을 그어 두 선 사이의 각도, 즉 두 점 사이의 각도를 측정한다. 지수를 매길 때 같은 면간거리라고 하더라도 h, k, l의 순서나 부호를 바꾸면 역격자벡터 사이의 각도가 달라지므로, 순서나 부호를 바꾸어 다음에 나와 있는 식으로 역격자벡터 사이의 각을 계산한다.

회절점 $h_1k_1l_1$에 해당하는 역격자벡터는

표 6-1 결정계에 따른 면간거리 공식

결정계	면간거리 공식
입방정	$\frac{1}{d^2}=\frac{h^2+k^2+l^2}{a^2}=\frac{N}{a^2}$
정방정	$\frac{1}{d^2}=\frac{h^2+k^2}{a^2}+\frac{l^2}{c^2}$
사방정	$\frac{1}{d^2}=\frac{h^2}{a^2}+\frac{k^2}{b^2}+\frac{l^2}{c^2}$
육방정	$\frac{1}{d^2}=\frac{4}{3}\frac{h^2+hk+k^2}{a^2}+\frac{l^2}{c^2}$
단사정	$\dfrac{\frac{1}{d^2}=\frac{h^2}{a^2\sin^2\gamma}+\frac{k^2}{b^2\sin^2\gamma}+\frac{l^2}{c^2}-2hk\cos\gamma}{ab\sin^2\gamma}$
삼방정	$\frac{1}{d^2}=\frac{1}{a^2}\frac{\sin^2\alpha(h^2+k^2+l^2)+(\cos^2\alpha-\cos\alpha)(hk+kl+lh)}{1+3\cos\alpha-2\cos^3\alpha}$
삼사정	$\frac{1}{d^2}=\frac{1}{V^2}(s_{11}h^2+s_{22}k^2+s_{33}l^2+2s_{12}hk+2s_{23}kl+2s_{33}lh)$ 여기서 $V^2=a^2b^2c^2(1-\cos^2\alpha-\cos^2\beta-\cos^2\gamma+2\cos\alpha\cos\beta\cos\gamma)$ $s_{11}=b^2c^2\sin^2\alpha$ $s_{22}=a^2c^2\sin^2\beta$ $s_{33}=a^2b^2\sin^2\gamma$ $s_{12}=abc^2(\cos\alpha\cos\beta-\cos\gamma)$ $s_{23}=a^2bc(\cos\beta\cos\gamma-\cos\alpha)$ $s_{31}=ab^2c(\cos\gamma\cos\alpha-\cos\beta)$

$$\vec{g}^{\,*}_{h_1k_1l_1}=h_1\vec{a}^{\,*}+k_1\vec{b}^{\,*}+l_1\vec{c}^{\,*} \tag{6.10}$$

이고, 회절점 $h_2k_2l_2$에 해당하는 역격자벡터는

$$\vec{g}^{\,*}_{h_2k_2l_2}=h_2\vec{a}^{\,*}+k_2\vec{b}^{\,*}+l_2\vec{c}^{\,*} \tag{6.11}$$

이다. 그런데

$$\vec{g}^{\,*}_{h_1k_1l_1}\cdot\vec{g}^{\,*}_{h_2k_2l_2}=\left|\vec{g}^{\,*}_{h_1k_1l_1}\right|\cdot\left|\vec{g}^{\,*}_{h_2k_2l_2}\right|\cos\phi \tag{6.12}$$

이고 여기서 ϕ는 두 역격자벡터 사이의 각이다. 여기에서

$$\cos\phi = \frac{\vec{g}^*_{h_1k_1l_1} \cdot \vec{g}^*_{h_2k_2l_2}}{\left|\vec{g}^*_{h_1k_1l_1}\right| \cdot \left|\vec{g}^*_{h_2k_2l_2}\right|} = \frac{(h_1\vec{a}^* + k_1\vec{b}^* + l_1\vec{c}^*) \cdot (h_2\vec{a}^* + k_2\vec{b}^* + l_2\vec{c}^*)}{\left|\vec{g}^*_{h_1k_1l_1}\right| \cdot \left|\vec{g}^*_{h_2k_2l_2}\right|} \tag{6.13}$$

이므로 이를 이용하여 두 점 사이의 각을 계산한다.

예제 6-2

위 식에서 입방정인 경우 두 역격자벡터 사이의 각을 구하는 식을 유도하시오.

풀이

입방정에서는 $\vec{a} \perp \vec{b} \perp \vec{c}$이고, $\vec{a}^*//\vec{a}$, $\vec{b}^*//\vec{b}$, $\vec{c}^*//\vec{c}$이므로 $\vec{a}^* \perp \vec{b}^* \perp \vec{c}^*$이고 $|\vec{a}^*| = \frac{1}{|\vec{a}|} = |\vec{b}^*| = \frac{1}{|\vec{b}|} = |\vec{c}^*| = \frac{1}{|\vec{c}|}$이라는 것과 $|\vec{g}^*| = \frac{1}{d} = \frac{\sqrt{h^2+k^2+l^2}}{a}$을 이용하여 정리하면

$$\cos\phi = \frac{h_1h_2 + k_1k_2 + l_1l_2}{\sqrt{{h_1}^2 + {k_1}^2 + {l_1}^2}\sqrt{{h_2}^2 + {k_2}^2 + {l_2}^2}} \tag{6.14}$$

이다. 입방정에서는 이 식을 이용하여 각을 계산한다.

앞에서 측정한 두 회절점 사이의 각과 역격자벡터 사이의 각을 비교하여 각 점의 h, k, l의 순서와 부호를 결정한다.

다른 점들의 지수는 알고 있는 두 지수를 벡터로 더하여 구한다. 즉,

$$\vec{g}^*_3 = \vec{g}^*_1 + \vec{g}^*_2 \tag{6.15}$$

이고 $h_3 = h_1 + h_2$, $k_3 = k_1 + k_2$, $l_3 = l_1 + l_2$이다. 그리고 나머지 점들도

$$\begin{aligned} h_3 &= mh_1 + nh_2 \\ k_3 &= mk_1 + nk_2 \\ l_3 &= ml_1 + nl_2 \end{aligned} \tag{6.16}$$

와 같이 다른 지수의 결합으로 나타낼 수 있고 여기서 m과 n은 양과 음의 모든 정수이다.

회절상에서 두 회절점의 지수가 각각 $h_1k_1l_1$, $h_2k_2l_2$라면 두 역격자벡터에 수직한 방향인 빔의 방향 $B = [uvw]$는 다음 식

$$
\begin{aligned}
u &= k_1 l_2 - k_2 l_1 \\
v &= l_1 h_2 - l_2 h_1 \\
w &= h_1 k_2 - h_2 k_1
\end{aligned}
\tag{6.17}
$$

으로 계산할 수 있다. 이 방향은 회절상에 있는 모든 점과 수직이므로 회절점이 hkl이라면

$$
hu + kv + lw = 0 \tag{6.18}
$$

의 관계가 성립한다. 즉 $[uvw]$가 (hkl) 면들의 정대축(zone axis)이 된다.

다음으로 카메라상수를 모르고 결정만 알고 있으면 식 (6.9)에서

$$
\frac{r_2}{r_1} = \frac{|\vec{g}^*_2|}{|\vec{g}^*_1|} = \frac{d_1}{d_2}, \quad \frac{r_3}{r_1} = \frac{|\vec{g}^*_3|}{|\vec{g}^*_1|} = \frac{d_1}{d_3}, \quad \frac{r_4}{r_1} = \frac{|\vec{g}^*_4|}{|\vec{g}_{1^*}|} = \frac{d_1}{d_4}, \cdots \tag{6.19}
$$

의 관계를 얻으므로 이를 이용한다. 먼저 원점에서 각 점까지의 거리 $r_1, r_2, r_3, \cdots$을 측정하여 그 비를 구한다. 표 6-1을 이용하거나 분말회절철에서 알고 있는 결정의 hkl에 따른 면간거리 d_{hkl}를 알아내고 그 비를 구한다. 표 6-1이나 분말회절철에서 얻은 비와 회절상에서 얻은 비를 비교하여 회절점의 hkl을 정한다. 그 다음 앞에서와 같은 방법으로 회절점 사이의 각과 역격자벡터 사이의 각을 비교하여 각 점의 h, k, l의 순서와 부호를 결정한다. 빔의 방향이나 정대축도 같은 방법으로 구한다.

6.3 다결정의 지수매기기

제한시야 조리개 내에 두 개의 결정이 포함되어 있으면 이 결정들에서 생기는 회절상은 각각 결정의 회절상들이 겹쳐져서 동시에 나타나게 된다. 하나의 결정에서 나온 회절점들은 모두 평행사변형 하나의 꼭짓점의 평행이동으로 다 표시할 수 있다. 2개의 결정에서 회절이 되면 두 회절상의 회절점들은 평행사변형 2개의 꼭짓점들의 평행이동으로 표시할 수 있다. 각각의 결정에서 생긴 회절점들을 단결정의 지수매기기와 같은 방법으로 지수를 매기고 정대축을 구한다.

그림 6-7 (a)는 (001) GaAs 기판 위에 분자선 에피택시(molecular beam epitaxy, MBE) 방법으로 (001) CdTe 박막을 성장시킨 시편을 단면 전자현미경 시편으로 만들어 관찰한

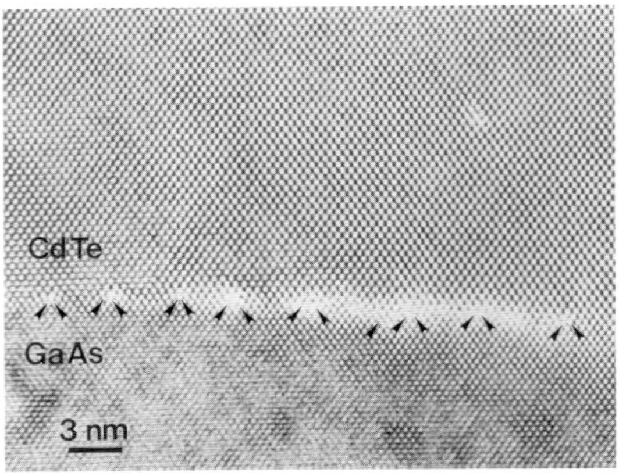

(a)

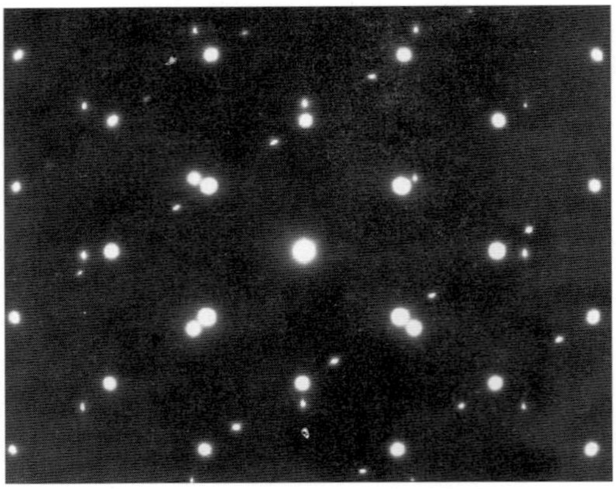

(b)

그림 6-7 (a) (001) GaAs 위에 성장시킨 (001) CdTe 에피택셜 구조의 고분해능 현미경 사진, (b) 빔 방향이 기판과 박막의 $[1\bar{1}0]$인 (a)의 제한시야 회절상

고분해능 투과전자현미경 사진이다. 그림 6-7 (b)의 회절상을 보면 기판과 박막에서 나온 점들이 원점을 중심으로 일렬로 배열되어 있음을 알 수 있다. 이것은 그림 6-7 (a)의 고분해능 투과전자현미경 사진에서 보는 것과 같이 회절상에서 보이는 점들을 만들어 내는 기판와 박막의 같은 지수의 결정면들이 서로 평행하게 놓여 있다는 것을 의미한다. 그리고 기판과 박막의 정대축이 빔 방향과 평행하므로 회절상에서 두 결정의 결정방위 관계를 알 수 있다. 이들의 결정방위 관계는 $[1\bar{1}0]_{GaAs}//[1\bar{1}0]_{CdTe}$, $(111)_{GaAs}//(111)_{CdTe}$이다. 작은 나머지 여분의 점들은 CdTe 내에 있는 쌍정에서 나온 것이다. 그림에서 화살촉은 계면에 있는 계면전위의 잉여반면(extra half-plane)을 나타낸 것이다.

한편, 이러한 에피택셜(epitaxial) 성장의 경우 기판의 결정방향성을 그대로 따르지 않는 경우가 많다. 그 예로 그림 6-8 (a)는 (001) GaAs 기판 위에 (111) CdTe를 성장시킨 시편의 고분해능상으로 기판과 박막의 정대축은 서로 평행하지만 박막의 결정방위가 기판의 방향성과는 다른 예이다. 그림 6-8 (b)의 회절상에서 전자빔의 방향은 GaAs 기판과 CdTe 박막에 대해 모두 $[1\bar{1}0]$ 방향이지만, 결정면들 간의 관계는 GaAs의 (001) 면과 CdTe의 (111) 면이 서로 평행하다. 그러므로 결정방위 관계는 회절상과 고분해능 투과전자현미경상에서 $[1\bar{1}0]_{GaAs}//[1\bar{1}0]_{CdTe}$, $(001)_{GaAs}//(111)_{CdTe}$이다.

그리고 그림 6-9 (a)는 (001) GaAs 위에 (111) CdTe 박막을 성장시킨 것을 전자빔의 방향이 GaAs 기판의 $[1\bar{1}0]$ 방향, CdTe 박막의 $[11\bar{2}]$ 방향이 되도록 하여 관찰한 고분해능 현미경 사진이고, 그림 6-9 (b)는 이에 해당하는 제한시야 회절상이다. 이 경우 기판과 박막의 정대축도 다르고 결정면들 간의 방위 관계도 같은 지수의 결정면들이 평행하

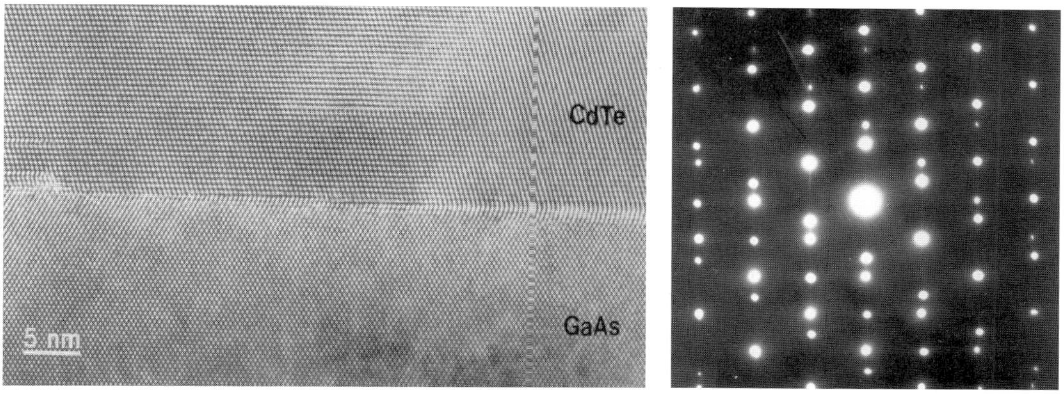

(a) (b)

그림 6–8 (a) (001) GaAs 위에 성장시킨 (111) CdTe 에피택셜 구조의 고분해능 현미경 사진
(b) 빔 방향이 기지와 박막의 $[1\bar{1}0]$인 (a)의 제한시야 회절상

지 않다. 그림 6-8과 마찬가지로 GaAs 기판의 (001) 면과 CdTe의 (111) 면이 서로 평행하다. 두 결정의 결정방위 관계는 $[110]_{GaAs}//[11\bar{2}]_{CdTe}$, $(001)_{GaAs}//(111)_{CdTe}$이다.

다결정은 한 가지 상으로 구성되어 있는 경우와 두 가지 이상의 상으로 구성되어 있는 경우가 있다. 먼저 한 가지 상으로 구성되어 있는 다결정을 생각해 보자. 하나의 상에서 만들어진 다결정의 결정립들은 여러 방향의 결정면들을 가지고 있으나 일정한 면간거리를 지니고 있다. 다결정립에서 일정한 면간거리를 지닌 면들이 수많은 방향으로 배열되어 있으므로 그 면에 해당하는 역격자점들도 수많은 방향으로 배열되어 있다. 따라서 한 가지 결정으로 구성된 무수히 많은 다결정립의 역격자점들은 그림 6-10 위에서 나타낸

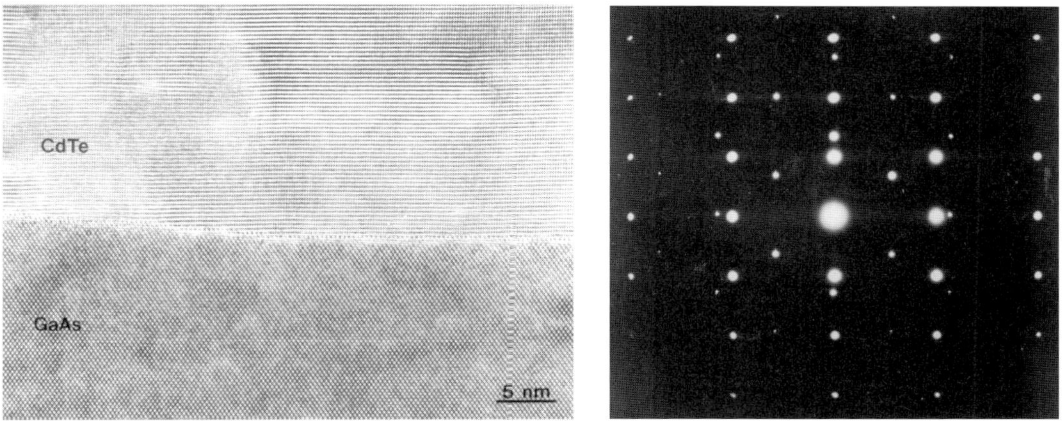

그림 6–9 (a) (001) GaAs 위에 성장시킨 (111) CdTe 에피택셜 구조의 고분해능 현미경 사진
(b) 빔 방향이 기지의 $[1\bar{1}0]$이고, 박막의 $[11\bar{2}]$인 (a)의 제한시야 회절상

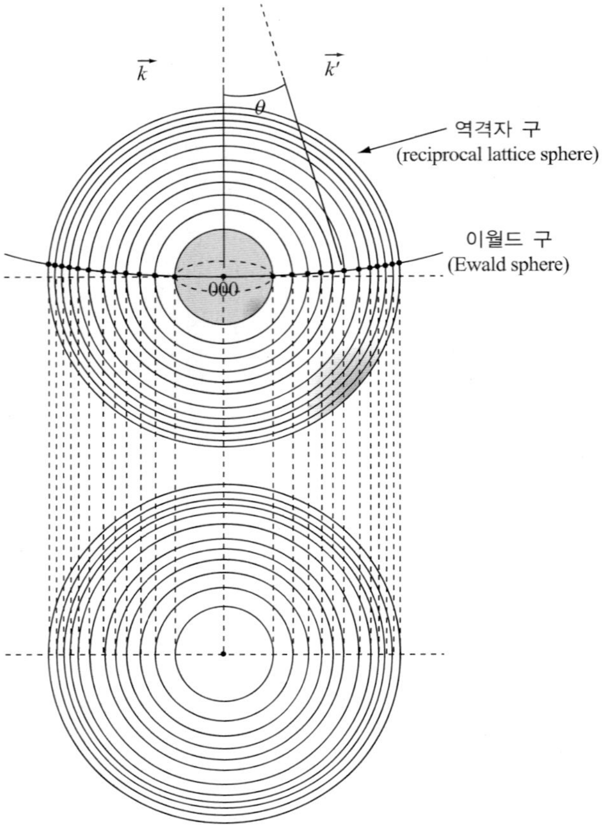

그림 6-10 다결정의 회절상

것과 같이 원점을 중심으로 단결정 역격자점까지의 거리를 반지름으로 하여 만든 역격자 구(reciprocal lattice sphere) 위에 있게 된다. 이 역격자 구와 이월드 구가 만나는 교점들은 동심환을 형성한다. 다결정의 회절상은 그림 6-10 아래에 나타낸 것과 같이 투과빔을 중심으로 한 동심환들로 나타난다.

입방정에서

$$|\vec{g}^*| = \frac{1}{d} = \frac{\sqrt{h^2 + k^2 + l^2}}{a} \tag{6.20}$$

(여기서 a는 격자상수)이고 동심환들의 반지름은 $r = \lambda L/d = \lambda L|\vec{g}^*|$이므로 $|\vec{g}^*|$ 또는 $\sqrt{h^2 + k^2 + l^2}$에 비례하게 된다. 따라서 단순입방의 경우에 000빔에서 거리의 비는 표 6-2에서 $\sqrt{1}$, $\sqrt{2}$, $\sqrt{3}$, $\sqrt{4}$, $\cdots$이 되고 $\sqrt{7}$과 $\sqrt{15}$와 같은 것은 $h^2 + k^2 + l^2$이 없으므로 존재하지 않는다. 그림 6-11은 단순입방(sc) 다결정의 전자회절상으로 모든 hkl 동심환에서 회절이 일어난다.

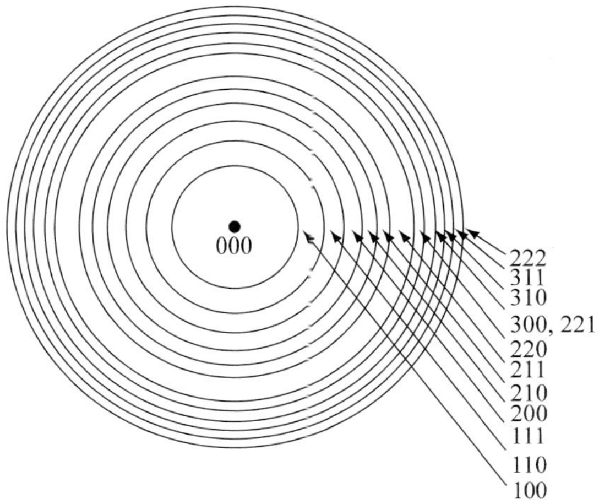

그림 6-11 단순입방 다결정의 전자회절상

예제 6-3

체심입방 다결정의 전자회절상을 그리시오.

풀이

구조인자의 계산으로 $h+k+l=$(홀수)일 때 구조인자가 0이므로 $h+k+l=$(홀수)인 경우 회절이 일어나지 않는다. 회절이 일어나는 hkl값들의 $\sqrt{h^2+k^2+l^2}$ 을 구하고 여기에 비례하여 그림을 그리면 그림 6-12가 된다.

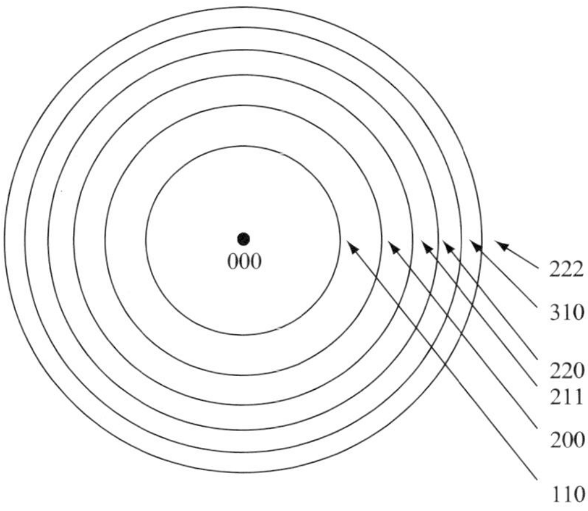

그림 6-12 체심입방 다결정의 전자회절상

예제 6-4

면심입방 다결정의 전자회절상을 그리시오.

풀이

구조인자의 계산으로 지수에 홀수와 짝수가 섞여 있으면 회절이 일어나지 않는다. 회절이 일어나는 hkl값들의 $\sqrt{h^2+k^2+l^2}$ 을 구하고 여기에 비례하여 그림을 그리면 그림 6-13이 된다.

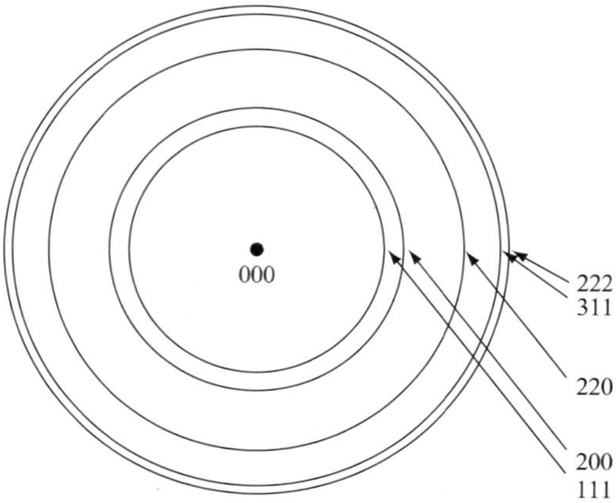

그림 6-13 면심입방 다결정의 전자회절상

그림 6-14는 다이아몬드입방 다결정의 전자회절상으로 h, k, l이 서로 섞여 있거나 $h+k+l=4n+2$일 경우에 회절이 일어나지 않는다. 여기서 002 회절환은 이중회절(double diffraction)에 의해 생긴 것이다.

환 모양을 갖는 회절상에서 환의 지수를 매기기 위해서는 기본적으로는 단결정 회절점의 지수매기기에서 사용한 방법을 그대로 이용한다. 결정을 알고 있으면 표 6-1이나 분말회절철에서 hkl에 따른 면간거리를 알아둔다. 회절상에서 각 환의 반지름을 측정한 후 바깥쪽 환들의 반지름을 첫 번째 환이나 또는 두 번째 환의 반지름으로 나눈 비와 앞에서 알아둔 면간거리의 비를 비교하여 hkl을 정한다.

회절상에서 회절점까지의 거리의 제곱 $r^2=(\lambda L/d)^2=(\lambda L|\vec{g}^*|)^2$이고, 입방정에서는 면간거리의 역수의 제곱은

$$\frac{1}{d^2}=\frac{h^2+k^2+l^2}{a^2} \tag{6.21}$$

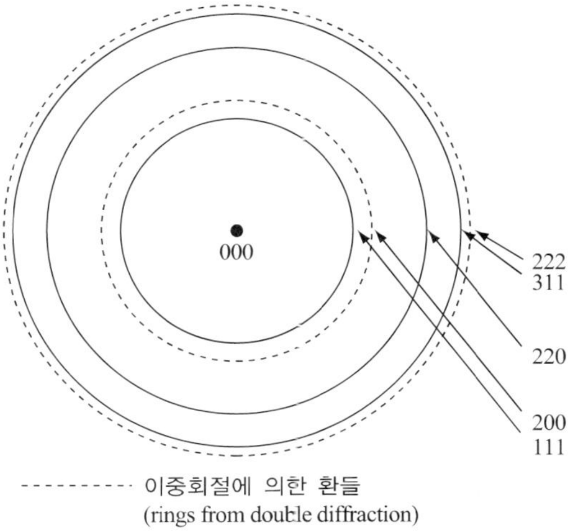

그림 6–14 다이아몬드입방 다결정의 전자회절상

이다. 따라서 입방정의 경우 회절환까지의 거리의 제곱은 $h^2+k^2+l^2$과 비례하고, 구조인자에 의해 $h^2+k^2+l^2$의 값이 정해져 있으므로 이를 이용하여 지수를 매긴다. $h^2+k^2+l^2$의 비는 표 6-2에 입방정의 경우 $h^2+k^2+l^2$값이 나와 있으므로 쉽게 구할 수 있다. 표에서 구조인자의 값이 영으로 회절이 일어나지 않는 경우에는 $h^2+k^2+l^2$의 값을 표시하지 않았다. 회절상에서 구한 반지름의 제곱의 비를 $h^2+k^2+l^2$의 비와 비교하면

표 6–2 입방정의 $h^2+k^2+l^2$값

지수	$h^2+k^2+l^2$			
hkl	단순입방	면심입방	체심입방	다이아몬드입방
0 0 0	0	0	0	0
1 0 0	1			
1 1 0	2		2	
1 1 1	3	3		3
2 0 0	4	4	4	
2 1 0	5			
2 1 1	6		6	
2 2 0	8	8	8	8
2 2 1, 3 0 0	9			
3 1 0	10		10	
3 1 1	11	11		11
2 2 2	12	12	12	
3 2 0	13			
3 2 1	14		14	
4 0 0	16	16	16	16

h, k, l을 정해 줄 수 있다. 그리고 지수 h, k, l이 정해지고 난 후에는 표 6-1의 면간거리의 식에서 격자상수를 구하여 지수가 맞는지 확인한다.

결정이 무엇인지 모르는 경우는 환의 반지름을 측정한 다음 카메라상수를 사용하여 각 반지름에 해당하는 면간거리를 계산한다. 이 면간거리 값들을 JCPDS의 분말회절철 색인카드의 면간거리 값들과 비교하여 상을 알아내고 격자상수를 구한다.

그림 6-15는 다결정 Si에서 얻은 환 회절상과 지수를 매긴 결과를 보여 주고 있다. Si-다이아몬드입방구조를 가지기 때문에 면지수에 짝수와 홀수가 섞여 있는 hkl 면들은 회절을 일으키지 못한다. 그러므로 투과빔에서 가장 가까운 첫 번째 환의 지수는 111이 되고 차례로 200, 220, 113, 222가 된다. 여기서 200 회절환은 구조인자 계산에서 강도가 영인 점이지만 이중회절에 의하여 생긴 것이다.

다음은 우선배향성(preferred orientation)을 지닌 다결정의 전자회절상에 대해 알아보자. 가장 간단한 단순입방(sc)구조를 가지고 [001] 방향으로 완전한 우선배향성을 갖는 다결정의 경우를 생각하자. 이 경우 다결정 재료 내에 존재하는 개개의 결정립들은 [001] 방향으로 배향되어 있어, 모든 결정면들과 결정 방향들은 [001] 방향을 회전축으로 하여 360°의 모든 각도에서 회전된 상태로 놓여 있다. 한편, 각 면들의 역격자점은 그 결정의 면들과 수직한 방향에 각 격자 면간거리의 역수에 해당하는 지점에 생기게 되므로, 단순입방구조를 가지는 단결정의 역격자는 그림 6-16 (a)와 같이 그릴 수 있다.

[001] 방향으로 완전하게 우선배향된 다결정의 역격자점들은, 001 역격자점을 향하는 방

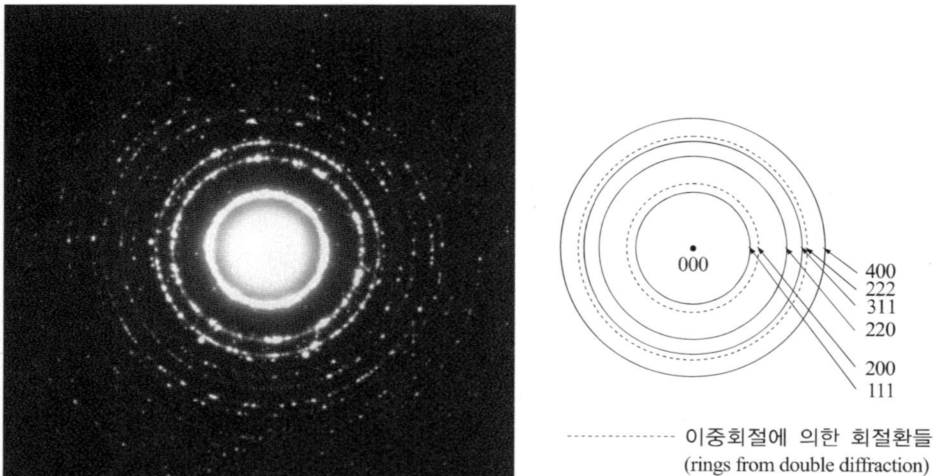

그림 6-15 다결정 Si에서 얻은 환 회절상과 지수를 매긴 결과

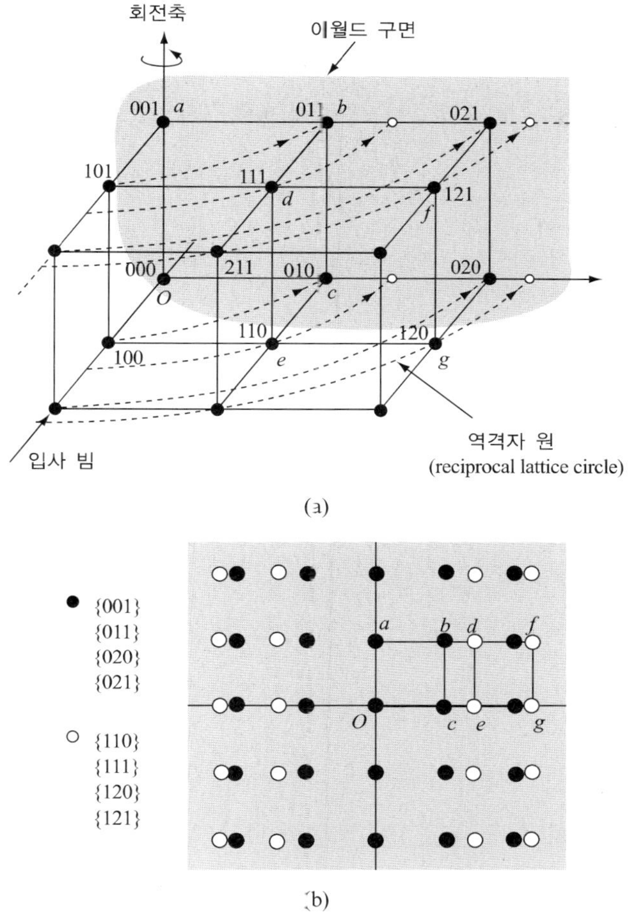

그림 6-16 (a) 단순입방 구조를 가지는 단결정의 역격자와 이것을 [001] 축으로 회전해서 만들어지는 역격자 원, (b) 단결정의 역격자점 O, a, b, c와 역격자점 d, e, f, g에 해당하는 역격자 원은 이월드 구와 만나서 회절점 O, a, b, c와 회절점 d, e, f, g를 만든다.

향을 회전축으로 하여 단결정의 역격자점을 회전하여 만들어지는 역격자 원(reciprocal lattice circle) 상에 있게 된다.

전자의 파장이 짧아서 이월드 구의 반지름은 큰 값을 갖게 되므로 이월드 구의 표면은 거의 평면으로 생각할 수 있다. 그림 6-16 (a)의 [100] 방향으로 전자빔이 입사한다고 생각하면 평평한 이월드 구의 면은 (100) 면이 된다. 전자회절상은 평평한 이월드 구면인 (100) 면과 [001] 방향을 회전축으로 얻어지는 역격자 원의 교점으로 이루어진다. 그림에서 단결정의 역격자점 O, a, b, c와 역격자점 d, e, f, g에 해당하는 역격자 원은 이월드 구와 만나서 그림 6-16 (b)에 나타나 있는 회절점 O, a, b, c와 회절점 d, e, f, g를 만든다. 그림에서 단결정의 [100] 정대축 회절점들은 검은색으로 표시하였고, [001] 우선배향성이 있기 때문에 단결정 회절점에 더해져서 나타나는 점들은 흰 원으로 표시하였다. 그러므로 우선배향성을 지닌 다결정의 전자회절상은 이월드 구와 단결정의 역격자점을 회전해서 만들어지는 역격자 원과의 교점으로 이루어진다.

그림 6-17 (a)는 어떤 흑연 클러스터들이 배열된 모습을 나타낸다. 흑연은 얇은 판들로 구성되어 있는데 그림의 옆면을 나타낸 왼쪽 그림에서 판들은 모두 [002] 방향에 수직이다. 그러나 오른쪽 그림에서 보는 바와 같이 이 판들은 [002] 방향에 수직을 유지하면서 여러 방향으로 회전이 되어 있다.

그림 6-17 (b)는 이들 흑연을 역격자 공간에 나타낸 그림이다. [002] 방향에 수직이면서 여러 방향으로 회전이 되어 있으므로 그림에서 002에 수직인 100, 110 회절점들은 회절환으로 나타난다. 그리고 클러스터들의 형태가 [002]에 수직인 얇은 판상이므로 역격자 공간에서 [002] 방향으로 길게 늘어나게 된다. 따라서 100, 110 회절환들이 [002] 방향으로 늘어나 원통의 모양을 지니게 된다.

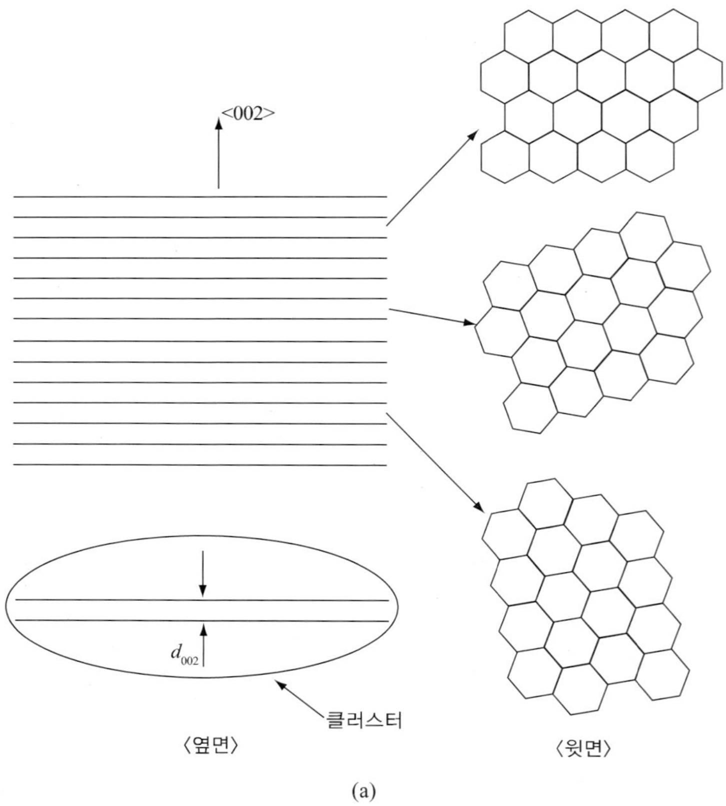

(a)

그림 6.17 (a) 흑연의 구조를 나타낸 그림으로, 왼쪽은 옆면([002] 방향에 수직인 방향)에서 본 그림이고, 오른쪽은 윗면([002] 방향)에서 본 그림이다.

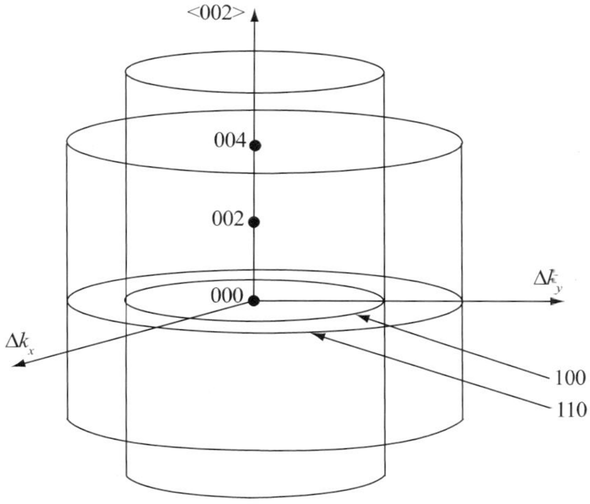

(b)

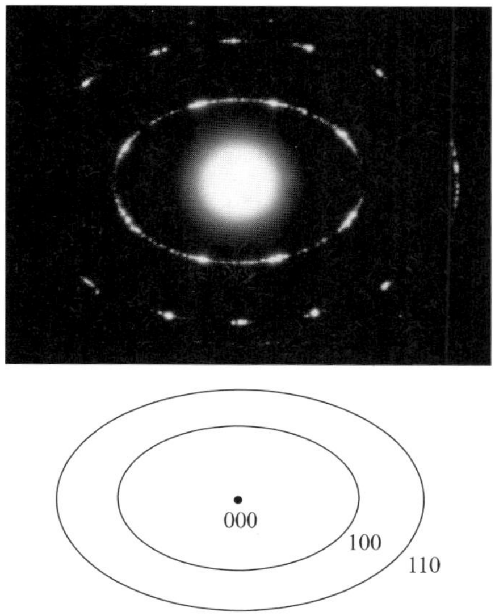

(c)

(b)의 흑연을 역격자로 나타낸 그림으로, 역격자 원통을 만든다. (c) 역격자 원통과 이월드 구가 만나 만들어진 타원형의 회절환이다.

회절상은 이월드 구와 역격자 원통(reciprocal cylinder)의 교점으로 만들어진다. 그림에서 전자빔이 원통의 중심축인 [002] 방향으로 입사하면 이 교점은 원들로 이루어진 회절환으로 나타난다. 전자빔이 원통의 중심축인 [002] 방향에서 기울어지면 이월드 구와 역격자 원통의 교점은 그림 6-17 (c)에 나타낸 바와 같이 타원들로 이루어진 회절환으로 나타난다.

6.4 추가 회절점

회절상에서 추가점(extra spot)은 이차상(second phase), 쌍정(twin), 마르텐사이트 등에 의해 형성된다. 이 추가점들을 이용하여 앞에서 설명한 방법으로 결정구조, 격자상수, 기판과의 결정방위 관계 등을 조사할 수 있다. 그러나 추가점들이 이중회절이나 원자규칙화(ordering)에 의해 생길 수도 있다.

6-4-1 쌍정의 회절상

주된 점이 정수로 지수매겨졌을 때 간단한 분수지수로 표시되는 위치에 추가점이 나타나면 종종 쌍정결함이 존재하는 것을 나타내는 경우가 많다. 그림 6-18은 CaF_2 구조의 $NiSi_2$에서 얻은 $[1\bar{1}0]$ 회절상이다. 기지(matrix)에서 나온 회절점에 추가로 생긴 점들이 보이는데 이것은 면심입방격자인 $NiSi_2$의 $\{111\}$ 쌍정면(twin plane)에 대해 쌍정이 만들어졌기 때문이다.

어떤 면 (HKL)에 반사나 이 면에 수직한 어떤 방향 $[UVW]$를 축으로 180° 회전으로 만들어지는 쌍정과 기지 사이에는 다음과 같은 관계가 있다. 어떤 면 $(h_1k_1l_1)$이 쌍정으로 위치 $(h_2k_2l_2)$에 나타난다면

$$h_2 = h_1 - 2H\frac{Uh_1 + Vk_1 + Wl_1}{HU + KV + LW} \tag{6.22}$$

이고, k_2와 l_2도 이와 같은 방법으로 구할 수 있다. 입방정의 경우

$$h_2 = h_1 - 2H\frac{Hh_1 + Kk_1 + Ll_1}{H^2 + K^2 + L^2} \tag{6.23}$$

이고, k_2와 l_2도 이와 같이 구할 수 있다. 면심입방에서 쌍정이 (111) 면에서 일어나면

$$h_2 = h_1 - 2\frac{h_1 + k_1 + l_1}{3} \tag{6.24}$$

이 되어 $h_1k_1l_1 = 333$이면 $h_2k_2l_2 = \bar{3}\bar{3}\bar{3}$이 된다. 면심입방(fcc)에서 쌍정점(twin spot)은

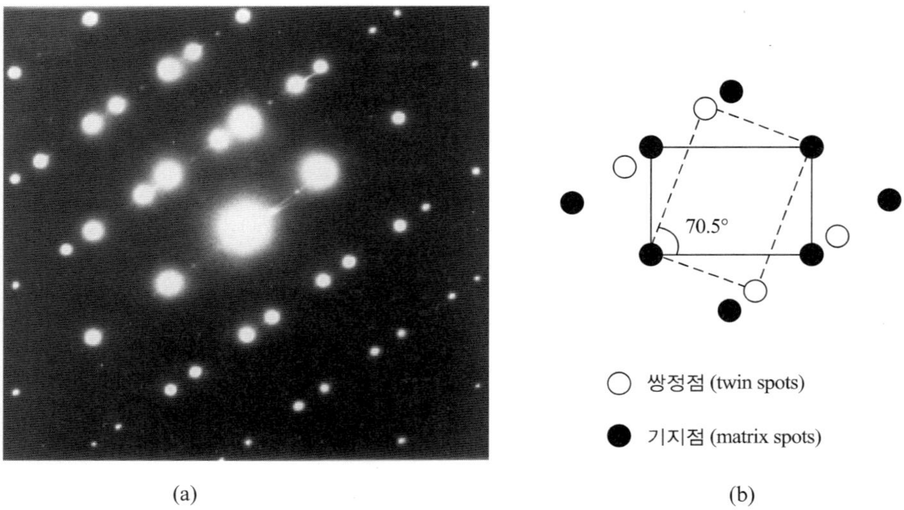

그림 6-18 CaF_2 구조의 $NiSi_2$에서 얻은 $[1\bar{1}0]$ 회절상

식에서 계산으로 알 수 있는 바와 같이 기지에서 나온 점과 일치하거나, <111> 방향에 따라 1/3 위치에 생기게 된다.

예제 6-5

면심입방에서 $\bar{1}11$, 200, $\bar{2}44$ 회절점을 만드는 면이 (111) 쌍정면으로 쌍정이 되었을 경우 이 면들이 만드는 회절점의 지수를 구하시오.

풀이

식에서 계산을 하면

$$\begin{aligned} \bar{1}11 &\rightarrow \frac{1}{3}(\bar{5}11)_T = \bar{2}00 + \frac{1}{3}(111) \\ 200 &\rightarrow \frac{1}{3}(2\bar{4}\bar{4})_T = 1\bar{1}\bar{1} - \frac{1}{3}(111) \\ \bar{2}44 &\rightarrow (\bar{6}00)_T \end{aligned} \tag{6.25}$$

가 된다. 여기서 $(hkl)_T$는 쌍정으로 새로 생긴 점을 기지의 hkl로 표시한 것이다. 그러므로 식에서 알 수 있는 바와 같이 쌍정점이 기지점과 일치하지 않으면 기지점에서 $\pm\frac{1}{3} < 111 >$ 벡터로 이동이 된다.

6-4-2 이중회절

그림 6-19 (a)와 같이 위에 있는 결정 1과 아래에 있는 결정 2의 두 층으로 구성되어 있는 샌드위치 시편에 전자빔이 입사한다고 생각하자. 작은 면간거리 d_1인 위의 결정 1에서 브래그 회절 조건을 만족하여 회절상을 만든다. 그리고 면간거리 d_2가 더 큰 결정 2에 결정 1에서 회절된 빔이 입사하여 브래그 회절을 일으켜 다시 회절상을 만든다. 결정 1에서 회절된 빔이 결정 2에서 회절이 되면 입사빔에 거의 평행한 방향으로 결정 1에서의 브래그각보다 약간 작은 각으로 회절이 되게 된다. 그래서 회절상에는 서로 다른 기구로 3개의 점이 만들어진다. 첫째는 투과점 T이고 둘째는 결정 1에 의한 회절점 D_1으로, 투과점 T에서 $1/d_1$ 거리에 있다. 셋째는 결정 2에 의해 만들어진 회절점 D_2로, 투과점 T에서 $1/d_2$ 거리에 있다. 그리고 결정 1에서 회절되어 회절점 D_1을 만드는 회절빔이 결정 2에서는 마치 입사빔, 즉 투과빔 역할을 하여 결정 2에 의해 회절점 D_3가 형성될 수 있다. 따라서 회절점 D_3는 투과점 역할을 한 D_1에서 $1/d_2$ 거리에 있게 된다.

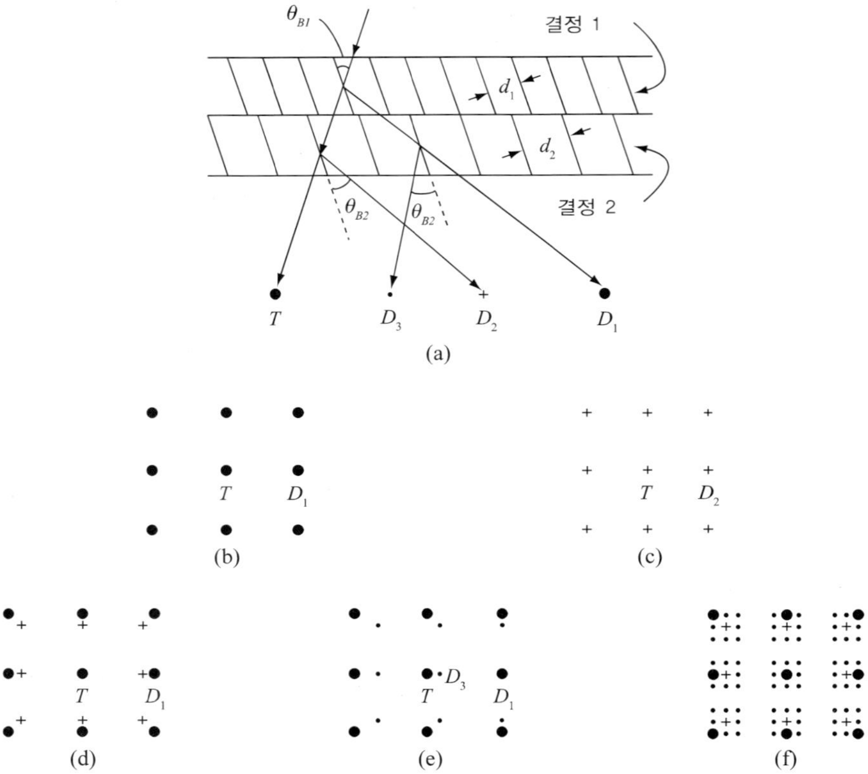

그림 6-19 이중회절이 만들어지는 모습을 보여 주는 그림 (a) 두 층으로 구성된 샌드위치 시편으로의 전자빔 입사 (b) 투과점 T에서 $1/d_1$ 거리에 있는 결정 1에 의해 만들어진 회절점의 분포 (c) 투과점 T에서 $1/d_2$ 거리에 있는 결정 2에 의해 만들어진 회절점의 분포 (d) 결정 1, 2에 의한 기본 회절상이 (b)와 (c)가 투과점 T를 기준으로 겹쳐 있는 모습 (e) 결정 1에 의한 회절점 D_1을 형성하는 빔이 결정 2에 입사해 만든 회절점의 분포 (f) 투과점 T에서 $1/d_1$ 거리에 있는 결정 1에서 만들어진 회절점을 중심으로 결정 2의 회절상을 중첩시키는 과정을 결정 1의 강한 회절빔에 대해 되풀이하여 시행한 회절상 (e) 결정 1에 의한 회절점의 분포와 회절점 D_1을 형성하는 빔이 마치 입사빔 역할을 하여 결정 2에 입사하여 만들어진 회절점의 분포

이중회절에서 생긴 점의 분포는 그림 6-19 (a)와 같이 빔 방향이 [001]인 입방결정에서 다음과 같이 구할 수 있다. 먼저 그림 6-19 (b), (c)와 같이 각각 결정 1과 결정 2에 의해 만들어진 기본 회절상들이 그림 6-19 (d)와 같이 이중회절 없이 투과빔 T를 중심으로 겹쳐 있다고 생각한다. 결정 1에서 회절되어 회절점 D_1을 형성하는 회절빔이 결정 2에서는 마치 입사빔 역할을 하여 D_3 회절점을 만드는데, 이는 그림 6-19 (e)와 같이 D_1을 중심으로 결정 2의 회절상을 중첩시켜서 얻는다. 이 과정을 결정 1의 강한 회절빔에 대해 되풀이하여 시행하면 그림 6-19 (f)를 얻는다.

전자회절은 X선 회절보다 10^8배 정도 강하다. 따라서 회절빔의 강도가 비교적 강하여 입사빔으로서의 역할을 하기 때문에 전자회절에서는 이중회절이 매우 잘 일어난다. 그러므로 단결정 자체에서도 이중회절이 일어난다. 어떤 완전 결정에서는 이중회절이 일어나서 새로운 점을 만들어도 이미 존재하고 있는 회절점과 일치하기 때문에 새로운 추가점을 만들지는 않는다.

예를 들면, 면심입방에서 111이 주빔으로 역할을 하여 (200)에서 회절이 일어나면 311 회절점이나 $\bar{1}11$ 회절점을 만든다(즉, $111 \pm 200 = 311$ 또는 $\bar{1}11$). 이중회절 후 생긴 점은 이미 존재하고 있는 점이 일치하므로 새로운 점을 만들지 않고 점의 강도만 증가시킨다. 이것은 면심입방에서 구조인자에 의해 hkl이 전부 짝수 또는 전부 홀수이어야 회절점의 강도가 있는데, $h_1k_1l_1 \pm h_2k_2l_2$도 역시 전부 짝수 또는 전부 홀수로 회절점의 강도가 있기 때문이다.

그림 6-20 (a)는 정대축이 [110] 방향일 때 다이아몬드입방구조를 갖는 실리콘의 전자회절 사진인데 실제 실험사진에서는 예외 없이 002 회절점을 관찰할 수 있다. 다이아몬드 입방구조에서 002 점은 구조인자를 계산하면 금지된(forbidden) 회절점이나 [110] 정대축에서 회절 시 $\bar{1}11$ 빔이 주빔의 역할로 $(1\bar{1}1)$ 면에서 회절이 일어나면 002 빔을 만든다. 즉 $\bar{1}11 + 1\bar{1}1 = 002$이다. 그러나 시편의 빔 방향이 [001]이면 제일 작은 역격자벡터의 hkl이 220과 $2\bar{2}0$이므로 이 두 빔에서 002 빔을 만들 수 없기 때문에 그림 6-20 (b)와 같이 회절상에서 이중회절로 002 빔이 생기지 않는다. 따라서 [001] 빔 방향과 [011]

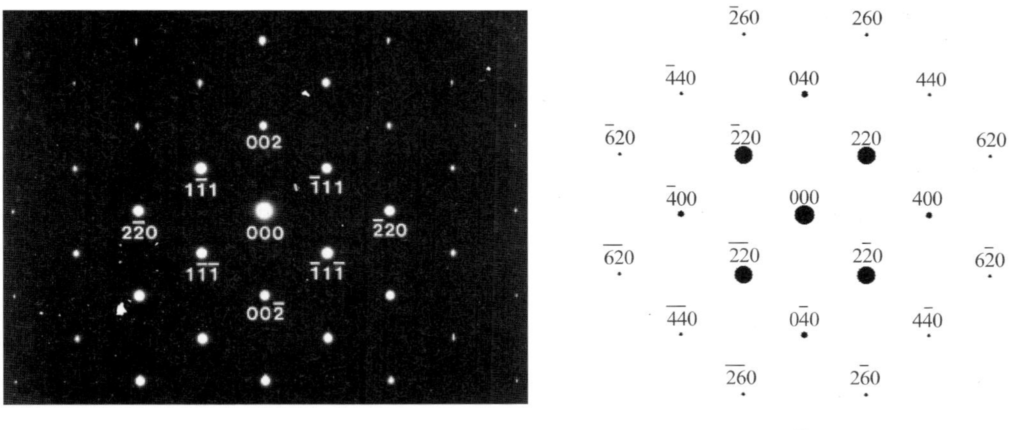

(a) (b)

그림 6-20 (a) 다이아몬드입방구조를 갖는 Si의 정대축이 [110]일 때의 실제 회절상
(b) 다이아몬드입방의 [001] 정대축 회절상

빔 방향에서 각각 회절상을 얻어 이중회절로 002 빔이 만들어지는지 여부를 판단함으로써 다이아몬드입방구조를 확인할 수 있다.

육방조밀충전(hexagonal close packing, hcp) 결정에서 0001 회절점은 금지된 회절점이나 $[2\bar{1}\bar{1}0]$ 정대축에서 $01\bar{1}1$ 빔이 주빔 역할을 하여 $(01\bar{1}0)$ 면에서 회절이 일어나면 0001 회절점을 만든다. $[1\bar{2}13]$ 정대축에서 $\bar{1}101+\bar{1}010=\bar{2}111$ 이 되어 이중회절이 일어나서 금지된 회절점에서 회절이 일어나도록 한다.

6-4-3 장범위 규칙성

초격자(superlattice)로 성장시킨 반도체 재료나 세라믹스 또는 합금원소들에서 장범위에 걸친 규칙적인 배열이 쉽게 관찰되는데, 이런 규칙적인 배열에 의해 초격자 회절점(superlattice reflection)이 생기고 이 회절점의 강도는 규칙 배열이 되는 원소의 원자산란계수의 영향을 받는다. 회절상에서 추가점의 위치는 규칙 배열에 의해 만들어지는 새 단위포의 격자상수에 따라 변화한다. 초격자 회절점이라 생각되는 점을 사용하여 암시야상을 만들 경우, 그 회절점이 초격자 회절점이면 초격자로 구성된 영역(domain)만 밝게 나타나기 때문에 그 점이 초격자 회절점인지를 쉽게 판별할 수 있다. 그러나 영역 크기가 결정립 크기와 같으면 결정립 전체가 밝게 나타난다.

그림 6-21은 GaAs와 AlGaAs 층의 규칙적인 배열로 생긴 $[1\bar{1}0]$ 전자회절상을 보여 주고 있다. 큰 회절점들은 GaAs/AlGaAs에서 나온 회절점들인데 [001] 방향에서 18° 반시계 방향으로 보면 작은 회절점들이 추가로 나타나 있다. 이것은 GaAs/AlGaAs 층을 교대

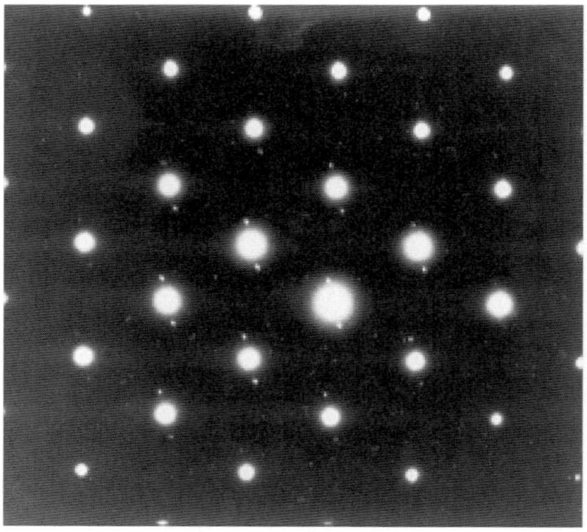

그림 6-21 GaAs와 AlGaAs 층의 규칙적인 배열로 생긴 $[1\bar{1}0]$ 전자회절상

로 5원자층씩 쌓아서 만들어진 초격자 구조에서 만들어진 초격자 회절점이다. 초격자 회절점까지의 거리와 주회절점까지의 거리에서 GaAs와 AlGaAs 층을 이루는 원자층의 수를 알 수 있고 초격자 회절점의 방향에서 초격자층 계면의 수직방향이 [001]에서 18° 반시계 방향으로 회전되어 있는 것을 알 수 있다.

6-4-4 위성점

면간격이나 구조인자의 주기적인 변화 혹은 역위상영역 경계(anti-phase domain boundary)나 전위와 같은 결정결함의 규칙적인 분포가 있으면 전자회절상에 위성점이 나타날 수 있다. 예를 들면 상태도의 스피노달(spinodal) 영역 내에서 과포화된 고용체의 분해가 일어나면 결정에서 탄성적으로 연한 방향으로 조성변화(composition modulation)가 일어난다. 조성변화의 방향을 따라 격자상수와 산란계수가 변화하고 이에 따른 위성점(satellite spot)이 만들어지게 된다. 그림 6-22는 Cu-Ni-Fe 합금에서 <100> 방향을 따라 조성변화가 일어날 때 역격자 공간에서 위성점의 분포를 나타낸 그림이다. 역격자는 원점을 제외하고 각 hkl 회절점 주위에 <100> 방향을 따라 대칭적으로 추가점이 만들어지게 된다. 회절상은 이월드 구와 역격자점이 만나서 생기기 때문에 그림 6-22 (b)와 같이 hkl점 양쪽에 두 개의 위성점이 나타나게 된다.

위성점의 간격은 조성변화의 파장에 따라 달라지고 회절점의 차수에는 영향을 받지 않는다. 투과빔에는 그림 6-22 (b)에서와 같이 위성점이 없는 것이 원칙이나 이중회절 때문에 위성점이 관측되기도 한다.

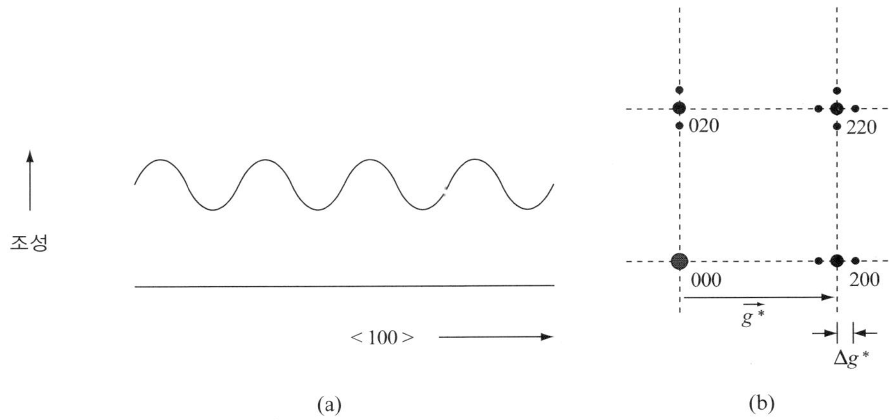

그림 6-22 조성변화가 있을 때 위성점의 형성 (a) <100> 방향으로의 조성변화 (b) 회절상에서 hkl점 양쪽에 두 개의 위성점이 나타난다.

역위상영역 경계의 규칙적인 배열도 위성점을 만드는데 그 예가 AuCu II 규칙 합금이다. 이 합금의 결정구조는 a축을 따라 길이로 역위상영역이 5개 단위포로 되어 있는 10개의 입방단위포로 구성되어 있다. 이 결정의 [001] 회절상에서는 역위상영역이 있는 방향을 따라 많은 수의 위성점을 나타낸다.

전자현미경 시편에서 두 결정계면에 있는 규칙적인 전위의 배열로도 약한 위성점을 나타낸다. 위성점은 회절상에서 전위선에 수직한 줄을 따라 나타난다.

연습문제

1. 정확한 영역에서 제한시야 회절상을 얻기 위해서는 어떻게 해야 하는지 설명하시오.

2. 제한시야 회절에서 선택영역의 최소 크기를 제한하는 것이 무엇인지 설명하시오.

3. 주사전자현미경에서는 시편 뒤에는 렌즈가 없다. 시편 표면에서 제한시야 회절상을 얻는 것이 가능한지 답하시오. 주사전자현미경에서 어떻게 상을 얻는지 설명하시오.

4. 구면수차계수가 3 mm인 100 kV 현미경이 있다. 탈초점이 없을 경우
   (a) 격자상수가 0.404 nm인 Al 결정의 투과빔에 해당하는 제한시야와 600 회절빔에 해당하는 제한시야 사이에 생기는 오차는 얼마인지 계산하시오.
   (b) 800 회절빔의 경우 오차는 얼마인지 계산하시오.
   (c) 위의 두 계산에서 매우 작은 나노입자의 경우, 제한시야 회절로 완전무결한 회절상을 얻는 것이 어려운 이유를 설명하시오.

5. 회절상을 사진으로 촬영하는 경우 집속조리개 C2의 탈초점을 크게 하여 평행빔으로 만들어 주는 이유를 설명하시오.

6. 격자상수 $a = 0.4$ nm인 결정의 회절상이 정사각형 배열을 이루고 있다. 다음 결정구조일 경우 회절점의 지수를 매기시오.
   (a) 단순입방
   (b) 면심입방
   (c) 체심입방

7. 결정의 회절상이 한 변이 6 mm인 정사각형 배열을 이루고 있다. 다음 결정구조일 경우 회절점의 지수를 매기고, 격자상수를 구하시오. 카메라상수는 1.8 nm mm이다.
   (a) 단순입방
   (b) 면심입방
   (c) 체심입방
   (d) 다이아몬드입방

8. 카메라길이가 120 cm이고 가속전압이 300 kV인 현미경에서 격자상수가 0.40 nm인 면심입방구조의 다음 단결정 회절상을 그리고 지수를 매기시오.
   (a) [001]
   (b) [011]
   (c) [111]
   (d) [112]
   (e) [113]

9. 어떤 면심입방구조 결정의 회절상에서 회절점이 가로 1.1 cm, 세로 2.45 cm로 직사각형 형태로 배열되어 있다. 카메라상수는 0.2 nm cm이다.
   (a) 회절점을 그리고 지수를 매기시오.
   (b) 격자상수를 구하시오.
   (c) 정대축을 구하시오.

10. 격자상수 $a = 0.2$ nm, $b = 0.1$ nm인 중심 직사각형격자의 회절상을 그리고 지수를 매기시오.

11. $a = \sqrt{5}$ cm, $b = \sqrt{3}$ cm, $\gamma = 75.2°$인 격자 형태로 된 전자회절상을 그리고 지수를 매기시오. 또한 정대축도 구하시오.

12. 어떤 입방정에서 나온 전자회절상이 $a = \sqrt{2}$ cm, $b = 1$ cm인 중심 직사각형격자 형태를 지니고 있다. 전자회절상을 그리고 지수를 매긴 다음, 그 격자가 단순입방, 면심입방, 체심입방 중 어느 것인지 답하시오.

13. 어떤 입방정에서 나온 전자회절상이 $a = 1$ cm, $b = 1.1726$ cm, $\gamma = 115°$인 평행사변형 형태를 지니고 있다. 전자회절상을 그리고 지수를 매긴 다음, 그 격자가 단순입방, 면심입방, 체심입방 중 어느 것인지 답하시오

14. 카메라상수가 120 cm이고 가속전압이 300 kV인 현미경에서 격자상수가 0.50 nm인 GaAs 구조의 다음 단결정 회절상을 그리고 지수를 매기시오.
   (a) [001]
   (b) [011]
   (c) [111]
   (d) [112]
   (e) [113]

15. 입방결정에서 얻은 [001] 회절상에서 회절점이 1 cm 간격으로 정사각형으로 배열되어 있다.

(a) 결정이 단순입방, 체심입방, 면심입방, 다이아몬드입방구조일 때 각각 회절상의 지수를 매기시오.

(b) 카메라상수가 0.3 nm cm인 경우 각각의 격자상수를 구하시오.

16. 카메라상수가 120 cm이고 가속전압이 300 kV인 현미경에서 격자상수가 0.50 nm인 NaCl 구조의 다음 단결정 회절상을 그리고 지수를 매기시오.

(a) [001]

(b) [011]

(c) [111]

(d) [112]

(e) [113]

17. 입방에서 모서리는 원자 A가, 모든 면심에는 원자 B가 배열되어 있는 규칙 fcc $L1_2$ 상의 합금(격자상수 $a = 0.5714$ nm)이 bcc 기지(격자상수 $a = 0.2866$ nm)에서 석출한다. 결정의 방향 관계는 $(002)_{fcc}//(002)_{bcc}$, $[110]_{fcc}//[110]_{bcc}$이다.

(a) $[110]_{fcc}//[110]_{bcc}$ 전자회절상을 그리고 지수를 매기시오.

(b) 어떤 온도 이상에서는 두 종류의 원자가 면심입방구조의 임의의 자리를 차지하게 된다. 이렇게 되면 회절상에는 어떤 변화가 일어나는지 설명하고 그리시오.

18. 어떤 새로운 단원자결정이 격자상수가 a이고 단순입방구조인 것을 알았다. 높은 온도에서는 이 결정에서 많은 원자자리가 무질서하게 공공으로 바뀌게 된다. 온도를 중간 온도로 낮추게 되면 공공이 원자와 상호작용으로 규칙적인 배열을 하게 되는데, 각 입방체의 모서리 방향을 따라 원자 하나 공공 하나 식으로 계속 배열하게 된다. 높은 온도, 중간 온도, 낮은 온도의 [001] 회절상을 그리고 지수를 매기시오.

19. 면심입방구조인 Ni-Al 기지(격자상수 $a = 0.352$ nm)에서 단순입방격자이면서 코너에 Al이, 면심 모두에 Ni이 들어 있는 Ni_3Al(격자상수 $a = 0.357$ nm)이 평행방위 관계로 석출한다.

(a) 이중회절을 무시하고, 두 결정 [001] 회절상을 그리시오.

(b) [011] 회절상을 그리시오.

(c) Ni_3Al의 초격자 회절점 100의 강도가 200보다 매우 약하다라는 것을 보이시오.

20. 다음의 다결정 회절상에서 첫 3개의 환의 비를 구하시오.

(a) 단순입방

(b) 면심입방

(c) 체심입방

(d) 다이아몬드입방

21. 어떤 입방정에서 나온 회절환의 반지름이 각각 1.732, 2.000, 2.828, 3.317, 3.464 cm이고 카메라상수가 12 nm cm일 때 이 입방정이 단순입방, 체심입방, 면심입방, 다이아몬드입방 중 어느 것인지 답하고 격자상수를 구하시오.

22. 입방정에서 단순입방, 체심입방, 면심입방, 다이아몬드입방을 구분하기 위해서는 최소한 7가지의 $h^2+k^2+l^2$을 지닌 회절점이 필요한 이유를 설명하시오.

23. 한 면심입방 Cu 결정립에 {111} 쌍정이 많이 만들어져 있다. 결정의 방향이 [110]일 때 회절상을 그리고 지수를 매기시오.

24. (001) GaAs 웨이퍼 위에 CoGa 박막을 성장시켰다. 결정방위 관계는 $(200)_{GaAs}//(100)_{CoGa}$, $[001]_{GaAs}//[001]_{CoGa}$이다. 전자빔 방향이 [011]일 때 단면 시편의 제한시야 회절상을 그리고 지수를 매기시오.

25. Al-4%Cu 결정립에 θ' 석출물이 많이 들어 있다. θ' 석출물은 Al 기지와 $(100)_{\theta'}//(100)_{Al}$, $[001]_{\theta'}//[001]_{Al}$의 결정방위 관계를 가지고 있다. θ'상의 브라배 격자는 체심정방정이고 격자상수는 $a=0.404\ \text{nm}$, $c=0.580\ \text{nm}$이다. [100]과 [001] 회절상을 그리고 지수를 매기시오.

26. 격자상수가 0.40 nm인 면심입방구조의 [011] 회절상을 그리고 지수를 매기시오.

(a) 이 결정에 {111}면에 쌍정이 있으면 회절상이 어떻게 되는지 설명하고 그리시오.

(b) 쌍정이 얇은 판 형태를 이루고 있는 것이 무수히 많이 포함되어 있으면 회절상이 어떻게 변하는지 설명하고 그리시오.

27. Ge(다이아몬드입방)에 있는 도핑(doping) 원소가 얇은 판상으로 {111}면에 석출한다. 역격자를 그림으로 그리고, 결정이 다음 방향으로 있는 경우 관찰되는 전자회절상을 그리고 지수를 매기시오.

(a) [111]

(b) [011]

28. 입방결정에서 다음과 같은 경우 생기는 [001] 회절상을 그리시오.

(a) 파장이 10 단위포 길이로 $[u00]$ 방향으로 격자면간격에 변조(modulation)가 있는 경우

(b) (100)에 평행한 판상 석출물이 있는 경우

(c) 모든 $\{111\}$면에 적층결함이 무수히 많은 경우

(d) 시편의 온도가 매우 높은 경우

(e) 빔의 수렴각을 크게 했을 경우

29. 어떤 결정이 단순입방격자로 격자상수가 a이고 격자점당 원자 하나가 들어 있다. 높은 온도에서 이 결정은 여러 위치에 무작위르 공공이 차지하게 된다. 온도를 낮추어 어닐링하게 되면 공공은 원자와 상호작용으로 규칙적으로 배열하게 된다. 공공의 위치가 입방체의 모서리 방향을 따라 원자 하나 다음에 공공 하나가 있는 방식으로 배열되어 있다. 공공이 전혀 없는 결정과 공공이 규칙적으로 배열되어 있는 결정의 [001] 회절상을 그리고 지수를 매기시오.

30. 격자상수가 0.40 nm이고 면심입방구조인 어떤 다결정이 [100] 우선배형을 지니고 있다.

(a) [100] 회절상을 그리시오.

(b) [011] 회절상을 그리시오.

CHAPTER

07 기쿠치 회절상

7.1 기쿠치 회절상

비교적 두꺼운 시편에서 비탄성 산란(inelastic scattering) 전자들이 만드는 회절상의 형상이 기쿠치(Kikuchi)가 제안한 모델에 의해 잘 설명되었으므로 이를 **기쿠치 회절상**이라고 한다. 이제까지 공부한 바로는 회절면에서 회절점이 나타나는 곳은 브래그법칙을 만족하는 곳으로, 수학적으로 회절점을 델타함수로 나타내었다. 회절상에서는 델타함수로 나타낸 한 점의 강도는 무한대이고 나머지 부분은 강도가 0이므로 만일 회절상을 전자현미경에서 관찰하면 회절점이 없는 곳은 완전히 검게 나타나야 한다.

그러나 전자현미경에서 시편을 관찰해 보면, 전자회절상에서 투과빔과 회절빔 사이에 흐린 후광이나 전체적으로 흐릿한 배경 강도가 나타나 어느 정도 강도가 있는데, 이것은 비탄성 산란된 전자들이 만들어져 강도에 기여하기 때문이다. 큰 에너지 변화를 받는 전자보다 작은 에너지 변화를 받는 전자 수가 훨씬 많으므로 투과빔에서 멀어지면 흐린 후광의 강도도 거리에 따라 감소한다.

따라서 비탄성 산란전자의 방향과 대략의 강도분포가 그림 7-1 (a)에 보인 것처럼 전방 방향으로는 강하고 후방으로 갈수록 약하게 나타난다. 3차원에서 4π 스테라디안(steradian) 전 방향으로 비탄성 산란이 일어난다. 시편이 두꺼울수록 비탄성 산란을 하는 전자의 수가 많아진다. 한편 비탄성 산란 시 대부분 전자의 에너지 손실은 50 eV 이하로 작으므로 비탄성 산란전자의 파장 λ_{inel}은 입사전자의 파장 λ와 차이가 거의 없다. 그러므로, $\lambda_{inel} \cong \lambda$로 생각할 수 있다.

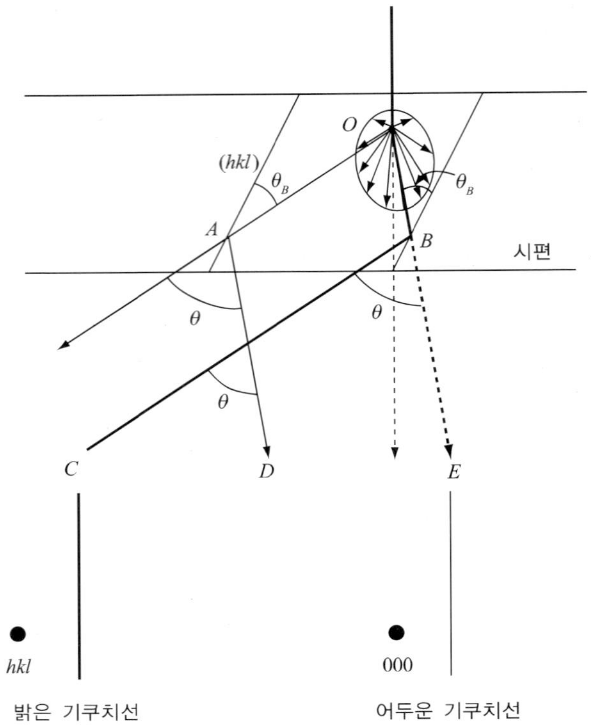

그림 7-1 기쿠치 회절의 원리

그림 7-1은 기쿠치선이 만들어지는 기하학적인 모양을 보여 준다. 얇은 단결정 전자현미경 시편 속의 결정면$(h\,k\,l)$ 한 쌍이 입사빔에 대해 브래그법칙을 만족하지 않도록 놓여져 있다. 비탄성 산란이 O점에서 일어나면 그림 7-1 (a)에서 본 바대로 4π 스테라디안 전 방향으로 비탄성 산란이 일어난다. 이 여러 방향의 각도 중에서 면 $(h\,k\,l)$과 $n\lambda = 2d\sin\theta_B$의 브래그법칙을 만족시키는 각도 θ_B가 반드시 존재하게 되어 이 방향으로 회절이 일어난다.

시편에 입사하는 전자는 평면파로 전자빔의 입사 방향이 한 방향이다. 그런데 $(h\,k\,l)$ 결정면 쌍과 브래그법칙을 만족하는 비탄성 전자빔의 방향은 입사전자빔의 방향과 약간 다르다. 3차원에서 생각해 보면 4π 스테라디안으로 산란되어 면 $(h\,k\,l)$에 입사하는 비탄성 산란전자들은 결정면의 한 점에서 결정면 $(h\,k\,l)$과 각도 θ_B를 이루면 브래그법칙을 만족시킨다.

면 $(h\,k\,l)$과 각 θ_B를 이루는 원추로 입사하는 모든 비탄성 산란전자는 브래그법칙에 의해 다시 이 원추를 따라 회절하게 된다. 따라서 결정면 $(h\,k\,l)$과 각 θ_B를 이루는 원추를 그리면 바로 이 원추에 따라 비탄성 전자의 회절이 일어난다. 결정면 $(h\,k\,l)$과 브래그회절각 θ_B를 이루어 브래그법칙을 만족시키는 원추를 **기쿠치 원추**(cone)라고 한다. 결정면 $(h\,k\,l)$과 각도 θ_B를 이루는 원추는 결정면의 좌우에 하나씩 모두 2개가 가능하므로 2개의 기쿠치 원추가 만들어진다.

이 기쿠치 원추를 이월드 구와 함께 생각해 보자. 반지름은 $1/\lambda$인 이월드 구를 그리고 여기에 역격자벡터 $\vec{g}^* = h\vec{a}^* + k\vec{b}^* + l\vec{c}^*$에 수직인 결정면 $(h\,k\,l)$을 구의 중심에 그린다. 이 결정면 $(h\,k\,l)$과 각도 θ_B를 이루는 원추를 결정면 좌우에 각각 하나씩 한 쌍의 기쿠치 원추를 그릴 수 있다. 이 기쿠치 원추가 이월드 구와 만나는 교점은 한 쌍의 쌍곡선이 그려진다. 기쿠치 회절상은 이월드 구와 두 원추의 교점을 확대한 상으로 생각할 수 있는데, 이 교점의 모양은 실제로 반지름이 몹시 큰 쌍곡선이나 전자회절에서 이월드 구의 반지름 역시 아주 크므로, 전자현미경의 회절상에서는 한 쌍의 직선으로 나타난다. 이 한 쌍의 직선들은 결정면 $(h\,k\,l)$에 평행하고 역격자벡터 방향, 즉 원점에서 회절점까지의 방향에는 수직이다. 이 두 직선 쌍들이 회절상에 나타난 것이 그림 7-2와 같은 기쿠치선이다.

기쿠치 원추는 결정면 $(h\,k\,l)$과 정확히 브래그법칙을 만족하는 각도 θ_B를 이루므로

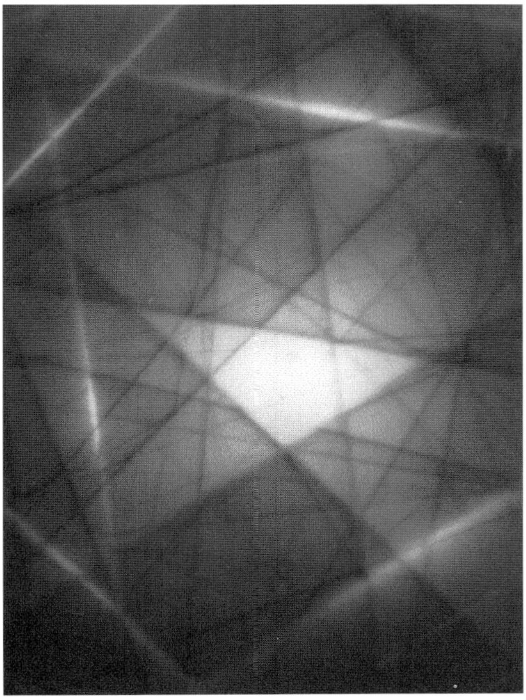

그림 7-2 실리콘 결정에서 얻은 기쿠치 회절상

결정면이 약간 기울어지면 마치 원추가 시편의 결정면에 붙어 있는 것처럼 이 원추도 민감하게 기울어지게 된다. 그러나 일반적인 점 회절상은 이월드 구와 박판인 시편의 푸리에변환인 역격자막대와 만나는 점으로 나타나기 때문에, 시편이나 입사빔이 약간 기울어지더라도 회절상에서 그 변화를 감지하기가 거의 불가능하다. 그러나 기쿠치선은 결정의 기울기에 매우 민감하므로 이를 이용하면 시편을 정확하게 기울일 수 있고 결정에 입사하는 빔의 방향도 정확하게 알아낼 수 있다.

그림 7-1의 점 O에서 비탄성 산란전자의 강도가 각도에 따라 어떻게 변하는지 살펴보자. 결정면 $(h\,k\,l)$에 입사하는 비탄성 산란전자의 방향이 그림 7-1에서 OB 방향과 같이 시편에 입사하는 전자빔의 방향과 가까우면 비탄성 산란전자의 강도는 강하고, OA와 같이 멀면 그 강도는 약하다. 그림 7-1에서 OB 방향으로 입사하는 비교적 강한 비탄성 산란전자는 BC 방향으로 기쿠치 회절이 되어 투과빔에서 먼 곳에 배경보다 밝은 기쿠치선을 만든다. 그러나 OB 방향에서 그대로 BE 방향으로 진행하는 비탄성 산란전자의 강도는 BC로의 기쿠치 회절로 인하여 강도가 배경보다 약해져서 투과빔에서 가까운 곳에 어두운 기쿠치선을 만든다. OA 방향으로 입사하는 비탄성 산란전자도 기쿠치 회절을 일으키나 기쿠치선의 강도에 기여하는 정도는 OB 방향으로 입사하는 전자에 비해 작다.

7.2 기쿠치 회절상의 응용

7-2-1 시편 기울이기

전자현미경의 회절실험에서 결정의 결정학적인 자료가 필요할 때, 회절상의 정대축이 고대칭을 나타내는 정확한 방향으로 시편을 기울여야 한다. 정확한 정대축 방향이 되면 기쿠치 회절을 일으키는 결정면이 입사빔과 평행하게 된다. 이 경우 그림 7-3 (a)의 위에 있는 그림과 같이 이월드 구와 역격자점들은 투과빔을 중심으로 대칭적으로 되며, 그림 7-3 (a)의 아래 그림과 같이 회절상의 기쿠치선들도 해당 회절점 사이에서 투과빔을 중심으로 대칭적으로 나타난다.

결정을 기울이거나 입사빔을 기울여 회절상에서 투과빔과 단 하나의 회절빔만 강하고 나머지 빔들의 강도는 무시할 정도로 작게 되었다고 생각하자. 이와 같이 2개의 빔만 있는 경우를 **2-빔 조건**(two-beam condition)이라 한다. 2-빔 조건을 만들기 위해서는 2-빔

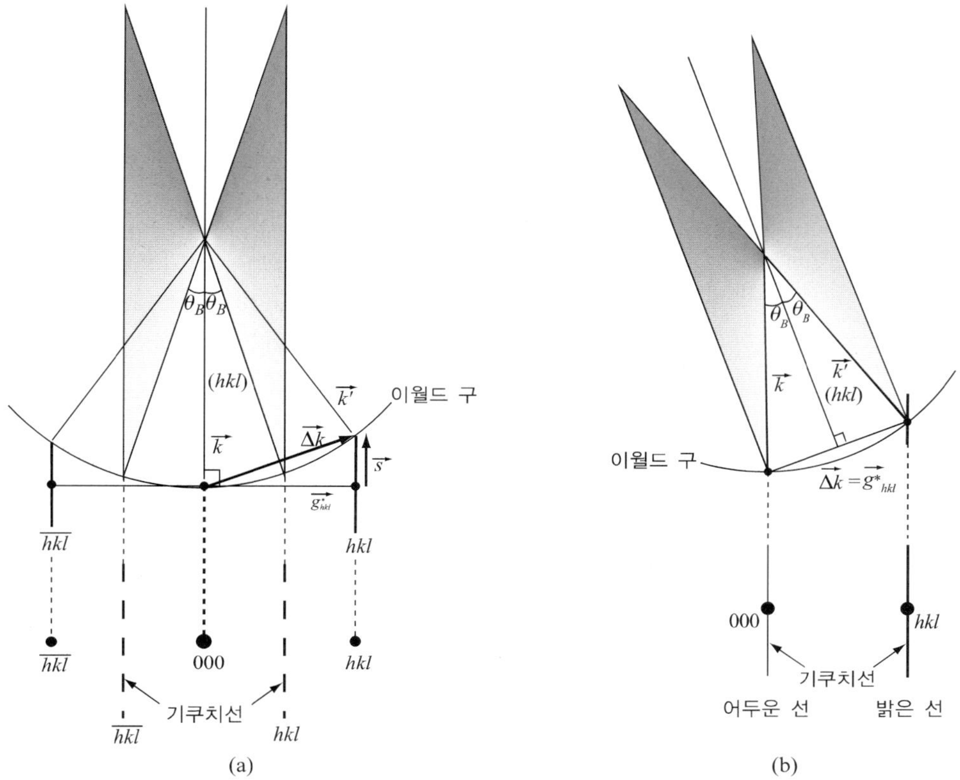

그림 7-3 (a) 기쿠치 회절을 일으키는 회절면이 입사빔과 평행한 경우에는 기쿠치선들이 해당 회절점 사이에 대칭적으로 나타난다. (b) $h\,k\,l$ 회절점이 정확하게 브래그 조건을 만족시킬 경우 어두운 기쿠치선은 투과빔을 지나고 밝은 선은 $h\,k\,l$ 점을 지난다.

으로 만들고자 하는 회절점에 해당하는 $\vec{g}^*_{hkl}$의 편차변수가 0이 되도록 시편을 기울여 브래그 조건을 정확하게 만족시키도록 한다. 이 경우 이월드 구와 기쿠치 원추는 그림 5-2 (b)의 위에 있는 그림에 나타내었다. 면 $(h\,k\,l)$은 $\vec{g}^*_{hkl}$에 수직이며 기쿠치선의 어두운 선은 투과빔을 지나고 밝은 선은 $h\,k\,l$ 점을 지난다.

기쿠치 회절은 비탄성 산란이므로 시편이 두꺼울수록 잘 일어난다. 시편이 얇을 경우에는 회절점만 나타나고, 시편이 두꺼워짐에 따라 회절상에서 회절점과 기쿠치선이 동시에 나타나고, 더 두꺼워지면 기쿠치선 또는 밴드만 나타나고, 더욱 더 두꺼워지면 완전히 전자가 흡수되어 검게 되어 아무것도 나타나지 않는다.

그리고 기쿠치선이 나타나기 위해서는 높은 전위밀도(dislocation density) 등으로 생기는 내부변형이 작어야 한다. 만일 내부변형이 크면 결정면들이 변형되어 비탄성 산란전자들이 결정면 $(h\,k\,l)$과 브래그법칙을 만족시키는 기쿠치 원추가 흐트러져 산란되기 때문에, 기쿠치 회절상이 산만하게 확산되어 관찰되지 않는다. 예를 들면, 가공변형이 많이 일어난 시편이나 철계 마르텐사이트 같이 전위 밀도가 높은 시편에서는 기쿠치 선이 관찰되지 않거나, 관찰되어도 아주 넓게 확산된 선으로 나타난다.

단결정의 전자현미경 회절상에서 원하는 정대축을 찾거나 또는 정확하게 고대칭이 되는 전자회절상을 얻고자 할 경우, 회절점만 있는 회절상에서 직접 시편을 기울이는(tilting) 것보다는, 기쿠치 회절상이 훨씬 기울임에 민감하므로 이를 이용한다. 시편이 적당한 두께를 가지고 있어 기쿠치선만 있는 곳에서나 또는 그보다 약간 더 얇아 기쿠치선과 회절점이 함께 관찰되는 영역에서, 시편을 기울여 원하는 정대축을 찾아 고정시킨 다음 얇은 영역으로 옮겨 얻고자 하는 회절상이나 상을 얻는 것이 더 편리하다.

쌍으로 되어 있는 기쿠치선은 회절 반사면에서 양쪽으로 각 θ_B의 각도에 있는 원추가 이월드 구와 만난 것이므로, 한 쌍의 기쿠치선의 가운데를 따라 회절면 $(h\,k\,l)$의 형적(trace)이 지나게 된다. 여러 정대축에서의 기쿠치선들의 사진을 찍어 모든 정대축의 기쿠치선 사진들이 다 들어 있는 하나의 그림으로 합성할 수 있는데, 이렇게 합성한 그림을 기쿠치 지도(Kikuchi map)라고 한다. 이 지도와 실제 관찰한 기쿠치선을 비교하여 정대축을 알아내고서 원하는 정대축으로 시편을 기울이는 데 이용할 수 있다. 여러 면에서 생긴 기쿠치 회절상은 결정에서 모든 회절면의 형적을 나타내고, 기쿠치선 또는 회절면들이 만나는 점들은 정대축을 나타내므로 평사투영도와 유사한 모양이 된다.

7-2-2 시편 방향 측정

기쿠치 회절상은 기본적으로 점 회절상이 가지고 있는 정보를 거의 다 가지고 있다. 기쿠치 회절상을 이루는 선들의 지수를 매기면 면간격, 격자상수, 결정의 방향 등을 알 수 있다. 기쿠치 원추는 결정면과 브래그각을 이루고 있으므로 이월드 구와 반드시 만나게 된다(그림 7-3). 투과빔과 회절빔 사이의 각은 브래그각의 2배가 되며 $\Delta\vec{k}=\vec{g}^{\,*}_{hkl}$를 만족하게 된다. 따라서 기쿠치쌍의 지수매기기는 점 회절상의 지수매기기와 같다. 회절상에서 측정된 기쿠치쌍 사이의 거리는 이월드 구와 기쿠치 원추의 교점을 확대한 것으로 생각한다.

예제 7-1

현미경의 유효카메라거리가 L이고, p는 회절상에서 관찰되는 기쿠치쌍의 폭일 때, 이 폭과 면간거리와의 관계를 유도하시오.

풀이

전자회절과 같이 회절각이 아주 작을 경우

$$p = L\tan\theta \cong L\tan 2\theta_B \cong L2\theta_B \tag{7.1}$$

이 된다. 한편 브래그법칙으로부터

$$\lambda = 2d\sin\theta_B \tag{7.2}$$

이고, 회절각이 아주 작은 경우

$$\lambda \cong 2d\theta_B \tag{7.3}$$

이다. 식 (7.1)과 (7.3)에서

$$pd = \lambda L \tag{7.4}$$

로 폭과 면간거리의 관계가 나온다.

식을 다시 쓰면

$$p = \frac{1}{d}\lambda L = |\vec{g}^*|\lambda L \tag{7.5}$$

이 된다. 따라서 회절상의 지수매기는 방법을 똑같이 사용하여 기쿠치쌍의 지수를 매기면 된다. 기쿠치쌍들은 역격자벡터에 수직이므로 기쿠치쌍들 사이의 각은 역격자벡터 사이의 각과 같다. 따라서 회절점들의 지수매기기에서 $h\,k\,l$ 순서와 부호를 정하는 방법과 같은 방법으로 $h\,k\,l$의 순서와 부호를 정해 주면 된다.

기쿠치쌍의 지수를 매기게 되면 기쿠치 회절을 일으키는 회절면의 일반 역격자벡터 $\vec{g}^* = h\vec{a}^* + k\vec{b}^* + l\vec{c}^*$를 알 수 있고 이로부터 격자의 면간격과 격자상수를 알 수 있다. 또한 역격자벡터에서 면의 방향도 알 수 있다.

점 회절상에서 빔 방향을 회절면들의 정대축에서 구하였다. 이와 같은 방법으로 기쿠치 회절상에서도 정대축을 구하면 빔 방향을 알 수 있다. 기쿠치 회절은 결정의 기울임에 매우 민감하므로 빔 방향을 더욱 더 정확하게 측정할 수 있다. 기쿠치쌍의 지수를 매기면 기쿠치쌍들이 서로 만나는 극점(pole)은 두 면의 교점으로 쉽게 알 수 있다. 그림 7.4에서 그 교점들을 A, B, C의 지수를 각각 $p_1q_1r_1$, $p_2q_2r_2$, $p_3q_3r_3$라 하고 O를 투과빔이라고 하자. 거리 OA, OB, OC를 측정한 다음, 식 (7.1)을 이용하여 OA, OB, OC에 해당하는 각 θ_A, θ_B, θ_C를 계산한다.

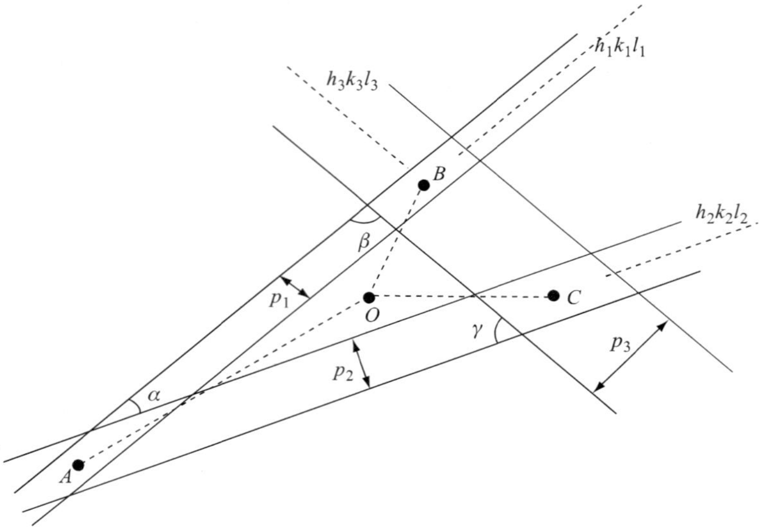

그림 7-4 3개의 기쿠치쌍이 만나 있는 경우 투과빔 방향을 구하는 방법

예제 7-2

입방정에서 투과빔 방향 $[u\ v\ w]$와 방향 $[p_1\ q_1\ r_1]$, $[p_2\ q_2\ r_2]$, $[p_3\ q_3\ r_3]$ 사이의 각을 각각 θ_A, θ_B, θ_C라 할 때 그 관계를 구하시오.

풀이

두 벡터 사이의 각이므로, 이를 구하는 식을 이용하여

$$\begin{aligned}\cos\theta_A &= \frac{up_1 + vq_1 + wr_1}{\sqrt{u^2+v^2+w^2}\sqrt{{p_1}^2+{q_1}^2+{r_1}^2}} \\ \cos\theta_B &= \frac{up_2 + vq_2 + wr_2}{\sqrt{u^2+v^2+w^2}\sqrt{{p_2}^2+{q_2}^2+{r_2}^2}} \qquad (7\text{-}6) \\ \cos\theta_C &= \frac{up_3 + vq_3 + wr_3}{\sqrt{u^2+v^2+w^2}\sqrt{{p_3}^2+{q_3}^2+{r_3}^2}}\end{aligned}$$

을 얻는다.

계산된 OA, OB, OC에 해당하는 각 θ_A, θ_B, θ_C와 식을 이용하여 투과빔이 입사하는 방향의 지수 $[u\ v\ w]$를 계산할 수 있다. 따라서 빔이 결정에 입사하는 정확한 방향을 알아낼 수 있다.

7-2-3 편차변수의 측정

기쿠치상을 이용하여 결정을 원하는 방향으로 기울일 수 있을 뿐만 아니라 결정이 정확한 브래그 조건에서 얼마나 기울어져 있는지를 측정할 수 있다. 결함의 상 콘트라스트 분석을 할 때 기울어져 있는 정도를 나타내는 변수인 편차변수가 얼마인지 측정해야 되는 경우가 많다. 회절점과 기쿠치선의 상관관계를 알면 편차변수 $\vec{s}$의 부호와 크기를 쉽게 알 수 있다.

전위가 있는 결정에서 최대 명시야상 콘트라스트를 얻기 위해서는 $\vec{s}>0$의 조건을 만들어야 한다. 따라서 역격자점 $\vec{g}^*_{hkl}$의 편차변수 $\vec{s}$가 0이 되어 정확하게 브래그법칙을 만족시키는 조건에서 $\vec{s}>0$이 되도록 시편을 기울여야 한다. 시편을 기울여서 역격자점 $\vec{g}^*_{hkl}$의 편차변수가 $\vec{s}=0$에서 $\vec{s}>0$로 변할 때 기쿠치 원추와 이월드 구를 그림 7-5에 나타내었다. 그림에서 실선으로 나타낸 원은 격자점 $\vec{g}^*_{hkl}$의 편차변수 $\vec{s}$가 0보다 큰 경우의 이월드 구이고, 묽은 색으로 기쿠치 원추를 나타내었다. 회절점은 시편을 조금 기울이더라도, 역격자막대 때문에 변하지 않고 그대로 있게 된다. 시편이 정확한 브래그 조

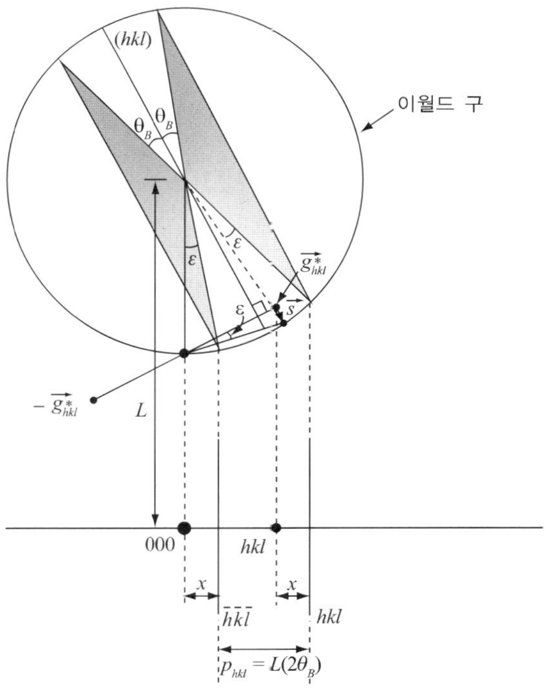

그림 7–5 정확한 브래그 조건에서 어떤 각도 ε만큼 기울인 경우의 기쿠치 원추와 이월드 구

건에서 어떤 각도 ε만큼 기울이면 그림 7-5와 같이 기쿠치선은 회절점 $\vec{g}^{*}_{hkl}$을 따라 거리 x만큼 밖으로 움직인다. 동시에 이월드 구의 표면에 있던 역격자점 $\vec{g}^{*}_{hkl}$은 구의 안쪽으로 호를 그리면서 움직인다. 회절각 $2\theta_B$와 각 ε은 매우 작을 때

$$\varepsilon = \frac{|\vec{s}|}{|\vec{g}^{*}_{hkl}|}$$

이고 카메라길이가 L이면 그림에서

$$\varepsilon = \frac{x}{L} \tag{7.8}$$

이므로

$$|\vec{s}| = \frac{x|\vec{g}^{*}_{hkl}|}{L} = \frac{x}{Ld_{hkl}} \tag{7.9}$$

이다. 따라서 카메라길이, 거리 x, 면간거리에서 편차변수 $|\vec{s}|$를 계산할 수 있다.

예제 7-3

위 식에서 카메라길이 대신 기쿠치 밴드의 폭과 파장을 이용하여 식을 다시 나타내시오.

풀이

기쿠치 밴드 폭이 p_{hkl}이면 작은 각 θ_B일 경우, 식 (7.1)에서

$$2\theta_B = \frac{p_{hkl}}{L} \tag{7.10}$$

이므로, 편차변수 $|\vec{s}|$는

$$|\vec{s}| = \frac{x}{Ld_{hkl}} = \frac{x}{d_{hkl}}\frac{2\theta_B}{p_{hkl}} \tag{7.11}$$

이고, 브래그법칙에서 θ_B가 작은 경우 $\lambda = 2d_{hkl}\theta_B$이므로

$$|\vec{s}| = \frac{x}{d_{hkl}}\frac{1}{p_{hkl}}\frac{\lambda}{d_{hkl}} = \frac{\lambda}{d_{hkl}^2}\frac{x}{p_{hkl}} \tag{7.12}$$

으로 표시할 수 있다. 카메라길이가 정확하지 않을 경우, 기쿠치 밴드 폭에서 편차변수 $|\vec{s}|$를 계산할 수 있다.

연습문제

1. 카메라상수가 2 nm mm일 때, 알루미늄 단결정(격자상수 0.404 nm)의 다음 각방향으로 정확하게 빔이 입사하는 경우에 예상되는 기쿠치 회절상을 그리시오.
   (a) [001]
   (b) [110]

2. 카메라상수가 2 nm mm일 때, 실리콘 단결정(격자상수 0.543 nm)의 다음 각 방향으로 정확하게 빔이 입사하는 경우에 예상되는 기쿠치 회절상을 그리시오.
   (a) [001]
   (b) [110]

3. 카메라상수가 2 nm mm일 때, 알루미늄 간결정(a = 0.405 nm)의 [110] 방향에서 [001] 쪽으로 5° 기울어져 빔이 입사하는 경우에 예상되는 기쿠치 회절상을 그리시오.

4. 카메라길이가 0.5 m인 300 kV 현미경에서 Si 단결정(격자상수 0.543 nm)의 $[1\bar{1}0]$ 방향으로 전자빔이 입사하여 전자회절상을 만들었다.
   (a) 전자회절상을 그리고, $h^2+k^2+l^2=16$ 이하인 회절점의 지수를 매기시오.
   (b) 투과빔에 제일 가까운 회절점에 대해 편차변수를 구하시오.
   (c) 전자회절상에 해당하는 기쿠치 회절상을 그리고, 기쿠치선에 지수를 매기시오.
   (d) 투과빔에 제일 가까운 빔으로 2-빔 조건을 만들었을 경우 기쿠치 회절상과 점 회절상을 겹쳐 그리고, 지수들을 매기시오.
   (e) 투과빔에 제일 가까운 빔(g)의 $3g$에 대해 편차변수를 0으로 하여 2-빔을 만들었을 경우 기쿠치 회절상과 점 회절상을 겹쳐 그리고, 그 지수들을 매기시오.
   (f) (e)의 경우로 약빔 암시야 상을 만들려고 한다. g에 대한 편차변수를 계산하시오.
   (g) 만일 단결정이 다결정으로 바뀌면 회절상이 어떻게 바뀌는지 그림으로 그리고 지수를 매기시오.
   (h) (a)~(g)에서 가속전압이 300 kV에서 100 kV로 바뀌면 답이 어떻게 바뀌는지 설명하시오.

5. 그림 7-2에 나와 있는 실리콘 결정(격자상수 0.543 nm)의 기쿠치 회절상의 지수를 매기고 정대축을 구하시오. 그리고 카메라상수를 구하시오.

6. 카메라상수가 2 nm mm일 때, 실리콘 단결정(격자상수 0.543 nm)의 [001], [011], [111] 방향으로 정확하게 빔이 입사하는 경우에 예상되는 기쿠치 회절상을 그리시오.
   (a) 3개의 회절상을 각도 관계에 따라 그 위치에 정하여 배치를 하시오.
   (b) 위의 회절상 사이에 있는 저지수 방향의 각 기쿠치 회절상을 그리시오.
   (c) (b)에서 그린 회절상들을 각도 관계에 따라 (a)에 그린 회절상 위에 다시 그려 기쿠치 지도를 만드시오.
   (d) [112] 정대축에서 [011] 정대축으로 가기 위해서 기쿠치 지도에서 어떤 길을 따라가야 하는지 설명하시오.

7. 그림 7-3 (a)에 있는 회절점이 200 kV 현미경을 사용하여 실리콘(격자상수 0.543 nm)에서 나온 111 회절점일 경우, 이 회절점의 편차변수를 구하시오.

8. 그림 7-5에 있는 회절점이 300 kV 현미경을 사용하여 Au($a = 0.408\ \mathrm{nm}$)에서 나온 200 회절점일 경우, 이 회절점의 편차변수를 구하시오.

9. 300 kV 현미경에서 구리 단결정을 기울여 회절점들이 일렬로 배열되도록 하였다. 이때 기쿠치 밴드 중 밝은 기쿠치선이 $+2g+g/5$ 위치에, 어두운 기쿠치선이 000보다 양으로 $0+g/5$ 위치에 만들어졌다. g가 111, 200, 220일 때, $-g$와 $+g$의 편차변수를 구하시오.

10. 면심입방구조 결정의 [001] 점 회절상과 기쿠치 회절상을 그리고, 지수를 매기시오.
   (a) 결정을 (020) 기쿠치 밴드를 따라 45° 기울이면 <110> 정대축이 나타난다. 점 회절상과 기쿠치 회절상을 그리고 지수를 매기시오.
   (b) 결정을 (111) 기쿠치 밴드를 따라 40°54′ 기울였다. 나타난 정대축이 어느 것인지 답하고 설명하시오.

CHAPTER

08 수렴성빔 전자회절

8.1 수렴성빔 전자회절

이제까지 우리는 시편에 평면파의 전자빔이 평행하게 입사한다는 가정 아래 여러 가지 회절과 상 형성에 대해서 공부하였다. 이 가정은 실제로 이제까지의 여러 회절 및 결상 조건과도 잘 일치한다. 이제까지의 제한시야 회절상에서는 좁은 영역에서의 회절정보를 얻기 위하여 비교적 넓은 영역의 시편에 평행한 전자빔을 입사시켜 대물렌즈로 회절 및 결상을 시킨 다음, 중간조리개로 이 결상된 상의 일부분을 선택한 후 렌즈로 회절시켜 점으로 된 회절상을 얻는 방법을 사용하였다.

수렴성빔 전자회절(convergent beam electrcn diffraction, CBED)은 평행한 전자빔을 넓은 영역에 입사시키지 않고, 의도적으로 전자빔을 시편의 좁은 영역에 수렴한 후 입사시켜 회절상을 얻는 것이다. 이때 전자빔이 비추어지는 전자 탐침의 크기는 집속렌즈와 조리개로 조절하면 50 nm 이하로 작게 할 수 있다. 따라서 수렴성빔 전자회절상을 이용하면 제한시야 회절상에서 얻을 수 있는 최소 영역(보통 직경 500 nm 영역)보다 훨씬 좁은 영역에서의 회절정보를 얻을 수 있다. 한편 시편에 입사되는 전자빔은 수렴시킨 것이기 때문에 평행한 전자빔이 아니고 2차 집속조리개와 집속렌즈에 의해 정해지는 일정한 수렴각(convergent angle) 범위를 가지고 있는 전자빔이다.

그림 8-1 (a)와 같이 수렴각이 아주 작을 경우 전자가 거의 평행하게 입사되므로 회절상은 제한시야 회절상과 같이 점으로 된 회절상을 얻게 된다. 회절상에서 점의 크기를 작게 하기 위해서는 집속렌즈로 빔의 크기를 최대한 넓게 하여 평행빔을 만들어 수렴각

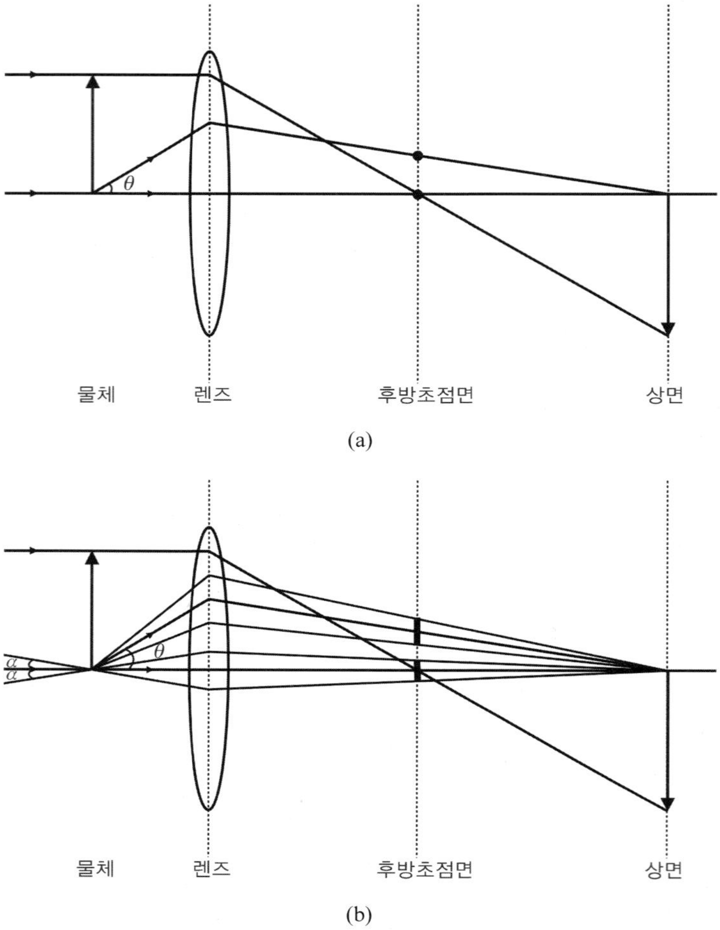

그림 8-1 (a) 전자빔이 평행하게 입사할 경우 (b) 수렴각이 클 경우의 회절상

을 작게 해야 한다. 그러나 그림 8-1 (b)와 같이 수렴각을 증가시키면 회절점은 점점 커지게 되어 원반형태를 가지게 된다. 즉 수렴각에 따라 원반도 점점 커지게 된다.

이런 원반회절상에서 인접한 원반이 서로 겹치지 않은 상태에서의 회절을 **코셀-묄렌스테트**(Kossel-Möllenstedt) **회절상**이라 하고 그 모식도는 그림 8-2 (a)에 나타나 있다. 이 회절 조건을 **코셀-묄렌스테트**(Kossel-Möllenstedt) **조건**이라 한다. 수렴각을 조금 더 증가시키면 회절원반들이 그림 8-2 (b)와 같이 조금씩 겹치게 되고 수렴각을 더욱 증가시키면 원반들이 서로 더 겹치게 된다. 회절상의 한 점이 입사빔과 여러 회절빔이 합쳐져서 구성되며 고차 라우에존과 0차 라우에존의 이중산란 효과가 회절상에 나타나는데, 이러한 조건을 코셀(Kossel) 조건이라 하고 이 회절상을 코셀 회절상이라고 한다. 이 코셀 조건을 그림 8-2 (c)에 나타내었다.

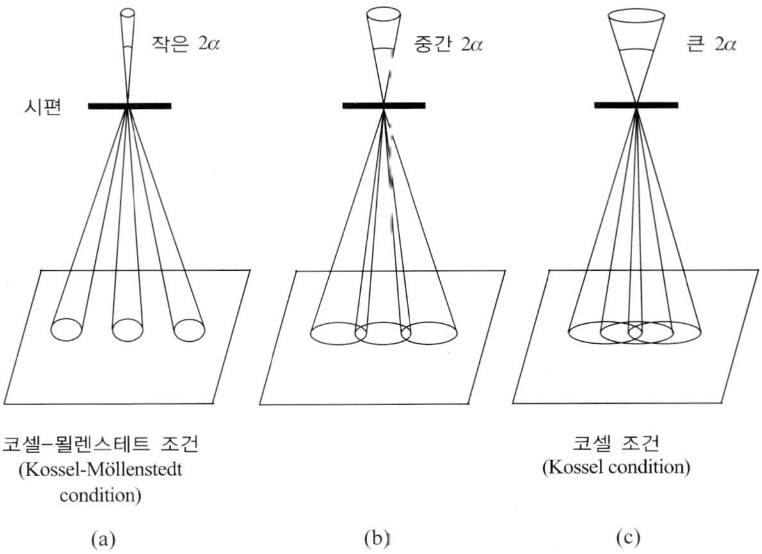

그림 8-2 (a) 전자가 평행 입사할 경우에는 회절상은 점으로 나타나지만 수렴각을 증가시키면 회절점이 커져서 원반형태를 나타낸다. (b) 수렴각을 조금 더 증가시키면 회절원반들이 겹친다. (c) 수렴각을 더욱 증가시키면 회절원반들이 더 많이 겹치고 회절원반이 커진다.

제한시야 회절상에서는 좁은 영역의 결정학적인 정보가 점으로 나타나는 데 비하여, 수렴성 회절빔은 훨씬 더 좁은 탐침 영역의 정보가 회절원반으로 나타난다. 그림 8-3에서 왼쪽 위의 사진은 제한시야 조리개의 크기를 시편 사진에 중첩시켜 나타내었고 여기에서 얻은 제한시야 회절상이 그 아래에 나와 있다. 그리고 오른쪽 위의 사진에서는 전자 탐침의 크기가 역시 시편 사진에 중첩이 되어 나타나 있으며 여기에서 얻은 수렴성빔 전자회절상이다.

그림 8-4의 위에는 입사전자 탐침의 단면을, 아래에는 이 탐침으로 만들어진 회절원반을 나타내었다. 탐침 단면 중의 한 점 x는 각 회절원반 속의 한 점 x와 회절원반이 서로 겹치는지 여부에 무관하게 항상 1 대 1의 대응관계가 있다. 그러므로 결함이 없는 완전 결정의 경우 회절원반 속의 한 점으로 탄성산란되는 전자빔의 근원은 1 대 1로 대응되는 탐침의 한 점이다. 만일 우리가 삼각형이나 사각형의 집속조리개를 사용하여 수렴 탐침을 만들어 회절을 시키면 회절원반은 삼각형이나 사각형으로 모양이 바뀐다.

수렴성빔 전자회절상은 그림 8-5와 같이 투과빔으로 만들어진 투과원반 000와 여러 회절원반 $h\,k\,l$로 구성되고, 투과원반의 중심점은 일반 회절 시의 투과빔이 만들어지는 점이고, 회절원반 $h\,k\,l$의 중심점은 회절점 $h\,k\,l$과 같기 때문에 회절점과 같은 방법으로 지수를 매긴다. 수렴각 α는 2차 집속렌즈의 조리개의 크기에 의해 정해지는데 조리개를 크게 하면 회절원반의 크기도 증가한다.

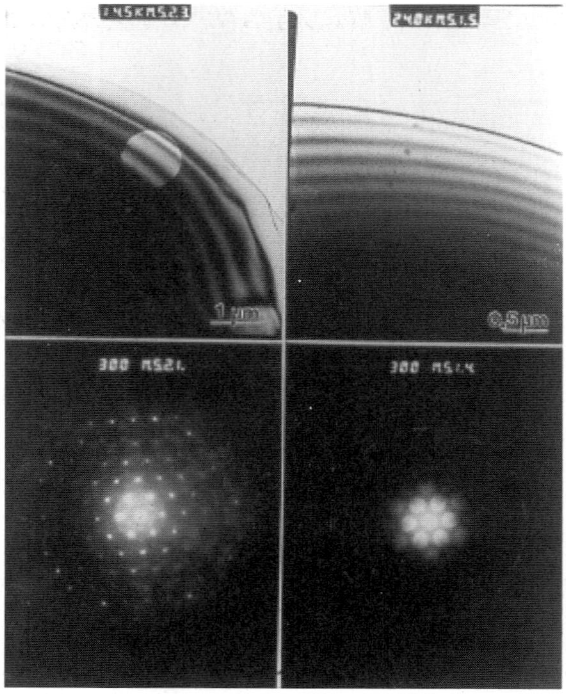

그림 8-3 제한시야 회절상과 수렴성빔 전자회절상의 비교(©김긍호, 1996)

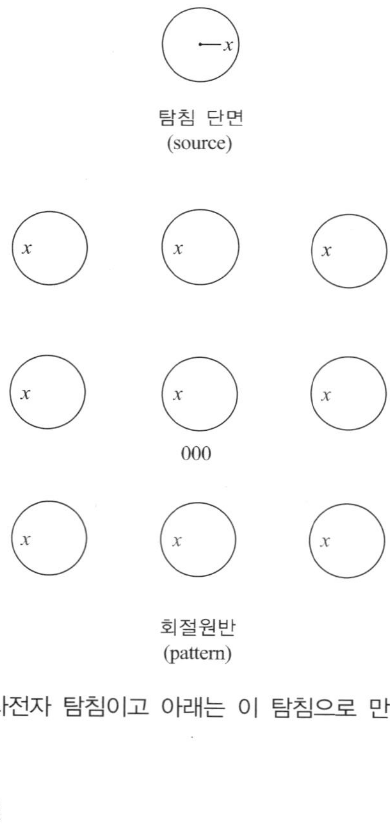

그림 8-4 위는 입사전자 탐침이고 아래는 이 탐침으로 만들어진 회절원반이다.

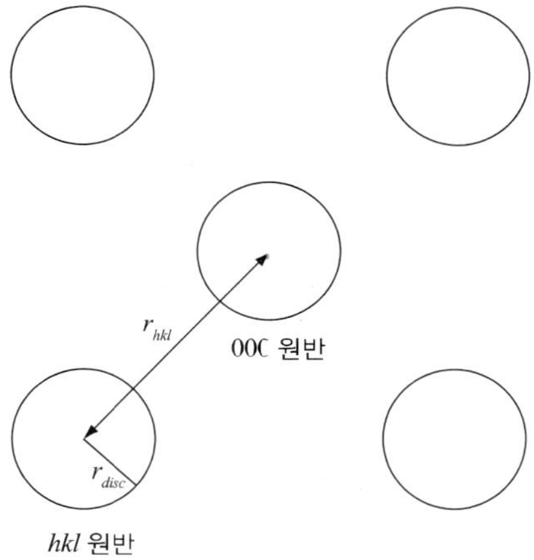

그림 8-5 원반 중심 사이의 거리는 점 회절상과 같고 원반의 크기에서 수렴각을 구할 수 있다.

예제 8-1

원반의 반지름을 $\left|\vec{g}^{*}_{disc}\right|$, 투과점 000에서 회절점 $h\,k\,l$까지의 거리를 r_{hkl}, 회절상에서 원반의 반지름을 r_{disc}라 할 때, 원반의 반지름 r_{disc}에서 수렴각 α를 측정할 수 있는 식을 유도하시오.

풀이

회절상은 역격자와 이월드 구의 교점을 확대한 것으로 생각할 수 있으므로 역격자 공간에서 역격자 원반의 반지름을 $\left|\vec{g}^{*}_{disc}\right|$, 회절점 $h\,k\,l$까지의 거리를 r_{hkl}, 회절상에서 원반의 반지름을 r_{disc}라 하면

$$\left|\vec{g}^{*}_{disc}\right| : \left|\vec{g}^{*}_{hkl}\right| = r_{disc} : r_{hkl} \tag{8.1}$$

이고

$$\left|\vec{g}^{*}_{disc}\right| = k\alpha \tag{8.2}$$

$$\left|\vec{g}_{hkl}\right| = 2k\sin\left(\frac{\theta}{2}\right) \tag{8.3}$$

이므로

$$\alpha : 2\sin\left(\frac{\theta}{2}\right) = r_{disc} : r_{hkl} \tag{8.4}$$

$$\alpha = \frac{r_{disc}}{r_{hkl}} 2\sin\left(\frac{\theta}{2}\right) \tag{8.5}$$

이다. 브래그법칙에서

$$2\sin\left(\frac{\theta}{2}\right)=\frac{\lambda}{d_{hkl}} \tag{8.6}$$

이므로 수렴각

$$\alpha=\frac{r_{disc}}{r_{hkl}}\frac{\lambda}{d_{hkl}} \tag{8.7}$$

로 계산하여 측정할 수 있다.

시편에 평면파인 평행빔이 입사할 경우 생기는 기쿠치 회절은 그림 8-6 (a)와 같이 비탄성 전자가 여러 각도로 산란된 다음 결정면과 브래그 회절을 일으켜 만들어졌다. 비탄성 산란이 많이 되기 위해서는 시편이 두꺼워야 하기 때문에 기쿠치 회절은 시편의 두꺼운 부분에서 비교적 약한 콘트라스트로 어둡고 희미한 선을 만들었다. 수렴성빔 전자회절의 경우 그림 8-6 (b)에서 보는 것과 같이 입사전자빔이 평행입사의 경우보다 훨씬 넓은 어떤 각도의 범위를 지니므로, 큰 각도로 입사하는 수렴전자빔의 수렴각이 브래그각보다 크게 된다. 비탄성 산란전자 대신 큰 각도로 입사하는 수렴성빔이 결정면 $(h\,k\,l)$을 만나

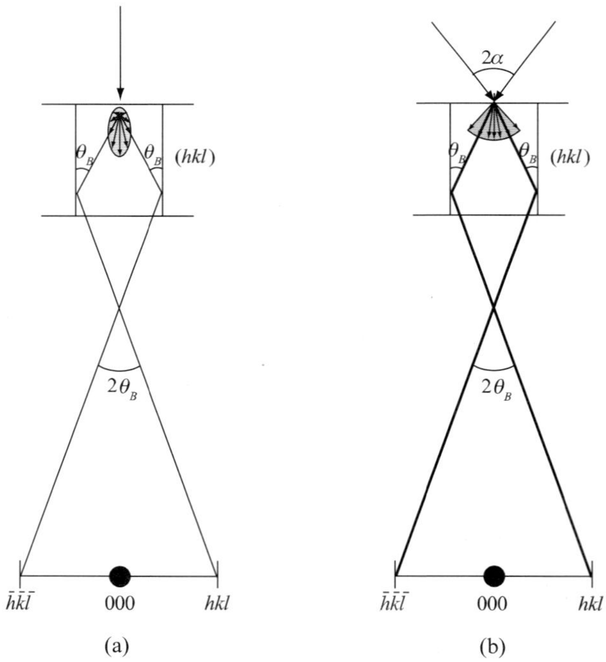

그림 8-6 (a) 평행빔이 입사할 경우 비탄성 전자에 의한 기쿠치 회절 (b) 수렴성 전자빔이 입사할 경우 탄성전자에 의한 기쿠치 회절

브래그 회절 조건을 만족시키게 되어 면 $(h\,k\,l)$과 각도 θ_B를 가진 회절원추를 만드는데, 이를 수렴성 전자빔에서의 **기쿠치 회절**이라고 한다.

이 경우 비탄성 산란이 일어나야 할 필요성이 없기 때문에 시편이 두꺼워야 할 필요가 없다. 수렴성 전자회절의 경우, 입사전자빔의 강도가 비탄성 산란전자의 강도보다 훨씬 강하므로, 수렴성빔 전자회절로 만들어지는 기쿠치선의 강도 및 선명도가 일반 기쿠치선의 그것보다 훨씬 뛰어나다. 따라서 작은 결정을 기울여 원하는 고대칭성의 회절상을 얻으려고 할 경우, 이를 이용하면 매우 쉽게 할 수 있다.

수렴성 전자회절은 제한시야 회절보다 훨씬 작은 영역의 시편에서 회절결과를 얻으므로 시편 속에 격자결함이 존재할 확률이 작고, 변형이나 구부러짐이 있을 확률도 작다. 따라서 수렴성 전자회절에서 더 선명한 기쿠치 회절상을 볼 수 있다. 이것을 이용하면 제한시야 회절로는 불가능하였던 시편 속의 매우 작은 결정립 사이의 결정학적인 방향 관계를 정확히 알아낼 수 있다.

그림 8-7에서는 급속 응고된 Al-Ti 합금 중에서 Al의 [001] 정대축으로 찍은 수렴성빔으로 만들어진 기쿠치선을 보여 주고 있다. 비탄성 전자에 의한 기쿠치 회절상보다 훨씬 선명한 것을 알 수 있다.

앞에서 역격자점과 이월드 구가 만나면 회절이 일어난다는 것을 알았다. 역격자점들은 여러 층으로 구성되므로 이월드 구가 여러 층의 역격자점들과 만날 수 있다. 그림 8-8 (a)에서와 같이 역격자의 원점을 지나는 첫 역격자면의 역격자막대와 이월드 구와의 교

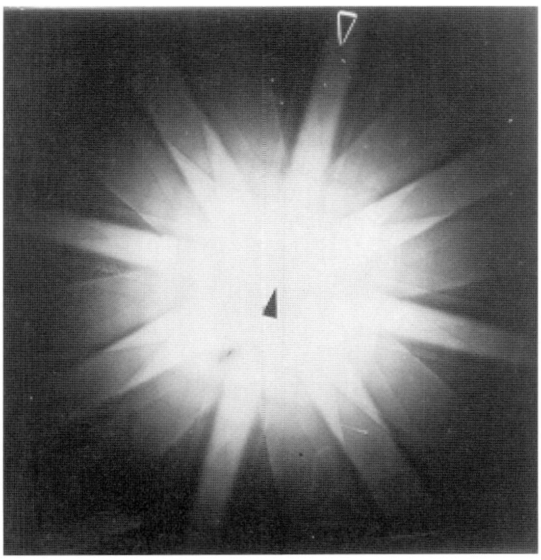

그림 8-7 수렴성빔 전자회절에 의한 Al의 [001] 기쿠치 회절상(©김긍호, 1996)

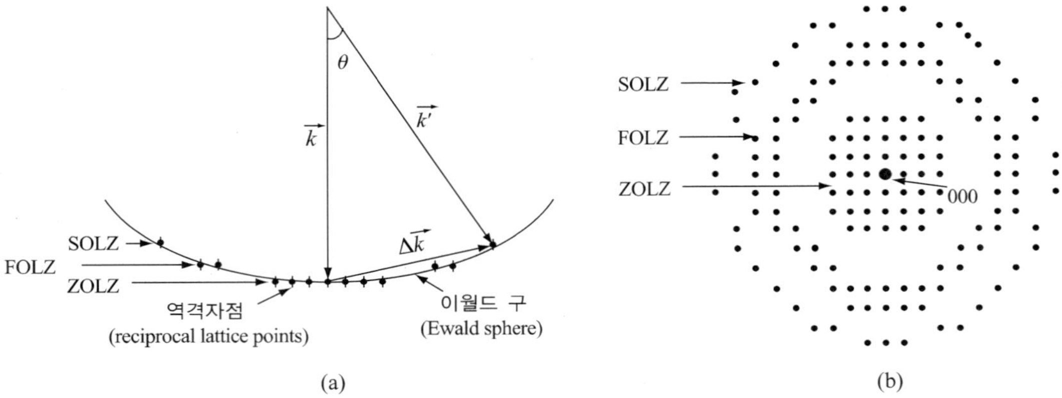

그림 8-8 (a) 역격자의 원점을 지나는 역격자면들의 역격자막대와 이월드 구와의 교점들이 형성하는 0차 라우에존, 1차 라우에존, 2차 라우에존 (b) 역격자막대와 이월드 구의 교점으로 만들어진 0차 라우에존, 1차 라우에존, 2차 라우에존이 이루는 전자회절상

점을 0차 라우에존(zeroth order Laue zone, ZOLZ)이라 하고, 그림 8-8 (b)에 나타낸 회절상의 중앙에 자리하게 된다. 이월드 구가 곡률을 가지므로 다음 층에 있는 역격자막대와 만나 고리 모양의 환을 만드는데, 이것을 **1차 라우에존**(first order Laue zone, FOLZ)이라 하고 그 다음 층과 만나는 환을 **2차 라우에존**(second order Laue zone, SOLZ)이라고 순차적으로 이름을 붙인다. 0차 라우에존(ZOLZ)을 제외한 나머지 라우에존을 **고차 라우에존**(high order Laue zone, HOLZ)이라고 한다.

그림 7-3 (a)와 같이 빔의 방향이 정대축의 방향과 정확히 일치하여 고대칭성의 회절상을 얻는 경우를 생각해 보자. 0차 라우에존에 있는 회절점을 만드는 회절면들의 기쿠치선들은 투과빔과 회절점의 중간에 나타나게 될 것이다. 따라서 회절원반이 커져 두 원반이 만나야 기쿠치선이 회절원반을 만나기 시작한다. 그러므로 수렴성빔에 의한 기쿠치 회절에 의한 기쿠치선은 회절원반이 서로 겹쳐야만 얻을 수 있다.

그러나 그림 8-9 (a)에서와 같이 0차 라우에존에 있는 회절점과는 달리 고차 라우에존에 있는 회절점을 만드는 회절면의 기쿠치선은 각각 투과빔과 회절빔 근처를 지나게 된다. 투과빔 근처에는 어두운 기쿠치선을, 회절빔 근처에서는 밝은 선을 만들어 한 쌍을 이룬다.

그림 8-9 (b)와 같이 입사빔의 수렴각을 크게 하면 회절점은 원반으로 나타나게 되고, 고차 라우에존에서 회절점을 만드는 회절면의 기쿠치선은 회절점 근처에 있으므로 각각 투과원반과 회절원반을 쉽게 지나게 된다. 따라서 투과원반과 회절원반 내에 탄성전자에 의한 기쿠치선을 쉽게 관찰할 수 있다. 투과원반과 회절원반을 지나는 두 기쿠치선은 하나의 쌍을 이루게 된다. 입사한 수렴성빔은 회절면에서 기쿠치 회절로 회절 방향으로 강

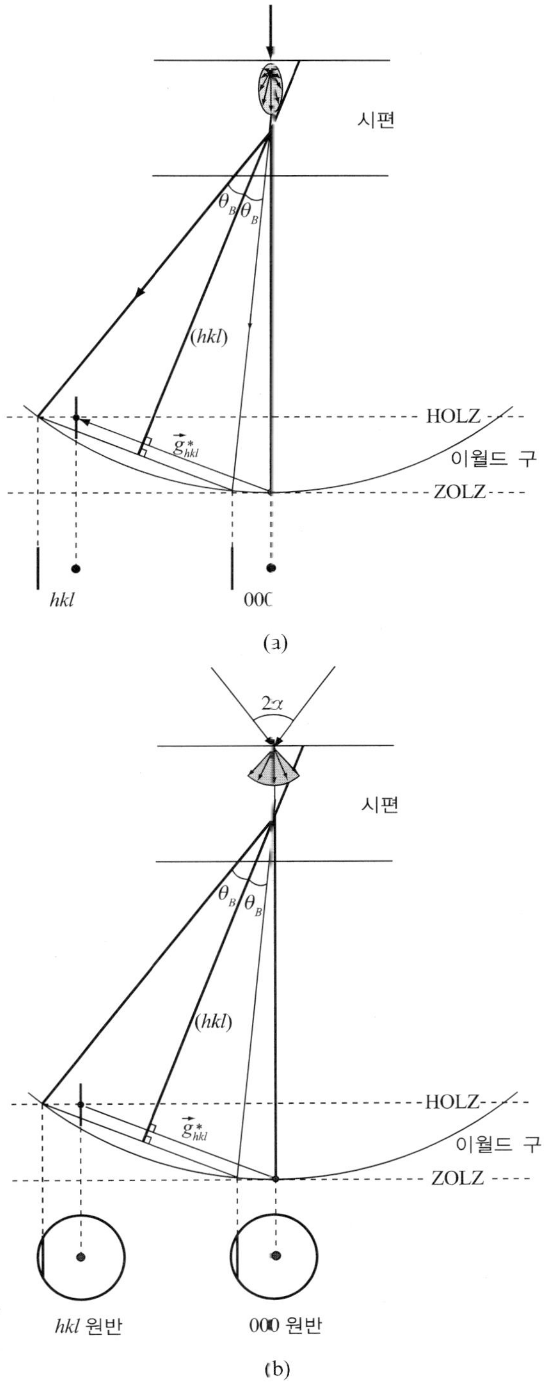

그림 8-9 (a) 평행빔이 입사할 경우 비탄성전자에 의한 고차 라우에존에 있는 회절면의 기쿠치 회절
(b) 수렴성 전자빔이 입사할 경우 탄성전자에 의한 고차 라우에존에 있는 회절면의 기쿠치 회절

도를 강하게 하기 때문에 고차 라우에존에 있는 회절원반 속에는 주위보다 밝은 선을 만든다. 그러나 회절면을 그대로 투과한 방향으로는 기쿠치 회절로 인해 빔의 강도가 약해졌기 때문에 투과원반 내부에는 배경보다 어두운 선을 만든다.

이와 같이 만들어진 000 투과원반 내부의 검은 직선을 고차 **라우에존(HOLZ)선**이라 하는데(그림 8-10), 이들은 결정의 3차원적인 정보를 포함하고 있으며 결정의 대칭을 나타낸다. 기쿠치선들과 같이 이 검은 선의 쌍이 되는 밝은 선은 그림 8-11과 같이 고차 라우에존에 있는 회절원반에 나타나 고차 라우에존환을 이룬다. 고차 라우에존환 또한 대칭을 포함한 여러 결정학적인 정보를 나타낸다. 고차 라우에존환을 구성하는 밝은 선과 삽입한 사진의 가운데 있는 000 원반 내의 검은 직선들은 쌍을 이룬다.

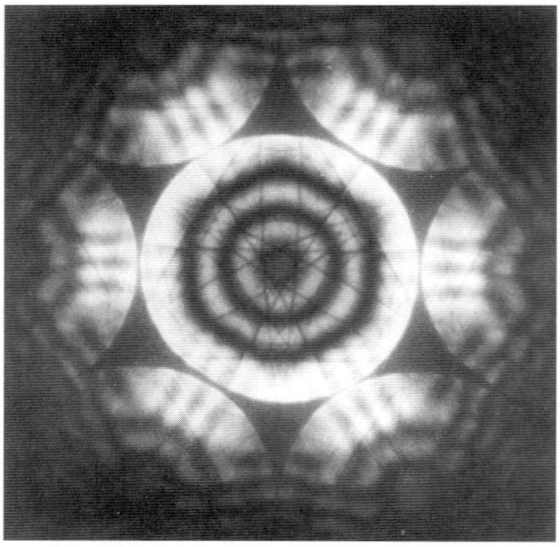

그림 8-10 [111] 정대축의 수렴성빔 전자회절상

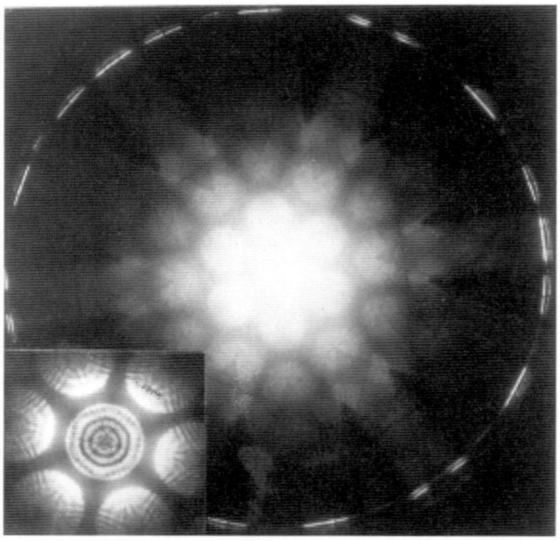

그림 8-11 밝은 선으로 구성된 고차 라우에존환과 고차 라우에존선(©김긍호, 1996)

8.2 수렴성빔 전자회절의 응용

원자산란계수 f_j가 회절각이 증가함에 따라 급격히 감소하므로 고차 라우에존 반사에서는 전자의 회절각이 커서 일반적으로 강도가 약하다. 그러나 수렴성빔 전자회절에서는 일정 범위의 수렴각을 지닌 전자빔을 사용하기 때문에, 앞에서 본 바와 같이 고차 라우에존의 회절원반 속에 있는 탄성 산란전자에 의한 밝은 기쿠치선이 생기고, 이 선은 브래그법칙을 정확히 만족하기 때문에 상당한 밝은 강도를 나타내게 된다. 고차 라우에존

층은 역격자 원점에서 전자빔의 입사 반대방향으로 몇 층 위의 층이므로, 이 층의 간격인 역격자벡터의 크기에 대한 정보를 포함하고 있다. 따라서 고차 라우에존과 0차 라우에존 층의 회절상을 분석하면 전자빔 방향의 역격자 간격을 구할 수 있다.

예제 8-2

그림 8-12에서, 고차 라우에존환의 반지름 G_1에서 역격자 층간간격 H를 계산하는 식을 유도하시오.

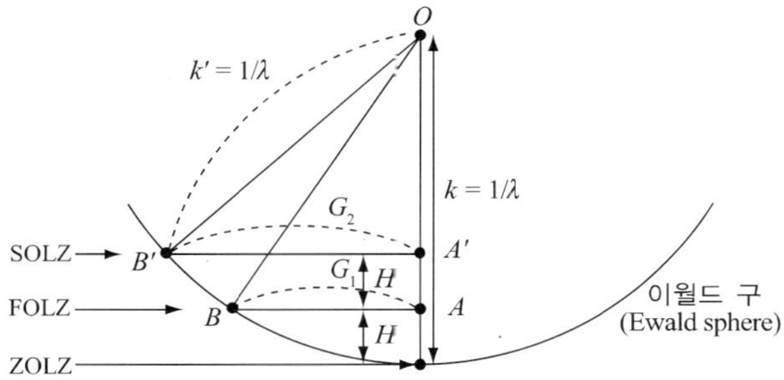

그림 8-12 역격자 간격과 이월드 구의 관계를 보여 주는 그림

풀이

고차 라우에존환의 반지름 G_1은 역격자와 이월드 구의 교차에 의해 결정되므로, 그림의 삼각형 OAB에서

$$k^2 = (k-H)^2 + G_1^2 \tag{8.8}$$

이고, 이월드 구의 반지름 k가 H보다 매우 크므로 H^2을 무시하면

$$2kH = G_1^2 \tag{8.9}$$

$$H = \frac{G_1^2}{2k}$$

이다.

식에 환의 반지름 G_1을 대입하고 k를 대입하면 역격자 층간간격 H를 계산할 수 있다. 층간간격 H와 빔 방향 $[uvw]$를 알면, 역격자 단위포의 높이를 알 수 있다. 이로부터 역격자 단위포의 체적 계산이 가능하게 되어 이를 상 분석에 이용할 수 있다.

그림 8-13은 고차 라우에존환의 크기를 이용하여 상 분석하는 예를 보여 주고 있다. 급속 응고된 Al-Ti 합금에서 위의 왼쪽 사진은 격자상수가 $a = 0.405$ nm인 면심입방구

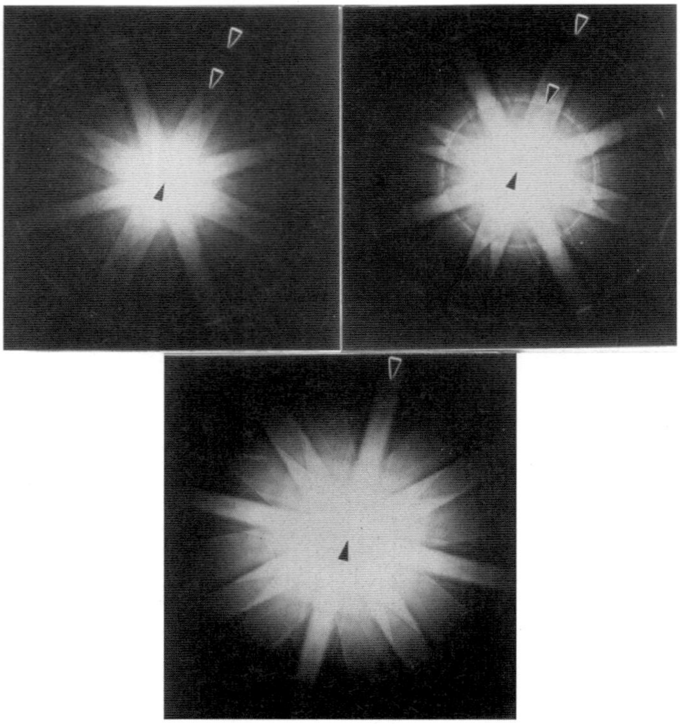

그림 8-13 급속 응고된 Al-Ti 합금에서 고차 라우에존환의 크기를 이용한 상 분석(©김긍호, 1996)

조인 Al의 [001] 정대축 사진이고, 아래 가운데 사진은 격자상수가 $a = 0.404$ nm인 단순 입방격자인 Al_3Ti의 [001] 정대축 사진이며, 위의 오른쪽 사진은 $a = 0.404$ nm, $c = 0.81$ nm인 정방정의 Al_3Ti [001] 정대축 사진으로, 일반적인 제한시야 회절상에서 얻은 점 도형으로는 구별이 불가능하나 고차 라우에존환의 크기로 세 상의 구별이 가능하다.

비탄성 산란전자에 의해 기쿠치 원추가 만들어지는 것과 같이, 수렴성빔 전자회절에서도 면 $(h\,k\,l)$과 각도 θ_B를 가진 회절원추를 생각할 수 있다. 이 원추가 큰 수렴각에 의해 확장된 역격자 원반과 만나면 한 쌍의 고차 라우에존선을 만든다. 원추는 결정면 $(h\,k\,l)$과 정확히 브래그법칙을 만족하는 각도 θ_B를 이루므로 결정면이 약간 기울어지면 마치 원추가 시편의 결정면에 붙어 있는 것처럼 이 원추도 민감하게 기울어지게 된다. 따라서 투과원반 내부의 고차 라우에존선 위치는 결정의 면간격과 기울기에 매우 민감하게 변하므로, 격자상수 측정 및 변형 측정 등에 이용된다.

앞에서 나온 바와 같이 고차 라우에존선은 빔 반대방향으로 0차 라우에존 위에 있는 정보를 가지고 있으므로 결정에서 3차원적 정보를 포함하고 있다. 따라서 점 회절상에서는 나타나지 않았던 3차원적인 정보가 고차 라우에존을 이루는 회절원반과 투과원반 내에 기쿠치선으로 나타나게 된다. 그림 8-14는 투과원반 내에 생긴 고차 라우에존선을 이용한 결정구조의 확인을 보여 준다. Al [111], B_4C [111], α-SiC [0001], β-SiC [0001]에서는 모두 가운데 있는 점 회절상에서 모두 6중 회전 대칭을 나타낸다. 고차 라우에존선을 이용하면 위에 있는 두 사진에서는 3중 대칭을 나타내고, 아래 왼쪽에 있는 사진에서는 6중 대칭을, 아래 오른쪽 사진에서는 3중 대칭을 나타내어 6중 대칭의 α-SiC [0001]을 다른 상과 구분할 수 있다.

투과원반에 있는 고차 라우에존선이 3차원의 정보를 포함하고 있는 것과 마찬가지로 이 선의 쌍이 되는 고차 라우에존 회절원반에 있는 기쿠치선들인 회절환들도 3차원의

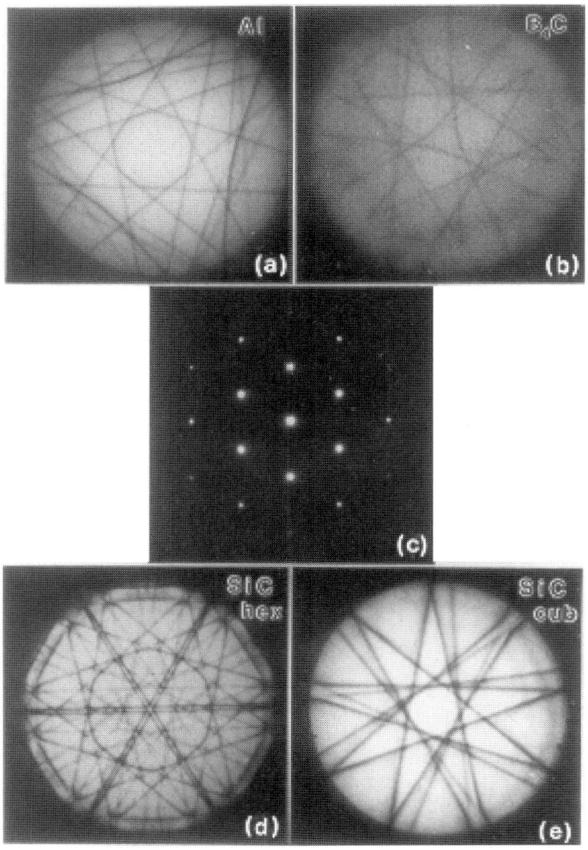

그림 8-14 고차 라우에존선을 이용한 결정구조의 확인(©김긍호, 1996) (a) 3중 회전대칭을 갖는 입방정 Al의 <111> 정대축 (b) 3중 회전대칭을 갖는 사방정 B_4C의 <111> 정대축 (c) 점 회절상 (d) 6중 회전대칭을 갖는 육방정 α-SiC의 [0001] 정대축 (e) 3중 회전대칭을 갖는 입방정 β-SiC의 [0001] 정대축

정보를 포함하고 있다.

이와 같이 수렴성빔 전자회절은 결정의 점군(point group) 및 공간군(space group)을 결정할 수 있는 대칭 정보를 가지고 있다. X선 회절과 일반적인 전자회절에서는 프리델(Friedel)의 법칙에 따라 $(h\,k\,l)$과 $(\bar{h}\,\bar{k}\,\bar{l})$ 면에서의 회절을 구별할 수 없으므로, X선이나 일반 전자회절에서는 결정의 32 점군을 11 라우에군으로만 구분해 낼 수 있다. 그러나 수렴성빔 전자회절에서는 전자빔의 수렴각이 크므로 고차 라우에존 회절이 잘 일어나 3차원적인 정보를 포함하고 있다.

먼저 결정의 <001>, <011>, <111> 같은 저지수 고대칭 정대축의 회절상에서 회절 도형의 전반적인 대칭과 각 원반 내에 존재하는 강도 분포에서 나타나는 대칭을 분석하여 이 정보를 이용하여 점군을 알아낸다.

명시야 회절상(bright-field pattern)은 투과빔인 000 원반 내의 고차 라우에존선이 만들어 내는 대칭을 지니게 되는데, 이 대칭을 명시야 대칭이라고 한다. 그림 8-10은 Si의 [111] 정대축에서 찍은 수렴성빔 전자회절상으로 명시야 회절상을 보여 주고 있다.

전체 회절상(whole pattern)에는 가운데의 0차 라우에존 회절상과 바깥 부분에 있는 고차 라우에존 환에서 대칭을 나타내게 되는데, 이 대칭을 전체 회절상 대칭(whole pattern symmetry)이라고 한다. 수렴성빔 전자회절로 전체 결정의 대칭 정보를 얻을 수 있도록 큰 집속조리개를 사용하여 회절원반들을 크게 하면, 고차 라우에존 환이 잘 나타나게 된다. 이때 투과원반 내의 고차 라우에존 선과 고차 라우에존 환의 대칭이 결정의 대칭을 그대로 나타낸다.

예를 들면, 면심입방결정에서 <111> 정대축으로 찍은 0차 라우에존 기쿠치 회절상은 6중 회전 대칭을 나타내는데, 큰 수렴각을 사용한 수렴성 회절상은 실제 이 결정의 정확한 대칭인 3중 회전 대칭임을 정확히 나타낸다. 그림 8-15는 Si의 [111] 정대축으로 찍은 수렴성빔 전자회절상으로 고차 라우에존 환의 대칭에서 일반 회절상이 나타내는 6중 대칭이 아닌 3중 대칭을 나타내고 있다. 이것으로 6중 대칭과 3중 대칭은 구분할 수 있다.

암시야 회절상은 hkl 회절원반 내에 강도 분포로 대칭성을 나타내는데 이것을 암시야 대칭(dark-field symmetry)이라 하고, 일반적인 hkl 원반의 대칭인 일반(general)과 브래그 조건에서 만들어지는 hkl 원반의 대칭인 특별(special)로 구분한다. 그리고 0차 라우에존 회절상은 0차 라우에존에 있는 000 원반과 회절된 hkl 원반들에서 대칭을 나타내는데 이를 투사 대칭(projection symmetry) 또는 0차 라우에존 대칭(ZOLZ symmetry)이라고 한다. 명시야 회절상, 전체 회절상, 암시야 상 및 0차 라우에존 회절상은 2차원적인 10개의 점군 중의 하나를 나타내게 된다.

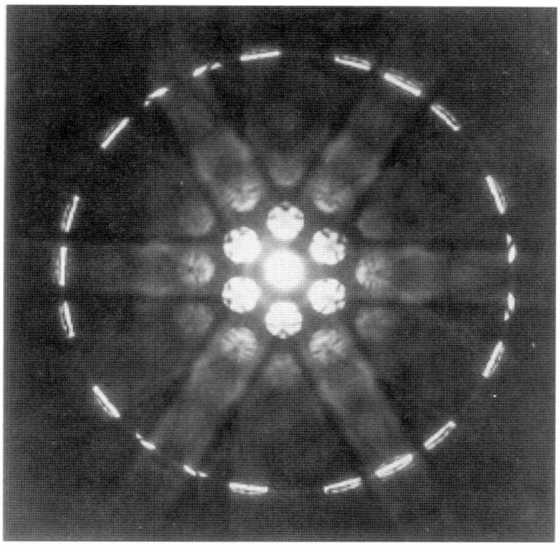

그림 8-15 고차 라우에존 환의 대칭으로, 이 결정은 3중 회전대칭을 지닌 것을 알 수 있다.

예제 8-3

2차원 점군 10개를 나열하시오.

풀이

1, m, 2, $2mm$, 3, $3m$, 4, $4mm$, 6, $6mm$

그리고 $\pm\vec{g}^*$에 해당하는 $h\,k\,l$과 $\bar{h}\,\bar{k}\,\bar{l}$ 회절점의 암시야 원반의 대칭 관계에서 결정의 점군이 반영 대칭을 갖는지를 판별할 수 있다. 일반 전자회절에서는 모두 반영 대칭을 가지고 있으므로 $\pm\vec{g}^*$ 회절점의 대칭에서 점군을 결정할 수 있는 중요한 정보를 얻을 수 있게 된다.

명시야 대칭, 전체 대칭, 암시야 대칭, $\pm\vec{g}^*$ 대칭 등과 회절군(diffraction group)과의 관계를 나타낸 표를 이용하여 점군을 알아낸다.

시편에 어떤 일정 범위의 수렴각으로 빔을 입사시켜 회절원반이 만들어질 때, 원반의 각 부위에 도달하는 전자는 각각 입사각을 가지고 있으므로 다른 편차변수를 지니고 있다.

예제 8-4

운동학적 회절에서 회절점의 강도가 편차변수에 따라 어떻게 변하는지를 식으로 나타내시오.

풀이

운동학적 회절에서 편차변수에 따른 회절점의 강도 변화를 나타내는 식 (5.107)에서

$$I_g = F(\vec{g}^*)F^*(\vec{g}^*)\frac{\sin^2(\pi s_1 N_1)}{(\pi s_1)^2}\frac{\sin^2(\pi s_2 N_2)}{(\pi s_2)^2}\frac{\sin^2(\pi s_3 N_3)}{(\pi s_3)^2} \tag{5.107}$$

와 같이 편차변수 s_1, s_2, s_3에 따라 변한다. s_2와 s_3가 0이면 회절점의 강도는 식에서

$$I_g = F(\vec{g}^*)F^*(\vec{g}^*)\frac{\sin^2(\pi s_1 N_1)}{(\pi s_1)^2} \tag{8.10}$$

로 s_1에 따라 변한다.

위의 식에 있는 $F_g = \dfrac{\pi k_0 \Omega}{\xi_g}$(여기서 ξ_g는 소멸거리(extinction distance))이므로 대입하면

$$I_g = \frac{\pi^2}{\xi_g^2}(k_0\Omega)^2\frac{\sin^2(\pi s_1 N_1)}{(\pi s_1)^2} \tag{8.11}$$

이 된다. 이와 유사하게 동력학적 회절은 편차변수의 변화로 강도의 변화

$$I_g = \frac{\pi^2}{\xi_g^2}\frac{\sin^2(\pi \bar{s} t)}{(\pi \bar{s})^2} \tag{11.38}$$

를 만들어 낸다. 여기서 t는 전자빔이 입사하는 부분의 시편 두께이고, $\bar{s}$는 2-빔 조건에서 유효편차변수(effective deviation parameter)이다.

입사파의 방향에 따라 달라지므로 이월드 구가 회전하게 되므로 편차변수도 변하게 된다. 수렴각을 크게 하면 입사파의 방향에 변화가 생기게 되고 이에 따라 편차변수도 변화가 있게 된다. 큰 수렴각으로 원반 내의 편차변수의 변화를 크게 하면 원반의 강도 변화를 볼 수 있다. 즉, 원반에서 편차변수의 변화에 따른 강도 분포의 변화가 원반에 나타나게 된다. 앞에서 고차 라우에존 선을 관찰하기 위해서는 여러 개의 빔이 고대칭성을 이루도록 하였으나 여기서는 2-빔 조건을 이용한다. 투과빔과 회절빔 하나만 강한 2-빔 조건을 만들면 원반을 가로지르는 g벡터의 방향에 따라서만 편차변수가 0을 중심으로

변하게 되고, 다른 방향으로는 편차변수의 값이 크게 된다. 이와 같이 동력학적 회절 조건에서 2-빔 조건으로 회절상을 만들면, 편차변수의 변화에 따라 투과원반과 회절원반 내부에 그림 8-16과 같이 g벡터에 수직인 밝고 어두운 평행선으로 구성된 코셀-묄렌스테트 줄무늬가 나타난다.

밝고 어둡고 평행한 코셀-묄렌스테트 줄무늬를 이용하면 시편의 두께를 측정할 수 있다. 유효편차변수는

$$\bar{s}^2 = s^2 + \frac{1}{\xi_g^2} \tag{8.12}$$

로 정의된다. 줄무늬의 검은 선은 강도가 0인

$$\sin^2(\pi t \bar{s}) = 0 \tag{8.13}$$

이고, $t\bar{s} = n$일 때이다. 여기서 n은 정수 1, 2, 3, …이다. 식 (8.12)에 강도가 0인 조건을 대입하면

$$\left(\frac{s_i}{n}\right)^2 = -\frac{1}{\xi_g^2}\left(\frac{1}{n}\right)^2 + \frac{1}{t^2} \tag{8.14}$$

이다. 여기서 s_i는 강도가 0이 되는 편차변수이다.

기쿠치 회절에서 편차변수를 구하는 식 (7.11)과 (7.12)에서

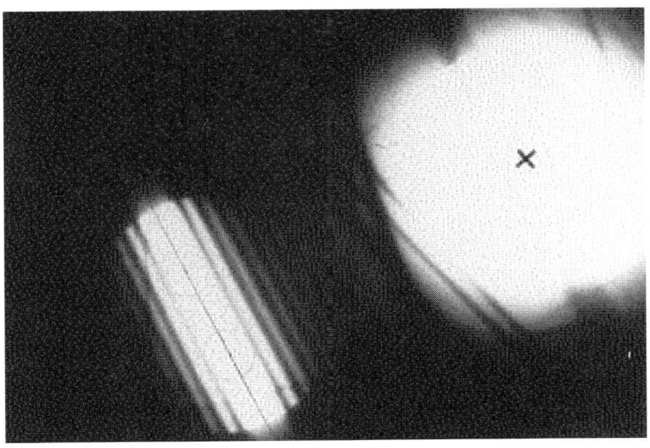

그림 8-16 수렴성빔 전자회절로 만든 코셀-묄렌스테트 줄무늬

$$|\vec{s}| = \frac{x}{Ld_{hkl}} \tag{8.15}$$

$$= \frac{\lambda}{d_{hkl}^2}\frac{x}{p_{hkl}}$$

이므로 이와 유사하게 회절점과 기쿠치선 간 거리 x 대신 줄무늬가 있는 회절원반의 중심에서 i번째 강도가 0인, 즉 강도가 최저인 검은 선까지의 거리 L_i를 대입하고, 기쿠치 밴드 폭 p_{hkl} 대신 회절상에서 투과원반 중심과 회절원반 중심까지의 거리 L_0를 대입하면 편차변수는

$$|\vec{s}_i| = \frac{\lambda}{d_{hkl}^2}\frac{L_i}{L_0} = \frac{|\vec{g}^*|^2}{k}\frac{L_i}{L_0} \tag{8.16}$$

가 된다. 예를 들면, $i = 1, 2, 3, \cdots$과 같이 각 i에 대한 s_i는 위 식에서 계산할 수 있다. 식에서 x축에 $1/n^2$을 y축에 $(s_i/n)^2$을 그리면 기울기에서 소멸거리를, y축과의 절편에서 시편의 두께를 각각 구할 수 있다.

연습문제

1. 제한시야 회절상에서 회절점의 크기를 작게 하기 위해서는 어떻게 해야 하는지 설명하시오.

2. 그림 8-10에 있는 Si(격자상수 $a = 0.533$ nm)의 회절상에서 각 회절점의 지수를 매기고, 수렴각을 구하시오. 현미경의 가속전압은 200 kV이다.

3. 그림 8-7에 있는 Al(격자상수 $a = 0.405$ nm)의 기쿠치 회절상에서 지수를 매기고, 수렴성빔 전자회절로 선명한 기쿠치 회절상을 얻을 수 있는 이유를 설명하시오.

4. 0차 라우에존 선을 사용하지 않고 고차 라우에존 선을 사용하는 이유를 설명하시오.

5. 그림 8-13의 오른쪽 위 사진은 $a = 0.404$ nm, $c = 0.81$ nm인 정방정의 Al_3Ti [001] 정대축 회절상이다. 기쿠치 밴드의 지수를 매기고, 사진에 있는 고차 라우에존 환의 크기를 이용하여 c축의 길이를 계산하고 확인해 보시오.

6. 수렴성빔 전자회절에서 코셀–묄렌스테트 줄무늬가 만들어지는 이유를 설명하시오.

7. 그림 8-16에서 회절원반이 Si(격자상수 $a = 0.533$ nm)의 111 원반일 경우, 시편의 두께를 구하시오. 현미경의 가속전압은 200 kV이다. 두께를 측정하는 데 들어가는 오차에 대해 설명하시오.

8. 수렴성 전자회절로 나사축이 존재하는 것을 어떻게 알아내는지 설명하시오.

CHAPTER

09 결상

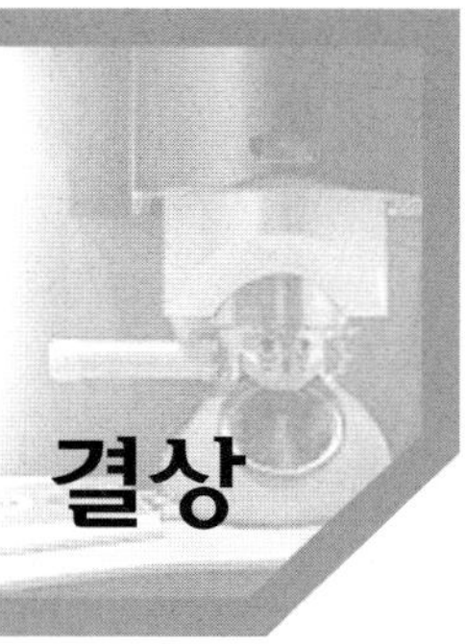

9.1 완전 렌즈에서 결상

실제 렌즈는 크기가 일정하고 여러 수차를 지니고 있으나, 완전 렌즈는 크기가 무한대이고 수차가 없는 렌즈이다. 또한 완전 렌즈에는 탈초점도 없고 조리개도 없다. 앞에서 현미경 전체 시스템을 하나의 렌즈로 단순화시켜 공부한 것과 같이 여기에서도 현미경 전체를 하나의 완전 렌즈로 생각을 하자. 그 다음 탈초점, 조리개, 수차 등이 있는 현미경 시스템인 실제 렌즈에 대하여 생각하자.

$A\exp(2\pi ikz)$로 표시되는 평면파가 입사하여 파의 진폭과 위상을 동시에 변화시키는 일반체를 지나

$$A\exp\{-\mu(x,\, y)\}\exp i\{2\pi kz+\beta(x,\, y)\} \tag{9.1}$$

로 변하면 투과함수는

$$\phi(x,\, y)=\exp\{-\mu(x,\, y)\}\exp\{i\beta(x,\, y)\} \tag{9.2}$$

가 된다. 여기서 $\mu(x,\, y)$는 흡수계수(absorption coefficient), $\beta(x,\, y)$는 위상이다.

여기에 완전 렌즈가 있으면 렌즈의 후방초점면에서 회절파의 진폭은

$$\psi(\Delta k_x,\, \Delta k_y)=\int_{-\infty}^{\infty}\int_{-\infty}^{\infty}\phi(x,\, y)\exp\{-2\pi i(\Delta k_x x+\Delta k_y y)\}dxdy \tag{9.3}$$

로 표시된다. 식에서 회절파는 진폭 및 위상 정보를 포함하고 있다. 후방초점면에서의 강

도 분포는

$$I = \psi(\Delta k_x, \Delta k_y)\psi^*(\Delta k_x, \Delta k_y) \tag{9.4}$$

이다.

초점거리가 f인 렌즈에서, 물체에서 렌즈까지의 거리가 a이면 렌즈에서 상까지의 거리 b는 식

$$\frac{1}{a} + \frac{1}{b} = \frac{1}{f} \tag{9.5}$$

로 주어진다. 상의 크기 즉 배율은

$$M = \frac{b}{a} = \frac{f}{a-f} \tag{9.6}$$

로 결정된다. 배율을 무시하면 초점이 정확히 맞은 렌즈의 상면(image plane)에서의 회절파의 진폭 분포는

$$\begin{aligned}\psi(x, y) &= \int_{-\infty}^{\infty}\int_{-\infty}^{\infty}\left[\int_{-\infty}^{\infty}\int_{-\infty}^{\infty}\phi(x, y)\exp\{-2\pi i(\Delta k_x x + \Delta k_y y)\}dxdy\right] \\ &\quad \times \exp\{-2\pi i(x'\Delta k_x + y'\Delta k_y)\}d(\Delta k_x)d(\Delta k_y) \\ &= \phi(-x', -y')\end{aligned} \tag{9.7}$$

으로 주어지고, 여기서 x'과 y'은 결상면에서 좌표이다. 초점이 정확하게 맞은 결상면을 가우스상면(Gaussian image plane)이라고 한다.

렌즈의 상면에 생기는 회절파의 진폭은 후방초점면에 생긴 회절파가 푸리에변환되어 만들어진다. 렌즈로 결상이 된 후방초점면의 파가 또다시 투과함수의 역할을 하게 된다. 그러면 본래의 투과함수를 우리가 푸리에변환을 두 번 하는 것이 되고, 푸리에 반전이론에 의해 위 식에서 보는 것과 같이 물체의 원래 투과함수가 결상면에서 반전되어(inverted) 있다. 볼록렌즈 하나가 초점면에서 물체의 투과함수의 푸리에변환을 만들어 주고, 상면에서 물체 그 자체의 짝이 거꾸로 나타나도록 하는 역할을 한다. 이때 물론 파가 가지고 있는 진폭과 위상에 관한 정보 모두를 푸리에변환한다.

이와 같이 렌즈는 렌즈의 초점면에서 푸리에변환을 한 번을 하여 회절상을 만들고, 초점면의 파를 또다시 푸리에변환하여, 즉 렌즈 하나가 푸리에변환을 두 번을 하여 상면에서의 파를 만든다. 이것을 아베(Abbe)의 현미경 이론이라고 한다. 현미경은 렌즈를 이용

하여 푸리에변환을 두 번을 하고 확대하는 것을 기초로 한다.

식에서 적분의 한계는 양과 음의 무한대이다. 완전한 모든 정보의 재수집을 위해서는 완전 렌즈에서와 같이 양과 음의 무한대 범위 내의 모든 회절 정보가 수집되어야 본래 물체 그대로 재현이 가능하다는 것을 나타낸다. 이것은 모든 푸리에 성분을 수집해야 하는 것을 의미하는데, 실제 유한 크기인 렌즈에서는 불가능하여 완벽한 재현은 불가능하게 된다.

상을 나타내는 상면에서 파의 강도분포는

$$\begin{aligned} I &= \psi(x,\, y)\psi^*(x,\, y) \\ &= \phi(-x',\, -y')\phi^*(-x',\, -y') \end{aligned} \tag{9.8}$$

으로 주어진다.

예제 9-1

투과함수가

$$\phi(x,\, y) = \exp\{-\mu(x,\, y)\}\exp\{i\beta(x,\, y)\} \tag{9.2}$$

인 일반체가 완전 렌즈의 가우스상면에서 어떻게 나타나는지 그 상의 강도분포를 계산하시오.

풀이

가우스상면의 상은

$$\begin{aligned} I &= \phi(-x',\, -y')\phi^*(-x',\, -y') \\ &= \exp\{\mu(-x',\, -y')\}\exp\{i\beta(-x',\, -y')\}\exp\{\mu(-x',\, -y')\}\exp[-i\beta(-x',\, -y')\} \\ &= \exp\{-2\mu(-x',\, -y')\} \end{aligned} \tag{9.9}$$

이 된다.

식에서 '프라임' 표시와 '−' 표시가 되어 있으나 이를 계속 표시하기가 번거로우므로 간편하여 '프라임' 표시와 '−' 표시를 생략한다. 생략을 해서 상면에서의 파를 나타내면

$$\begin{aligned} \psi(x,\, y) &= \phi(-x',\, -y') \\ &= \phi(x,\, y) \\ &= \exp\{-\mu(x,\, y)\}\exp\{i\beta(x,\, y)\} \end{aligned} \tag{9.10}$$

라 표시되어 상면에서의 파가 바로 물체의 투과함수와 같아진다. 따라서 상면의 파를 계

산할 때 투과함수 자체를 상면의 파로 간주하고, 상면인 스크린이 물체 바로 뒤에 있다고 생각한다. 상면에서 생기는 상이 물체 바로 뒤의 면에 있는 스크린에 생긴다고 생각한다. 상면에서의 파는 물체 투과함수의 진폭과 위상에 대한 정보를 모두 가지고 있다.

우리가 파의 진폭을 직접 측정하는 것은 불가능하고 단위시간당, 단위면적당 에너지 또는 단위시간당, 단위면적당 양자수에 해당하는 강도만을 측정하는 것은 가능하다. 강도를 측정하기 위해서는 일정시간 동안의 측정결과를 평균해야 하고 이 강도는 회절 진폭에 그 공액복소수를 곱해 준 것과 같다. 상면에서 강도분포는

$$\begin{aligned} I &= \phi(-x', -y')\phi^*(-x', -y') \\ &= \phi(x, y)\phi^*(x, y) \\ &= \exp\{\mu(x, y)\}\exp\{i\beta(x, y)\}\exp\{\mu(x, y)\}\exp[-i\beta(x, y)\} \\ &= \exp\{-2\mu(x, y)\} \end{aligned} \tag{9.11}$$

로 나타난다. 이와 같이 완전 렌즈의 초점이 맞은 상면에서의 상에는 물체의 투과함수에서 진폭에 대한 정보만 나타나게 되고, 위상 β에 관한 정보가 강도에는 포함되어 있지 않아 위상정보를 모두 잃어버리게 된다.

완전 렌즈에서 초점이 맞은 상면에서의 상은 물체의 투과함수 중 진폭 성분이 얼마나 변화했는지를 보여 주는 지도로 진폭 콘트라스트를 나타낸다. 전자현미경을 완전 렌즈라고 생각했을 때 초점이 정확히 맞은 상면에서의 상은 물체 위의 점 (x, y)가 각각 전자를 얼마나 흡수했는지를 나타내 주는 지도로 흡수 콘트라스트를 보여 준다. 따라서 상에서 보면 전자 흡수를 많이 한 점은 강도가 크게 낮아져 검게 보일 것이고, 전자 흡수를 적게 한 점은 강도가 작게 낮아져 밝게 보일 것이다.

앞에서 상면에서의 파는 물체의 투과함수로 표시하고, 상이 물체 바로 뒤의 스크린에 생긴다고 생각하였다. 물체의 투과함수에 입사파를 곱하면 물체를 지난 출구표면파(exit surface wave)가 된다. 출구표면파는

$$\begin{aligned} \psi(\vec{r}) &= \phi(x, y)\psi_0(\vec{r}) \\ &= \phi(x, y)\exp(2\pi i\vec{k}_0 \cdot \vec{r}) \end{aligned} \tag{9.12}$$

으로 표시할 수 있다.

예제 9-2

위 식에 있는 출구표면파의 강도를 계산하시오.

풀이

파의 강도분포를 계산하면

$$
\begin{aligned}
I &= \psi(\vec{r})\psi^*(\vec{r}) \\
&= \{\phi(x, y)\psi_0(\vec{r})\}\{\phi(x, y)\psi_0(\vec{r})\}^* \\
&= \exp\{\mu(x, y)\}\exp\{i\beta(x, y)\}\exp\{2\pi i\vec{k}_0 \cdot \vec{r})\exp\{\mu(x, y)\} \\
&\quad \exp\{-i\beta(x, y)\}\exp(-2\pi i\vec{k}_0 \cdot \vec{r}) \\
&= \exp\{-2\mu(x, y)\}
\end{aligned}
\tag{9.13}
$$

이다.

이것은 앞에서 상면에서의 강도분포와 같다. 따라서 투과함수 대신 입사파를 곱한 출구표면파를 사용하여도 똑같은 결과를 얻는다. 그러므로 상면에서의 파는 물체의 출구표면파와 같고 상면을 나타내는 스크린이 바로 물체 뒤에 있다고 생각할 수 있다.

9.2 탈초점상

9-2-1 프레넬전파자

앞에서 물체를 나온 직후의 파인 출구표면파를 표시하는 방법을 알았다. 물체에서 나온 파가 아무것도 없는 자유공간을 z만큼 파가 진행할 때 그것을 수학적으로 어떻게 표시하는지에 대해 생각해 보자. 그림 9-1에서 광축 z를 따라 파가 진행한다고 생각하자. 물체상의 한 점 x'에서 호이겐스의 원리에 따라 새로운 구면파가 만들어져 진행한다고 하면 물체에서 z만큼 떨어져 있는 곳의 x점에서 파를 어떻게 표시할 수 있는지를 알아보자.

거리 z에 있는 면 위에서 x'에 도달하는 파보다 x에 도달하는 파는 그림 9-1에서 $p'p$만큼의 거리를 더 진행해야 하기 때문에 경로차가 생긴다. 거리 $p'p$는

$$
p'p = \{z^2 + (x - x')^2\}^{1/2} - z \tag{9.14}
$$

이고 $(x - x')$이 z보다 매우 작다는 프레넬 근사를 사용하면

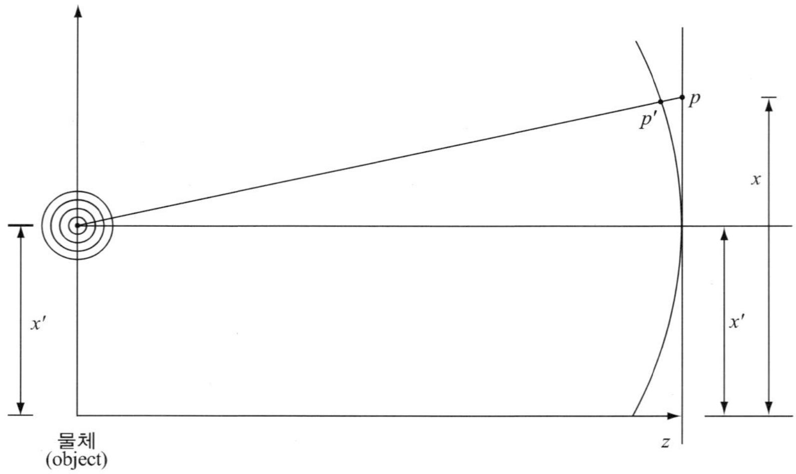

그림 9-1 물체를 지나 자유공간을 진행하는 파. 물체상의 한 점 x'에서 호이겐스의 원리에 따라 새로운 구면파가 만들어져 물체에서 거리 z에 있는 면 위에서 x'에 도달하는 파보다 x에 도달하는 파는 그림에서 $p'p$ 만큼의 거리를 더 진행해 경로차가 생긴다.

$$\begin{aligned} p'p &= z\left\{1+\frac{(x-x')^2}{z^2}\right\}^{1/2}-z \\ &\cong z+\frac{(x-x')^2}{2z}-z \\ &= \frac{(x-x')^2}{2z} \end{aligned} \tag{9.15}$$

이다. 구면파는 $A\exp(2\pi ikr_p)/r_p$이므로, $A=1$이면 $\exp(2\pi ik_p)/r_p$로 표시되므로 식을 이용하면 p점에서의 파는

$$\psi_z = \frac{1}{(z+p'p)}\exp 2\pi ik\left\{z+\frac{(x-x')^2}{2z}\right\} \tag{9.16}$$

이고 여기서 $p'p$가 z보다 매우 작다고 가정하면

$$\psi_z = \frac{1}{z}\exp 2\pi ik\left\{z+\frac{(x-x')^2}{2z}\right\} \tag{9.17}$$

가 된다.

z면상의 파는 물체에서 호이겐스의 원리에 의해 구면파로 출발한 모든 파들이 합쳐져서 만들어지는 파이므로, 물체를 통과한 직후의 파를 $\psi_0(x')$이라고 할 때 관측점 p에서

의 파는 회절적분에서 1차원으로 간단히 하면

$$\psi(r_p) = ik\int \psi_0(x')\frac{\exp(2\pi ikr_p)}{r_p}dx' \tag{9.18}$$

이다. p점파의 전파인자를 나타내는 것은 식 (9.17)이므로 이 식을 위 식에 대입하면

$$\psi(r_p) = ik\int \psi_0(x')\frac{\exp 2\pi ik\left\{z + \frac{(x-x')^2}{2z}\right\}}{z}dx' \tag{9.19}$$

이다. 다시 쓰면

$$\psi(r_p) = \int \psi_0(x')\left\{ik\frac{\exp(2\pi ikz)}{z}\exp 2\pi ik\frac{(x-x')^2}{2z}\right\}dx' \tag{9.20}$$

이고 콘볼루션을 이용하여 표시하면

$$\begin{aligned}\psi(r_p) &= \psi_0(x) * \left\{ik\frac{\exp(2\pi ikz)}{z}\exp 2\pi ik\frac{x^2}{2z}\right\} \\ &= \psi_0(x) * P_z(x)\end{aligned} \tag{9.21}$$

이다. 여기서 $P_z(x)$를 **프레넬전파자**(Fresnel propagator)라 하고

$$P_z(x) = ik\frac{\exp(2\pi ikz)}{z}\exp\left(\frac{2\pi ikx^2}{2z}\right) \tag{9.22}$$

으로 표시한다. 즉 물체를 통과한 직후의 파인 $\psi_0(x)$는 자유공간을 진행할 때 프레넬전파자 $P_z(x)$의 영향을 받아 그림 9-1에 나타낸 z표면상의 점 x에서 $\psi_0(x) * P_z(x)$인 파가 된다.

z에서의 파를 2차원으로 확장하면

$$\psi_z = ik\frac{\exp(2\pi ikz)}{z}\int_{-\infty}^{\infty}\int_{-\infty}^{\infty}\psi_0(x', y')\exp\left\{2\pi ik\frac{(x-x')^2+(y-y')^2}{2z}\right\}dx'dy' \tag{9.23}$$

이고 2차원에서 프레넬전파자는

$$P_z(x, y) = ik\frac{\exp(2\pi ikz)}{z}\exp\left\{\frac{2\pi ik(x^2+y^2)}{2z}\right\} \tag{9.24}$$

이다.

9-2-2 탈초점상

앞에서 완전 렌즈에서 가우스상면에서의 상을 알아보았다. 수차나 조리개가 없는 완전 렌즈에다 초점만 탈초점이 되어 있는 경우 탈초점상이 어떻게 나타나는지 알아보자. 초점거리가 f인 렌즈에서 물체에서 렌즈까지의 거리 a와 렌즈에서 상까지의 거리 b는 식

$$\frac{1}{a}+\frac{1}{b}=\frac{1}{f} \tag{9.25}$$

로 주어지므로 a, b, f에서의 탈초점은 모두 같은 효과를 지닌다. 렌즈에서 상까지의 거리 b에 탈초점이 생기는 경우를 생각하자. 즉 상이 맺혀지는 스크린이 z만큼 렌즈에서 더 멀리 떨어져 있는 경우의 상을 알아보자.

완전 렌즈에서 초점이 정확하게 맞은 가우스상면에서의 파는 물체의 투과함수나 출구표면파로 표시할 수 있다. 탈초점이 된 스크린 위에서의 파는 가우스상면의 파가 z만큼 자유공간을 지난 파이다. 따라서 프레넬전파자를 이용하여 탈초점면에서의 파를 나타낼 수 있다.

1차원 물체의 투과함수를 $\phi_0(x)$라고 할 때, z만큼 탈초점된 면에서의 파는 가우스상면의 파가 자유공간 z를 진행한 파이므로

$$\psi(r_p)=\phi_0(x)*P_z(x) \tag{9.26}$$

라 할 수 있다. 풀어 쓰면 거리 z에 있는 면 위에서 x점에서의 파는

$$\begin{aligned}\psi(x)&=\int_{-\infty}^{\infty}\phi_0(x')ik\frac{\exp(2\pi ikz)}{z}\exp\left\{\frac{2\pi ik(x-x')^2}{2z}\right\}dx'\\&=\frac{ik\exp(2\pi ikz)}{z}\int_{-\infty}^{\infty}\phi_0(x')\exp\left\{\frac{2\pi ik(x-x')^2}{2z}\right\}dx'\end{aligned} \tag{9.27}$$

이 된다. 완전 렌즈의 탈초점면에서 상인 파의 강도분포는

$$\begin{aligned}I&=\psi(r_p)\psi^*(r_p)\\&=\{\phi_0(x)*P_z(x)\}\{\phi_0(x)*P_z(x)\}^*\end{aligned} \tag{9.28}$$

로 나타난다.

예제 9-3

투과함수가 계단함수

$$\phi_0(x) = \begin{cases} 1, & x \geq 0 \\ 0, & x < 0 \end{cases} \tag{9.29}$$

으로 표시되는 1차원 물체가 완전 렌즈에서 가우스상면에서 z만큼 떨어져 있는 탈초점상면에서 어떤 파로 표시되는지 계산하시오.

풀이

탈초점면에서의 파를 나타내는 식에 투과함수를 대입하면

$$\psi(x) = \frac{ik\exp(2\pi ikz)}{z} \int_0^{\infty} \exp\left\{\frac{2\pi ik(x-x')^2}{2z}\right\} dx' \tag{9.30}$$

이고 다시 쓰면

$$\psi(x) = \frac{ik\exp(2\pi ikz)}{z} \int_0^{\infty} \exp\frac{\tau i}{2}\left\{\sqrt{\frac{2k}{z}}(x-x')\right\}^2 dx' \tag{9.31}$$

이다.

$$\sqrt{\frac{2k}{z}}(x-x') = t \tag{9.32}$$

라고 두면

$$-\sqrt{\frac{2k}{z}}\,dx' = dt \tag{9.33}$$

이고

$$\psi(x) = \frac{-ik\exp(2\pi ikz)}{z}\sqrt{\frac{z}{2k}} \int_{\sqrt{\frac{2k}{z}}x}^{-\infty} \exp\left(\frac{\pi}{2}it^2\right) dt \tag{9.34}$$

로 표시할 수 있다. 프레넬 cos 적분

$$C(u) = \int_0^u \cos\left(\frac{\pi}{2}t^2\right) dt \tag{9.35}$$

와 프레넬 sin 적분

$$S(u) = \int_0^u \sin\left(\frac{\pi}{2}t^2\right) dt \tag{9.36}$$

를 사용하여 나타내면

$$\psi(x) = \frac{-ik\exp(2\pi ikz)}{z}\sqrt{\frac{z}{2k}}\left\{C(-\infty) - C\left(\sqrt{\frac{2k}{z}}\,x\right) + iS(-\infty) - iS\left(\sqrt{\frac{2k}{z}}\,x\right)\right\} \tag{9.37}$$

이다. $C(\infty) = S(\infty) = 1/2$이고 $C(-u) = -C(u)$, $S(-u) = -S(u)$이므로

$$\psi(x) = \frac{ik\exp(2\pi ikz)}{z}\sqrt{\frac{z}{2k}}\left\{\frac{1}{2} + C\left(\sqrt{\frac{2k}{z}}\,x\right) + \frac{i}{2} + iS\left(\sqrt{\frac{2k}{z}}\,x\right)\right\} \tag{9.38}$$

로 탈초점면에서 파를 표시할 수 있다.

물체에서의 거리 z에 있는 면 위의 x점에서의 강도분포는

$$\begin{aligned} I &= \psi(x)\psi^*(x) \\ &= \frac{k}{2z}\left[\left\{\frac{1}{2} + C\left(\sqrt{\frac{2k}{z}}\,x\right)\right\}^2 + \left\{\frac{1}{2} + S\left(\sqrt{\frac{2k}{z}}\,x\right)\right\}^2\right] \end{aligned} \tag{9.39}$$

로 나타난다. 여기에서 프레넬 cos 적분과 sin 적분은 어떤 진동을 나타내고 $C(\infty) = S(\infty) = 1/2$이므로 강도는 x가 ∞일 때 $I = 0$이 되면서 그 사이를 진동하는 형태의 분포를 지니게 된다. 그림 9-2는 식 (9.39)의 대괄호 속에 있는 파의 강도를 $\sqrt{\frac{2k}{z}}\,x$에 따라 그린 것이다. 그림에서 보면 시편의 바깥쪽인 $x > 0$에서 강도의 진동이 처음에는 크

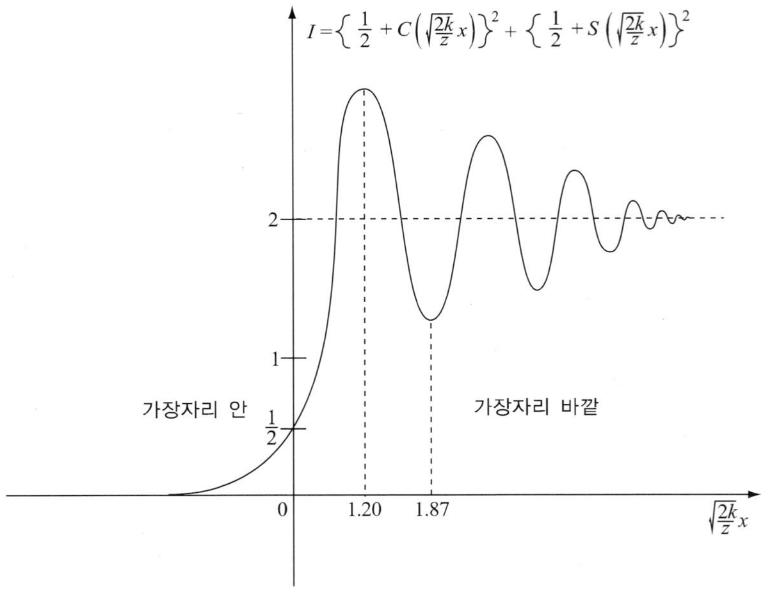

그림 9-2 1차원 계단함수를 투과함수로 하여 프레넬줄무늬의 강도를 가장자리에서의 거리에 따라 나타낸 그림

나 거리가 증가함에 따라 감쇠하고, 시편의 안쪽인 $x < 0$인 때에는 강도가 있으나 원점에서 멀어지면 강도는 감소한다. 시편 바깥쪽에서 강도의 진동을 보면 첫 최곳값은 1.20에서 생기고, 첫 최젓값은 1.87에서 생기면서 진동이 점차 감쇠하는 모습을 나타낸다. 완전 렌즈에서 탈초점을 할 경우 시편 근처에 이와 같은 강도변화를 나타내는데, 이 강도변화의 줄무늬를 **프레넬줄무늬**(Fresnel fringe)라고 한다. 위에서 계산한 강도분포는 바로 프레넬줄무늬의 강도분포를 나타낸 것이다.

전자현미경에서 탈초점을 할 경우 시편의 가장자리나 작은 구멍 근처에서 프레넬줄무늬가 잘 관찰된다. 일반 현미경의 경우 대개 1개의 줄무늬가 관찰되나 정합성이 좋은 빔을 사용하는 전계방출총 현미경인 경우 100개 이상의 줄무늬를 관찰할 수 있다.

이 회절은 관측점이 시편에서 무한대 거리에 있지 않고 가까운 z의 거리에 있으므로 프레넬 회절에 해당된다. 그리고 앞에서 가우스상면의 파는 물체 출구파로 생각할 수 있으므로 정초점에서 탈초점이 되면 탈초점상은 탈초점 거리만큼 파가 더 진행하여 만들어지는 프레넬 회절로 상이 만들어진다고 생각할 수 있다.

탈초점상에서 첫 번째 어두운 프레넬줄무늬에 해당하는 강도분포의 첫 최젓값은

$$\sqrt{\frac{2k}{z}}\,x_1 = 1.87 \tag{9.40}$$

에서 생기므로, 현미경의 탈초점을 크게 하여 z를 증가시키면 첫 번째로 어두운 프레넬줄무늬의 위치 x_1은 $\sqrt{z}$에 비례하여 시편에서 멀어진다. 탈초점을 줄이면 줄무늬가 시편에 가까이 만들어진다. 탈초점을 0으로 하여 정확한 초점을 맞추기 위해서는 줄무늬의 위치 x_1을 0으로 접근시켜야 한다. 또한 탈초점을 반대로 하게 되면 프레넬줄무늬는 시편 안쪽에서 만들어진다. 탈초점을 더 크게 하면 줄무늬가 시편 계면에서 더 멀어진다. 이와 같이 프레넬줄무늬를 이용하면 탈초점의 방향과 크기를 알아볼 수 있다.

예제 9-4

전자현미경(300 kV, 파장 1.97 pm)에서 탈초점이 100 nm일 때, 첫 번째 어두운 프레넬줄무늬까지의 거리를 계산하시오.

풀이

식에서

$$x_1 = 1.87\sqrt{\frac{z}{2k}} \tag{9.41}$$

이므로 대입하면

$$x_1 = 1.2\sqrt{(100\ \text{nm})\left(\frac{1}{2}\times 1.97\times 10^{-3}\ \text{nm}\right)} = 0.587\ \text{nm}$$

이다.

그림 9-3은 면도칼에 레이저빔을 조사하여 프레넬 회절을 일으켜 얻은 프레넬줄무늬의 사진이다. 사진에서 보면 면도칼의 가장자리 바깥으로 강도의 강약 진동이 있을 뿐만 아니라 면도칼의 안쪽으로도 강도가 식에 따라서 나타남을 볼 수 있다.

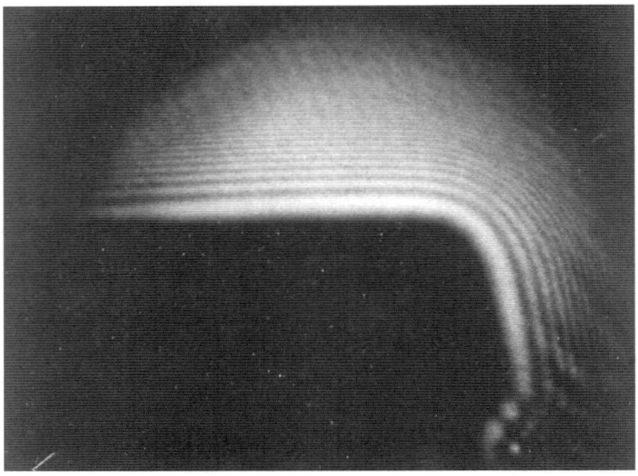

그림 9-3 면도칼에 레이저빔을 조사하여 얻은 프레넬줄무늬의 사진

9.3 비정질 시편의 상

앞에서 완전 렌즈의 경우에서 탈초점만 있는 경우 상이 어떻게 형성되는지를 공부하였다. 완전 렌즈에 조리개가 탈초점은 없고 조리개만 추가되어 있는 경우 상이 어떻게 되는지 알아보자. 즉 무한대 크기이고 수차가 전혀 없는 렌즈에다 렌즈의 후방초점면에 조리개만 들어 있는 경우 초점이 맞는 상면에의 상을 알아보자.

조리개에는 여러 가지가 있으나 여기서는 렌즈의 후방초점면에 들어가는 대물조리개를 말한다. 그림 9-4에서와 같이 렌즈의 후방초점면에 대물조리개가 있으면 상면에까지 이르는 파의 일부를 차단하게 된다. 그림에서 조리개의 크기에 해당되는 각도보다 작은 각도로 산란된 파들은 상면에 도달하여 상을 형성하는 데 기여를 한다. 그러나 대물조리개를 사용하면 조리개의 크기에 해당되는 각도보다 크게 산란된 전자들은 조리개에 가려 상 형성에 전혀 기여를 하지 못한다. 그림에서 시편에서 점선으로 표시한 파들은 큰 각도로 산란하였기 때문에 후방초점면의 조리개에서 차단되어 상의 형성에 기여하지 못한다. 이와 같이 후방초점면의 조리개는 시편에서 어떤 각도 이상으로 회절된 파를 차단하여 일정 각도 이하로 회절된 파만 상면에서 상 형성을 하는 데 기여하도록 한다.

실제 대물조리개는 그림 9-4에서 보는 바와 같이 렌즈의 후방초점면에 있으나 조리개가 렌즈 초점면에서 파를 차단하는 것은 물체상의 모든 점에서 광축과 어떤 각도 이상으로 회절하는 파를 가상의 조리개로 차단하는 것과 똑같다. 그러므로 비정질상을 얻기 위해 회절상의 투과빔이나 회절빔을 조리개로 선택하여 결상을 하면 비정질 시편에서 나오는 회절파 중에서 조리개로 정해진 어떤 각도 이하의 회절파만 결상에 기여를 하게 된다.

이와 같이 조리개가 있으면 어떤 각 이상으로 산란된 전자는 상의 형성에 기여를 하지 못하게 된다. 또한 실제 현미경의 본체의 벽에 흡수되거나 길을 잃은 전자들은 상 형성에 전혀 도움을 주지 못한다. 이와 같은 상 형성에 기여하지 못하는 전자들은 모두 시편에 흡수되었다고 생각하여, 수학적으로는 물체의 투과함수에 흡수항을 포함시켜서 투과함수를

$$\phi(x, y) = \exp\{i\beta(x, y) - \mu(x, y)\} \tag{9.42}$$

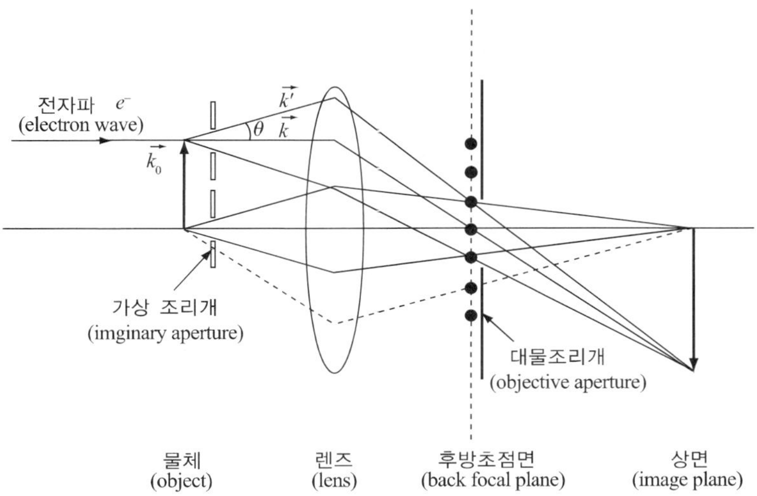

그림 9-4 렌즈의 초점면에 있는 실제 조리개가 하는 역할은 물체상의 모든 점에서 가상의 조리개가 있어 광축과 어떤 각도 이상으로 회절하는 파를 제한하는 것이다.

로 표시한다. 여기서 $\mu(x, y)$를 **가흡수계수**(pseudo-absorption coefficient)라고 한다. 조리개가 시편의 투과함수에 흡수항으로 포함되었다고 생각하므로, 조리개가 없는 완전 렌즈의 경우와 똑같이 취급하여 결상을 생각할 수 있다. 이상적으로 완벽한 완전 렌즈는 푸리에변환을 두 번 함으로써 초점이 맞은 결상면에 상을 만든다. 초점이 맞는 결상면에서 파의 진폭은

$$\psi(x', y') = \phi(-x', -y') = \phi(x, y) \tag{9.43}$$

이다. 따라서 상에서 관찰되는 강도는

$$\begin{aligned} I &= \psi(x', y')\psi^*(x', y') \\ &= \exp\{i\beta(-x', -y') - \mu(-x', -y')\}\exp\{-i\beta(-x', -y') - \mu(-x', -y')\} \\ &= \exp\{-2\mu(-x', -y')\} \\ &= \exp\{-2\mu(x, y)\} \end{aligned} \tag{9.44}$$

이다. 그러므로 초점이 맞은 상인 가우스상면에서의 상에서는 위상정보를 포함하고 있지 않고 흡수 콘트라스트만 포함하고 있다.

브래그법칙에 따라 특정한 각도로 회절빔을 만드는 결정 시편이 아닌 비정질 시편의 경우, 상면에서 강도의 분포는 위 식으로 표현된다. 그림 9-5에 나타난 바와 같이 완전 렌즈에서 조리개를 사용해서 얻은 초점이 맞은 상면에서의 상은 비정질 시편의 각 점들에서 산란된 전자가 조리개에 의해 얼마나 차단이 되고 투과가 되었는지를 나타내 주는 지도와 같다. 비정질상은 시편의 각 점에서 가흡수계수가 어느 정도인지를 나타내는 분포도로, 조리개에 의해 차단이 많이 되어 가흡수계수가 큰 점은 상에서 어둡게 나타날 것이고,

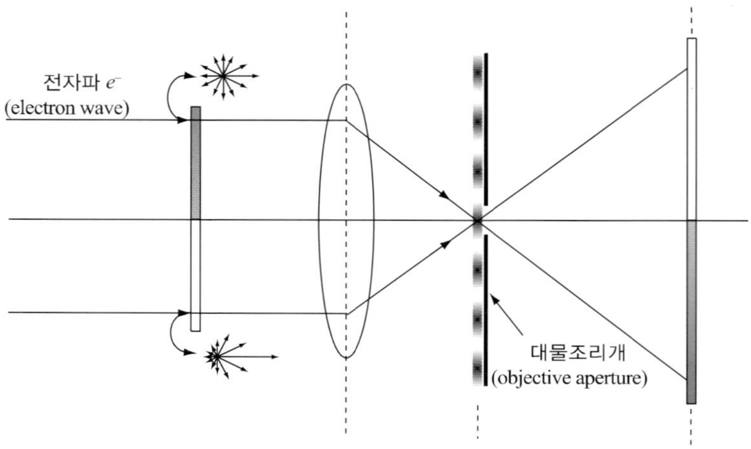

그림 9-5 비정질상의 형성

조리개에 의해 차단이 적게 되어 가흡수계수가 큰 점은 상에서 밝게 나타날 것이다.

산란각도에 따른 전자의 산란계수곡선의 도양에서 생각해 보면, 원자번호가 작은 원소보다 원자번호가 큰 원소가 10^{-2} rad 크기의 조리개가 있을 때 조리개 안쪽에 비하여 바깥쪽으로 훨씬 더 많은 비율의 전자가 산란된다는 것을 알 수 있다. 그러므로 각 원소에 같은 수의 전자를 입사시키면, 원자번호가 큰 원소가 더 많은 전자를 조리개 밖으로 산란시켜 조리개를 통과하는 전자의 수는 더 작아져서 원자번호가 작은 원소보다 어두운 콘트라스트를 나타낸다. 대물조리개의 크기를 줄이면 상에 기여하는 전자의 회절 각도를 줄이기 때문에 원소에 따른 콘트라스트 차이가 더 많이 난다. 따라서 콘트라스트 차가 큰 사진을 얻기 위해서는 작은 조리개를 사용해야 한다.

이 경우 콘트라스트는 원자번호의 차이 때문에 생기는데 수소와 탄소같이 원자번호의 차이가 작은 원소들 사이에는 콘트라스트 차이도 작을 것이다. 생물 시편들은 대부분 H, C, O, N과 같은 원자번호가 작은 원소들로 구성되어 있어, 이 시편들은 비교적 많은 부분의 전자를 투과시켜 전자적으로 투명하나, 원자번호의 차이가 작아 콘트라스트 차가 조금 밖에 나지 않는다. 그러므로 상에 콘트라스트 차를 크게 하기 위해 대부분 생물 시편들은 시편의 관찰하고자 하는 특정 부분을 Pb, Th나 U 등의 중금속염으로 선택적으로 염색을 하여 관찰한다. 또한 탄소는 원자번호가 작으면서 안정된 고체이기 때문에 위에 시편을 얹어 관찰하기 위한 탄소 그리드로 많이 이용된다.

비정질 시편에서는 결정 시편의 두께 변화 때문에 생기는 두께줄무늬(thickness fringe)나 결정 시편의 굴곡으로 굴곡줄무늬(bend contour), 전위나 석출물 주위에서 기지의 변위로 인해 생기는 변위 콘트라스트(strain contrast) 등이 나타나지 않는다. 그러므로 비정질 회절상에서 투과빔만을 조리개로 선택하여 명시야상을 얻어서 시편을 기울여 보면, 결정 시편 영역에서는 결정에서 나타나는 두께 줄무늬와 같은 콘트라스트를 나타내나, 비정질 영역에서는 이러한 콘트라스트가 생기지 않는다. 이것을 이용하여 시편 중의 일부 영역이 결정인지 비정질인지를 판별할 수 있다.

9.4 수차와 현미경전달함수

9-4-1 현미경전달함수

이제까지 생각한 렌즈는 이상적인 렌즈로서 렌즈에 들어간 정보가 100% 다음 단계로 이전된다고 생각하였다. 그러나 실제 렌즈에서는 렌즈의 수차나 여러 영향 때문에 들어간 정보를 100% 다 전달하지 못한다. 출력함수를 만들어 내기 위해 입력함수에 작용하는 수학적인 작동자(operator)를 $S\{\}$로 표시하자. 어떤 계에 입력을 나타내는 함수를 $g_1(x_1)$이라 하고 해당되는 출력을 $g_2(x_2)$라고 하면

$$g_2(x_2) = S\{g_1(x_1)\} \tag{9.45}$$

로 표시할 수 있다. 앞에서 배운 델타함수의 이전(shifting) 성질을 이용하면

$$g_1(x_1) = \int_{-\infty}^{\infty} g_1(\xi)\delta(x_1 - \xi)d\xi \tag{9.46}$$

이다. 따라서 출력함수는

$$g_2(x_2) = S\{g_1(x_1)\} = S\left\{\int_{-\infty}^{\infty} g_1(\xi)\delta(x_1 - \xi)d\xi\right\} \tag{9.47}$$

이다. 여기서 $g_1(\xi)$를 요소(elementary)함수 $\delta(x_1 - \xi)$의 무게인자(weighting factor)라 한다.

만일 작동자 $S\{\}$가 각각의 요소함수에 작동될 수 있고 그 계를 선형(linear)이라 하면 작동자 $S\{\}$를 적분 안으로 가져갈 수 있다. 즉

$$g_2(x_2) = S\left\{\int_{-\infty}^{\infty} g_1(\xi)\delta(x_1 - \xi)d\xi\right\} = \int_{-\infty}^{\infty} g_1(\xi)S\{\delta(x_1 - \xi)\}d\xi \tag{9.48}$$

이다.

여기서 입력공간의 좌표 ξ에서 델타함수가 입력될 때 출력공간 점 x_2에서 계의 반응을 나타내는 함수를 $h(x_2\,;\xi)$라고 하면

$$h(x_2\,;\xi) = S\{\delta(x_1 - \xi)\} \tag{9.49}$$

로 표시할 수 있다. 이 함수 $h(x_2\,;\xi)$를 계의 **자극반응함수**(impulse response function)라고 한다. 다시 계의 입력과 출력함수를 연관시키면,

$$g_2(x_2) = \int_{-\infty}^{\infty} g_1(\xi)h(x_2\,;\xi)d\xi \tag{9.50}$$

이 된다. 이것을 **중첩적분**(superposition integral)이라 하고, 어떤 선형계든지 단위자극

(unit impulse)에 대한 반응으로부터 그 선형계를 다 알 수 있음을 나타낸다. 즉, 점원의 상이 어떻게 변하는지를 알면 렌즈나 조리개의 영향을 다 알 수 있다.

자극반응함수 $h(x_2;\xi)$가 거리 $(x_2-\xi)$에만 의존하는 함수라면

$$h(x_2;\xi)=h(x_2-\xi) \tag{9.51}$$

라 쓸 수 있고, 이 계를 공간불변(space invariant)이라고 한다. 공간불변계에서 중첩적분은 간단하게

$$\begin{aligned} g_2(x_2) &= \int_{-\infty}^{\infty} g_1(\xi)h(x_2-\xi)d\xi \\ &= g_1(x_2) * h(x_2) \end{aligned} \tag{9.52}$$

로 입력함수 $g_1(x_2)$와 계의 자극반응함수 $h(x_2)$의 콘볼루션으로 나타낼 수 있다.

식의 양변을 푸리에변환하면 두 함수의 콘볼루션의 푸리에변환은 각 함수의 푸리에변환의 곱이 되므로

$$\tilde{g}_2(\Delta k)=\tilde{g}_1(\Delta k)\tilde{h}(\Delta k) \tag{9.53}$$

이고 여기서

$$\tilde{h}(\Delta k)=\int_{-\infty}^{\infty} h(x_2)\exp(-2\pi i\Delta k x_2)dx_2 \tag{9.54}$$

이다. 이 함수 $\tilde{h}(\Delta k)$를 계의 **전달함수**(transfer function)라고 하며, 역격자 공간에서 계의 영향을 나타낸다.

완전 렌즈에서 투과함수가

$$\phi(x,\,y)=\exp\{-\mu(x,\,y)\}\exp\{i\beta(x,\,y)\} \tag{9.2}$$

인 물체이면, 렌즈의 후방초점면에서 회절파의 진폭은

$$\psi(\Delta k_x,\,\Delta k_y)=\int_{-\infty}^{\infty}\int_{-\infty}^{\infty}\phi(x,\,y)\exp\{-2\pi i(\Delta k_x x+\Delta k_y y)\}dxdy \tag{9.3}$$

로 표시되고, 후방초점면에서의 강도분포는

$$I=\psi(\Delta k_x,\,\Delta k_y)\psi^*(\Delta k_x,\,\Delta k_y) \tag{9.4}$$

이다.

초점이 정확히 맞은 렌즈의 상면에서의 파의 진폭 분포는 후방초점면의 파의 푸리에 변환으로

$$\begin{aligned}\psi(x, y) &= \int_{-\infty}^{\infty}\int_{-\infty}^{\infty}\left[\int_{-\infty}^{\infty}\int_{-\infty}^{\infty}\phi(x, y)\exp\{-2\pi i(\Delta k_x x + \Delta k_y y)\}dxdy\right] \\ &\quad\times \exp\{-2\pi i(x'\Delta k_x + y'\Delta k_y)\}d(\Delta k_x)d(\Delta k_y) \\ &= F\{\widetilde{\psi}(\Delta k_x, \Delta k_y)\} \\ &= \phi(-x', -y')\end{aligned} \tag{9.7}$$

으로 주어진다.

이상적이 아닌 실제 렌즈에서는 렌즈의 크기도 무한대가 아니며, 조리개도 있고 여러 수차가 있으므로 실제의 렌즈에서는 회절면의 파가 그대로 전달되지 못한다. 이러한 수차나 조리개 등 여러 요소에 의해 렌즈의 후방초점면에서 파 $\widetilde{\psi}_0(\Delta k_x, \Delta k_y)$가 역공간에서 함수 $T(\Delta k_x, \Delta k_y)$에 의해 회절파의 진폭과 위상이 변하게 된다고 가정하자. 그러면 결상면에서의 파는

$$\psi(x, y) = F\{\widetilde{\psi}(\Delta k_x, \Delta k_y)T(\Delta k_x, \Delta k_y)\} \tag{9.55}$$

이고, 두 함수의 곱의 푸리에변환은 각 함수의 푸리에변환의 콘볼루션이므로

$$\psi(x, y) = \phi(x, y) * F\{T(\Delta k_x, \Delta k_y)\} \tag{9.56}$$

이다. 다시 쓰면

$$\psi(x, y) = \phi(x, y) * \widetilde{T}(x, y) \tag{9.57}$$

이다. 여기서 $T(\Delta k_x, \Delta k_y)$를 **현미경전달함수**(microscope transfer function)라고 하며, 이것은 렌즈의 초점면에 있는 물체의 공간주파수(spatial frequency)를 상으로 얼마나 충실히 전달하는지를 나타내 주는 역할을 한다. $T(\Delta k_x, \Delta k_y)$는 식 (9.53)에서 $\widetilde{h}(\Delta k)$에 해당하는 함수이다. 그리고 $\widetilde{T}(x, y)$는 렌즈의 자극반응함수라 하고, 어떤 델타함수로 만들어진 이상적인 상이 어떻게 넓게 퍼지는지를 나타내는 역할을 한다. 이것은 식 (9.49)에서 $h(x_2 ; \xi)$에 해당하는 함수이다.

수차, 조리개, 유한 크기의 렌즈 등 실제 렌즈에서 초점이 맞은 상면에서 파의 강도분포는

$$\begin{aligned} I &= \psi(x,\, y)\psi^*(x,\, y) \\ &= \{\phi(x,\, y) * \widetilde{T}(x,\, y)\}\{\phi(x,\, y) * \widetilde{T}(x,\, y)\}^* \end{aligned} \tag{9.58}$$

로 표시되어 실제 현미경에서 초점이 맞은 상면에서의 상을 나타내게 된다.

9-4-2 수차

1. 탈초점

탈초점이 되게 하는 데는 세 가지 방법이 있다. 초점이 맞은 상태에서 먼저 렌즈에서 물체까지의 거리 a를 변하게 하면 탈초점이 되고, 그 다음 스크린을 움직여 렌즈에서 상까지의 거리 b를 변하게 하더라도 렌즈의 초점이 탈초점이 된다. 또한 렌즈의 초점거리 f를 변하게 해도 탈초점이 된다. 그러나 이 세 가지는 모두 렌즈 식

$$\frac{1}{a}+\frac{1}{b}=\frac{1}{f},\ 즉$$

$$\frac{1}{a}+\frac{1}{b}+\frac{1}{(-f)}=0 \tag{9.59}$$

에서 서로 연관되어 있다. 상면까지의 거리가 Δb만큼 변할 때 렌즈의 초점거리 변화 Δf는

$$\frac{1}{(f+\Delta f)}=\frac{1}{a}+\frac{1}{(b+\Delta b)} \tag{9.60}$$

이고 $1/f=1/a+1/b$이므로

$$\Delta f \cong \Delta b\frac{f^2}{b^2} \tag{9.61}$$

으로 b의 변화는 f의 변화로 변환할 수 있다. a의 변화 역시

$$\Delta f \cong \Delta a\frac{f^2}{a^2} \tag{9.62}$$

으로 표시할 수 있다. 여기에서는 간편하게 하도록 하기 위해 a나 b의 변화를 모두 f의 변화로 표시하자.

그림 9-6에서 물체가 초점이 정확하게 맞는 면에서 렌즈에서 더 멀리 Δa만큼, 즉 Δf만큼 더 먼 거리에서 결상이 된다고 생각하자. 그러면 탈초점된 물체를 나타내는 파는

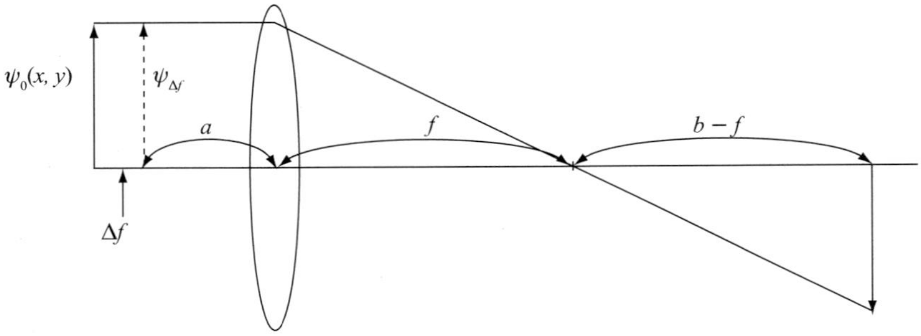

그림 9-6 초점이 맞은 거리에서 Δf만큼 더 먼 거리에서 물체가 있다.

탈초점 거리인 자유공간 Δf만큼 더 진행하여 만들어지는 파이므로 탈초점 물체를 나타내는 파는 물체의 표면출구파와 프레넬전파자의 콘볼루션으로

$$\psi_{\Delta f}(x, y) = \psi_0(x, y) * P_{\Delta f}(x, y) \tag{9.63}$$

로 나타낸다. 현미경전달함수는 역공간에서 표시된 함수이므로 식의 양변을 푸리에변환하면

$$\widetilde{\psi}_{\Delta f}(\Delta k_x, \Delta k_y) = \widetilde{\psi}_0(\Delta k_x, \Delta k_y)\widetilde{P}_{\Delta f}(\Delta k_x, \Delta k_y) \tag{9.64}$$

로 된다. 현미경전달함수는 역공간에서 파의 변화를 나타내는 함수로, 렌즈에 탈초점만 있는 경우 위 식에서와 같이 프레넬전파자의 푸리에변환이 현미경전달함수이므로

$$\begin{aligned} T(\Delta k_x, \Delta k_y) &= \widetilde{P}_{\Delta f}(\Delta k_x, \Delta k_y) \\ &= \exp(2\pi ik\Delta f)\exp\left\{-\pi i\frac{1}{k}\Delta f(\Delta k_x^2 + \Delta k_y^2)\right\} \\ &= \exp(2\pi ik\Delta f)\exp\{-\pi i\lambda\Delta f(\Delta k_x^2 + \Delta k_y^2)\} \end{aligned} \tag{9.65}$$

이다. 식의 오른쪽의 제일 앞 항은 Δk_x나 Δk_y의 함수가 아니고 단순한 위상인자이므로 이 위상인자를 1로 두면 탈초점만 있는 렌즈에서 현미경전달함수는

$$T(\Delta k_x, \Delta k_y) = \exp\left\{-2\pi i\lambda\Delta f\left(\frac{\Delta k_x^2 + \Delta k_y^2}{2}\right)\right\} \tag{9.66}$$

이다.

여기서 현미경전달함수는 위상변화를 나타내는 함수로

$$T(\Delta k_x, \Delta k_y) = \exp\{i\chi(\Delta k_x, \Delta k_y)\} \tag{9.67}$$

로 쓸 수 있고, 위상변화(phase distortion)는

$$\chi = -2\pi\lambda\Delta f\left(\frac{\Delta k_x^2 + \Delta k_y^2}{2}\right) \tag{9.68}$$

이다. 산란각 θ가 작을 때

$$\theta = \Delta k/k = \frac{1}{k}(\Delta k_x^2 + \Delta k_y^2)^{1/2} = \lambda(\Delta k_x^2 + \Delta k_y^2)^{1/2} \tag{9.69}$$

으로 나타낼 수 있으므로 위상변화를 산란각의 함수로 나타내면,

$$\chi(\theta) = -\frac{2\pi}{\lambda}\Delta f\frac{\vartheta^2}{2} \propto \theta^2 \tag{9.70}$$

로 산란각 θ의 제곱에 비례한다.

2. 구면수차

렌즈의 질은 렌즈가 물체를 상으로 얼마나 충실하게 재생시키는지를 나타내 주는 렌즈수차(lens aberration)로 표시한다. 제일 중요한 렌즈수차의 하나는 구면수차(spherical aberration)인데, 이것은 주어진 어떤 회절파가 렌즈의 중심선 또는 광축에서 어떤 각도를 가지고 진행하여 물체의 한 점이 상면의 한 점으로 결상이 될 경우, 그림 9-7에 나타낸 것과 같이 각도의 함수로 결상 부정확도를 나타내는 것을 말한다. 광축을 따라 입사

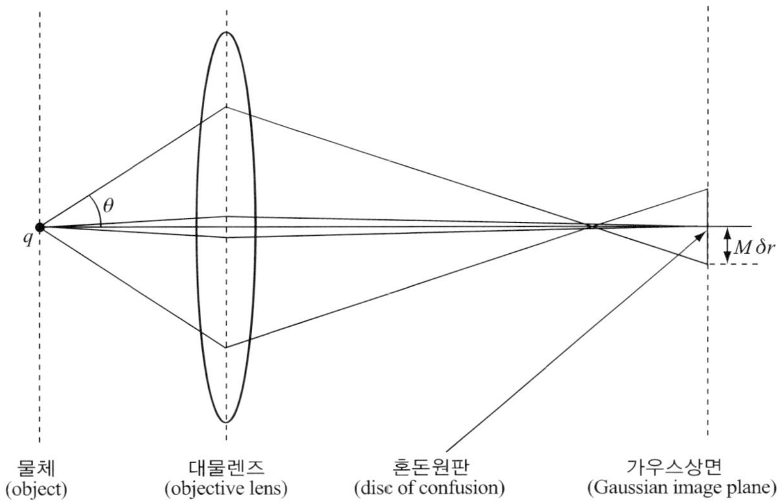

그림 9–7 구면수차

하는 빔을 생각해 보면 이 각도는 회절각에 해당한다.

전자 렌즈에서 더 큰 각도로 회절하는 전자는 렌즈의 자계에 의해 더 많이 굴절되어 렌즈의 초점보다 렌즈에서 물체에 더 가까운 점에 초점이 만들어진다. 그래서 상면 위의 한 점이 퍼지게 되어 혼돈원판(disc of confusion)을 만든다. 혼돈원판의 반지름은 산란각 θ에 비례한다. 이 원판(disc)의 크기가 렌즈의 분해능(resolution limit)의 한 척도가 된다. 상면에서 원판을 물체의 면에서 원판 크기로 환산하면, 물체면의 혼돈원판의 반지름은

$$\delta r = C_s \theta^3 \tag{9.71}$$

이고 C_s는 구면수차계수(spherical aberration coefficient)인데 전자현미경 렌즈에서 주로 수 mm 정도 되는 상수이다.

그림 9-8에서 물체에서 산란각 θ로 떠난 파가 렌즈에는 광축에서 거리 R만큼 떨어진 곳에 도달한다. 만일 렌즈에 구면수차가 없으면 렌즈를 떠난 파는 초점이 정확하게 맞는 가우스상면과 광축이 만나는 점 F에 도달한다. 구면수차가 있으면 렌즈를 떠난 파는 가우스상면에서 그림 9-8에서처럼 광축에서의 거리 $M\delta r = MC_s\theta^3$에 있는 점 p에 도달한다. 이렇게 진행하는 파가 렌즈에 의해 각도 변화를 일으키는데 그 각도 변화는

$$\varepsilon_s = \frac{M\delta r}{b} = \frac{MC_s\theta^3}{b} \tag{9.72}$$

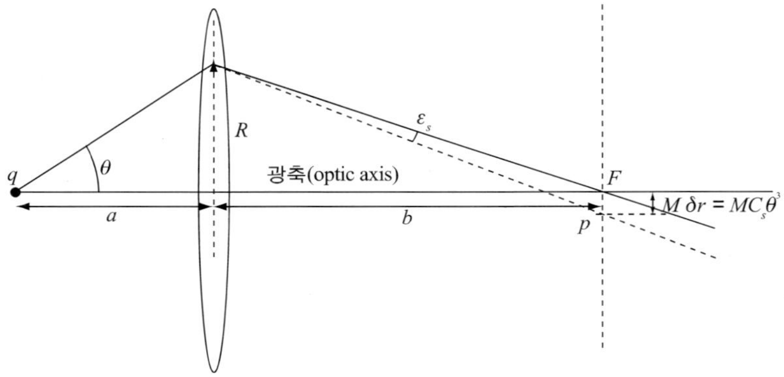

그림 9-8 구면수차가 있으면 렌즈를 떠난 파는 가우스상면에서 광축에서의 거리 $M\delta r = MC_s\theta^3$에 있는 점 p에 도달한다.

이다. 산란각 $\theta = R/a$이고, 배율 $M = b/a$이며, 투과전자현미경의 초점거리는 대략 렌즈에서 시편까지의 거리와 같으므로 $f = a$가 되어 이들을 식에 대입하면

$$\begin{aligned}\varepsilon_s &= C_s \left(\frac{R}{a}\right)^3 \left(\frac{b}{a}\right) \frac{1}{b} \\ &= C_s \frac{R^3}{f^4}\end{aligned} \tag{9.73}$$

이 된다.

그림 9-9에는 구면수차가 있는 렌즈의 광축에서 거리 R과 $R+dR$의 두 부위에 도달하는 파의 궤적을 나타내었다. 구면수차에 의한 파의 각도 편차는 두 궤적 사이의 경로차 $dS = \varepsilon_s dR$을 만든다. 미분 경로차 dS를 적분하면 전체 경로차

$$S = \int_0^R dS = \int_0^R \varepsilon_s dR = \int_0^R \frac{C_s R^3}{f^4} dR \tag{9.74}$$

을 얻을 수 있고, $\theta = R/a \cong R/f$이므로

$$S = \frac{C_s}{4} \theta^4 \tag{9.75}$$

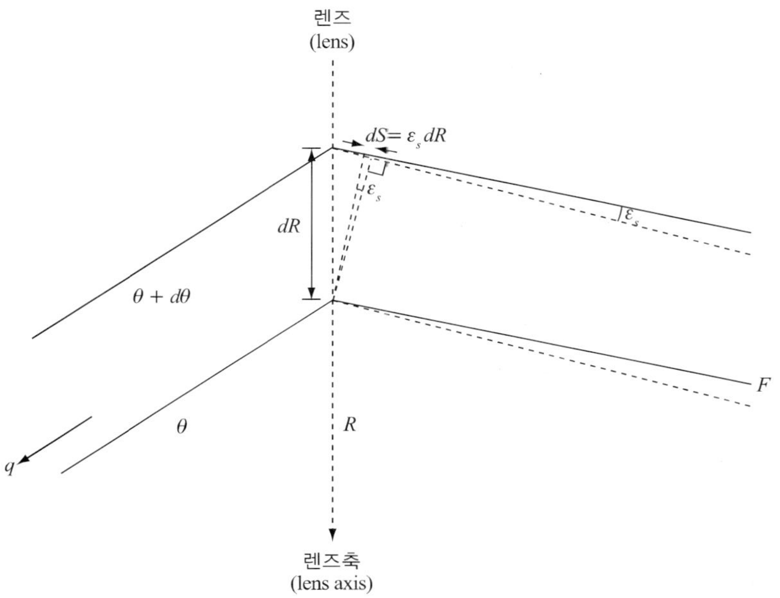

그림 9-9 렌즈의 광축에서 거리 R과 $(R+dR)$을 지나는 두 파의 궤적

이 된다. 이 경로차에서 위상차(phase difference)는

$$\chi(\theta) = \frac{2\pi}{\lambda} S = \frac{2\pi}{\lambda} \frac{C_s \theta^4}{4} \propto \theta^4 \tag{9.76}$$

이고 산란각 θ의 4제곱에 비례한다. 이것을 Δk_x와 Δk_y의 함수로 나타내면

$$\chi(\Delta k_x, \Delta k_y) = 2\pi C_s \lambda^3 \frac{(\Delta k_x^2 + \Delta k_y^2)^2}{4} \tag{9.77}$$

이다.

따라서 현미경전달함수는

$$\begin{aligned} T(\Delta k_x, \Delta k_y) &= \exp(i\chi) \\ &= \exp\left\{2\pi i C_s \lambda^3 \frac{(\Delta k)^4}{4}\right\} \end{aligned} \tag{9.78}$$

이고, 구면수차만 있는 렌즈에서 탈초점이 되었을 때 현미경전달함수는

$$\begin{aligned} T(\Delta k_x, \Delta k_y) &= \exp(i\chi) \\ &= \exp\left\{2\pi i \left(-\Delta f \lambda \frac{\Delta k^2}{2} + C_s \lambda^3 \frac{(\Delta k)^4}{4}\right)\right\} \end{aligned} \tag{9.79}$$

이다. 탈초점은 양과 음의 값을 다 가지므로, 식에서 탈초점값을 잘 조정하면 어떤 공간 주파수 Δk에서 탈초점과 구면수차에 의한 위상변화를 0으로 하여 전달함수를 1로 만들 수 있다.

3. 색수차

대물렌즈의 전류 i_0에서 분산 δi_0이 생기면 곧 초점분산(spread in focus) δf가 생기게 되고, 전자현미경의 가속전압 V_a에서 변동 δV_a가 생기면 전자의 에너지에 변동이 일어난다. 다른 에너지를 지닌 전자들은 다른 파장을 가지므로 그림 3-10과 같이 렌즈의 다른 점에 초점을 만든다.

렌즈의 초점거리와 렌즈의 전류 및 가속전압과의 관계는

$$\frac{1}{f} \propto \frac{i_0^2}{V_a} \tag{9.80}$$

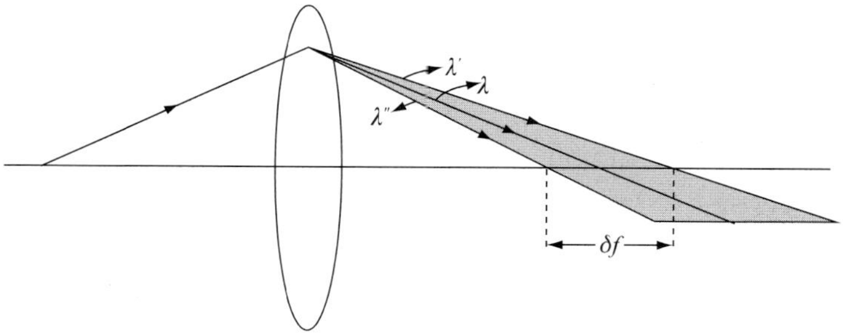

그림 9-10 색수차

이므로

$$\frac{\delta f}{f} \propto \frac{\delta V_a}{V_a} - \frac{2\delta i_0}{i_0} \tag{9.81}$$

이고, 여기에 비례상수를 넣으면

$$\delta f = C_c\left(\frac{\delta V_a}{V_a} - \frac{2\delta i_0}{i_0}\right) \tag{9.82}$$

이다. 여기에서 C_c는 색수차계수(chromatic aberration coefficient)이다. 또한 필라멘트에서 나온 전자들도 에너지 분산 δU를 지닌다. 이들도 다른 에너지를 지닌 전자들이므로 다른 파장을 가지고 렌즈에서 다른 점에 초점을 만든다.

렌즈의 초점 분산에 영향을 주는 것은 대물렌즈의 전류 변동, 가속전압 변동 그리고 필라멘트의 에너지 분산 및 시편에 의한 에너지 손실이다. 여러 가지가 수차에 영향을 주는 경우 전체적인 영향은 다음과 같이 구적법으로 각각의 영향을 나타낸다. 따라서

$$\delta f = C_s\left\{\left(\frac{\delta V_a}{V_a}\right)^2 + 4\left(\frac{\delta i_0}{i_0}\right)^2 + \left(\frac{\delta U}{U}\right)^2\right\}^{1/2} \equiv \Delta \tag{9.83}$$

로 표시한다. 초점분산 δf는 식 (9.68)과 (9.69)에서 위상차

$$\chi(\theta) = -2\pi\delta f\lambda\frac{\Delta k^2}{2} \tag{9.84}$$

를 만들고, 산란각의 함수로 나타내면 식 (9.69)에서

$$
\begin{aligned}
\chi(\theta) &= -\frac{2\pi}{\lambda}\delta f\frac{\theta^2}{2} \\
&= -\frac{2\pi}{\lambda}\left\{C_c\left(\frac{\delta V_a}{V_a}\right)^2 + 4\left(\frac{\delta i_0}{i_0}\right)^2 + \left(\frac{\delta U}{U}\right)^2\right\}^{1/2}\frac{\theta^2}{2} \propto \theta^2
\end{aligned} \tag{9.85}
$$

로 위상차는 산란각의 제곱에 비례한다.

앞에서의 탈초점과 구면수차에 의해 생기는 위상차는 시간에 따라 불변하는 것인 데 비해, 색수차에 의해 생기는 위상차는 시간에 따라 증감하며 계속 변하는 것이므로 이 위상차를 앞에서와 똑같은 방법으로 현미경전달함수에 포함시킬 수 없다. 색수차에 의해 각각 다른 에너지를 지닌 전자들 각각이 색수차가 있는 각각의 상을 만들고 이 상들이 전자에너지의 분포함수에 따라 가중치를 두고 합쳐져 최종 상을 형성한다고 생각한다. 색수차에 의한 초점의 변화값들은 정상분포(Gaussian distribution)를 하므로 이것은 현미경전달함수를 일종의 감폭(damping)함수로 만든다. 따라서 현미경전달함수는 진폭을 변화시키는 함수로

$$
T(\Delta\vec{k}) = \exp\left\{-\frac{\chi^2(\Delta\vec{k})}{2}\right\} = \exp\left\{-\frac{1}{2}\pi^2(\delta f)^2\lambda^2(\Delta k)^4\right\} \tag{9.86}
$$

로 표시한다. 여기에서 큰 $\Delta\vec{k}$ 값에 해당하는 정보는 상에서 작은 거리의 정보인 상세한 정보를 의미하는데, 각 전자에너지가 최종 상을 만들기 위해 중첩이 될 때 제일 먼저 잃어버리게 되는 정보이다.

4. 유한렌즈와 조리개

현미경에서는 여러 목적으로 조리개를 쓰게 되는데, 조리개를 사용하면 조리개 외부의 정보를 전달하지 못하게 되므로 렌즈의 분해능을 저하시키게 된다. 또한 무한 크기의 렌즈가 아닌 실제의 유한렌즈도 물체에서 나온 정보를 차단하게 되므로 무한 크기의 렌즈에 유한 크기의 렌즈에 해당하는 조리개를 부착한 것과 똑같은 효과를 나타낸다. 그러므로 유한렌즈와 조리개는 수학적으로 하나의 조리개함수로 표시한다. 현미경전달함수는 역공간의 함수이므로 역공간인 렌즈의 후방초점면에 있는 조리개를 수학적으로 표시하면

$$
T(\Delta\vec{k}) = \tilde{\phi}_d(\Delta k_x, \Delta k_y) = \begin{cases} 1, & \text{내부} \\ 0, & \text{외부} \end{cases} \tag{9.87}
$$

이다.

구면수차와 색수차가 있고, 조리개가 있는 렌즈에서 탈초점이 되었을 경우, 현미경전달함수는

$$T(\Delta\vec{k}) = \tilde{\phi}_d(\Delta\vec{k})\exp\{i\chi(\Delta\vec{k})\}\exp\left\{-\frac{1}{2}\pi^2(\delta f)^2\lambda^2(\Delta k)^4\right\} \tag{9.88}$$

이다. 여기서

$$\chi(\Delta\vec{k}) = 2\pi\left\{-\Delta f\lambda\frac{(\Delta k)^2}{2} + C_s\lambda^3\frac{(\Delta k)^2}{4}\right\} \tag{9.89}$$

이고

$$\delta f = C_s\left\{\left(\frac{\delta V_a}{V_a}\right)^2 + 4\left(\frac{\delta i_0}{i_0}\right)^2 + \left(\frac{\delta U}{U}\right)^2\right\}^{1/2} \tag{9.90}$$

이다.

5. 수렴각

실제 전자가 시편에 입사할 때 모두 수직으로만 입사하는 것은 아니고 입사하는 전자들의 각도도 어떤 정상분포를 지니고 있다. 이와 같이 정상분포를 가지며 입사하는 전자들도 또 다른 감폭함수를 만든다. 따라서 이 영향을 현미경전달함수로는

$$T(\Delta\vec{k}) = \exp\left\{-\pi^2\frac{\alpha^2}{\lambda^2}(-\Delta f\lambda\Delta k + C_s\lambda^3\Delta k^3)^2\right\} \tag{9.91}$$

로 표시한다. 여기에서 α는 발산 또는 수렴각으로 집속조리개의 크기를 시편 위의 한 점으로 연장했을 때 만들어지는 반각이다. 수렴각의 크기는 회절점이나 회절원반의 크기에 비례하므로, 수렴각의 크기는 회절상에서 회절점 또는 회절원반의 크기를 측정하면 알 수 있다.

여러 각도로 입사하는 전자들 각각 하나하나의 상을 형성하는데, 각도의 분포에 따라 가중치를 달리하여 합한 것이 최종 상이 된다. $\Delta\vec{k}$ 값이 큰 것에 해당하는 정보인 실공간에서 짧은 거리의 미세한 상 정보가 제일 먼저 식에 따라 사라진다. 따라서 앞의 구면수차, 색수차, 조리개와 수렴각 분포를 지니는 렌즈의 현미경전달함수는

$$T(\Delta\vec{k}) = \tilde{\phi}_d(\Delta\vec{k})\exp\{i\chi(\Delta\vec{k})\}\exp\left\{-\frac{1}{2}\pi^2(\delta f)^2\lambda^2(\Delta k)^4\right\}\exp\left(-\pi^2\frac{\alpha^2}{\lambda^2}q^2\right) \tag{9.92}$$

이고 여기서

$$\chi(\Delta\vec{k}) = 2\pi\left\{-\Delta f\lambda\frac{(\Delta k)^2}{2} + C_s\lambda^3\frac{(\Delta k)^2}{4}\right\} \tag{9.93}$$

이고

$$q = (-\Delta f\lambda\Delta k + C_s\lambda^3\Delta k^3) \tag{9.94}$$

이다.

6. 비점수차

그림 3-11에서 원형 렌즈가 있을 때 같은 렌즈면 위에서 광축에서 같은 거리에 네 개의 점 x, x', y, y'이 있다. 물체 위의 한 점 A가 결상을 할 때 AxA'을 지나는 광선은 A'에서 초점이 맺게 된다. 점 A가 렌즈의 중심에서 x와 같은 거리에 있는, 즉 산란각이 같은 y점을 지나 결상이 될 때 A''에서 초점이 맺게 되는 경우에 물체상에서는 한 점이었으나 상면에서는 점이 퍼져 혼돈원판을 만들게 된다. 이것을 비점수차라고 하고, 전자현미경의 렌즈에서 폴피스(pole-piece)의 자화가 균일하지 못하거나 폴피스 구멍이 원형대칭이 되지 못하거나 또는 조리개에서 전하가 하전이 될 때 생긴다.

그러나 이 수차는 다른 수차와 달리 현미경의 비점수차 보정코일(stigmator)을 사용하여 거의 완전히 없앨 수 있다. 비정질 탄소 피막에 있는 작은 구멍을 탈초점하여 관찰하면 구멍의 가장자리에 프레넬줄무늬가 관찰된다. 이 줄무늬가 모든 방향에 대해 방향성

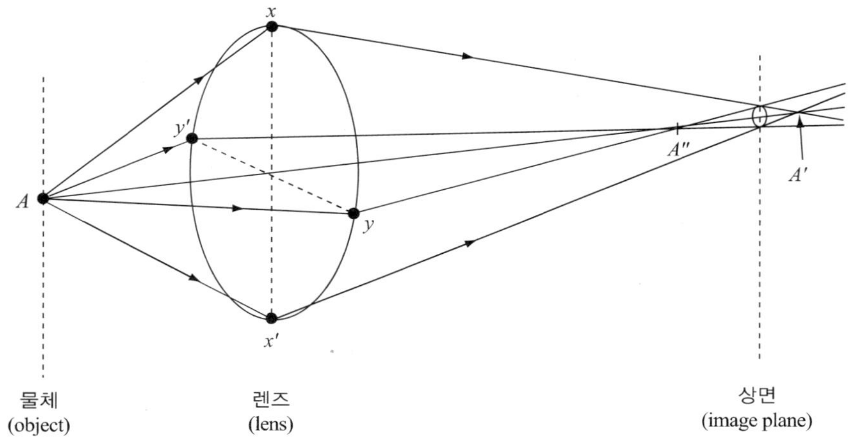

그림 9-11 렌즈의 비점수차를 나타내 주는 그림

이 없이 잘 나타나도록 조정을 하면 비점수차를 없앨 수 있다. 또 비정질 탄소 피막의 위상 콘트라스트를 이용하여 상에서 알갱이들이 우선 방향성이 없이 나타나도록 조절하여 비점수차를 없앨 수 있다.

광학회절기나 컴퓨터를 사용하여 비정질상을 상처리하여 회절상을 얻었을 때 회절상에 비점수차가 있으면 타원형을 나타내는데, 완전히 원형 대칭이 되도록 조정하면 비점수차를 없앨 수 있다.

9.5 분해능

일정한 크기의 유한렌즈의 경우 물체상의 한 점, 즉 델타함수가 어떻게 상면에서 결상이 되는지 살펴보자. 렌즈의 크기와 조리개와의 관계를 알아보기 위해 먼저 무한대 크기의 렌즈에 조리개가 있는 경우를 생각해 보자. 그림 9-12에서 보면 광축을 지나 무한대 크기의 렌즈를 지난 파는 렌즈 후방초점면에 있는 조리개에 의해 선택이 된다. 산란각이 큰 파는 렌즈의 중심에서 멀리 떨어진 곳에서 굴절되어 후방초점면에 있는 조리개에 의

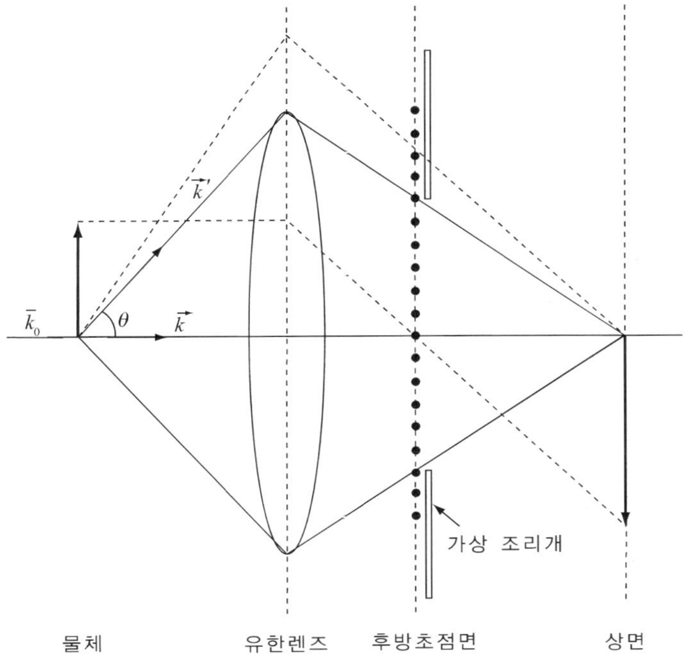

그림 9-12 유한 크기를 지니는 렌즈의 경우 시편에서의 회절각은 렌즈 크기에 의해 결정된다.

해 차단된다. 그러나 산란각이 작은 파는 렌즈의 중심 근처에서 굴절되어 조리개에 의해 차단되지 않고 결상에 기여하게 된다. 이와 같이 후방초점면에 있는 조리개의 크기에 의해 산란각과 렌즈의 중심에서 파가 먼저 벗어나는 정도가 결정이 된다. 따라서 조리개는 결상에 기여하는 파가 렌즈의 중심에서 벗어나는 정도인 렌즈의 크기를 결정한다.

마찬가지로 렌즈의 크기보다 더 큰 각도로 산란된 파는 결상에 기여하지 못하고 렌즈의 크기보다 작은 각도로 산란된 파만 결상에 기여한다. 따라서 유한 크기의 렌즈는 일정 산란각 이상의 파가 결상에 기여하지 못하도록 하기 때문에 조리개의 역할을 한다. 그러므로 일정한 크기의 유한렌즈는 무한대의 렌즈에 렌즈의 후방초점면에 가상의 조리개를 둔 것과 같다.

이제부터 유한 크기의 렌즈는 무한 크기의 렌즈에다 렌즈 후방초점면에 렌즈의 크기에 해당되는 가상의 조리개를 두었다고 생각하자. 산란각이 θ이고 이 각이 작을 때 그림 9-12에서

$$\Delta k = k'\sin\theta = k\sin\theta = \frac{\sin\theta}{\lambda} \tag{9.95}$$

이므로 후방초점면인 푸리에 공간에서 이 가상의 조리개의 반지름은

$$\Delta k = k\sin\theta \tag{9.96}$$

이다. 그림 9-13 (a)에서와 같이 $\Delta\vec{k}$ 공간에서 극좌표계를 사용하여 이 조리개를 표시할 수 있다. 이 조리개의 투과함수는 $\Delta\vec{k}$ 공간에서

$$\phi(\Delta\vec{k}) = \phi(\Delta k_r,\ \Delta k_{\theta'}) = \begin{cases} 1, & \Delta k_r \le \Delta k = k\sin\theta \\ 0, & \Delta k_r > \Delta k = k\sin\theta \end{cases} \tag{9.97}$$

이다. 여기에서 Δk_r과 $\Delta k_{\theta'}$은 $\Delta\vec{k}$ 공간에서 극좌표계로 표시한 $\Delta\vec{k}$의 r성분과 θ'성분이다.

렌즈의 상면에서 파는 후방초점면의 투과함수를 푸리에변환하여 얻으므로

$$\psi(r,\ \theta') = \int \phi(\Delta\vec{k})\exp\{-2\pi i\Delta\vec{k}\cdot\vec{r}\}d(\Delta\vec{k}) \tag{9.98}$$

이다. 실공간에 있는 반지름 a인 원형 조리개를 푸리에변환했을 때 회절파의 진폭은

$$\psi(\Delta k_r,\ \Delta k_{\theta'}) = \pi a^2\frac{J_1(2\pi\Delta k_r a)}{2\pi\Delta k_r a} \tag{3.40}$$

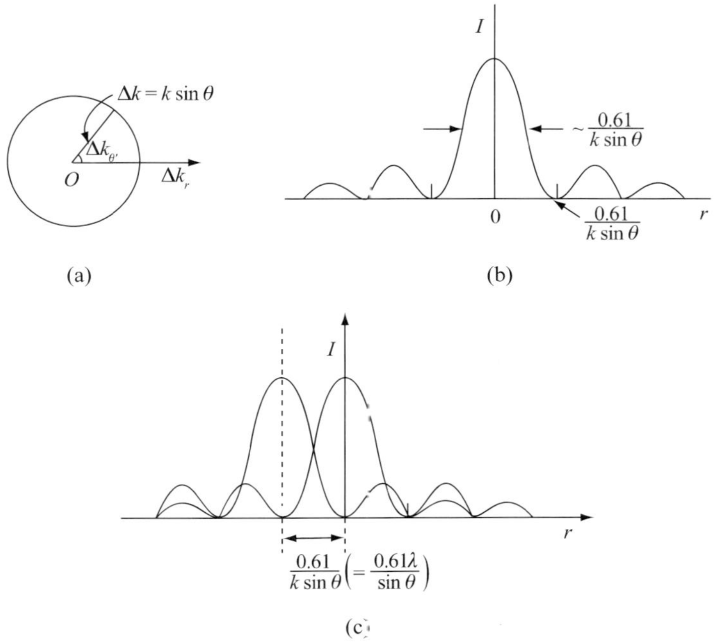

그림 9-13 (a) $\varDelta\vec{k}$ 공간에서 극좌표계를 사용하여 나타낸 조리개 (b) 실공간에서 반지름이 $r=\dfrac{0.61}{\varDelta k}$ 인 에어리원판을 만들고 첫 번째 강도 최소는 $r=\dfrac{0.61}{\varDelta k}=\dfrac{0.61}{k\sin\theta}=\dfrac{0.61\lambda}{\sin\theta}$ 가 된다. (c) 두 에어리원판이 접근하여 한 에어리원판의 반지름인 강도의 최소점이 다른 원판의 중심인 강도의 최고점이 일치할 때를 상면에서 두 점을 구별할 수 있는 한계라고 생각한다.

인 것을 이용하여, 상면에서의 파 $\psi(r,\,\theta')$을 구하면

$$\psi(r,\,\theta')=\pi|\varDelta k|^2\frac{J_1(2\pi r\varDelta k)}{2\pi r\varDelta k} \tag{9.99}$$

이다.

상면에서의 강도분포는

$$I=\psi(r,\,\theta')\psi^*(r,\,\theta')=\left\{\pi|\varDelta k|^2\frac{J_1(2\pi r\varDelta k)}{2\pi r\varDelta k}\right\}^2 \tag{9.100}$$

가 된다. 이것의 강도분포를 그리면 그림 9-13 (b)에서와 같이 실공간에서 반지름이 $r=\dfrac{0.61}{\varDelta k}$ 인 에어리원판을 만들고 첫 번째 강도 최소가

$$r=\frac{0.61}{\varDelta k}=\frac{0.61}{k\sin\theta}=\frac{0.61\lambda}{\sin\theta} \tag{9.101}$$

가 되고 최소 사이의 간격도 $r=\frac{0.61}{\Delta k}$이 된다. 그러므로 물체 위에서 델타함수로 표시되는 한 점은 산란각이 θ인 유한 크기의 렌즈를 사용하여 결상을 하면 결상면에서 반지름이 $r=\frac{0.61\lambda}{\sin\theta}$인 에어리원판를 만들게 된다.

만일 물체 위에 델타함수로 표시되는 또 다른 한 점이 존재할 때 이것 역시 결상점에서 에어리원판을 만들게 된다. 물체상의 두 점이 점점 접근을 하게 되면 결상면에서 이 각 점에 해당하는 에어리원판이 점점 접근을 하게 된다. 두 에어리원판이 접근하여 한 에어리원판의 반지름인 강도의 최소점이 다른 원판의 중심인 강도의 최고점이 그림 3-20 (c)와 같이 일치할 때를 상면에서 두 점을 구별할 수 있는 한계가 된다고 생각하고, 이 한계를 회절로 인하여 생기는 분해능의 한계를 **레일리한계**(Rayleigh limit)라고 한다. 이 때 두 최고치 사이의 간격은 $\frac{0.61}{\Delta k}=\frac{0.61\lambda}{\sin\theta}$이고 유한 크기의 렌즈로 생기는 회절분해능의 한계는

$$\delta r=\frac{0.61\lambda}{\sin\theta} \tag{9.102}$$

로 표시한다. 이것은 조리개와 회절에 의해 만들어진 것이므로 조리개 또는 **회절분해능**(diffraction resolution limit)이라고 한다.

현미경은 렌즈를 사용하고 무한 크기가 아닌 유한 크기의 렌즈를 사용하게 되므로 이 회절분해능이 전체 분해능에 영향을 미치게 된다. 현미경은 렌즈의 회절에 기초를 두고 있으므로 회절에서 얻을 수 있는 물체의 투과함수에 대한 규모 정보의 분해능은 위 식으로 주어진다.

예제 9-5

회절분해능은 근사적으로 $\lambda/2$로 생각할 수 있다. 이 경우 파장이 0.4 μm 인 가시광선을 사용하였을 때 분해능을 계산하고, 배율이 2,000배가 되었을 때 얼마의 크기로 확대되는지 계산하시오.

풀이

$\delta r \cong \frac{\lambda}{2}$에서 광학현미경의 분해능은 0.2 μm가 된다. 광학현미경에서 사용 가능 배율이 2,000배가 되었을 때 이것은 $(2\times10^3)\times(2\times10^{-7})\ \mathrm{m}=0.4\times10^{-3}\ \mathrm{m}=0.4\ \mathrm{mm}$가 된다. 이보다 배율이 더 높아도 사람 눈에는 물리적으로 의미가 없는 세부적인 것만 더 보이게 된다.

한 렌즈가 물체에서 수집할 수 있는 회절 정보의 양은 렌즈의 숫자조리개(numerical aperture, N.A.)로 표시하는데 이것은 산란각인 렌즈의 수집각 θ의 sin으로

$$\mathrm{N.A.} = \sin\theta \tag{9.103}$$

로 나타낸다. 분해능을 숫자조리개로 나타내면

$$\delta r = \frac{0.61\lambda}{\mathrm{N.A.}} \tag{9.104}$$

이다.

구면수차가 있는 렌즈에서는 물체상에서 델타함수로 표시되는 한 점은 렌즈의 상면에서 혼돈원판으로 나타나게 된다. 상면에서 혼돈원판을 물체에서 원판 크기로 환산하면, 물체면의 혼돈원판의 반지름은

$$\delta r = C_s\theta^3 \tag{9.71}$$

이다. 구면수차가 있는 렌즈에서 그 분해능은 각도에 아주 민감하게 각도의 세제곱에 따라 변한다.

예제 9-6

구면수차계수가 1 mm인 렌즈의 상면에서 원자 간격의 분해능 $\delta r = 0.1\ \mathrm{nm}$를 얻으려면 회절각 θ는 얼마 이하이어야 하는지 계산하시오.

풀이

$$\theta < \left(\frac{\delta r}{C_s}\right)^{1/3} = \left(\frac{10^{-10}\ \mathrm{m}}{10^{-3}\ \mathrm{m}}\right) = 5\times 10^{-3}\ \mathrm{rad} = 0.3° \tag{9.105}$$

이어야 한다.

이런 조건을 만족시키기 위하여 렌즈에 입사하는 전자의 각도를 5×10^{-3} rad(0.3°) 이하로 제한하기 위해서 렌즈의 후방초점면에 작은 대물조리개를 사용한다. 조리개를 사용하여도 전자가 원자에 의해 산란이 될 때 전자의 대부분은 1° 미만의 각도로 산란되므로, 산란된 파의 강도가 그다지 약해지지는 않는다. 실제 대물조리개는 렌즈의 초점면에 있는데, 그림 9-4에서 보는 바와 같이 조리개가 초점면에서 파를 선택하면 물체상의 모든 점에서 광축과 어떤 각도 이하로 회절하는 파를 선택하는 것과 같다.

조리개는 렌즈가 수집하는 회절 정보 중 회절각이 일정한 값 이상인 파를 제한하므로 물체의 투과함수의 고차 푸리에 성분을 제외시킨다. 그러므로 조리개를 사용하는 경우 물체의 더 세밀한 부분에 대한 정보를 잃게 되어 분해능이 나빠지게 된다. 조리개는 역격자 공간의 원점인 초점 주위의 일정 부분에서만 전자가 투과될 수 있도록 하는 역할을 한다. 실격자와 역격자 공간은 항상 역관계에 있으므로 역격자 공간에서 조리개가 멀리 있는 정보를 차단하는 것은 실공간에서 아주 미세한 정보를 없애는 것과 같다. 결정에서 브래그 회절된 빔을 보면 일반 역격자벡터 $\vec{g}^*_{hkl}$이 크면 클수록 $|\vec{g}^*_{hkl}| = 1/d_{hkl}$이므로 실격자에서 $\{h\,k\,l\}$면 간격은 좁아질 것이다. 만일 조리개로 $\vec{g}^*_{220}$ 회절빔보다 밖에 있는 빔을 제한하면 실공간에서 $\{220\}$면 간격보다 더 미세한 정보는 얻을 수 없다. 전자현미경에서 조리개가 제한하는 각도는 아주 작은 각도이므로, $\sin\theta \cong \theta$가 되어 조리개와 렌즈 크기에 의한 회절분해능은

$$\delta r = \frac{0.61\lambda}{\theta} \tag{9.106}$$

가 된다.

구면수차에 의한 분해능과 회절에 의한 분해능은 산란각도에 따라 서로 반대로 변한다. 두 가지 영향에 의한 분해능은 구적법을 이용하여

$$\delta r = \sqrt{\left(0.61\frac{\lambda}{\theta}\right)^2 + (C_s\theta^3)^2} \tag{9.107}$$

이다.

예제 9-7

유한 크기의 렌즈에서 구면수차가 있는 경우 그 분해능이 최소가 되는 산란각과 그때의 분해능을 구하시오.

풀이

미분을 이용하여 분해능값이 최소가 될 때 값을 구하면 $\theta^* = 0.61\dfrac{\lambda}{\delta r}$일 때이고, 이 각도 값을 식에 대입하면 제일 좋은 분해능인 최솟값은

$$\delta r = 0.7\,{C_s}^{1/4}\lambda^{3/4} \tag{9.108}$$

이다. 식을 살펴보면 구면수차계수가 작은 렌즈를 사용하면 분해능이 향상됨을 알 수 있

다. 또한 가속전압을 높여 주면 파장이 짧아지므로 역시 분해능이 향상된다. 분해능은 구면수차계수의 1/4 승에 비례하고 파장의 3/4 승에 비례하므로 파장을 줄이는 효과가 수차계수를 줄이는 효과보다 훨씬 크다. 이것이 전압을 높게 하여 높은 분해능을 얻도록 하는 고분해능 고압전자현미경(high-resolution high-voltage electron microscope)의 기본원리이다.

예제 9-8

300 kV 현미경(파장 1.969 pm)에서 구면수차계수 C_s가 1.8 mm인 경우, 얻을 수 있는 분해능을 계산하시오.

풀이

$$\delta r = 0.7(1.8\times 10^{-3})^{1/4}(1.969\times 10^{-12})^{3/4}$$
$$= 2.4\times 10^{-10} = 0.24 \text{ nm} \tag{9.109}$$

가 된다.

위에서는 간단히 회절과 구면수차에 의한 분해능 저하만 생각하고 탈초점, 색수차, 수렴각은 무시하였다. 그러나 이런 무시한 값들이 분해능에 영향을 미치는 경우가 많으므로 고분해능 전자현미경의 경우 이 모든 요소들을 다 고려해야 한다. 고분해능 현미경학에서는 상에 대한 구면수차와 탈초점의 영향을 **콘트라스트 전달함수**(contrast transfer function, CTF)로 표시하고 콘트라스트 전달함수의 절댓값이 $1/e$보다 큰 공간 주파수 범위가 최대로 되는 때에 원점을 제외하고 처음으로 전달함수가 0이 되는 공간 주파수에 해당하는 거리를 **쉬르처 분해한계**(Scherzer resolution limit)로,

$$(\delta r)_{Scherzer} = 0.7C_s^{1/4}\lambda^{3/4} \tag{9.110}$$

로 정의한다.

현미경의 분해능을 생각할 때는 그 결상의 방법에 따라 분해능에 미칠 수 있는 모든 요소들을 다 고려해야 한다. 명시야상과 암시야상에서는 시편의 두께가 t일 때 식 (10.22)에서 혼돈원판의 반지름은

$$(\delta r)_t = t\theta \tag{9.111}$$

로 생각할 수 있다. 명시야상이나 암시야상에서 사용되는 시편의 두께는 일반적으로 두

껍다. 따라서 시편의 두께가 분해능에 미치는 효과가 조리개나 유한렌즈와 구면수차가 있는 경우에 이들이 미치는 효과보다 훨씬 더 크다. 그러므로 최종적으로 관찰되는 혼돈원판의 반지름은 시편 두께 t에 의해 지배된다. 따라서 분해능은

$$\delta r = t\theta \tag{9.112}$$

라 할 수 있다. 그러나 예를 들면, 굉장히 얇은 탄소 피막 위에 짧은 간격으로 있는 두 Pt 원자를 명시야상으로 관찰할 때와 같이, 명시야상에서나 암시야상에서 극단적으로 t가 아주 작은 경우, 분해능은 시편 두께에 의한 분해능 저하와 함께 유한렌즈와 조리개의 회절에 의한 분해능 저하

$$\delta r = \frac{0.61\lambda}{\theta} \tag{9.106}$$

와 구면수차에 의한 분해능 저하

$$\delta r = C_s\theta^3 \tag{9.71}$$

을 함께 고려해야 한다.

주사전자현미경과 투과전자현미경에서 미소빔 회절이나 주사투과전자현미경(scanning transmission electron microscopy, STEM)에서와 같이 분해능 자체가 시편 위에 조명되는 전자 탐침(probe)의 크기에 영향을 받는 경우에는, 분해능이 탐침에 의해 만들어지는 혼돈원판의 크기에 의해 결정된다. 탐침의 기하학적인 반지름이 $(\delta r)_0$라 하고 유한한 집속렌즈나 조리개에 의한 혼돈원판 반지름을 $(\delta r)_d$, 집속렌즈의 구면수차에 의한 혼돈원판 반지름을 $(\delta r)_s$, 색수차에 의한 혼돈원판 반지름을 $(\delta r)_c$라고 하면 최종 탐침 혼돈원판의 반지름 δr은

$$(\delta r)^2 = \{(\delta r)_0\}^2 + \{(\delta r)_d\}^2 + \{(\delta r)_s\}^2 + \{(\delta r)_c\}^2 \tag{9.113}$$

에서 구할 수 있다. 일반적으로 열방출 전자총에서는 탐침의 기하학적인 반지름 $(\delta r)_0$와 구면수차에 의한 혼돈원판 반지름 $(\delta r)_s$가 최종 탐침의 혼돈원판의 반지름인 분해능을 결정하는 데 주역할을 한다.

연습문제

1. 이상적인 현미경에서 시편의 투과함수가

$$\phi(x) = \exp\{-\mu(x)\}$$

일 때, 후방초점면과 상면에서의 파의 진폭과 강도를 각각 구하시오.

2. 이상적인 현미경에서 시편의 투과함수가

$$\phi(x) = \exp\{i\beta(x) - \mu(x)\}$$

일 때, 후방초점면과 상면에서의 파의 진폭과 강도를 각각 구하시오.

3. 위상 콘트라스트와 진폭 콘트라스트의 차이점을 설명하시오.

4. 프레넬전파자를 나타내는 식을 쓰고, 각 변수를 설명하시오.

5. 투과함수가

$$\phi_0(x) = \begin{cases} 0, & x > 0 \\ 1, & x \le 0 \end{cases}$$

로 표시되는 1차원 물체가 있다. 200 kV 현미경에서 탈초점이 1,200 nm인 경우 탈초점면에서 프레넬줄무늬의 강도분포를 계산하고 그리시오.

6. 200 kV 현미경에서 탈초점이 1,600 nm인 경우 식 (9.40)을 이용하여 첫 번째 어두운 프레넬줄무늬까지의 거리를 계산하시오.

7. 생체 시편의 경우 중금속염으로 시편을 염색해야 하는 이유를 설명하시오.

8. 비정질 시편에서(대개의 결정 시편에서도) 대물조리개의 크기를 줄이면 상의 콘트라스트가 증가하는 이유를 설명하시오.

9. 다음 결상 조건에서 광축, 시편, 렌즈, 조리개, 후방초점면, 상면 등을 그리고 여기에 평행한 2개의 빔을 시편에 입사시킬 경우 만들어지는 결상도를 그리시오.
   (a) 명시야상
   (b) 암시야상
   (c) 중심 암시야상
   (d) 고분해능상

10. 보통 대물조리개는 렌즈의 후방초점면에 있다. 그러나 대물조리개가 광축을 따라 정확하게 후방초점면에 있지 않아도 상에는 영향을 미치지 않는다는 것을 프리넬전파자를 이용하여 나타내시오. 그러나 어떤 범위를 넘으면 상에 영향을 미치게 된다. 이 범위가 어떻게 정해지는지 설명하시오.

11. 대부분 생체 시편들을 투과전자현미경 관찰하고자 할 때, 중금속염으로 선택적으로 염색하는 이유를 설명하시오.

12. 물체까지의 거리 a, 렌즈에서 상까지의 거리 b, 렌즈의 초점거리 f이면 렌즈 식

$$\frac{1}{a}+\frac{1}{b}=\frac{1}{f}$$

을 만족하는 것을 증명하시오.

13. 투과빔이 광축을 지나고 있을 때 광축에서 벗어나 있는 회절빔으로 암시야상을 만들면 사진의 질이 떨어지는 이유를 설명하시오.

14. 구면수차계수가 3 mm인 200 kV 현미경에서 실리콘 결정(격자상수 $a = 0.5431$ nm)의 투과빔이 광축을 지나고 있을 때, 111 회절빔으로 결상을 할 경우 생기는 구면수차를 계산하시오.

15. 구면수차계수가 C_s, 색수차계수가 C_c인 렌즈에서 초점분산이 δf이고 탈초점이 Δf인 경우 현미경전달함수를 식으로 표시하시오.

16. 현미경의 가속전압이 각각 100, 300, 500, 700, 900, 1,100 kV일 때 유한 크기의 렌즈의 구면수차계수가 각각 1 mm, 3 mm인 경우 분해능을 계산하고 그래프로 그리시오.

17. 다음에 대해 설명하시오.
    (a) 구면수차계수
    (b) 색수차계수
    (c) 프레넬전파자
    (d) 현미경전달함수
    (e) 에어리원판
    (f) 쉬르처분해능

18. 위상 콘트라스트가 무엇인지 설명하고, 이 모드에서 무엇이 분해능을 결정하는지 설명하시오.

19. 현미경의 회절분해능은

$$\delta r = \frac{0.61\lambda}{\sin\theta}$$

가 되는 이유를 설명하시오.

20. 구면수차만 있는 렌즈에서 구면수차계수가 C_s일 때, 탈초점이 Δf인 경우 투과함수가

$$\phi(x) = \exp\{i\beta(x) - \mu(x)\}$$

인 시편의 회절상과 상을 각각 계산하시오.

21. 구면수차계수가 C_s, 색수차계수가 C_c인 렌즈에서 초점분산이 δf, 탈초점이 Δf일 때 현미경전달함수를 식으로 표시하시오.

22. 이상적인 현미경에서 아주 작은 탈초점 Δf만 있는 경우, 투과함수가 $\phi_0(x)$인 물체의 탈초점면에서 상 강도 분포를 계산하시오.

23. 진폭 콘트라스트가 무엇인지 설명하고, 이 결상 모드에서 분해능을 결정하는 것이 무엇인지 설명하시오.

24. 다음에 답하시오.

(a) 전자의 파장은 0.1 nm보다 훨씬 작으나 투과전자현미경의 분해능이 대략 0.1 nm 정도 되는 이유를 설명하시오.

(b) 가시광선의 파장은 400~800 nm이고 광학현미경의 분해능이 대략 0.5μm인 이유를 설명하시오.

CHAPTER

10 운동학적 이론

10.1 약상근사

식 (4.3)에서 상대성 보정을 무시하고 k와 V의 관계를 유도하면,

$$k^2 = \frac{2m_e e V}{h^2} \tag{10.1}$$

이다. 진공 속에서 전위 $V = V_0$이고 원자들이 고상에서 서로 같이 모여 있을 때 각 원자 i는 자신의 원자 전위 $V_i(\vec{r})$을 가지고 있을 것이다. 시편의 전체 전위 $V(\vec{r})$은 어떤 원점을 기준으로 시편 내의 위치에 따라 주기적으로 변한다. 원자 전위는 10 V 정도의 크기이므로, 원자군의 전위도 역시 이 정도 크기일 것이다. 고체 내에서의 전체 전위는 $V = V_0 + V(\vec{r})$이다.

원자에 의한 순수 탄성 산란(elastic scattering)만 생각하면

$$E = h\nu = h\frac{\omega_0}{2\pi} = h\frac{\omega}{2\pi} \tag{10.2}$$

이고, 그래서 $\omega = \omega_0$이다. 그러므로 물체의 굴절률은

$$\begin{aligned} n = \frac{k}{k_0} &= \frac{\left\{V_0 + V(\vec{r})\right\}^{1/2}}{V_0^{\ 1/2}} = \left\{1 + \frac{V(\vec{r})}{V_0}\right\}^{1/2} \\ &\cong 1 + \frac{V(\vec{r})}{2V_0} \end{aligned} \tag{10.3}$$

이다. 여기서 V_0는 대략 10^5 V이고 $V(\vec{r})$은 10 V 정도이므로 $V_0 \gg V(\vec{r})$이고 이것을 식에서 이용하였다. 전위값을 대입하면

$$n \cong 1 + \frac{10}{2 \times 10^5} = 1 + 10^{-4} \tag{10.4}$$

이고 이 값들은 1과 거의 차이가 없다. 식 (10.3)을 다시 쓰면,

$$k = k_0 \left\{ 1 + \frac{V(\vec{r})}{2V_0} \right\} \tag{10.5}$$

인데 이것은 입사파 벡터의 크기가 k_0에서 $k = k_0\{1 + V(\vec{r})/2V_0\}$로 약간 바뀌었음을 나타낸다.

시편이 아주 얇은 두께 δz이기 때문에 회절이 일어날 수 있는 원자수가 작아 회절파의 진폭이 매우 크게 되지 않는다고 가정하자. 그리고 입사파의 진폭도 시편이 얇아 바뀌지 않는다고 가정하면 이 시편은 파가 투과하면서 위상만 바뀌는 위상체가 된다. 입사파의 진폭이 1이라면 입사파는

$$\psi_0(\vec{r}) = 1\exp(2\pi i \vec{k}_0 \cdot \vec{r}) \tag{10.6}$$

이고 물체 출구면(exit surface)의 파는

$$\psi(\vec{r}) = 1\exp(2\pi i \vec{k} \cdot \vec{r}) \tag{10.7}$$

이다.

식 (10.5)를 이용하여 출구면에서의 파를 다시 쓰면,

$$\begin{aligned} \psi(\vec{r}) &= 1\exp(2\pi i \vec{k} \cdot \vec{r}) \\ &= \exp 2\pi i \left\{ \vec{k}_0 \left(1 + \frac{V(\vec{r})}{2V_0} \right) \cdot \vec{r} \right\} \\ &= \exp\left\{ 2\pi i \vec{k}_0 \cdot \vec{r} + 2\pi i \vec{k}_0 \frac{V(\vec{r})}{2V_0} \cdot \vec{r} \right\} \end{aligned} \tag{10.8}$$

이다. 여기서 위치 $\vec{r}$이 시편 밖에 있을 때는 $V(\vec{r}) = 0$이므로 항 $\vec{k}_0 V(\vec{r}) \cdot \vec{r}$의 값은 0이다. 그리고 $\vec{r}$이 시편 내에 있을 때에만 항 $\vec{k}_0 V(\vec{r}) \cdot \vec{r}$은 0이 아닌 값을 갖는다. $\vec{k}$가 수직 입사의 경우 거의 z축의 방향이 되고 시편이 얇으므로 $\vec{k}_0 V(\vec{r}) \cdot \vec{r} = k_0 V(\vec{r}) \delta z$라고 할

수 있다. 그러므로

$$\psi(\vec{r}) = \exp\left\{2\pi i \vec{k}_0 \cdot \vec{r} + 2\pi i \frac{k_0}{2V_0} V(\vec{r})\delta z\right\}$$
$$= \exp i(2\pi \vec{k}_0 \cdot \vec{r} + \beta) \tag{10.9}$$

이다. 여기에서 우리는 얇은 두께 δz를 가지는 시편이 파의 운동에 작은 위상차 β를 일으키는 효과가 있음을 알 수 있다.

예제 10-1

위 식에서 위상차와 투과함수를 구하시오.

풀이

위상차는

$$\beta = 2\pi k_0 \frac{V(\vec{r})}{2V_0}\delta z \tag{10.10}$$

로 순수위상체이고, 위상변화는 전위 $V(\vec{r})$과 시편 두께 δz에 의존한다. 투과함수는

$$\phi(\vec{r}) = \exp i\beta = \exp 2\pi i\left\{\vec{k}_0 \frac{V(\vec{r})}{2V_0}\delta z\right\} \tag{10.11}$$

이다.

시편 두께 δz가 작아 위상변화 $\beta = 2\pi k_0 \frac{V(\vec{r})}{2V_0}\delta z$가 작다는 약상근사(weak-phase approximation)를 적용하면

$$\exp(i\beta) \cong 1 - i\beta \tag{10.12}$$

이므로, 출구표면파는

$$\psi(\vec{r}) = \exp(2\pi i \vec{k}_0 \cdot \vec{r})\left\{1 + 2\pi i k_0 \frac{V(\vec{r})}{2V_0}\delta z\right\} \tag{10.13}$$

이다.

원자 하나에 대한 투과함수는 원자 전위이고, 원자 i의 투과함수를 $V_i(\vec{r})$라 하면 원자

군의 투과함수인 시편의 전위함수 $V(\vec{r})$은 각각의 원자 전위에 따라 달라지고 물체 내의 원자 위치에 따라 달라진다. 시편이 결정이라면 원자가 규칙적으로 배열되어 있으므로 결정의 원자 전위도 어떤 주기성을 가지고 있다. 그러므로 결정의 원자 전위를 주기함수로 생각할 수 있다. 푸리에급수에서 주기함수 $V(\vec{r})$은 푸리에급수로

$$V(\vec{r}) = \sum_{n=0}^{\infty} V_n \exp(2\pi i n \Delta \vec{k} \cdot \vec{r}) \tag{10.14}$$

로 표시할 수 있고, 여기서 V_n은 푸리에계수이다.

브래그법칙에 따르면 결정은 역격자 공간에서 $\Delta\vec{k} = \vec{g}^*$일 때만 델타함수로 매우 강한 회절파의 진폭을 갖는다. 그래서 투과함수의 변환, 즉 역격자 공간의 각 부분들 중에서 $\Delta\vec{k} = \vec{g}^*$일 때만 중요한 값을 지니고, $n\Delta\vec{k}$도 일반 역격자벡터 $\vec{g}^*$에 포함되므로 ($n\Delta\vec{k} = \vec{g}^*$), 푸리에급수에 이것을 대입하고 모든 역격자벡터 $\vec{g}^*$에 대해 합을 구하면

$$V(\vec{r}) = \sum_{g} V_g \exp(2\pi i \vec{g}^* \cdot \vec{r}) \tag{10.15}$$

이 된다.

이를 대입하면

$$\begin{aligned}
\psi(\vec{r}) &= \exp(2\pi i \vec{k}_0 \cdot \vec{r}) \left\{ 1 + 2\pi i k_0 \frac{V(\vec{r})}{2V_0} \delta z \right\} \\
&= \exp(2\pi i \vec{k}_0 \cdot \vec{r}) + \exp(2\pi i \vec{k}_0 \cdot \vec{r}) \left\{ 2\pi i k_0 \frac{1}{2V_0} \sum_g V_g \exp(2\pi i \vec{g}^* \cdot \vec{r}) \delta z \right\} \\
&= \exp(2\pi i \vec{k}_0 \cdot \vec{r}) + 2\pi i k_0 \frac{1}{2V_0} \left[\sum_g V_g \exp\{2\pi i (\vec{k}_0 + \vec{g}^*) \cdot \vec{r}\} \delta z \right] \\
&= \exp(2\pi i \vec{k}_0 \cdot \vec{r}) + \sum_g 2\pi i k_0 \frac{V_g}{2V_0} \exp\{2\pi i (\vec{k}_0 + \vec{g}^*) \cdot \vec{r}\} \delta z
\end{aligned} \tag{10.16}$$

가 되어

$$\psi(\vec{r}) = \psi_0 + \sum_g \psi_g \tag{10.17}$$

로 얇은 결정 시편에서 출구면의 파는 입사빔, 즉 투과빔과 수 개의 회절빔의 합으로 표시할 수 있다.

여기서 회절파의 진폭 ψ_g는

$$\psi_g = 2\pi i k_0 \frac{V_g}{2V_0} \exp\{2\pi i(\vec{k}_0 + \vec{g}^*) \cdot \vec{r}\}\delta z$$
$$= 2\pi i k_0 \frac{V_g}{2V_0} \exp(2\pi i \vec{k} \cdot \vec{r})\delta z \tag{10.18}$$

이다. $\vec{k}' - \vec{k}_0 = \Delta\vec{k} = \vec{g}^*$이고, 위 식은 파동벡터가 $\vec{k}'$인 $\Delta\vec{k} = \vec{g}^*$를 만족하는 회절빔을 나타낸다. 식 (10.17)은 그림 10-1에 나타낸 것과 같이 얇은 결정 시편을 지난 출구표면파는 입사파 ψ_0와 전방으로 회절된 파 ψ_g를 포함한 여러 개의 브래그 회절파의 합 $\sum_g \psi_g$로 구성되어 있음을 보여 준다.

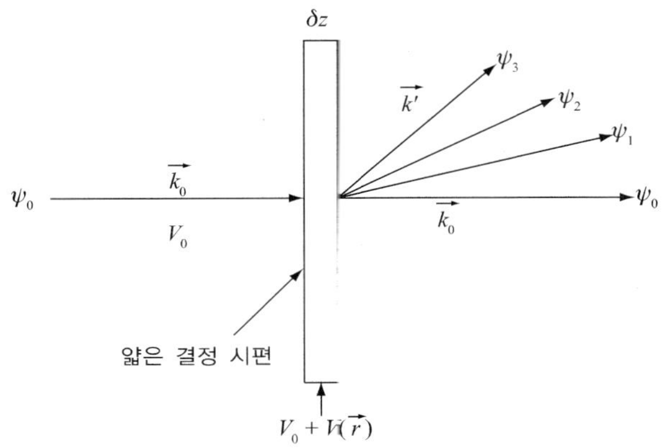

그림 10-1 얇은 결정 시편을 지난 출구표면파는 입사파와 여러 개의 브래그 회절파의 합으로 구성된다.

10.2 두꺼운 결정의 운동학적 산란

약상근사를 적용할 수 있는 한계를 위상변화 $\beta(x, y) = 2\pi k_0 \frac{V(\vec{r})}{2V_0}\delta z$가 $\frac{\pi}{2}$의 $\frac{1}{10}$인 $\frac{\pi}{20}$라 하면 약상근사를 적용할 수 있는 최대 두께는

$$2\pi k_0 \frac{V(\vec{r})}{2V_0}\delta z = \frac{\pi}{20} \tag{10.19}$$

에서

$$\delta z_{\max} = \frac{\pi}{20}\frac{2}{2\pi k_0}\frac{V_0}{V(\vec{r})} = \frac{\lambda}{20}\frac{V_0}{V(\vec{r})} \tag{10.20}$$

가 된다.

예제 10-2

300 keV 현미경($\lambda = 1.969$ pm)에서 시편 내의 원자 전위가 어림잡아 10 V라고 할 때 약상근사를 적용할 수 있는 시편 두께를 계산하시오.

풀이

V는 3×10^5 V이고 원자 전위가 10 V이므로 식에서

$$\begin{aligned}\delta z_{\max} &= \frac{1.969\times10^{-12}}{20}\frac{10^5\ \mathrm{V}}{10\ \mathrm{V}} \\ &= 9.85\times10^{-10}\ \mathrm{m} = 0.985\ \mathrm{nm}\end{aligned} \tag{10.21}$$

이다.

약상근사에서 시편이 아주 얇아야 하므로 사실 1 nm의 두께만 되어도 약상근사가 성립하지 않는다. 이와 같이 시편 두께가 1 nm 이상이면 약상근사가 성립하지 않는다. 또한 예제 10-3에서 알 수 있는 바와 같이 두께 10 nm 이상이면 투사전하밀도근사(projected charge density approximation)가 성립하지 않는다.

더 두꺼운 시편의 경우에도 상에서 해석 가능한 정보를 얻을 수 있는 다른 방법이 있다. 이 방법은 상을 형성하는 데 한 개의 빔만 선택 사용하도록 대물조리개를 사용하는 것이다. 그림 10-2 (a)에서와 같이 상을 형성할 때 투과빔만을 사용한 경우 이 상을 명시야상이라고 한다.

투과빔 하나에 여러 개의 빔이 있으면 수학적으로 계산하기가 복잡하므로, 상의 해석을 간편하도록 하기 위해 간단히 2개의 빔이 있는 경우를 생각해 보자. 결정을 기울이거나 입사빔을 기울이면 회절상에서 투과빔과 단 하나의 회절빔만 강하고 나머지 빔들의 강도는 무시할 정도로 작게 만들 수 있다. 이와 같이 2개의 빔만 있고 나머지 빔들의 강도는 무시할 수 있을 정도로 작은 빔 조건을 **2-빔 조건**(two-beam condition)이라 한다. 2-빔 조건을 만든 다음, 조리개로 투과빔만을 선택하여 결상하게 되면 2-빔 명시야상이 만들어진다. 그림 10-3은 2-빔 명시야상의 경우 이월드 구와 결상과정을 보여 주는 그림이다.

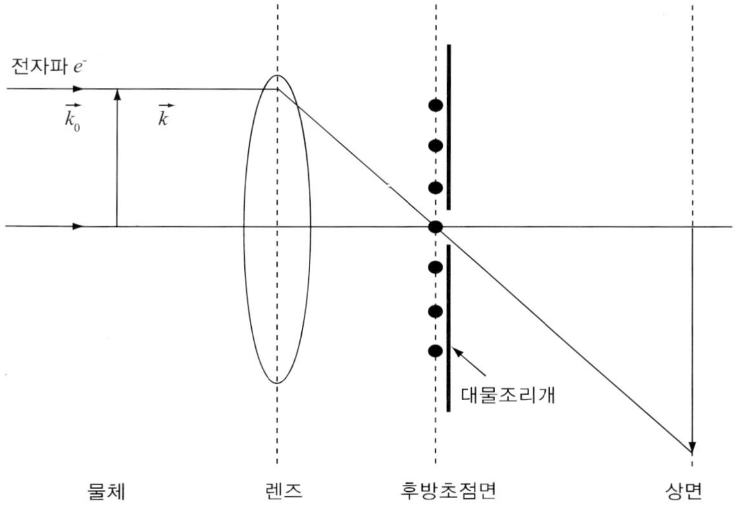

그림 10-2 투과빔만을 사용하여 상을 형상시킨 명시야 상

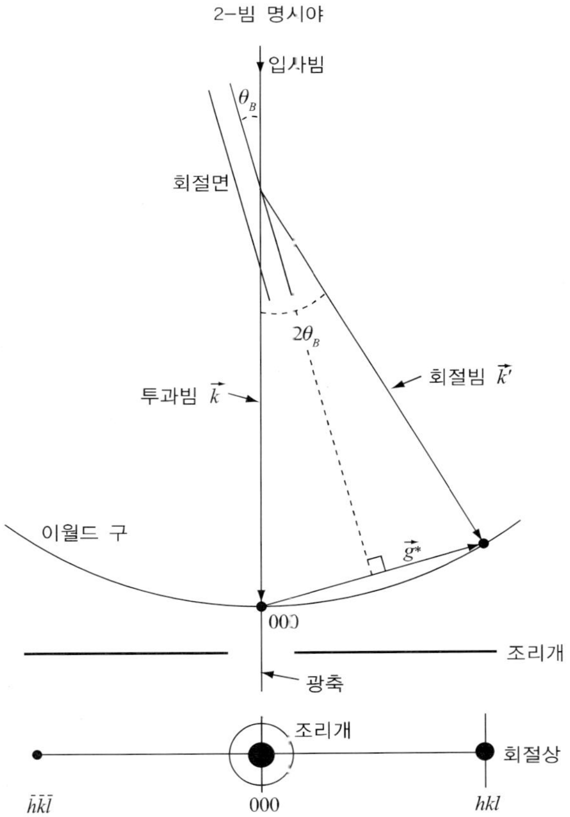

그림 10-3 2-빔 명시야상에서 이월드 구와 결상과정을 보여 주는 그림

그림 9-4에서 보는 바와 마찬가지로 렌즈의 후방초점면에 조리개가 있어 조리개가 초점면에서 파를 선택하는 역할은 물체상의 모든 점에서 광축과 어떤 각도 이하로 회절하는 파를 선택하여 결상하는 것이다. 결정의 회절상에서 투과빔을 조리개로 선택을 하면 시편을 그대로 투과한 빔만 상의 결상에 기여하게 된다. 그러므로 명시야상은 시편에서 광축에 평행하게 그대로 투과한 빔의 강도가 얼마인지를 나타내 주는 지도와 같다. 명시야상은 일반적으로 제일 많이 사용되는 기본적인 전자현미경의 결상방법이다.

시편에서 회절빔과 투과빔은 상호보완적이므로 회절된 전자빔이 많이 생기는 영역에서는 투과빔의 강도가 약해진다. 따라서 조그만 결정립(grain)이 많이 들어 있는 시편의 명시야상에서 밝게 보이는 결정립은 회절된 빔 전체의 강도가 상대적으로 약하고, 어둡게 보이는 결정립은 회절빔 전체의 강도는 상대적으로 강하게 나타난다.

$s=0$인 2-빔 동력학적 조건인 결정립이 있으면, 회절빔이 강한 강도를 지니므로 상대적으로 투과빔의 강도가 약하다. 따라서 그 결정립은 여러 개의 결정립이 들어 있는 명시야상에서 비교적 어둡게 나타날 것이다. $s \gg 0$인 2-빔 운동학적 조건인 결정립에서는 회절빔이 약하기 때문에 투과빔이 강하여 명시야상에서 이 결정립은 밝은 콘트라스트를 보인다. 또한 회절상에서 회절빔의 개수가 많고 강도가 강하게 나타나면서 회절상이 고대칭을 잘 이루고 있는 결정립은 투과빔의 강도가 상대적으로 약하므로 여러 개의 결정립이 들어 있는 명시야상에서 비교적 어둡게 나타날 것이다.

그림 10-4와 같이 어떤 회절빔 하나만을 사용하여 상을 형성하는 경우 이 상을 암시야상이라고 한다. 암시야상에서 조리개는 후방초점면에 있지만 조리개의 역할은 어떤 각도

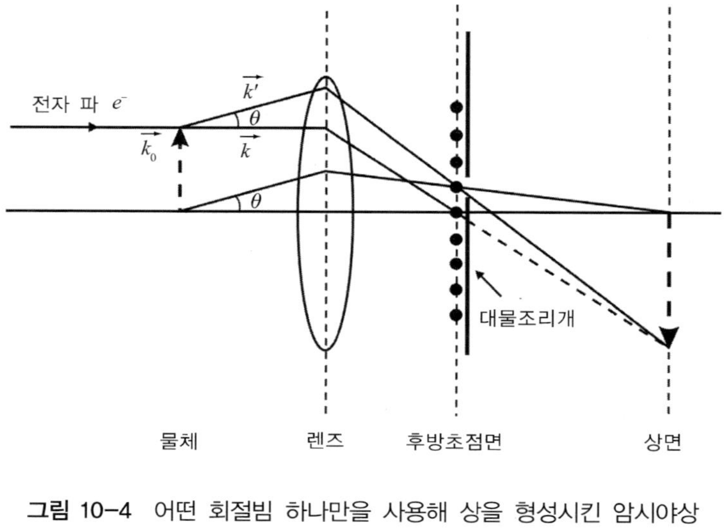

그림 10-4 어떤 회절빔 하나만을 사용해 상을 형성시킨 암시야상

범위 내로 산란된 전자만을 선택하여 이 전자들만이 결상에 기여하도록 하는 역할을 한다. 암시야상 중에서 그림과 같이 조리개가 광축에서 중심에서 벗어나 이동하여 만들어진 암시야상을 이동조리개 암시야상이라고 한다.

그림 10-4에서 보는 바와 같이 후방초점면에 있는 대물조리개로 회절상에서 회절점 하나를 선택하면 실제로는 시편에서 그 회절점을 만드는 데 기여하는 각도 θ로 회절된 모든 빔을 선택하는 것과 같다. 따라서 암시야상은 시편의 각 점에서 각도 θ로 회절된 빔의 강도가 얼마인지를 나타내 주는 하나의 지도와 같은 것이다.

두 개의 결정으로 만들어진 시편의 경우에 회절상에 나타난 회절빔 중의 하나를 선택하여 암시야상을 결상하게 되면 두 개의 결정 중에서 선택한 회절빔을 만드는 데 기여한 결정만 밝게 나타나고 다른 결정은 어둡게 나타난다. 이 방법으로 두 결정이 만들어내는 회절상에서 한 결정의 회절상을 구별해낼 수 있다. 또한 다결정 시편의 전자회절상에서 환의 일부를 조리개로 선택하면 환의 일부를 만드는 데 기여한 결정립만 암시야상에서 밝게 되고 나머지는 어둡게 된다. 이 방법은 명암에 대한 콘트라스트가 크기 때문에 다결정 시편의 결정립 크기를 측정할 때 사용된다.

두 상으로 되어 있으면서 다결정으로 된 시편의 경우에 제한시야 회절상은 여러 개의 환으로 나타난다. 이 환 하나의 일부를 대물조리개로 선택하여 결상을 하면 결정립 중에서 조리개 내의 환을 만드는 데 기여한 결정립만 암시야상에서 밝게 나타나고 나머지는 어둡게 나타난다.

다결정립 중에서 $s = 0$인 2-빔 동력학적 조건인 결정립에서는 회절빔이 강하기 때문에 암시야상에서 이 결정립이 비교적 밝게 나타나고, $s \gg 0$인 2-빔 운동학적 조건인 결정립에서는 회절빔이 약하기 때문에 암시야상에서 이 결정립은 어두운 콘트라스트를 보인다.

그림 10-4에서 보는 바와 같이 암시야상의 경우 회절빔은 광축을 벗어나 어떤 각도로 진행하는데, 이 각도가 크면 클수록 구면수차가 더 커지게 된다. 암시야상에서 구면수차를 줄이기 위해, 그림 10-5와 같이 입사빔이 시편에 경사지게 입사되도록 하여 시편을 지난 회절빔과 광축의 각도가 0°가 되게 한다. 이것을 중심암시야상(centered dark-field image)이라고 한다. 중심암시야상은 보통의 암시야상보다 구면수차가 작아 분해능이 좋은 상을 얻을 수 있다. 그림 10-6은 2-빔 중심암시야상이 결상될 때의 이월드 구와 입사빔의 관계를 보여 주고 있다.

상면에서의 파는 물체의 출구면에서의 파와 같으므로, 상의 강도 $I(x, y)$는 물체의 출구면에서의 각 점 (x, y, t)에서의 파의 강도와 같다. 시편이 두꺼워질 경우, $\vec{k}$를 따라 진행하는 전자는 정확한 점 $(x, y, 0)$ 주위에서 산란하면서 진행한다. 시편 출구쪽에 도달

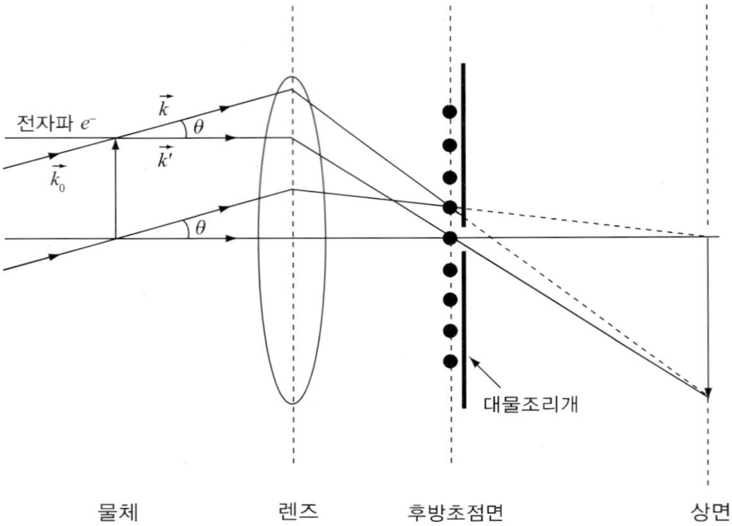

그림 10–5 입사빔이 광축에 기울어져 입사되도록 하였기 때문에 회절빔이 광축과 평행하게 된다. 이와 같은 경우 조리개를 광축에 두고 만든 상이 중심암시야상이다.

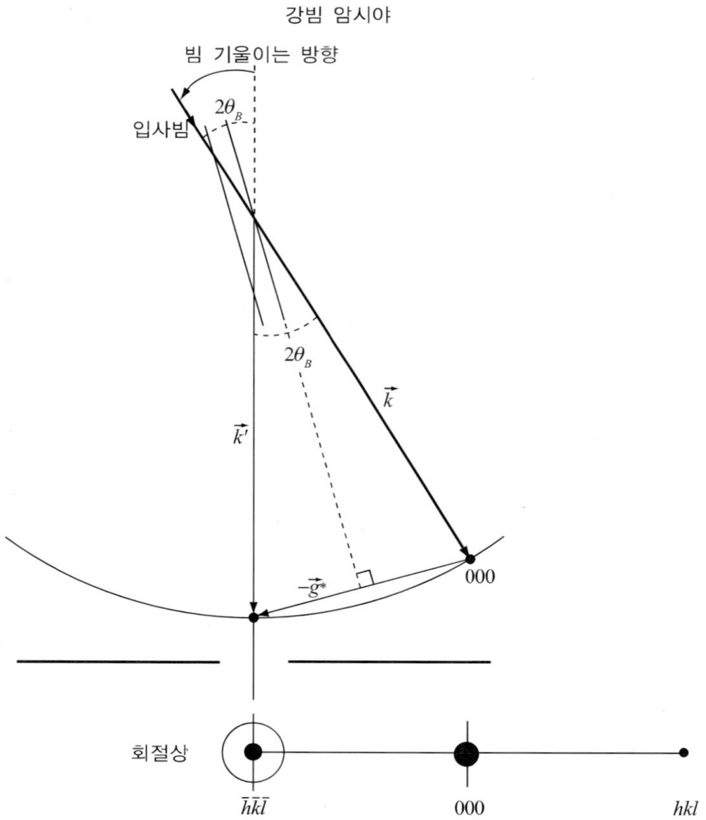

그림 10–6 2-빔 중심암시야상에서 빔과 이월드 구와의 관계

할 때는 한 점에만 도달하는 것이 아니고 어느 범위 내에 퍼져서 도달하게 된다. 따라서 출구면에서 한 점 (x, y, t)에 부정확도가 있게 된다.

전자는 여러 각도로 회절이 되나 앞에서 본 것처럼 원자에서 전자가 산란될 때는 대부분 10^{-2} rad 이내의 각도로 산란되므로, 전자가 이 각도 내로만 산란된다고 가정하자. 그리고 또한 조리개를 사용하면 조리개는 어떤 각도 이내로 산란하는 전자만을 선택하게 되어, 전자 산란 각도에는 일정 범위를 지니게 된다. 그러면 시편 표면의 한 점 $(x, y, 0)$을 지난 전자는 그림 10-7과 같이 출구에서는 $(x \pm \delta x, y \pm \delta y, t)$의 부정확도를 갖게 된다. 시편에서 산란되는 범위를 볼 때 각도가 10^{-2} rad으로 아주 작으므로 이 범위가 하나의 원주(column) 내에 있게 된다. 이렇게 원주가 만들어진다고 생각하는 것이 원주근사(column approximation)이다.

물체 출구면에서 상의 강도는 각 원주에서 만들어지는 강도의 분포로 이루어진다고 생각한다. 원주의 반지름은 시편의 두께가 t이면,

$$\delta x = t\tan\theta \cong t\theta \tag{10-22}$$

이다.

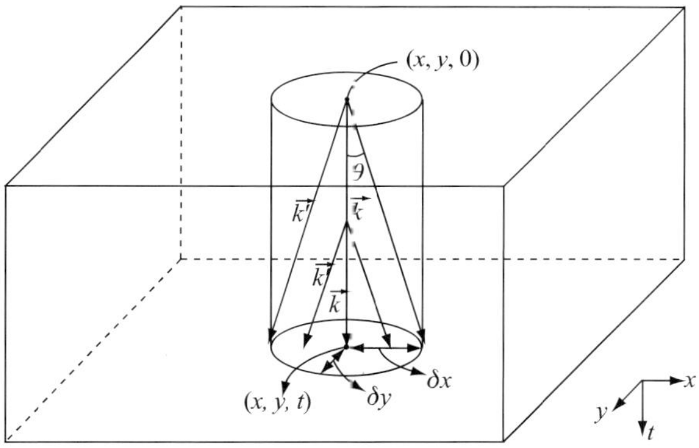

그림 10-7 원주근사

예제 10-3

시편의 두께가 100 nm 이고 산란 각도를 10^{-2} rad이라 하면 원주근사에서 원주의 지름을 계산하시오.

풀이

$2\delta x \cong 2t\theta = 2(100\ \text{nm})(10^{-2}) = 2\ \text{nm}$가 된다. 그러므로 상에서의 강도 $I(x, y)$는 물체에서 각 점 (x, y)를 약 2 nm의 정확도로 나타낸다고 생각할 수 있다.

10.3 결정의 운동학적 상 콘트라스트

주기적인 전위 $V(\vec{r})$을 가진 얇은 두께 δz의 결정 시편에서 회절파의 진폭은 식 (10.18)에서

$$\psi_g = 2\pi k_0 \frac{V_g}{2V_0} \exp(2\pi i \vec{k}' \cdot \vec{r}) \delta z \tag{10.18}$$

이다. 두께 δz의 결정 시편의 두께를 다시 미분의 두께 dz로 나눌 수 있다. 미분 두께에서 나오는 회절파의 미분 진폭 $d\psi_g$는 아주 작을 것이므로

$$d\psi_g = 2\pi i k_0 \frac{V_g}{2V_0} \exp\{2\pi i (\vec{k}' \cdot \vec{r}\} dz \tag{10.23}$$

라 할 수 있다.

일반 역격자벡터 $\vec{g}^*$에서 이월드 구까지의 거리를 나타내는 편차변수 $\vec{s}$가 0이 아닐 때는 식 (5.91)에서

$$\vec{k}' = \vec{k}_0 + \vec{g}^* + \vec{s} \tag{10.24}$$

이다. 이를 식에 대입하고 거리벡터 $\vec{r}$을 격자벡터 $\vec{r}_n$으로 간주하면

$$\begin{aligned} d\psi_g &= 2\pi i k_0 \frac{V_g}{2V_0} \exp(2\pi i \vec{k} \cdot \vec{r}) dz \\ &= 2\pi i k_0 \frac{V_g}{2V_0} \exp\{2\pi i (\vec{k}_0 + \vec{g}^* + \vec{s}) \cdot \vec{r}_n\} dz \end{aligned} \tag{10.25}$$

식 (10.24)의 양변을 제곱하면

$$|\vec{k}'|^2 = |\vec{k}_0 + \vec{g}^*|^2 + 2|\vec{k}_0 + \vec{g}^*||\vec{s}|\cos\alpha + |\vec{s}|^2 \tag{10.26}$$

이고 여기서 α는 $\vec{k}_0 + \vec{g}^*$와 $\vec{s}$ 사이의 각이다. $\vec{s}$의 크기는 $\vec{k}_0$와 $\vec{g}^*$의 크기보다 훨씬 작으므로 식에서 셋째 항을 무시하면

$$|\vec{k}'|^2 = |\vec{k}_0 + \vec{g}^*|^2 + 2|\vec{k}_0 + \vec{g}^*||\vec{s}|\cos\alpha \tag{10.27}$$

이고

$$|\vec{s}| = \frac{|\vec{k}'|^2 - |\vec{k}_0 + \vec{g}^*|^2}{2|\vec{k}_0 + \vec{g}^*|\cos\alpha} \tag{10.28}$$

이다. 여기서 $\vec{s}$는 역격자 공간에서의 크기이므로 이와 유사하게 어떤 거리의 역수로

$$\frac{1}{\xi_g} = \frac{1}{|\vec{k}_0 + \vec{g}^*|\cos\alpha} \frac{2m_e e V_g}{h^2} \tag{10.29}$$

로 정의하고, ξ_g를 소멸거리(extinction distance)라 한다. 다시 쓰면

$$\xi_g = \frac{h^2}{2m_e e} \frac{|\vec{k}_0 + \vec{g}^*|\cos\alpha}{V_g} \tag{10.30}$$

이다. 전자회절에서는 파장이 격자상수보다 훨씬 짧아서 $|\vec{k}_0| \gg |\vec{g}^*|$이므로 $|\vec{k}_0 + \vec{g}^*| \cong |\vec{k}_0| = |\vec{k}| = k$라고 할 수 있으므로

$$\xi_g = \frac{h^2}{2m_e e} \frac{k_0 \cos\alpha}{V_g} \tag{10.31}$$

이다. 전자회절에서 $|\vec{k}_0| = |\vec{k}| \gg |\vec{g}^*|$이고 산란각 θ가 1° 미만으로 작은 각이므로 $\vec{k}_0 + \vec{g}^*$와 $\vec{s}$ 사이의 각 α도 작은 각이다. 그러므로 $\cos\alpha = 1$이라고 할 수 있다. 따라서

$$\xi_g = \frac{h^2}{2m_e e} \frac{k_0}{V_g} \tag{10.32}$$

이다.

슈뢰딩거 파동방정식에서 상대성 보정을 무시하면

$$k^2 = \frac{2m_e e V}{h^2} \tag{10.1}$$

이고 전자현미경에서 전위 $V = V_0 + V(\vec{r})$이나 원자 전위 $V(\vec{r})$은 전자현미경의 가속전위 V_0보다 훨씬 작으므로

$$k^2 = \frac{2m_e e V_0}{h^2} \tag{10.33}$$

이다. 다시 쓰면

$$V_0 = \frac{h^2 k^2}{2m_e e} \tag{10.34}$$

이고 $|\vec{k}_0| = |\vec{k}|$이므로 위 식과 식 (10.32)에서

$$\xi_g = \frac{1}{k_0} \frac{V_0}{V_g} \tag{10.35}$$

를 얻는다.

소멸거리 ξ_g는 V_g가 커짐에 따라, 즉 전자빔과 시편과의 상호작용이 심하게 되면 소멸거리가 짧아지고 V_g가 작아짐에 따라, 즉 원자번호가 낮아 상호작용이 약해짐에 따라 소멸거리는 길어진다. 표 10-1에 100 kV에서 알루미늄의 소멸거리를 나타내었다. 본래 소멸거리 ξ_g는 동력학적 회절이론에서 $s=0$일 때 시편 두께가 변함에 따라 투과빔 또는 회절빔의 강도가 주기적으로 0이 되는 두께 사이의 거리이다. 즉, 강도가 사라지는 두께 사이의 거리이다.

식 (10.25)에 $\cos\alpha = 1$인 소멸거리인 위 식을 대입하면 시편의 미분 두께에서 나오는 파의 미분 진폭은

$$d\psi_g = \frac{i\pi}{\xi_g} \exp\{2\pi i(\vec{k}_0 + \vec{g}^* + \vec{s}) \cdot \vec{r}_n\} dz \tag{10.36}$$

이다. 항 $\exp(2\pi i \vec{k}_0 \cdot \vec{r}_n)$은 강도를 계산할 때 없어지는 위상인자이고, $\exp(2\pi i \vec{g}^* \cdot \vec{r}_n) = 1$이므로

$$d\psi_g = \frac{i\pi}{\xi_g} \exp(2\pi i \vec{s} \cdot \vec{r}_n) dz \tag{10.37}$$

로 된다.

표 10-1 100 kV에서 역격자벡터에 따른 알루미늄의 소멸거리

$\vec{g}^*_{hkl}$	ξ_g(nm)
111	56.3
200	68.5
220	114.4
311	147.6
222	158.6

위 식은 미분 두께에 대한 것이므로 두께 t인 시편에 대해서는 두께 t가 되도록 적분을 하면

$$\psi_g = \frac{i\pi}{\xi_g}\int_0^t \exp(2\pi i \vec{s} \cdot \vec{r}_n)dz \tag{10.38}$$

이다. 전자가 산란할 때 일반적으로 아주 작은 각도로 산란하므로 거의 수직으로 입사하면 $s = s_z$이므로 $\vec{s} \cdot \vec{r}_n = sz$가 되어

$$\psi_g = \frac{i\pi}{\xi_g}\int_0^t \exp(2\pi isz)dz \tag{10.39}$$

이다. z의 원점을 두께의 가운데로 잡으면

$$\begin{aligned}\psi_g &= \frac{i\pi}{\xi_g}\int_{-\frac{t}{2}}^{\frac{t}{2}} \exp(2\pi isz)dz \\ &= \frac{i\pi}{\xi_g}t\frac{\sin(\pi st)}{\pi st}\end{aligned} \tag{10.40}$$

이 된다. 이 식을 **운동학적 적분**(kinematical integral)이라고 하고 얇은 박판인 결정 모양의 푸리에변환이므로 이 결과는 이제까지 해 왔던 중절모함수의 푸리에변환의 결과와 유사하다.

배율을 고려하지 않으면 $\vec{g}^*$에 해당하는 회절빔에서 형성된 상의 강도분포인 암시야상은

$$\begin{aligned}I_g(x, y) &= \psi_g\psi_g^* \\ &= \left(\frac{\pi t}{\xi_g}\right)^2 \frac{\sin^2(\pi st)}{(\pi st)^2} \\ &= \frac{1}{s^2\xi_g^2}\sin^2(\pi st)\end{aligned} \tag{10.41}$$

이고 여기서 s와 t는 각 원주 (x, y)에 따라 변하는 함수이다.

앞에서 입사파의 진폭을 1로 생각하였으므로 입사빔의 강도는 1이고 모든 투과빔과 회절빔의 강도의 합은 1이다. 결정을 기울이거나 입사빔을 기울여 회절상에서 투과빔과 단 하나의 회절빔만 강하고, 나머지 빔들의 강도는 무시할 정도로 작게 만든 2-빔 조건에서는 투과빔과 회절빔의 강도 합은 1이다. 따라서 2-빔 조건에서 명시야상과 암시야상

은 상보관계가 있다. 그러므로

$$I_0(x, y) + I_g(x, y) = 1 \tag{10.42}$$

이고 투과빔의 강도인 명시야상의 강도분포는

$$\begin{aligned} I_0(x, y) &= 1 - I_g(x, y) \\ &= 1 - \frac{1}{s^2 \xi_g^2} \sin^2(\pi s t) \end{aligned} \tag{10.43}$$

이다.

편차변수 s가 고정되어 있는 경우 암시야상을 나타내는 식 (10.41)과 명시야상을 나타내는 식 (10.43)을 보면, 그림 10-8 (a), (b)에 나타낸 것처럼 두께 t를 증가시킴에 따라 상의 강도는 sin함수의 제곱에 따라 진동하는 것을 알 수 있다. 그림 10-8에서 D는 어두운 부분을, B는 밝은 부분을 나타낸다. 이와 같이 s가 일정할 때 두께 t가 변함에 따라 상에서 생기는 밝고 어두운 띠 모양의 콘트라스트를 두께줄무늬라고 한다. 2-빔 조건의

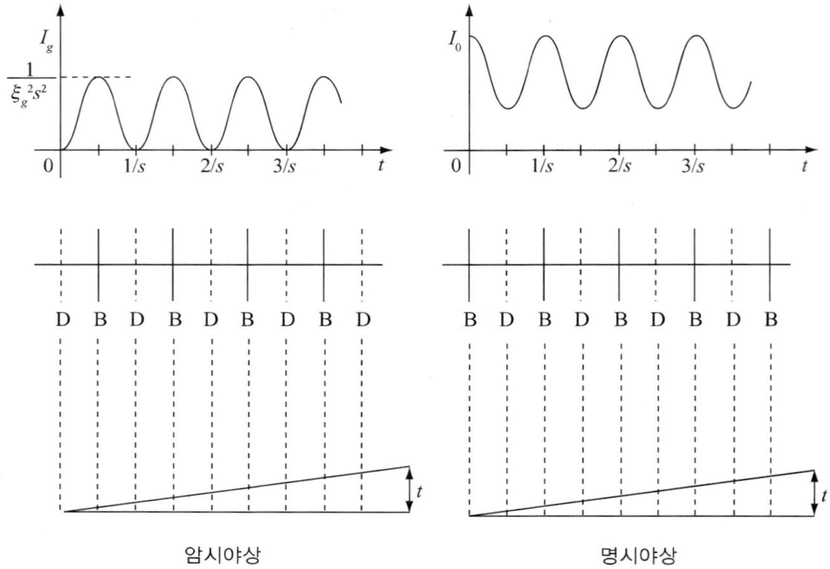

암시야상
2-빔 조건(2-beam condition)

명시야상
2-빔 조건(2-beam condition)

(a) (b)

그림 10-8 두께줄무늬 (a) 편차변수 s가 고정되어 있는 경우에 두께 t를 증가시킴에 따라 암시야상의 강도가 sin함수의 제곱에 따라 진동하여 밝고(B) 어두운(D) 띠 모양의 콘트라스트를 나타낸다. (b) 2-빔 조건의 경우 명시야상의 강도. 암시야상과의 상보관계에 의해 암시야상에서 밝은 부분이 어둡게, 어두운 부분이 밝게 나타난다.

경우 암시야상과 명시야상의 대표적인 두께줄무늬 모습을 그림 10-8 (c)에 각각 나타내었다. 이것은 실리콘 시편을 관찰한 것으로, 이온 연마로 얇아져서 밝게 보이는 시편의 모서리에서 아직 연마가 덜 되어 두꺼운 어두운 곳으로 시편의 위치가 변함에 따라 밝고 어두운 줄무늬가 주기적으로 배열되어 있는 것을 볼 수 있다.

편차변수 s가 0이면 회절파의 진폭은 식 (10.40)에서

$$\psi_g = \frac{i\pi t}{\xi_g}\lim_{s\to 0}\frac{\sin(\pi st)}{\pi st}$$
$$= \frac{i\pi t}{\xi_g}\cdot 1 = i\pi\frac{t}{\xi_g} \tag{10.44}$$

가 된다. 그리고, $t=\xi_g$이면 파의 진폭 $\psi_g=\pi=3.14$가 되어 본래 입사파의 진폭 1에 비해 3.14배나 크다. 들어간 파보다 나온 파의 진폭이 더 크다. 따라서 두께 $t=\xi_g$이고, $s=0$인 브래그 조건인 경우에는 운동학적 근사는 맞지 않게 된다는 것을 의미한다.

위에서 본 바와 같이 $s=0$일 때는 운동학적 근사를 만족하기 위해서는 시편의 두께가 매우 얇아 $\psi_g \ll \psi$이고 $t \ll \xi_g$이어야 한다. 편차변수 s의 크기가 더 커지면 운동학적 근사가 성립하는 두께 t를 좀 더 증가시킬 수 있다. s를 얼마만큼 크게 하여도 이 근사를 만족시킬 수 있는지 알아보자. $\sin(\pi st)/(\pi st) \ll 1$이 되면

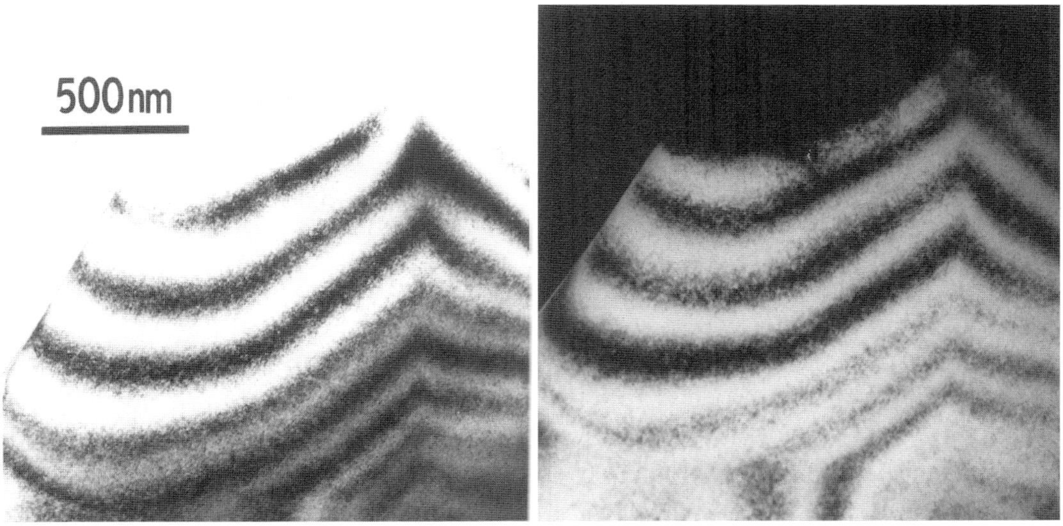

그림 10-8 (c) 명시야상의 두께줄무늬(좌)와 암시야상의 두께줄무늬(우)

$$\psi_g = \frac{i\pi t}{\xi_g} \frac{\sin(\pi st)}{\pi st} \ll 1 \tag{10.45}$$

이 되어 운동학적 근사가 성립하게 된다. $\sin(\pi st)/(\pi st) = 0$인 경우 $\sin(\pi st)/(\pi st) \ll 1$이 확실히 성립한다. 이 경우 $s = 1/t$이다. 즉 편차변수가 두께의 역수가 되는 경우이다.

실제 현미경 실험에서 이 조건은 그림 10-9 (b)와 같이 $s_{3g_{hkl}}$이 되도록 하고 $1g^*_{hkl}$에 해당하는 회절빔으로 상을 만들어서 이 조건을 얻는다.

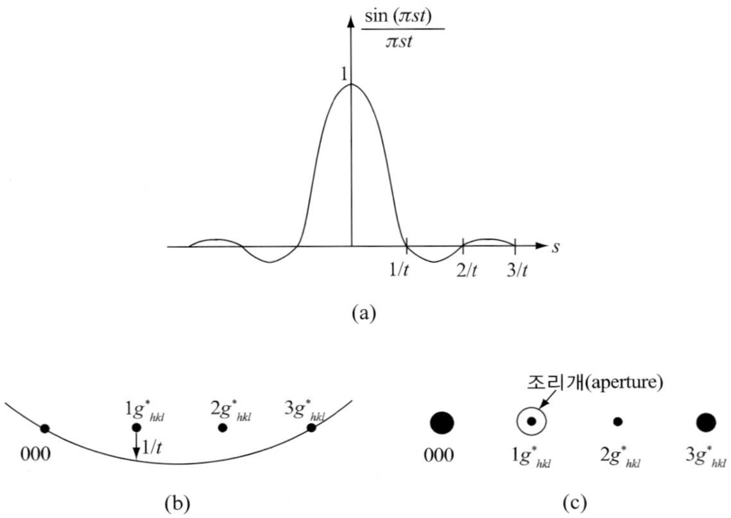

그림 10-9 (a) 편차변수에 따른 회절파의 진폭변화 (b) $3g^*_{hkl}$의 편차변수를 0으로 하였을 때 이월드 구와 역격자점. 이때 $1g^*_{hkl}$의 편차변수가 대략 $1/t$이 된다. (c) (b)의 경우 회절점의 강도와 $1g^*_{hkl}$ 암시야상의 조리개 위치

예제 10-4

$n\vec{g}^*$ 회절점을 브래그 조건에 맞추었을 때 $1\vec{g}^*$의 편차변수 s는

$$s = \frac{(n-1)|\vec{g}^*|^2}{2k} \tag{10.46}$$

로 주어진다. $1\vec{g}^*$에 해당하는 면간격이 0.63 nm 결정으로 파장이 4 pm의 이월드 구에서 s_{3g}를 0으로 했을 때 $1g^*_{hkl}$의 편차변수를 구하시오.

풀이

$$s = \frac{(3-1)(4\times10^{-3}\,\text{nm})}{2(0.63\,\text{nm})^2} = 10^{-2}\,\text{nm}^{-1}$$

에서 $s_{1g} = 10^{-2}\,\text{nm}^{-1}$이다.

시편의 두께 t가 100 nm라면 $s = 1/t$이 성립하여 $\sin(\pi st)/(\pi st)$의 값이 0이 되어 운동학적 근사를 만족하게 된다. 이 경우 $1g^*_{hkl}$에서 편차변수 s의 크기가 $1/t$로 0이 아니기 때문에 $1g^*_{hkl}$ 빔의 세기는 상당히 약하다. 그러므로 이 조건을 **약빔 조건**(weak-beam condition)이라고 한다. 그림 10-9 (c)는 이런 약빔 조건(weak-beam condition)이 되도록 시편과 빔을 기울인 후, 회절된 빔으로 암시야상을 얻을 때의 조리개의 위치를 나타낸 것이다. 그림 10-10은 $3g^*_{hkl}$의 편차변수를 0으로 하고 $1g^*_{hkl}$에서 약빔으로 암시야상을 얻을 경우의 이월드 구, 역격자벡터, 빔의 관계를 나타낸 것이다.

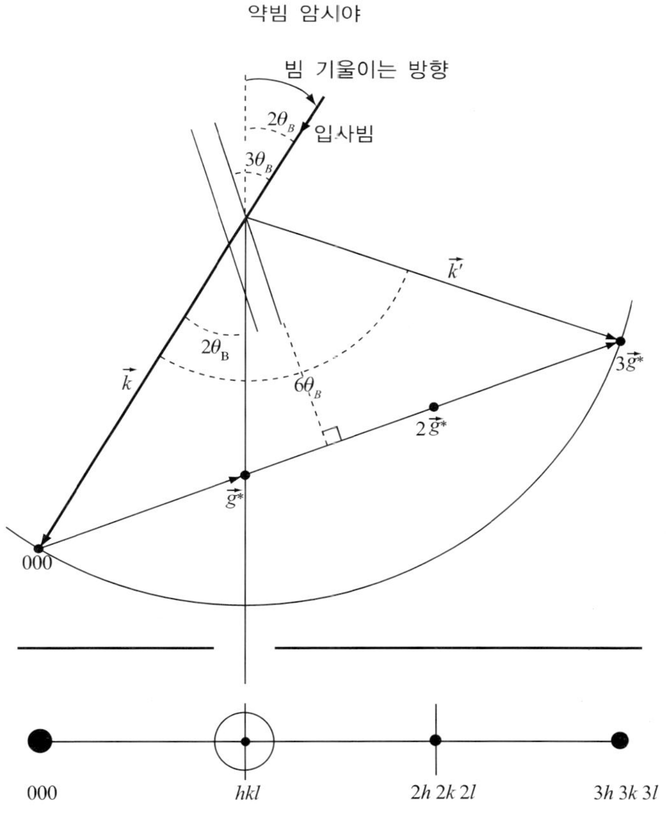

그림 10-10 (g, 3g) 약빔 암시야상

두께가 일정한 시편의 격자면이 휘어져서 회전이 되면서 방향이 변하는 경우, 시편 두께 t가 일정하고 편차변수 s가 변하게 되므로, 식 (10.41)을 다시 쓰면 회절빔의 강도는

$$I_g = \frac{1}{\xi_g^{\,2}} \frac{\sin^2(\pi st)}{s^2} \tag{10.47}$$

이고 2-빔 조건의 경우 명시야상의 강도는

$$I_0 = 1 - I_g = 1 - \frac{1}{\xi_g^{\,2}} \frac{\sin^2(\pi st)}{s^2} \tag{10.48}$$

로 그 강도가 $\sin^2(\pi st)/s^2$에 따라 변한다. 이와 같이 그림 10-11 (a)에 나타낸 것처럼 두께가 일정할 때 s의 변화에 따라 나타난 콘트라스트를 굴곡줄무늬라고 한다.

그림 10-11 (b)는 굴곡줄무늬를 찍은 명시야상이다. 전자현미경 시편은 매우 얇은 박판 형태를 가지는데 시편 자체의 무게 때문에 격자면이 휘어져서 굴곡줄무늬를 잘 만든다. 이 사진은 Si 기판 위에 분자선 에피택시로 성장시킨 $Si_{0.8}Ge_{0.2}$ 박막층의 단면 투과전자현미경 사진으로 굴곡줄무늬를 잘 나타내고 있다. 박막층에서 다결정인 부분에는 굴곡줄무늬가 생기지 않으나 박막층 중에서 단결정인 부분에는 굴곡줄무늬가 나타나 있다. 이러한 줄무늬는 박막/기판계면을 지나면서 연속해 있으므로 박막과 기판이 정합 계면을 이루고 있음을 알 수 있다.

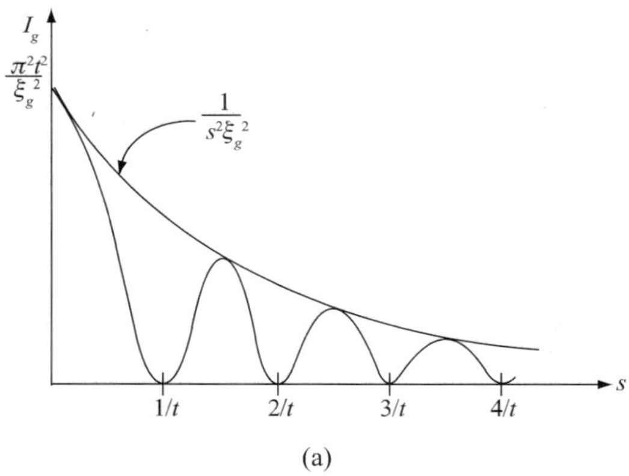

(a)

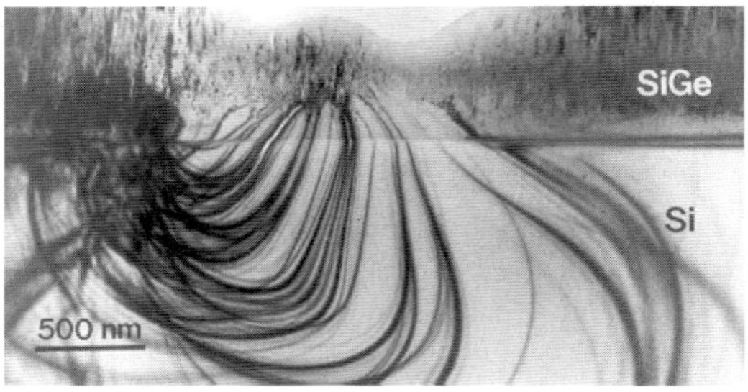

(b)

그림 10-11 (a) 굴곡줄무늬. 시편 두께 t가 일정할 때 편차변수 s의 변화에 따라 회절빔의 강도는 $\sin^2(\pi st)/s^2$에 따라 진동하여 밝고 어두운 콘트라스트를 나타낸다. (b) Si 기판 위에 분자선 에피택시로 성장시킨 $Si_{0.8}Ge_{0.2}$ 박막층의 명시야 단면 투과전자현미경상에 있는 굴곡줄무늬

10.4 결함의 운동학적 상 콘트라스트

운동학적 조건에서 완전 결정인 경우, 현미경의 상면에서 상의 강도분포는 변차변수나 두께의 변화로 나타났다. 변차변수나 두께의 변화가 없는 균일한 두께의 얇은 완전 결정 시편인 경우, 상의 강도분포는 콘트라스트가 없는 강도가 균일한 상을 얻는다. 만일 결정 속에 결함이 있으면 이것이 만들어내는 변화로 인해 콘트라스트를 만들어낼 수 있다.

이제까지 우리는 원자 하나하나의 이동벡터보다는 주로 단위포의 이동벡터를 이용하여 문제를 풀어 왔으므로 여기서도 결함에 의해 생기는 원자 하나하나의 변위(displacement)보다는 결정에서 단위포의 변위를 생각하고 변위벡터를 $\vec{R}(r)$로 표시하자. 단위포의 원래 위치 $\vec{r}_n$이 결함의 영향으로 새로운 위치 $\vec{r}_n{}'$으로 이동했다면

$$\vec{r}_n{}' = \vec{r}_n + \vec{R}(r) \tag{10.49}$$

이다.

여러 결함 중에서 적층결함(stacking fault)은 이동벡터 $\vec{R}(r)$이 위치에 따라 변하지 않고 일정하여 $\vec{R}(r) = \vec{R}$로서 제일 간단하게 이해할 수 있으므로 적층결함부터 공부하기로 하자. 그림 10-12는 면심입방의 적층결함을 보여 주는 고분해능 전자현미경 사진이다. 그림에서 ABC는 면심입방 격자의 적층을 나타내는데 결함이 없는 경우에 적층 순서는 ABCABCABCAB가 되나 ABCA 다음의 모든 층을 $\frac{1}{6}$<112>로 이동시키면 적층 순서

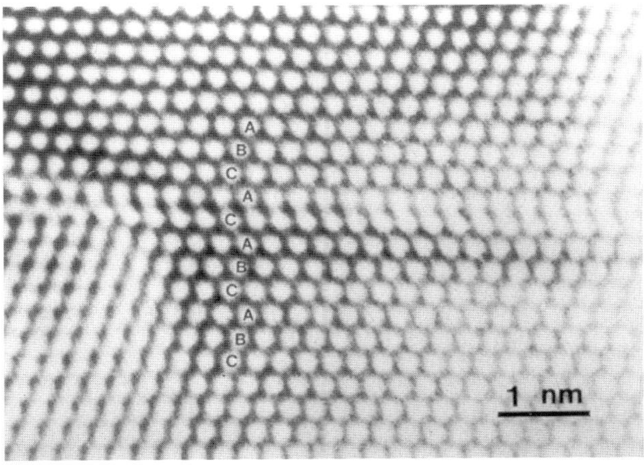

그림 10-12 면심입방의 적층결함을 보여 주는 고분해능 전자현미경 사진

는 그림과 같이 ABCACABCABC가 된다. 그러므로 적층결함은 위치가 변하지 않은 위쪽 결정과 위치가 $\vec{R}=\frac{1}{6}$<112>만큼 변한 아래쪽 결정으로 양분한다고 생각할 수 있다.

그림 10-13과 같이 적층결함이 원주 (x, y)를 상하 두 부분 I과 II로 나눈다고 생각하자. 위쪽 I은 완전한 결정이고 아래쪽 II는 단위포가 새로운 위치

$$\vec{r}_n{}' = \vec{r}_n + \vec{R} \tag{10.50}$$

로 이동하여 적층결함이 만들어졌다고 생각하자. 그러면 원주의 위쪽은 완전 결정이므로 회절파의 미분 진폭은 앞에서 나온 완전 결정에서 미분 진폭을 그대로 사용하여 $\vec{g}^* \cdot \vec{r}_n$은 정수인 것을 이용하면 $\exp(2\pi i \vec{g}^* \cdot \vec{r}_n) = 1$이므로

$$\begin{aligned} d\psi_g &= \frac{i\pi}{\xi_g}\exp\{2\pi i(\vec{g}^* + \vec{s}) \cdot \vec{r}_n{}'\}dz \\ &= \frac{i\pi}{\xi_g}\exp(2\pi i\vec{s} \cdot \vec{r}_n)dz \end{aligned} \tag{10.51}$$

이다. 아래쪽은 단위포의 위치가 새로운 위치로 이동하였으므로, 회절파의 미분 진폭은

$$\begin{aligned} d\psi_g &= \frac{i\pi}{\xi_g}\exp\{2\pi i(\vec{g}^* + \vec{s}) \cdot \vec{r}_n{}'\}dz \\ &= \frac{i\pi}{\xi_g}\exp\{2\pi i(\vec{g}^* + \vec{s}) \cdot (\vec{r}_n + \vec{R})\}dz \end{aligned} \tag{10.52}$$

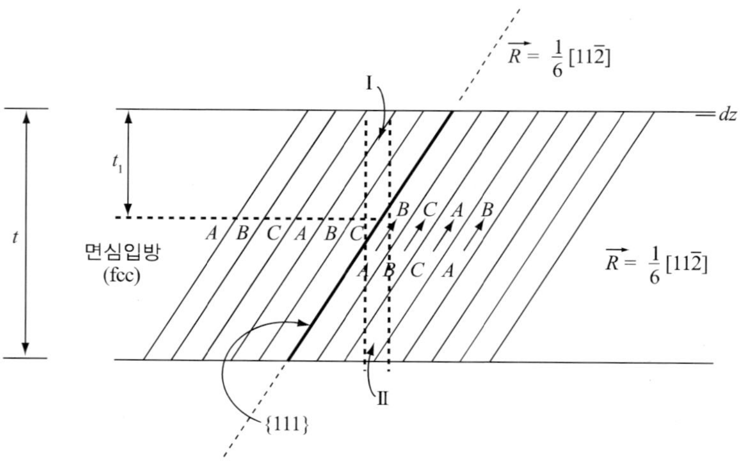

그림 10-13 깊이 t_1에 위치한 적층결함을 기준으로 결정을 상하 두 부분 I, II로 나눌 때, 윗부분 I은 완전한 결정이고 아랫부분 II는 단위포가 새로운 위치로 이동한 것으로 간주한다.

이고 일반적으로 $\vec{R} \ll \vec{r}_n$ 이고 $\vec{s}$의 크기도 $\vec{g}^*$의 크기보다 작으므로 $\vec{s} \cdot \vec{R}$이 작아서 $\exp(2\pi i\vec{s} \cdot \vec{R}) \cong \exp(0) = 1$ 이고 $\vec{g}^* \cdot \vec{r}_n$은 정수이기 때문에 $\exp(2\pi i\vec{g}^* \cdot \vec{r}_n) = 1$ 이므로

$$d\psi_g = \frac{i\pi}{\xi_g}\exp(2\pi i\vec{s} \cdot \vec{r}_n)\exp(2\pi i\vec{g}^* \cdot \vec{R})dz \tag{10.53}$$

이다. 항 $\exp(2\pi i\vec{g}^* \cdot \vec{R})$은 위상변화를 나타내고 $\alpha = 2\pi\vec{g}^* \cdot \vec{R}$로 표시하고 위상각(phase angle)이라 한다. 전자가 산란할 때 일반적으로 아주 작은 각도로 산란하므로 거의 수직으로 입사하면 $s = s_z$ 이므로 $\vec{s} \cdot \vec{r}_n = sz$가 되어

$$d\psi_g = \frac{i\pi}{\xi_g}\exp(2\pi isz)\exp(i\alpha)dz \tag{10.54}$$

이다.

위쪽에서 적층결함까지의 깊이를 원주에서 t_1이라 하고 전체 두께 t에 대해 회절파의 미분 진폭을 적분하면 회절파의 진폭은

$$\begin{aligned}\psi_g &= \int_0^t d\psi_g \\ &= \frac{i\pi}{\xi_g}\left\{\int_0^{t_1}\exp(2\pi isz)dz + \int_{t_1}^{t}\exp(2\pi isz)\exp(i\alpha)dz\right\}\end{aligned} \tag{10.55}$$

이다. 또한 상의 강도는

$$\begin{aligned}I_g &= \psi_g\psi_g^* \\ &= \left(\frac{1}{s\xi_g}\right)^2\left[\sin^2\left(\pi st + \frac{\alpha}{2}\right) + \sin^2\left(\frac{\alpha}{2}\right) - 2\sin\left(\frac{\alpha}{2}\right)\sin\left(\pi st + \frac{\alpha}{2}\right)\cos\left\{2\pi s\left(\frac{1}{2}t - t_1\right)\right\}\right]\end{aligned} \tag{10.56}$$

이다. 대괄호 속 첫 두 항은 적층결함이 원주 (x, y)와 만나는 깊이 t_1에 무관하고 세 번째 항만 깊이 t_1에 따라 변하여 그림 10-14와 같이 깊이 주기 $1/s$로 된 cos 무늬를 만든다. 무늬 사이의 간격은 $1/s$에 따라 변하므로 s가 커지면 점점 줄어든다.

만일 적층결함이 비스듬히 놓여 있어 t_1이 변한다면 그림 10-15 (a)에 나타난 적층결함을 따라 같은 깊이에는 같은 콘트라스트로 마치 등고선과 같은 무늬를 나타낸다. 실제 재료 내에서 관찰되는 예를 그림 10-15 (b)에서 보여 주고 있다. 이 사진은 304 스테인리스강 내의 적층결함의 콘트라스트를 보여 주는 명시야상과 암시야상이다.

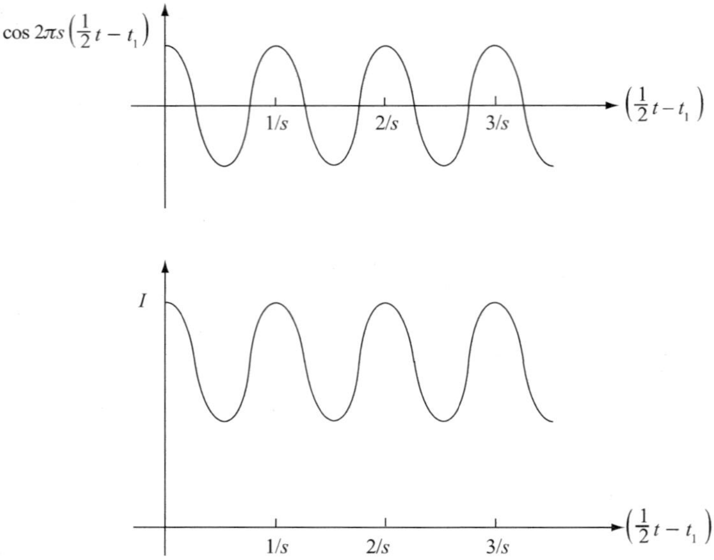

그림 10-14 결정의 중간에서 적층결함의 깊이 t_1까지의 거리 $\left(\frac{1}{2}t - t_1\right)$에 의한 강도인자 $\cos 2\pi s\left(\frac{1}{2}t - t_1\right)$의 변화(위)에 의해 전체 강도 I(아래)도 cos함수로 변화한다.

적층결함이 입사빔 방향에 대해 기울여져 있으면서 위상차 α가 0 또는 2π의 배수가 아니면 적층결함은 상으로 보이게 된다. 이때 적층결함의 상에는 전자현미경 속에 들어 있는 시편의 표면과 적층결함면이 만나는 선에 평행한 밝은 선과 어두운 선이 교대로 나타난다.

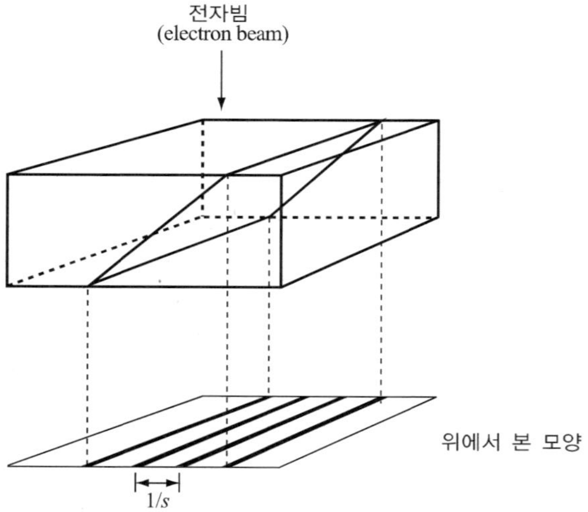

그림 10-15 (a) 적층결함이 결정 내에 비스듬히 놓여 있어 적층결함의 깊이 t_1이 변할 경우, 적층결함을 따라 같은 깊이에 같은 콘트라스트로 등고선 같은 무늬를 나타낸다.

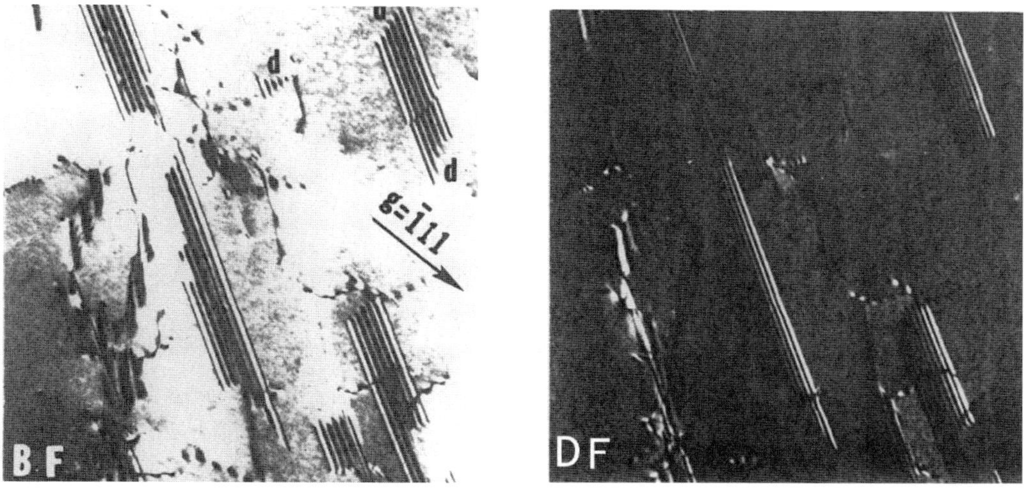

그림 10-15 (b) 304 스테인리스강 시편에서 얻은 적층결함의 명시야상과 암시야상

위상차가 0이거나 2π의 배수이면 $\exp(2\pi\vec{g}^* \cdot \vec{R})$의 값이 1이 되어 적층결함은 완전 결정과 구분이 되지 않아 적층결함의 줄무늬가 보이지 않게 된다. 따라서 적층결함이 보이지 않는 조건은

$$\vec{g}^* \cdot \vec{R} = 0,\ 1,\ 2,\ \cdots \tag{10.57}$$

이다.

예를 들어, 변위 $\vec{R}$이 역격자벡터 $\vec{g}^*$에 수직이면 $\vec{g}^* \cdot \vec{R} = 0$이고 위상차 α도 역시 0이 되어 적층결함이 시편 내에 존재해도 적층결함에서는 콘트라스트를 나타내지 않는다. 이를 이용하면 적층결함의 변위 $\vec{R}$을 구할 수 있다.

전위와 같이 위치에 따라 이동벡터 $\vec{R}(r)$이 변하는 결함에 대해서 알아보자. 각 원주 $(x,\ y)$를 생각할 때 중요한 점은 깊이 z에 다른 $\vec{R}(r)$의 변화인 변형장(strain field)이다. 변형장의 역할은 각 원주의 격자면을 $d\beta = d\vec{R}(r)/dz$로 회전하는 것이다. 이렇게 격자면이 회전하면 그 부분의 편차변수가 그 부분에서 바뀌는 것과 같다. 어떤 원주에서 격자면의 회전으로 생기는 s의 변화를 포함한 전체 편차변수는

$$s_{eff} = s + \vec{g}^* \cdot \frac{d\vec{R}(r)}{dz} \tag{10-58}$$

이다.

그림 10-16 (a)에서 결함이 없을 시 $s = 0$이라고 생각하면 전위중심(dislocation core)의

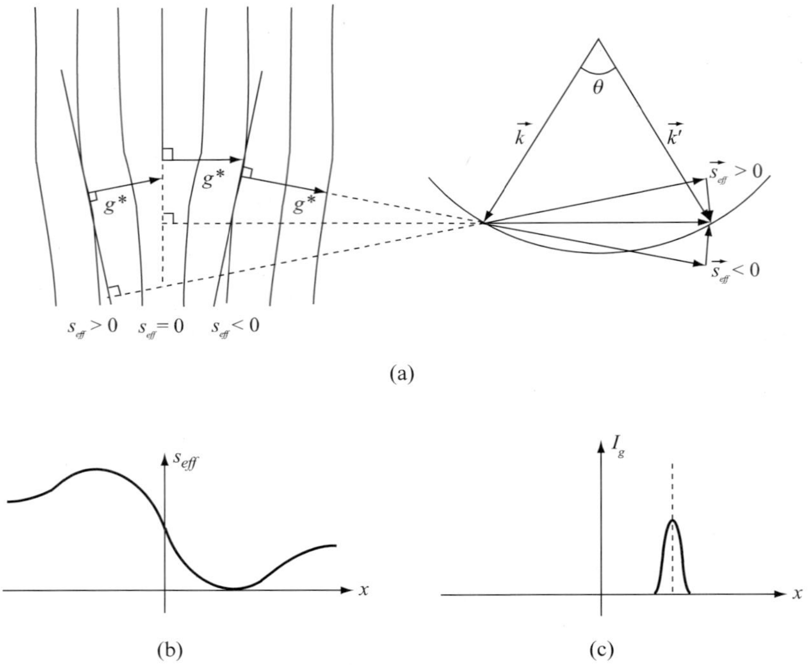

그림 10-16 (a) 전위중심과 중심 양쪽의 회전된 면에서 역격자벡터의 방향변화 (b) 결정을 반시계방향으로 회전하여 전위중심의 오른쪽 부분의 s가 0이 되도록 할 때 중심 주위에서 전체 편차변수 s_{eff}의 변화 (c) (b)의 경우 전위중심 주위의 강도변화

왼쪽 부분에서는 회전된 면의 수직선인 역격자벡터의 방향이 이월드 구의 안쪽으로 변하기 때문에 s_{eff}가 양이고 전위중심 오른쪽 부분은 회전면의 수직선인 역격자벡터의 방향이 이월드 구의 바깥쪽을 변하기 때문에 s_{eff}가 음으로 변한다. 만일 결정을 반시계 방향으로 더 회전하여 전위중심의 오른쪽 부분의 s_{eff}가 0이 되면, 중심 주위의 s_{eff} 변화는 그림 10-16 (b)와 같고 전위중심 주위의 강도변화는 그림 10-16 (c)와 같다. s_{eff}가 0일 때 그 원주에 해당되는 곳의 강도가 최대로 될 것이다. 이와 같이 전위중심 주위에 강도변화가 있어 전위가 없는 곳과 콘트라스트 차이를 나타내게 되어 전위를 볼 수 있게 된다. 그림 10-17은 사파이어 기판 위에 성장시킨 GaN 박막 속에 생긴 전위들의 모습을 보여 주는 명시야상이다.

현미경의 상면에 나타난 전위의 상에서 전위의 형상, 분포와 밀도 등을 관찰하고 그 길이를 알아내는 것 외에도 전자현미경으로 전위의 여러 가지를 분석할 수 있다. 전위의 선방향 벡터를 $\vec{t}$, 버거스벡터(Burgers vector)를 $\vec{b}$라고 할 때, 전위의 특징은 이 두 벡터로 나타낼 수 있다. 칼날(edge) 전위의 경우 선 방향 벡터 $\vec{t}$와 버거스벡터 $\vec{b}$는 수직이고, 나사(screw) 전위의 경우 선 방향 벡터와 버거스벡터는 서로 평행하다. 그리고 슬립면

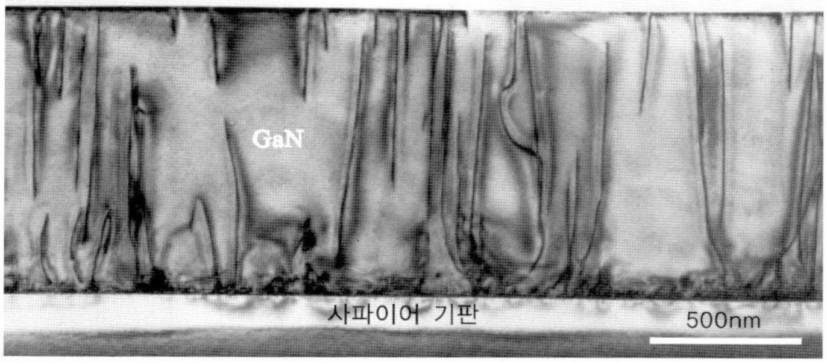

그림 10–17 사파이어 기판 위에 성장시킨 GaN 박막 속에 생긴 전위의 명시야상

(slip plane)은 선 방향 벡터와 버거스벡터가 이루는 면으로 이루어진다. 이와 같이 전위에서 매우 중요한 두 벡터인 선 방향 벡터 $\vec{t}$와 버거스벡터 $\vec{b}$를 전자현미경을 사용하여 구할 수 있다.

먼저 버거스벡터를 구해 보자. 버거스벡터 $\vec{b}$는 전위 때문에 완전 격자 내에서 생긴 변형의 방향과 크기이다. 이 버거스벡터는 보통 $\vec{g}^* \cdot \vec{b}$ 분석이라 하는 실험으로 결정한다. 여러 2-빔 조건으로 같은 전위의 사진을 명시야 또는 암시야상으로 촬영한다. 각 2-빔 조건에서는 강한 브래그 회절빔이 만들어지며, 회절상에 있는 이 회절빔의 방향에서 g 벡터인 역격자벡터를 알 수 있다. 역격자벡터의 지수는 회절상에 있는 회절점에 지수를 매기면 구해진다. 전위가 상으로 나타나지 않으면 역격자벡터 $\vec{g}^*$와 버거스벡터 $\vec{b}$의 내적(dot product)이 0이 된다. 이것을 이용하면 버거스벡터를 구할 수 있다. 이 전위가 보이지 않는 조건(visibility criterion)을 적용하기 위해서는 시편의 방향이 반드시 2-빔으로 브래그 회절을 일으키는 방향이어야 한다. 회절상에서 회절빔이 대칭적으로 되어 있거나 일직선 위에 있지 않은 여러 빔 조건(non-colinear multi-beam condition)으로 되어 있으면 이 전위가 보이지 않는 조건을 적용할 수 없다. 버거스벡터를 완전히 결정하기 위해서는 다음과 같은 적어도 2개의 다른 g 벡터가 필요하다.

$$\vec{g}^*_1 \cdot \vec{b} = 0$$
$$\vec{g}^*_2 \cdot \vec{b} = 0 \qquad (10.59)$$

한 정대축에서 전위가 보이지 않는 적어도 2개의 g 벡터를 얻을 수 없다면 다른 정대축에서 전위가 보이지 않는 g 벡터를 얻는다. 2개의 g 벡터가 구해지면 전위의 버거스벡터는

$$\vec{b} = \vec{g}^*_1 \times \vec{g}^*_2 \qquad (10.60)$$

에서 구한다.

다음은 전위의 선 방향 벡터 $\vec{t}$를 구하는 방법을 알아보자. 투사 방향과 투사된 전위의 선 방향은 회절상과 회전보정을 한 전위선의 상을 분석하면 알 수 있다. 전위선 방향은 항상 슬립면 위에 있어야 하므로 이 사실을 이용하여 선 방향 벡터를 알아내 보자. 슬립면은 다음에 설명한 방법으로 구하거나, 또는 이미 잘 알려진 슬립면을 이용할 수도 있다. 이와 같은 방법을 사용하여 알고 있는 슬립면을 회절상의 정대축이 평사투영도의 원점인 평사투영도에 나타낸 다음, 정대축 방향으로 투사된 전위선의 방향을 이용하여 평사투영도에서 전위의 선 방향 $\vec{t}$를 구한다. 평사투영도에 대해 익숙하지 않으면 평사투영을 다룬 책들(예: 이정용, 재료결정학, 청문각, 서울(1998))을 참고로 이용하기 바란다.

방향벡터 $\vec{t}$와 버거스벡터 $\vec{b}$로 이루어진 면으로 정의되는 슬립면을 구해 보자. 전자현미경으로 두 정대축 방향에서 회절상과 상의 사진을 찍어 슬립면의 형적(trace)을 구한 다음 평사투영도를 이용하여 슬립면을 구한다. 본래 형적이란 평사투영에서 나온 용어로 어떤 면과 투사구(projection sphere)의 교점을 나타낸다. 전위에서 슬립이나 글라이드(glide)가 일어나는 면이 슬립면이다. 많은 전위가 같은 면 또는 같은 족(family)의 면에서 글라이드를 하게 되면 촘촘하게 배열된 전위선들이 전위가 들어 있는 면인 슬립면을 나타내게 된다. 특히 전위가 계속 모이게 되는(pile up) 경우에 전위선이 들어 있는 면이 잘 나타나게 된다. 한 정대축에서 찍은 회절상과 촘촘하게 배열된 전위들을 이용하여 슬립면의 형적을 구할 수 있다. 또 곁에 있는 다른 정대축으로 시편을 기울여 이 정대축에서 찍은 회절상과 촘촘히 배열된 전위들을 이용하여 슬립면의 형적을 구할 수 있다. 평사투영을 이용하여 두 투사 방향인 정대축과 슬립면의 두 형적으로부터 슬립면을 구한다. 두 투사 방향을 알고 그 방향에서 어떤 면의 형적들을 알고 있을 때 그 결정면을 알아내는 방법은 다른 참고서들(예: C. Barrett, and T.B. Massalski, Structure of Metals, 3rd ed., Pergamon, New York(1980))을 참고하기 바란다.

그리고 그림 10-16 (c)에서 보는 바와 같이 강도가 최대가 되어 전위상이 만들어지는 곳과 전위중심은 상당히 가까운 곳에 있지만 반드시 일치하지는 않는다. 그림 10-16 (b)와 (c)의 경우에는 전위의 상이 전위중심의 오른쪽에 있게 된다. 이와 같이 전위의 콘트라스트는 s 변화에 따라 변하게 되므로 만일 굴곡줄무늬가 전위선을 지나가게 되면 전위가 나타나는 쪽이 바뀌게 된다. 시편 내에 전위환(dislocation loop)이 있을 때 이 전위환은 대개 시편에 비스듬히 놓여지게 되는데, 전위환의 상이 실제 전위의 밖에서 만들어지는지 안에서 만들어지는지를 판별하여 전위환이 내부성(intrinsic) 또는 외부성(extrinsic)인지를 구별할 수 있게 된다.

본래의 기지 체적보다 크거나 작은 체적을 차지하는 정합(coherent) 석출물의 경우에, 기지와 석출물의 주된 변형은 방사상(radial)이 되어 모든 방향으로의 변위 $\vec{R}(r)$이 만들어진다. 여러 방향 중에서 반드시 $\vec{g}^*$에 수직인 $\vec{R}(r)$이 있어 이 방향으로는 $\vec{g}^* \cdot \vec{R}(r) = 0$이 되어, $\vec{g}^*$에 수직한 방향으로 콘트라스트가 없는 선(line of zero contrast)이 생긴다. 이렇게 생긴 작은 석출물의 상 콘트라스트는 커피콩(coffee bean)과 같은 모습을 지녔으므로 이를 커피콩 콘트라스트라고 한다. $\vec{g}^*$를 바꾸어 주면 항상 $\vec{g}^*$에 수직한 방향으로 콘트라스트가 없는 선이 만들어진다.

그림 10-18은 Al-4%Cu 시편에서 만들어진 석출물(화살표로 표시)의 2-빔 명시야상 사진이다. 회절상에서 얻은 역격자벡터가 $\vec{g}^*_{220}$으로 사진에 표시되어 있고 석출물의 콘트라스트를 살펴보면 역격자벡터 $\vec{g}^*_{220}$에 수직인 방향으로는 콘트라스트가 생기지 않아 형성된 커피콩 콘트라스트를 나타내고 있다.

그림 10-19는 Si 내의 불순물 원자들이 결정면 하나에 모여 만들어진 전위환들의 사진이다. 불순물 원자면에 의해 전위환 주위의 기지에 생긴 변위 콘트라스트를 잘 보여 주고 있다.

석출물이 반정합(semicoherent) 석출물인 경우에 주된 콘트라스트는 석출물/기지계면에 있는 계면전위(interfacial dislocation)에서 생긴다. 따라서 반정합 석출물의 명시야상이나 암시야상에서 나타나는 콘트라스트는 주로 실제 석출물 그 자체보다는 계면전위의 콘트라스트인 경우가 많다.

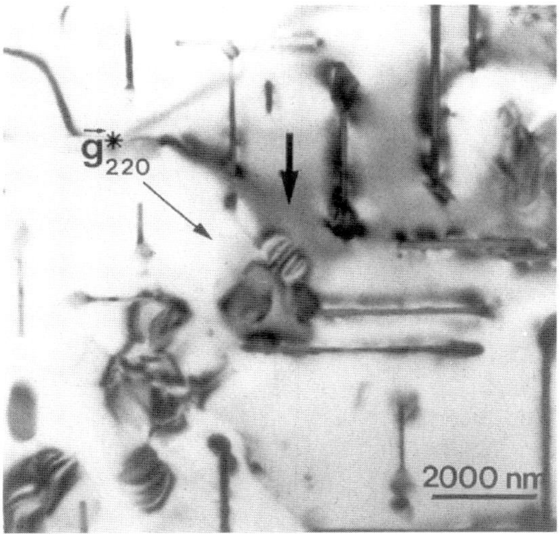

그림 10-18 Al-4%Cu 시편에서 만들어진 석출물(화살표로 표시)의 2-빔 명시야상

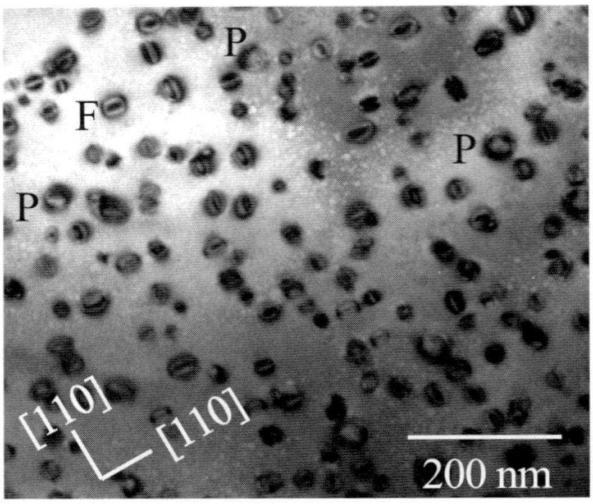

그림 10-19 Si 내의 전위환 주위의 변위 콘트라스트

석출물이 부정합(incoherent)인 경우에는 주된 콘트라스트는 석출물 자체의 원소 구성이 기지와 달라서 생기는 것이다. 구성 원소가 다르면 결정전위 $V(\vec{r})$이 기지와 상당히 달라져 이로부터 콘트라스트를 형성한다. $V(\vec{r})$은 구조인자와 관계가 있기 때문에 이 콘트라스트를 **구조인자 콘트라스트**(structure factor contrast)라고 한다. 일반적으로 정합 또는 반정합 석출물의 콘트라스트보다는 약하다.

연습문제

1. 300 kV 현미경 속에 있는 어떤 시편의 결정전위는 30 V이다. 시편에 전자파가 입사하는 경우 굴절률을 계산하시오.

2. 다음에 대해 설명하시오.
   (a) 원주 근사
   (b) 2-빔 조건
   (c) 운동학적 회절
   (d) 두께줄무늬
   (e) 굴곡줄무늬
   (f) 이중회절

3. 시편, 대물렌즈, 대물조리개, 상면을 그리고, 물체에 2개의 평행빔이 들어가는 경우 결정 시편에서 빔의 진로를 그려 다음 상이 형성되는 것을 보이시오.
   (a) 명시야상
   (b) 이동조리개 암시야상
   (c) 중심 암시야상
   (d) 약빔 암시야상

4. 이동조리개 암시야상보다 중심 암시야상이 선명한 이유를 설명하시오.

5. 운동학적 회절이론의 기본 가정에 대해 설명하시오.

6. 어떤 경우 운동학적 회절이론을 적용할 수 없는지 설명하시오. 전자보다 X선 회절에서 운동학적 이론이 잘 적용되는 이유를 설명하시오.

7. 문제 12.14에서 얻은 푸리에계수를 이용하여 GaAs 결정에서 다음 역격자벡터에 해당하는 2-빔 조건에서의 소멸거리를 가속전압이 100 kV, 300 kV일 때 각각 계산하시오.
   (a) 111
   (b) 200
   (c) 400

8. 100 kV 현미경 속에 2-빔 운동학적 조건에서 두께 0에서 500 nm까지 변하는 쐐기 모양의 알루미늄 결정 시편이 있다. 다음 상을 계산하고 그리시오. 소멸거리는 표 10-1에

나와 있는 것을 이용하시오.

(a) 111 암시야상

(b) 111 명시야상

9. 100 kV 현미경 속에 시편 두께 0에서 500 nm까지 변하는 쐐기 모양의 알루미늄 결정 시편이 있다. 회절 조건이 [011] 정대축에서 회절빔이 대칭적으로 배열되어 여러 빔 운동학적 조건을 만족한다. $h^2+k^2+l^2=12$ 이하의 모든 빔의 지수를 매기고 각 회절빔으로 결상한 암시야상을 계산하고 그리시오. 소멸거리는 표 10-1에 나와 있는 것을 이용하시오.

10. 100 kV 현미경 속에 시편 두께 0에서 500 nm까지 변하는 쐐기 모양의 알루미늄 결정 시편이 있다. 운동학적 조건이라고 가정한 다음, $3g$ 빔인 333 빔의 편차변수를 0으로 만든 경우 다음 상을 계산하고 그리시오. 소멸거리는 표 10-1에 나와 있는 것을 이용하시오.

(a) 333 빔 암시야상. 이 상이 운동학적 조건을 만족하지 못하는 이유도 설명하시오.

(b) 222 약빔 암시야상

(c) 111 약빔 암시야상

11. 운동학적 회절에서 미분 두께에서 회절된 파는

$$d\psi_g = \frac{i\pi}{\xi_g}\exp(2\pi i\vec{s}\cdot\vec{r}_n)dz$$

로 표시된다. 이 식을 이용하여 2-빔 조건에서 두께줄무늬와 굴곡줄무늬의 암시야상을 나타내는 식을 유도하고 두 줄무늬를 그래프로 그리시오.

12. 직육면체에서 반구 모양으로 파인 시편이 있을 때 예상되는 2-빔 명시야상과 암시야상을 그리시오. 시편에서 패인 깊이가 소멸거리보다는 훨씬 크다고 가정하시오.

(a) 시편이 단결정일 때

(b) 시편이 비정질일 때

13. 시편의 두께가 소멸거리보다는 훨씬 크다고 가정하고, 다음 시편의 명시야상과 암시야상을 그리시오.

(a) 직육면체 모양 결정 시편의 위쪽이 반원으로 파여 있는 시편

(b) 직육면체 모양의 시편이 빔에 수직이 아니면서 75°로 기울여져 있을 때

14. 직육면체에서 역피라미드 모양으로 파인 시편이 있을 때 예상되는 2-빔 명시야상과 암시야상을 그리시오. 시편에서 파인 깊이가 소멸거리보다는 훨씬 크다고 가정하시오.

(a) 시편이 단결정일 때

(b) 시편이 비정질일 때

15. 옆에서 보면 직각삼각형, 위에서 보면 직사각형 모양의 시편을 위에서 관찰했을 때 예상되는 2-빔 명시야상과 암시야상을 그리시오. 시편의 두께가 소멸거리보다는 훨씬 크다고 가정하시오.

(a) 시편이 단결정일 때

(b) 시편이 비정질일 때

16. 면심입방결정 시편 속에 {111}면들로 둘러싸인 사면체 모양의 적층결함이 들어 있다. 빔 방향이 [111]에 가까울 때 만들 수 있는 2-빔 조건에 따라 예상되는 명시야상을 그리시오.

17. $g > 0$, $s < 0$의 조건에서 양의 칼날전위(잉여반면이 슬립면 위에 있는 전위)의 명시야상에서 실제 전위의 오른쪽 또는 왼쪽 어느 곳에 결상이 되는지 그림을 그리고 설명하시오.

18. 다음과 같은 보이지 않는 조건을 이용하여 면심입방 결정에 있는 전위 실험을 하고자 한다. 전위가 보이는 g 벡터; 111, 200, 311, 220, $\bar{2}20$, 전위가 보이지 않는 g 벡터; $1\bar{1}\bar{1}$, 020

(a) 전위의 버거스벡터를 구하시오.

(b) 이 실험을 하기 위해 필요한 정대축을 구하시오.

19. Si 결정에서 (111)면에 있는 전위의 버거스벡터를 정하려고 한다. 버거스벡터를 결정하는 데 필요한 정대축과 2-빔을 만드는 데 사용해야 하는 회절점들을 구하시오.

20. 면심입방에서 버거스벡터가 1/2[$1\bar{1}0$]인 전위의 버거스벡터를 확인하고자 한다. 어떤 방법으로 확인할 수 있는지 설명하시오.

21. 전자빔이 면심입방결정의 [110] 방향으로 들어가고 있다. 이 결정에 1/2[$\bar{1}01$] 버거스벡터를 지닌 전위가 있고 일부가 (111) 면에서 2개의 부분전위로 분해되어 있어 그 사이에는 적층결함이 들어 있다. 다음 g를 사용하여 2-빔 명시야상을 얻었을 경우 예상되는 상을 그리고, 상 위에 해당 g 벡터를 표시하시오.

(a) $1\bar{1}1$

(b) $\bar{1}11$

(c) 002

(d) $2\bar{2}0$

(e) 정대축을 변경한 후 111

22. 금($a = 0.408$ nm) 시편에 적층결함이 시편의 아랫면과 윗면에 걸쳐 있다. 운동학적 조건에서 (g_{200}, $3g$) 약빔 암시야상을 결상하였을 때 줄무늬 간격이 10 nm이고, 전체 투사폭

이 91 nm였다. 100 kV 현미경에서 파장이 0.00372 nm일 때 시편의 두께를 계산하시오.

23. 공공을 많이 들어가게 한 면심입방구조의 구리 박판을 어닐링하면 {111}면 위에 4개 변종(variant)의 약 100 nm 지름 크기의 프랭크 전위환이 만들어진다. 전위환의 버거스벡터는 1/3<111>이다. 전자빔 방향이 대략 [111]이고 $g = \bar{2}02$로 결상을 했을 때 얻어지는 2-빔 명시야상을 그리시오.

24. 면심입방구조의 구리 시편에 적층결함을 만드는 버거스벡터가 1/3<111>인 전위환이 4개의 변종으로 {111}면 위에 존재한다. [110] 빔 방향으로 다음 g 벡터의 조건으로 관찰했을 경우 각 전위환 변종에서 예상되는 명시야상 콘트라스트를 그리고 설명하시오.

25. 300 kV 현미경에서 구리 결정의 $\bar{2}00$ 회절점의 편차변수가 0이 되도록 하여 200 회절점으로 약빔 암시야상을 만들었을 때 편차변수를 구하시오. 구리의 격자상수는 0.356 nm이다.

26. 300 kV 현미경에서 $3g$의 편차변수를 0으로 g 빔을 이용하여 약빔 암시야상을 만들었을 때 편차변수를 계산하시오.

27. 2-빔 조건으로 명시야상이 잘 만들어져 있다. 여기에서 입사 전자빔의 각도를 변경하여 2-빔을 이루는 g 벡터에 대해 중심 암시야상을 만들려고 하면 어떤 과정을 거쳐야 하는지 설명하시오.

28. 다음에 답하시오.

(a) 체심입방구조에 있는 전위가 $g = \bar{2}11$과 $g = 0\bar{1}1$일 때 콘트라스트가 최소로 관찰되었다. 버거스벡터를 구하시오.

(b) 일반 역격자벡터가 211이면 이 전위가 어떤 콘트라스트를 나타내는지 답하시오.

(c) $[\bar{1}01]$ 방향으로 관찰했을 때 이 전위가 하나의 점으로 나타나면 이 전위는 칼날전위, 나사전위, 혼합전위 중 어느 것인가?

29. 정합 석출물을 관찰할 수 있는 2가지의 가능한 콘트라스트를 들고 설명하시오.

30. 면심입방구조인 Ni-Al 기지(격자상수 a = 0.352 nm)에서 단순입방격자이면서 코너에 Al이 면심 모두에 Ni이 들어 있는 Ni_3Al(격자상수 $a = 0.357$ nm)이 평행 방위관계로 석출한다.

(a) 석출물의 크기가 10 nm일 때 g = 200으로 명시야상을 결상하는 경우 어떤 상 콘트라스트를 나타낼 것인지 설명하시오.

(b) 암시야상에서 석출물이 어떤 콘트라스트를 나타낼 것인지 설명하시오.

CHAPTER

11 동력학적 이론

11.1 동력학적 방정식

운동학적 이론에서 입사파가

$$\psi = 1\exp(2\pi i\vec{k}_{\mathrm{C}} \cdot \vec{r}) \tag{10.6}$$

일 때, 회절빔의 진폭은

$$\psi_g = i\pi \frac{t}{\xi_g} \frac{\sin(\pi st)}{\pi st} \tag{10.40}$$

이고, 회절빔의 강도는 $s = 0$일 때

$$I_g = \psi_g \psi_g^* = \frac{\pi^2 t^2}{\xi_g^{\ 2}} \tag{11.1}$$

이다. 따라서 이때 회절빔의 강도는 두께 t의 제곱에 따라 증가한다. $t > \xi_g/\pi$이면 회절빔의 강도가 입사빔의 강도인 1보다 더 크게 되어, 운동학적 이론을 전자회절에 적용할 수 없게 된다. 또 다른 예를 들면 운동학적 이론에서 나온 두께줄무늬의 간격은 $1/s$에 따라 변하는데 s가 0이 되면 줄무늬 간격이 무한대가 되나 실제 일정한 값을 지닌다. 따라서 운동학적 이론은 s가 0이 되면 성립하지 않고, $s \neq 0$이면서 $s \gg 0$일 때 성립하게 된다.

운동학적 이론에서는 산란빔의 강도가 투과빔의 강도보다 매우 약하다고 생각하여 그림

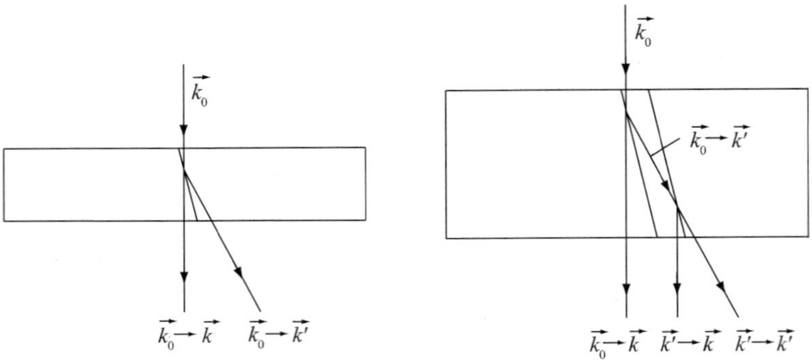

(a) (b)

그림 11-1 (a) 운동학적 이론에서의 산란 (b) 동력학적 이론에서의 산란

11-1 (a)와 같이 산란빔이 다시 산란하지 않는다고 생각하지만, 동력학적 이론(dynamical theory)에서는 한 번 산란된 전자빔의 강도가 비교적 강하기 때문에 그림 11-1 (b)와 같이 다시 산란이 일어날 수 있다고 생각한다. 완전 결정에서 동력학적 이론을 도출해 낼 수 있는 제일 간단한 경우는 하나의 브래그빔만 만들어지는, 즉 2-빔 근사(2-beam approximation)의 경우이다. 더욱 간단히 하기 위해 산란도 두 번만 일어난다고 가정하자.

투과파와 산란파의 진폭을 각각 ψ_0, ψ_g라고 하자. 미분 두께 dz 내에서 $\vec{k}$ 방향으로 산란된 파의 증분 $d\psi_0$는 그림 11-1 (b)에서 처음 산란에서 $\vec{k}_0$에서 $\vec{k}$로 산란 때의 영향과 두 번째 산란에서 $\vec{k}'$에서 $\vec{k}$로 산란 때의 영향을 합친 것이다. 그러므로

$$\frac{d\psi_0}{dz} = \frac{i\pi}{\xi_0}\psi_0 + \frac{i\pi}{\xi_g}\psi_g \exp\{2\pi i(\vec{g}^* + \vec{s}) \cdot \vec{r}_n\} \tag{11.2}$$

으로 쓸 수 있다.

운동학적 이론에서 미분 두께에서의 미분 회절파는

$$\begin{aligned} d\psi_g &= \frac{i\pi}{\xi_g}\exp\{2\pi i(\vec{k}_0 + \vec{g}^* + \vec{s}) \cdot \vec{r}_n\}dz \\ &= \frac{i\pi}{\xi_g}\exp\{2\pi i(\vec{k}' \cdot \vec{r}_n)\}dz \end{aligned} \tag{10.36}$$

이다. 여기서 보면 $\vec{k}'$은 파의 진행방향을 나타낸다. 그리고 산란파의 진폭은 $\frac{i\pi}{\xi_g}$에 비례하는 것을 알 수 있다. 따라서 입사파의 강도는 1이었으나 산란파의 강도는 $\left(\frac{\pi}{\xi_g}\right)^2$으로 감소하는 것을 나타낸다.

식 (11.2)에서 오른쪽의 첫 번째 항은 직진 방향으로 산란하는 파를 나타내므로 ψ_0를 그대로 쓰고 여기에 산란으로 인한 진폭 감소를 나타내기 위해 $\frac{i\pi}{\xi_g}$를 사용한다. 그런데 여기서 직진 방향은 투과빔 방향으로 $g=0$어 해당하므로 $\frac{i\pi}{\xi_0}$를 사용한다. 앞에서 공부한 바에 의하면 각 산란 과정에서는 항상 $\pi/2$의 위상변화가 있으므로 $\exp(i\pi/2)=i$를 표시한다. 처음 산란에서 두 산란파는 입사파와 $\pi/2$의 위상차가 있고 두 번째 산란으로 인하여 만들어진 두 산란파는 맨 처음 입사파와 π의 위상차가 있다.

식의 오른쪽 두 번째 항은 한 번 산란된 파가 다시 직진 방향으로 산란되는 것을 나타내는 것으로, 회절빔 ψ_g가 산란하는 것이므로 이것을 사용한다. 그러나 방향이 $\vec{k}'$에서 $\vec{k}$로 변화하였기 때문에 투과빔 방향으로 하기 위해 $\exp\{2\pi i(\vec{g}^*+\vec{s})\cdot\vec{r}_n\}$을 곱해 준다. 마찬가지로 산란으로 인한 진폭 감소를 나타내기 위해 $\frac{i\pi}{\xi_g}$를 곱해 준다.

다음, 미분 두께 dz 내에서 $\vec{k}'$ 방향으로 산란된 파의 증분 $d\psi_g$는 그림 11-1 (b)에서 처음 산란에서 $\vec{k}_0$에서 $\vec{k}'$로 산란 때의 영향과 두 번째 산란에서 $\vec{k}'$에서 $\vec{k}'$으로 산란 때의 영향을 합해 준 것이다. 그러므로

$$\frac{d\psi_g}{dz}=\frac{i\pi}{\xi_g}\psi_0\exp\{2\pi i(-\vec{g}^*-\vec{s})\cdot\vec{r}_n\}+\frac{i\pi}{\xi_0}\psi_g \tag{11.3}$$

로 쓸 수 있다.

식의 오른쪽 첫 번째 항은 $\vec{k}_0$에서 $\vec{k}'$으로 투과빔이 회절빔으로 방향을 바꾸었으므로 $\exp\{2\pi i(-\vec{g}^*-\vec{s})\cdot\vec{r}_n\}$을 추가하고, 산란으로 인한 진폭 감소를 나타내기 위해 $\frac{i\pi}{\xi_g}$를 곱해 준다. 두 번째 항은 $\vec{k}'$에서 $\vec{k}'$으로 산란으로 회절빔이 방향을 그대로 유지하므로 산란에 의한 진폭 감소만을 고려하여 $\frac{i\pi}{\xi_g}$를 곱해 준다.

식에서 $\vec{g}^*\cdot\vec{r}_n$은 정수이므로 $\exp(-2\pi i\vec{g}^*\cdot\vec{r}_n)=1$이 되어 다시 쓰면

$$\frac{d\psi_0}{dz}=\frac{i\pi}{\xi_0}\psi_0+\frac{i\pi}{\xi_g}\psi_g\exp(2\pi i\vec{s}\cdot\vec{r}_n) \tag{11.4}$$

$$\frac{d\psi_g}{dz}=\frac{i\pi}{\xi_g}\psi_0\exp(-2\pi i\vec{s}\cdot\vec{r}_n)+\frac{i\pi}{\xi_0}\psi_g \tag{11.5}$$

가 되고 $\vec{s}$와 $\vec{r}_n$ 방향이 z 방향과 유사하다고 생각할 수 있으므로 $\vec{s}\cdot\vec{r}_n\cong sz$이다. 그러므로

$$\frac{d\psi_0}{dz} = \frac{i\pi}{\xi_0}\psi_0 + \frac{i\pi}{\xi_g}\psi_g \exp(2\pi isz) \tag{11.6}$$

$$\frac{d\psi_g}{dz} = \frac{i\pi}{\xi_g}\psi_0 \exp(-2\pi isz) + \frac{i\pi}{\xi_0}\psi_g \tag{11.7}$$

이 된다.

위의 연립방정식을 쉽게 풀기 위하여 적당한 위상을 더하여 다음과 같이 변환하자.

$$\psi_0{}' = \psi_0(z)\exp(-i\pi z/\xi_0) \tag{11.8}$$

$$\psi_g{}' = \psi_g(z)\exp(2\pi isz - i\pi z/\xi_0) \tag{11.9}$$

이 식을 이용하여 변환을 하면 식 (11.6)과 식 (11.7)에서

$$\frac{d\psi_0{}'}{dz} = \frac{i\pi}{\xi_g}\psi_g{}' \tag{11.10}$$

$$\frac{d\psi_g{}'}{dz} = \frac{i\pi}{\xi_g}\psi_0{}' + 2\pi is\psi_g{}' \tag{11.11}$$

이 된다. 식 (11.6), (11.7)과 식 (11.10), (11.11)은 위상인자만 차이가 나는데, 우리는 얻고자 하는 상의 강도에만 관심이 있고, 위에 있는 두 가지 형태의 식들은 강도에 대해 같은 결과를 얻게 되므로 식을 변환하여도 큰 문제가 되지 않는다. 우선 프라임을 계속 표시하는 것이 번거롭기 때문에 프라임 표시를 없애자.

그리고 방정식을 풀기 위하여 식 (11.10)을 식 (11.11)에 대입하여 ψ_g를 제거하면 식

$$\frac{d^2\psi_0}{dz^2} - 2\pi is\frac{d\psi_0}{dz} + \left(\frac{\pi}{\xi_g}\right)^2\psi_0 = 0 \tag{11.12}$$

을 얻는다. ψ_0를 제거하여도 유사한 결과를 얻는다. 식의 해가 $\exp(2\pi i\gamma z)$의 형태를 지닌다고 생각하고 식에 대입하면

$$\gamma^2 - s\gamma - (1/2\xi_g)^2 = 0 \tag{11.13}$$

의 2차방정식이 되어 두 근

$$\gamma^{(1)} = \frac{1}{2}\left(s - \sqrt{s^2 + \xi_g^{-2}}\right) \tag{11.14}$$

$$\gamma^{(2)} = \frac{1}{2}\left(s + \sqrt{s^2 + \xi_g^{-2}}\right) \tag{11.15}$$

을 갖는다.

먼저 근 $\gamma^{(1)}$을 생각하자. 그러면 투과파와 산란파의 진폭은 각각

$$\psi_0(z) = C_0^{(1)}\exp(2\pi i\gamma^{(1)}z) \tag{11.16}$$

$$\psi_g(z) = C_g^{(1)}\exp(2\pi i\gamma^{(1)}z) \tag{11.17}$$

이고 여기서 $C_0^{(1)}$과 $C_g^{(1)}$은 식 (11.16)과 (11.17)이 본래 미분방정식인 식 (11.10)과 (11.11)을 만족시켜야 한다는 조건에서 결정이 된다. 식 (11.16)과 (11.17)을 식 (11.11)에 대입하면

$$C_g^{(1)}/C_0^{(1)} = 2\xi_g\gamma^{(1)} = \xi_g s - \sqrt{1+\xi_g^2 s^2} = w - \sqrt{1+w^2} \tag{11.18}$$

이 되고 여기서 $w = \xi_g s$는 동력학적 회절이론의 소위 편차변수로 브래그 회절 위치에서의 변위를 나타내는 무차원의 변수이다. 투과파와 회절파의 강도의 합이 1이므로 $|C_0|^2 + |C_g|^2 = 1$이 되도록 계수 C_0와 C_g를 정한다. 식 (11.18)에서 두 계수를 정해 주면

$$C_0^{(1)} = \left\{\frac{1}{2}\left(1+\frac{w}{\sqrt{1+w^2}}\right)\right\}^{1/2} \tag{11.19}$$

$$C_g^{(1)} = \left\{\frac{1}{2}\left(1-\frac{w}{\sqrt{1+w^2}}\right)\right\}^{1/2} \tag{11.20}$$

이 된다.

마찬가지로 근 $\gamma^{(2)}$에 해당하는 해를 구할 수 있는데 두 계수를 구하면

$$C_g^{(2)}/C_0^{(2)} = 2\xi_g\gamma^{(2)} = w + \sqrt{1+w^2} \tag{11.21}$$

$$C_0^{(2)} = \left\{\frac{1}{2}\left(1-\frac{w}{\sqrt{1+w^2}}\right)\right\}^{1/2} \tag{11.22}$$

$$C_g^{(2)} = \left\{\frac{1}{2}\left(1+\frac{w}{\sqrt{1+w^2}}\right)\right\}^{1/2} \tag{11.23}$$

이다.

근 $\gamma^{(i)}(i=1,\ 2)$에 대해 식 (11.16)과 (11.17)을 사용하여 결정속을 진행하는 파의 파동함수를 모두 한꺼번에 표시할 수 있다. 앞에서 구한 투과파와 회절파의 진폭에 방향을 나타내는 각각의 위상을 포함하여 한꺼번에 식으로 표시하면

$$B^{(i)}(\vec{r}) = \psi_0^{(i)}\exp(2\pi i\vec{k}\cdot\vec{r}) + \psi_g^{(i)}\exp\{2\pi i(\vec{k}+\vec{g}^*)\cdot\vec{r}\}$$
$$= C_0^{(i)}\exp(2\pi i\vec{k}^{(i)}\cdot\vec{r}) + C_g^{(i)}\exp\{2\pi i(\vec{k}^{(i)}+\vec{g}^*)\cdot\vec{r}\} \quad (11.24)$$

이고 여기서

$$k^{(i)} = k + \gamma^{(i)} \quad (11.25)$$

이다. 두 근인 $\gamma^{(i)}(i=1, 2)$의 두 값에 해당하는 두 함수 $B^{(1)}$과 $B^{(2)}$가 존재하는데 함수 $B^{(i)}$를 2-빔 근사의 블로흐(Bloch)함수라고 한다. 따라서 결정속을 진행하는 파는 파동함수 $B^{(i)}$로 구성되어 있음을 알 수 있다.

11.2 결정의 상 콘트라스트

결정의 위 표면에 1개의 파만 입사한다고 생각하고, 전체 결정파는 2-빔 근사에 따라 2개의 블로흐파로 구성되어 있으므로 이를 이용하여 나타내면

$$\psi(\vec{r}) = A^{(1)}B^{(1)}(\vec{r}) + A^{(2)}B^{(2)}(\vec{r}) \quad (11.26)$$

이고, 여기서 $A^{(1)}$과 $A^{(2)}$는 결정에서 여기된 두 블로흐파의 진폭을 나타낸다. 식 (11.24)를 사용하여 전체 결정파를 다시 나타내면

$$\psi(\vec{r}) = A^{(1)}C_0^{(1)}\exp(2\pi i\vec{k}^{(1)}\cdot\vec{r}) + A^{(2)}C_0^{(2)}\exp(2\pi i\vec{k}^{(2)}\cdot\vec{r})$$
$$+ A^{(1)}C_g^{(1)}\exp\{2\pi i(\vec{k}^{(1)}+\vec{g}^*)\cdot\vec{r}\} + A^{(2)}C_g^{(2)}\exp\{2\pi i(\vec{k}^{(2)}+\vec{g}^*)\cdot\vec{r}\} \quad (11.27)$$

이 된다. 식에서 오른쪽 식의 첫 번째 두 항은 결정에서 바로 투과하는 파를 나타내고 오른쪽의 두 번째 두 항은 회절파를 나타낸다.

결정의 위 표면을 좌표의 원점으로 잡고 위 표면에서 투과파의 진폭을 1로, 회절파의 진폭을 0으로 잡으면

$$A^{(1)}C_0^{(1)} + A^{(2)}C_0^{(2)} = 1 \quad (11.28)$$

$$A^{(1)}C_g^{(1)} + A^{(2)}C_g^{(2)} = 0 \quad (11.29)$$

이다. 식을 간단히 표시하기 위해

$$w = \cot\beta \tag{11.30}$$

를 만족하는 변수 β를 도입하여 식 (11.19), (11.20), (11.22), (11.23)에 대입하면 간단하게

$$C_0^{(1)} = C_g^{(2)} = \cos\frac{1}{2}\beta, \quad C_0^{(2)} = - C_g^{(1)} = \sin\frac{1}{2}\beta \tag{11.31}$$

로 표시할 수 있다. 이들을 식 (11.28), (11.29)에 대입하여

$$A^{(1)} = \cos\frac{1}{2}\beta \tag{11.32}$$

$$A^{(2)} = \sin\frac{1}{2}\beta \tag{11.33}$$

를 얻는다.

위에서 투과파와 회절파의 진폭은 두께 t인 결정에서 각각

$$\psi_0(t) = \sum_{i=1,2} A^{(i)} C_0^{(i)} \exp(2\pi i \gamma^{(i)} t) \tag{11.34}$$

$$\psi_g(t) = \sum_{i=1,2} A^{(i)} C_g^{(i)} \exp(2\pi i \gamma^{(i)} t) \tag{11.35}$$

이므로, 중요하지 않는 위상항을 제외하고 식 (11.14), (11.15), (11.30), (11.31), (11.32)와 식 (11.33)을 이용하여 식을 간단히 하면

$$\psi_0(t) = \cos\left(\frac{\pi t}{\xi_g}\sqrt{1+w^2}\right) - \frac{iw}{\sqrt{1-w^2}}\sin\left(\frac{\pi t}{\xi_g}\sqrt{1+w^2}\right) \tag{11.36}$$

$$\psi_g(t) = \frac{i\sin\left(\frac{\pi t}{\xi_g}\sqrt{1+w^2}\right)}{\sqrt{1+w^2}} \tag{11.37}$$

이 된다. 식 (11.37)에서 회절파의 강도 I_g는

$$I_g = \psi_g \psi_g^* = \frac{\pi^2}{\xi_g^2}\frac{\sin^2 \pi t \bar{s}}{(\pi \bar{s})^2} \tag{11.38}$$

이고 $\bar{s}$는 s의 유효편차변수(effective deviation parameter)로

$$\bar{s} = \sqrt{s^2 + \xi_g^{-2}} \tag{11.39}$$

이다.

식 (11.38)을 운동학적 조건의 해인 식 (10.41)과 비교해 보면, 운동학적 조건의 해에서 s 대신 유효값 $\bar{s}$로 대치되어 있는 것을 알 수 있고 $\bar{s}$는 브래그 위치에서 최솟값 ξ_g^{-1}을 갖는다. 따라서 s가 0에 가까이 갈 때 운동학적 이론을 적용할 수 없었는데 동력학적 이론에서는 이 한계점을 제거하였다. 식 (11.38)은 2-빔 동력학적 이론에서 나온 결정 회절의 강도를 나타내는 강도곡선이다.

그림 11-2 (a)는 운동학적 이론의 회절강도곡선을, (b)는 동력학적 이론의 회절강도곡선을 각각 모식적으로 그린 것이다. 운동학적 이론에서는 회절강도곡선의 중앙 최고치의 폭이 $s=2/t$인 반면 동력학적 회절에서는 좀 복잡하다. $t \ll \xi_g$인 경우 운동학적 결과에 근접하고 $t > \xi_g$인 경우 그림 11-2 (b)에 나타나 있는 바와 같다. 진동의 외피는 두께에 무관하게 반폭이 $2/\xi_g$이다.

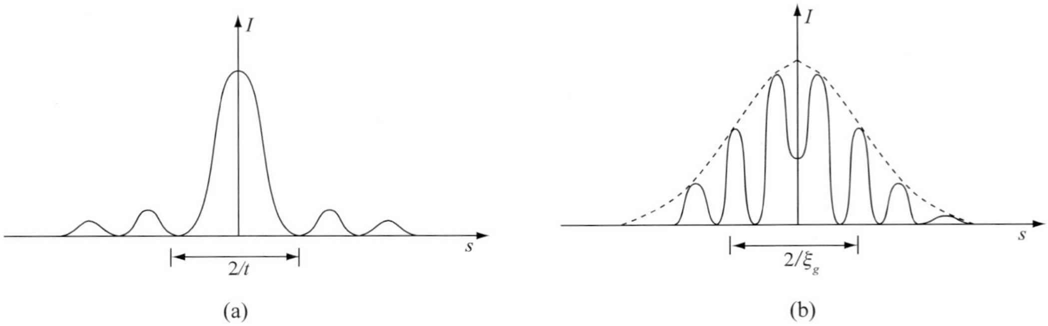

그림 11–2 (a) 운동학적 이론의 회절강도곡선 (b) 동력학적 이론의 회절강도곡선

그림 11-3은 투과빔과 회절빔의 강도를 시편 깊이의 함수로 모식적으로 그려 펜델뢰숭(Pendellösung) 효과를 나타내는 모식도로서, (a)는 운동학적 이론에 의하여 계산된 것이고 (b)는 동력학적 이론에 의하여 계산된 것이다. 동력학적인 경우는 $s=0$일 때인 브래그 위치에서 투과빔과 회절빔의 강도가 그림 11-3 (b)에서와 같이 진동을 한다. 강도가 깊이 주기 ξ_g로 0과 1 사이에서 변한다. 투과빔의 강도가 증가하면 회절빔의 강도는 감소하고 투과빔의 강도가 감소하면 회절빔의 강도는 증가한다. 그리고 깊이 $\xi_g/2$에서 투과빔이 전부 회절빔으로 산란되어 회절빔이 소멸된다. 이 소멸은 쐐기 모양의 결정의 명시야상 또는 암시야상에서 관찰되는 두께줄무늬를 만들어내는 역할을 한다.

식 (11-38)에서 회절파의 강도는

$$I_g = \frac{\pi^2}{\xi_g^2} \frac{\sin^2 \pi t \bar{s}}{(\pi \bar{s})^2} \tag{11.38}$$

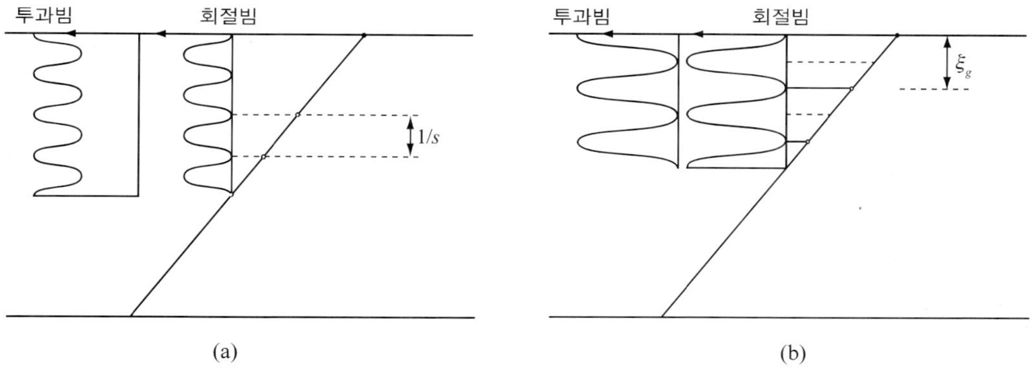

그림 11-3 빔의 펜델뢰숭 효과 (a) 회절빔이 약한 운동학적 이론이 적용되는 경우 (b) $s=0$일 때 동력학적 이론이 적용되는 경우

이고 식 (11.39)에서

$$\bar{s}^2 = s^2 + \xi_g^{-2} \tag{11.40}$$

이므로 회절파의 강도를 다시 쓰면

$$I_g = \frac{1}{\xi_g^2 s^2 + 1} \sin^2(\pi t \sqrt{s^2 + \xi_g^{-2}}) \tag{11.41}$$

이고, $w = \xi_g s$ 이므로

$$I_g = \frac{1}{1+w^2} \sin^2\left(\pi t \frac{\sqrt{1+w^2}}{\xi_g}\right) \tag{11.42}$$

이다.

위의 두 식에서 s를 증가시키면 I_g가 어떻게 변하는지 알아보자. 브래그 위치에서 멀어지면 결정파의 깊이 주기 $1/\sqrt{s^2+\xi_g^{-2}} = \xi_g/\sqrt{1+w^2}$ 는 줄어든다. w가 클 때 이 값은 운동학적 이론에서와 같이 s^{-1}에 접근한다. 그리고 최고의 강도는 $s=0$일 때 1이 되고, s를 증가시키면 강도는 감소한다. 그러므로 s가 큰 경우 회절빔의 강도는 작은 반면에 투과빔의 강도는 1에 가깝다.

이에 따라 $s=0$일 때 회절빔의 강도는 즈기 $t=\xi_g$로 진동하고 최대강도는 1이 되어 펜델뢰숭 커브를 그리게 되고 이것을 그림 11-4 (a)에 그렸다. 여기에서 s를 더 증가시키면 회절빔의 강도 주기는 줄어들고 최대강도도 줄어드는데 이것을 그림 11-4 (b)에 그렸다. s가 더욱 더 커지면 회절빔의 강도 주기는 더욱 더 감소하고 최대강도도 그림 11-4

(c)와 같이 더 줄어든다.

전위가 있을 때 회절빔의 강도가 어떻게 변하는지를 알아보기 위해 전위 주위의 격자면을 모식적으로 그림 11-5 (a)에 그렸다. AB, CD면 또는 AE는 전위에 의해 격자면이 회전하지 않은 완전 결정의 격자면과 같다고 생각하고, 다만 BC면만 전위에 의해 격자면이 그림과 같이 회전되었다고 생각하자. 전위에 의해 격자면이 회전되었기 때문에 전체 유효편차변수는 식 (10.58)에서

$$s_{eff} = s + \vec{g}^* \cdot \frac{d\vec{R}(r)}{dz} \tag{10.58}$$

이고 여기서 $\frac{d\vec{R}(r)}{dz}$은 변형장이다.

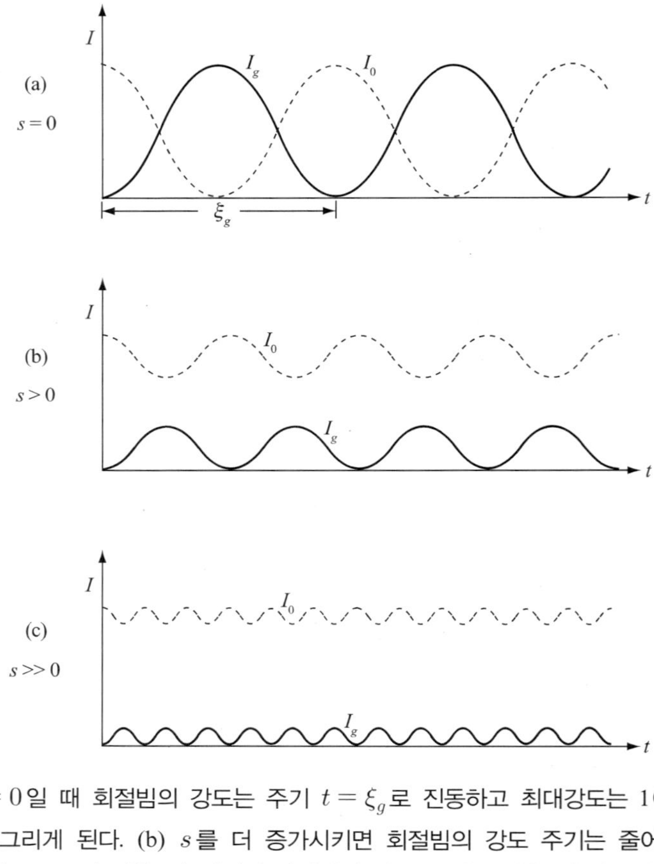

그림 11-4 (a) $s = 0$일 때 회절빔의 강도는 주기 $t = \xi_g$로 진동하고 최대강도는 1이 되어 펜델뢰숑 커브를 그리게 된다. (b) s를 더 증가시키면 회절빔의 강도 주기는 줄어들고 최대강도도 줄어든다. (c) s가 더욱 더 커지면 회절빔의 강도 주기는 더욱 더 감소하고 최대강도도 더 줄어든다.

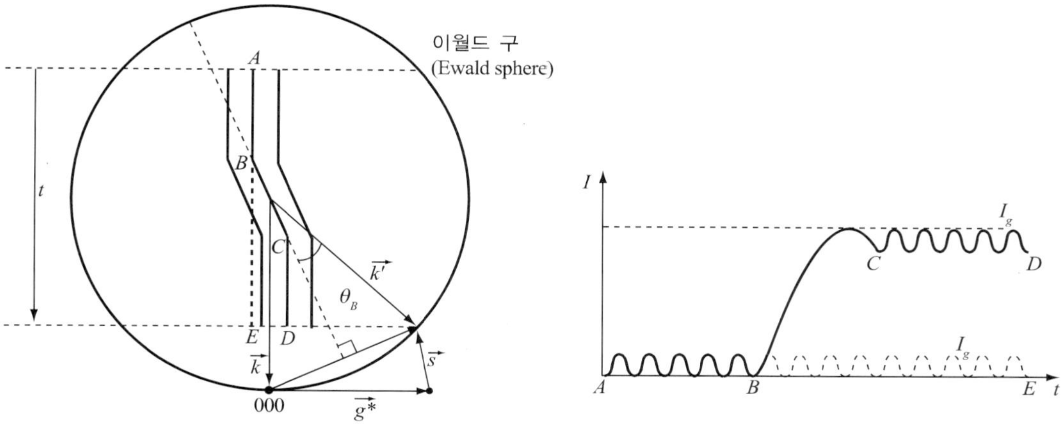

(a) (b)

그림 11-5 (a) 전위 주위의 격자면을 모식적으로 그린 그림 (b) 회절빔의 강도

입사빔 $\vec{k}_0$가 BC면에 $s_{eff}=0$로 브래그 조건을 만족하면서 입사한다고 생각하자. 그러면 AB면, CD면, AE는 $s_{eff} \gg 0$이고 BC면에서는 $s_{eff}=0$이다. 만일 전위가 없었다면 격자면은 AE가 될 것이며 $s_{eff} \gg 0$이므로, 회절빔의 강도를 시편의 두께에 따라 그리면 앞에서의 그림 11-4 (c)의 경우가 되어 약한 강도를 지니게 될 것이다. 이것을 그림 11-5 (b)에 점선으로 그렸다.

빔이 AB면에 입사를 하면 AB면과 입사빔 사이의 각은 브래그 회절조건에서 멀어져 있는 각도이므로 $s_{eff} \gg 0$이고, 회절강도를 그리면 앞의 그림 11-4 (c)와 같이 약한 강도를 나타나게 되어 그림 11-5 (b)에서 AB 부분과 같이 강도가 나타날 것이다. BC면에 입사하는 전자빔은 $s_{eff}=0$이므로 회절강도는 그림 11-4 (a)와 같이 큰 강도를 지니게 된다. 원주 근사에 의해 AB면에 입사하는 전자와 BC면에 입사하는 전자는 하나의 빔으로 생각할 수 있으므로, BC면에서 생긴 회절강도는 AB면에 생긴 회절강도에 더해져서 그림 11-5 (b)의 BC와 같이 나타나게 된다. CD면에 입사하는 전자빔은 $s_{eff} \gg 0$이므로 회절빔의 강도는 그림 11-4 (c)와 같고 $ABCD$면을 지나는 전자빔을 원주 근사에서 하나의 전자빔으로 생각할 수 있으므로, 시편에서 CD 부분의 회절강도는 BC 부분의 회절 강도에 더해져서 그림 11-5 (b)와 같이 나타난다. CD 부분에서 평균값은 크게 증가되었으나 진동진폭은 그림 11-4 (c)와 같다.

전위 주위에 있는 격자면의 휘어짐을 모식적으로 그리면 전위의 중심에서 멀어지면 휘어지는 정도가 그림 11-6과 같이 점점 더 줄어들게 된다. 그림 11-6에서 시편의 밑면에서 회절강도를 비교해 보면 원주 3의 경우 브래그 조건을 만족하여 $s_{eff}=0$이 되어

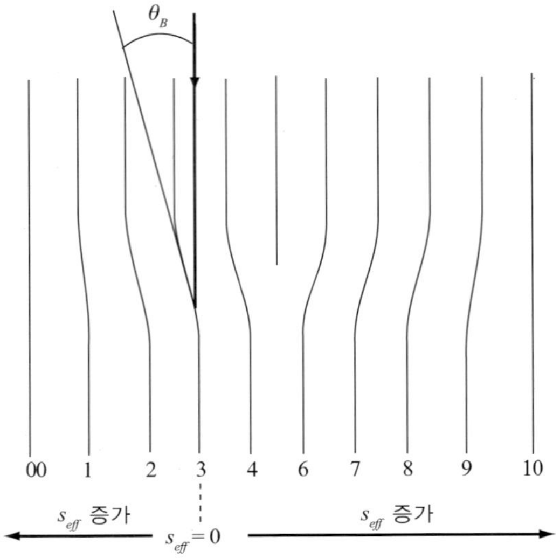

그림 11-6 전위 주위에 있는 격자면의 휘어짐을 모식적으로 그린 그림

최대의 회절강도를 지니게 된다. 그러면, 전체 편차변수 $s_{eff}=0$로 하기 위해서는

$$s_{eff}=s+\vec{g}^{*}\cdot\frac{d\vec{R}(r)}{dz} \tag{10.58}$$

에서 $s=-\vec{g}^{*}\cdot\frac{d\vec{R}(r)}{dz}$이 되어야 한다. 따라서, 그림 11-6에서 원주 3에서 최대 회절강도가 나타나면 여기에서 $s=-\vec{g}^{*}\cdot\frac{d\vec{R}(r)}{dz}$을 만족하게 된다. 식에서 보면 강도가 최대로 되는 원주의 위치는 시편의 두께나 전위의 깊이함수가 아니고 s와 변형장 $\vec{R}(r)$의 함수라는 것을 알 수 있다.

시편면에 평행하게 있는 전위의 경우, 전위 중심에서 회절빔의 피크까지의 거리는

$$x_w=-\frac{\vec{g}^{*}\cdot\vec{b}}{2\pi s}\left\{1+\frac{\kappa}{2(1-\nu)}\right\} \tag{11.43}$$

이다. 여기서 $\vec{b}$는 버거스벡터이고 ν는 푸아송 비, κ는 칼날 전위에 대해서는 1, 나사 전위에 대해서는 0이다. 여기서 s를 크게 하면 피크의 위치는 점점 전위 중심의 위치에 더 가까이 가게 된다.

피크의 반폭 Δx는 $\vec{g}\cdot\vec{b}=2$일 경우

$$\Delta x\cong\frac{0.28}{s}\left\{1+\frac{\kappa}{2(1-\nu)}\right\} \tag{11-44}$$

로 주어진다. 식에서 s를 증가시키면 피크의 반폭은 점점 줄어들어 강한 콘트라스트의 강도 피크가 된다.

결정의 편차변수 $s \cong 0$인 일반적인 명시야상이나 암시야상과, 전위 주위에서 $s_{eff}=0$이나 결정의 편차변수 $s \gg 0$인 상을 비교해 보면, $s \gg 0$인 상은 위의 두 식에 따라 피크 반폭 Δx가 작기 때문에 콘트라스트가 증가하고 피크가 좁게 나타나고, 전위 중심에서 상까지의 거리 x_w가 감소하기 때문에 전위 중심에 더 가까이 나타난다. 이와 같이 $s \gg 0$의 조건으로 결상을 하면 회절빔의 강도는 상당히 약하게 되며, 이 결상 조건을 약빔 조건이라고 한다. 약빔 조건에서는 회절빔의 강도는 약하나 콘트라스트가 증가하고 피크가 좁게 나타나며 피크까지의 거리가 줄어 실제 전위에 더 가까이 상이 만들어진다.

약빔 조건으로 결상을 하면 콘트라스트와 분해능이 향상되어 일반 명시야상과 암시야상 방법으로는 보이지 않던 면심입방의 부분전위(partial dislocation)가 분리되어 있는 것을 명확히 관찰할 수 있다. 또 전위의 분리거리로 적층결함의 에너지를 측정할 수 있다. 또한 초격자전위(superlattice dislocation)가 2중 또는 4중으로 분리되는 것을 관찰할 수 있어 역위상 경계에너지를 측정할 수 있으며, 전위의 죡(jog)의 움직임, 전위환의 형상, 점결함 집합체(cluster) 등과 같은 미세한 부분까지도 관찰할 수 있다.

11.3 두꺼운 시편의 상 콘트라스트

앞에서 흡수를 고려하지 않았으나 시편이 두꺼워지면 시편에서의 흡수를 고려하지 않을 수 없다. 특히 전위와 같은 결합을 관찰하기 위해서는 시편이 어느 정도의 두께를 지녀야 한다. 앞에서 나온 2-빔 동력학적 방정식인 식 (11.6)과 (11.7)에서 $\psi_g' = \psi_g \exp(2\pi i s z)$라 하고 프라임을 없애 주면 식

$$\frac{d\psi_0}{dz} = i\frac{\pi}{\xi_0}\psi_0 + i\frac{\pi}{\xi_g}\psi_g \tag{11.45}$$

$$\frac{d\psi_g}{dz} = i\frac{\pi}{\xi_g}\psi_0 + i\left(\frac{\pi}{\xi_0} + 2\pi s\right)\psi_g \tag{11.46}$$

를 얻는다.

시편이 두꺼워지면 전자는 비탄성 산란이 많이 일어나게 되는데 비탄성 전자는 대물조리개를 사용할 때 대부분 조리개 밖으로 산란하게 되어 결상에 기여하지 못하게 되어

마치 전자가 시편에 흡수되는 것과 같은 효과를 나타낸다. 흡수효과를 수학적으로 표시하기 위해서 소멸거리를 다음과 같이 복소수로 만들어 준다.

$$\frac{1}{\xi_0} \rightarrow \frac{1}{\xi_0} + \frac{i}{\xi_0{}'} \tag{11.47}$$

$$\frac{1}{\xi_g} \rightarrow \frac{1}{\xi_g} + \frac{i}{\xi_g{}'} \tag{11.48}$$

여기서 $\xi_g{}'$은 흡수거리(absorption distance)이다.

식 (11.45), (11.46)에 식 (11.47)과 (11.48)을 대입하고 식을 간단히 표시하기 위해

$$\psi_0{}' = \psi_0 \exp\left\{-i\pi z\left(\frac{1}{\xi_0} + \frac{i}{\xi_0{}'}\right)\right\} \tag{11.49}$$

$$\psi_g{}' = \psi_g \exp\left\{-i\pi z\left(\frac{1}{\xi_0} + \frac{i}{\xi_0{}'}\right)\right\} \tag{11.50}$$

라고 하고, 식을 정리하면

$$\frac{d\psi_0{}'}{dz} = i\pi\left(\frac{1}{\xi_g} + \frac{i}{\xi_g{}'}\right)\psi_g{}' \tag{11.51}$$

$$\frac{d\psi_g{}'}{dz} = i\pi\left(\frac{1}{\xi_g} + \frac{i}{\xi_g{}'}\right)\psi_0{}' + 2\pi i s \psi_g{}' \tag{11.52}$$

이 된다.

앞에서 한 것처럼 다음 미분방정식을 만족하는 $\psi_0{}'$과 $\psi_g{}'$을 구하기 위해 $\psi_g{}'$을 대입하면

$$\frac{d^2\psi_0{}'}{dz^2} - 2\pi i s \frac{d\psi_0{}'}{dz} + \pi^2\left(\frac{1}{\xi_g^2} - \frac{1}{\xi_g{}'^2} + \frac{2i}{\xi_g \xi_g{}'}\right)\psi_0{}' = 0 \tag{11.53}$$

이다. 식의 해가 $\exp(2\pi i \gamma z)$의 형태를 지닌다고 가정하고, 해를 구하면 하나는

$$\begin{aligned}\gamma^{(1)} &= \frac{1}{2}\left(s - \frac{1}{\xi_g}\sqrt{1 + w^2 + 2i\frac{\xi_g}{\xi_g{}'}}\right) \\ &\cong \frac{1}{2}\left(s - \frac{1}{\xi_g}\sqrt{1+w^2} - \frac{i}{\xi_g{}'\sqrt{1+w^2}}\right)\end{aligned} \tag{11.54}$$

$$= \frac{1}{2\xi_g}(w - \sqrt{1+w^2}) - \frac{i}{2\xi_g{}' \sqrt{1+w^2}}$$

이고, 다른 해는

$$\gamma^{(2)} = \frac{1}{2\xi_g}(w + \sqrt{1+w^2}) + \frac{i}{2\xi_g{}' \sqrt{1+w^2}} \tag{11.55}$$

이다. 여기서 $(\xi_g{}')^2$을 무시하고 $\xi_g/\xi_g{}'$가 1에 비해 아주 작다고 가정하였다.

앞에서 흡수가 없을 경우의 해에다 두 해를 비교해 보면 해의 뒷부분에 흡수를 나타내는 작은 허수부가 더 들어 있는 점이 다르다. 진폭에서 흡수효과를 $\exp(-2\pi\kappa^{(i)}z)$로 표시했을 때 $\kappa^{(i)}$에 해당하는 진폭흡수계수(amplitude absorption coefficient)를 구해 보면

$$\kappa^{(1)} = \frac{1}{2}\left(\frac{1}{\xi_0} - \frac{i}{\xi_g \sqrt{1+w^2}}\right) \tag{11.56}$$

$$\kappa^{(2)} = \frac{1}{2}\left(\frac{1}{\xi_0} + \frac{i}{\xi_g \sqrt{1+w^2}}\right) \tag{11.57}$$

이다.

앞에서와 같이 전체 결정파는 블로흐파로 구성이 되어 있는데, 흡수가 있는 경우 파의 진폭흡수계수를 고려해야 하므로

$$\psi(\vec{r}) = A^{(1)}B^{(1)}(\vec{r})\exp(-2\pi\kappa^{(1)}z) + A^{(2)}B^{(2)}(\vec{r})\exp(-2\pi\kappa^{(2)}z) \tag{11.58}$$

라 할 수 있다. 결정의 윗면에 앞에서와 같은 경계 조건을 적용하여 결정 내에서 여기되는 두 블로흐파의 진폭인 $A^{(1)}$와 $B^{(2)}$를 구한다. 그리고 앞에서 흡수가 없을 경우에 사용한 방법을 그대로 이용하여 투과빔과 회절빔의 진폭을 구하면

$$\psi_0(t) = \exp(-\pi t/\xi_0{}')\left(\cos X - \frac{iw}{\sqrt{1+w^2}}\right)\sin X \tag{11.59}$$

$$\psi_g(t) = \exp(-\pi t/\xi_0{}')\frac{i\sin X}{\sqrt{1+w^2}} \tag{11.60}$$

이고 여기서

$$X = \frac{\pi t}{\xi_g}\sqrt{1+w^2} + \frac{i\pi t}{\xi_g{}' \sqrt{1+w^2}} \tag{11.61}$$

이다. 흡수가 있는 경우의 해는 흡수가 없는 경우의 해와 형식적으로는 거의 같다. sin과 cos의 인수가 식 (11.61)에 따라 복소수가 되고 평균흡수를 나타내는 항 $\exp(-\pi t/\xi_0')$이 곱해져 있어 흡수가 고려된 것을 알 수 있다.

암시야상의 강도는

$$I_g = \psi_g \psi_g^*$$
$$= \exp(-2\pi t/\xi_0') \frac{\sin^2 X}{1+w^2} \quad (11.62)$$

이고 I_g를 일정 w에서 t의 함수로 그리면 두께줄무늬가 되고, 일정 t에서 w의 함수로 그리면 록킹 곡선(rocking curve)이 된다.

그림 11-7은 식 (11.59)와 (11.60)에서 일정한 결정 두께($t = 4\xi_g$)일 때 흡수가 $\xi_g/\xi_g' = 0.05$일 경우, 암시야상은 점선으로 명시야상은 실선으로 강도분포를 w의 함수로 나타낸 록킹 곡선 그림이다. 암시야상 곡선은 좌우 대칭인데 비해 명시야상 곡선은 좌우 대칭이 아니다.

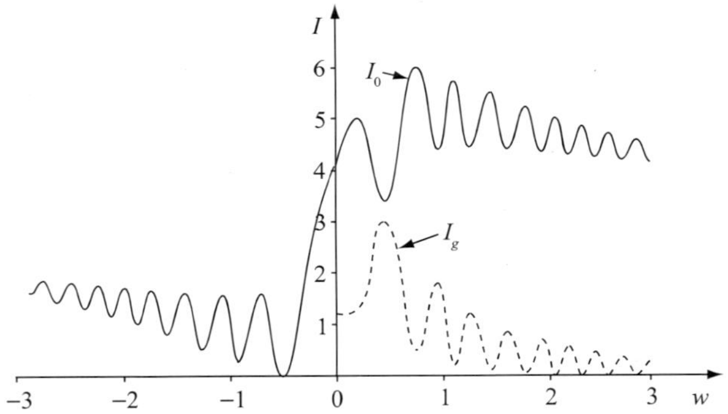

그림 11-7 일정한 결정 두께($t = 4\xi_g$)일 때, $\xi_g/\xi_g' = 0.05$일 경우 암시야상은 점선으로, 명시야상은 실선으로 나타낸 강도곡선

11.4 결함의 상 콘트라스트

그림 11-8에서 어떤 결함이 O에 있고 결함 때문에 시편에 생기는 원자변위는 알고 있다고 생각하자. 여기에서도 원주 근사를 사용하여 원주의 바닥면의 한 점 B에서 투과

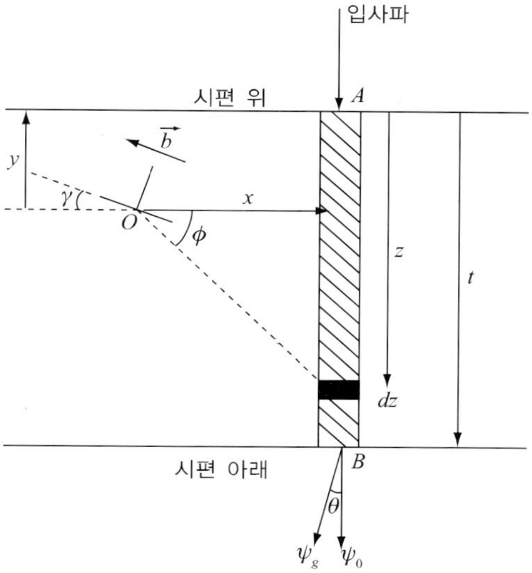

그림 11-8 어떤 결함이 O의 위치에 있고 결함 때문에 시편에 생기는 원자변위를 알 수 있을 때, 원주 근사를 이용하여 원주의 바닥면의 한 점 B에서 투과파와 회절파를 계산할 수 있다.

파와 회절파를 계산해 보자. 결정 내의 좁은 원주 AB에서 원자변위함수 $\vec{R}(z)$가 깊이 z의 함수라고 하면 앞에서의 2-빔 동력학적 방정식에 해당하는 식은

$$\frac{d\psi_0}{dz} = i\frac{\pi}{\xi_0}\psi_0 + i\frac{\pi}{\xi_g}\psi_g \exp(2\pi isz + 2\pi i\vec{g}^* \cdot \vec{R}) \tag{11.63}$$

$$\frac{d\psi_g}{dz} = i\frac{\pi}{\xi_g}\psi_0 \exp(-2\pi isz - 2\pi i\vec{g}^* \cdot \vec{R}) + i\frac{\pi}{\xi_g}\psi_g \tag{11.64}$$

이다. 운동학적 이론에서 지수 속에 원자변위 $\vec{R}(z)$가 포함되어 있는 것과 마찬가지로 여기에서도 포함되어 있다. 앞에서 전위에 의한 변위효과는 편차변수의 변화로 나타나는데 여기에서도 편차변수가 포함되어 있는 항에 원자변위의 영향이 추가되어 있다. 식이 만들어져 있으므로 앞에서 사용한 방법을 비슷하게 사용하여 투과파와 회절파의 진폭을 구할 수 있다.

11-4-1 면결함

1. 적층결함

그림 11-9에서 적층결함이 깊이 t_1에 있고 위쪽 결정 1은 완전 결정이고 아래쪽 결정 2는 적층결함으로 변위벡터 $\vec{R}$로 이동해 있다. 따라서 변위함수는

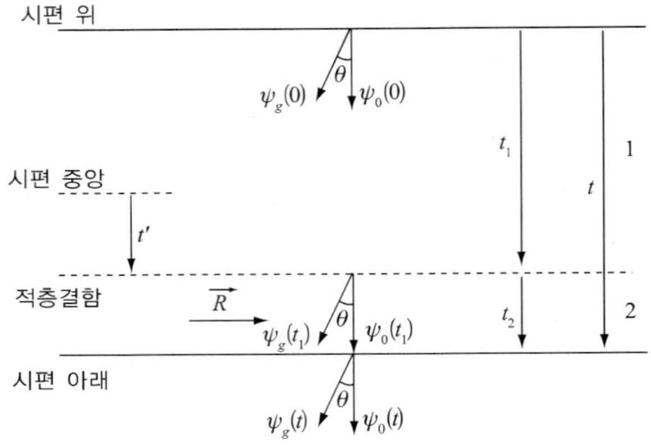

그림 11-9 적층결함이 있는 결정의 투과파와 회절파

$$\vec{R}(z)=\begin{cases}0, & 0\le z\le t_1\\ \vec{R}, & t_1\le z\le t\end{cases}\tag{11.65}$$

이다.

위쪽 결정 1에 대해서는 적층결함에 입사하는 파 $\psi_0(t_1)$과 $\psi_g(t_1)$은 두께 t_1의 완전 결정에 대한 파와 똑같아 그 해를 이미 알고 있으므로 행렬 형태로 나타내면

$$\begin{pmatrix}\psi_0(t_1)\\ \psi_g(t_1)\end{pmatrix}=\begin{pmatrix}\cos\frac{1}{2}\beta & \sin\frac{1}{2}\beta\\ -\sin\frac{1}{2}\beta & \cos\frac{1}{2}\beta\end{pmatrix}\begin{pmatrix}\exp(2\pi i\gamma^{(1)}t_1) & 0\\ 0 & \exp(2\pi i\gamma^{(2)}t_1)\end{pmatrix}$$
$$\times\begin{pmatrix}\cos\frac{1}{2}\beta & -\sin\frac{1}{2}\beta\\ \sin\frac{1}{2}\beta & \cos\frac{1}{2}\beta\end{pmatrix}\begin{pmatrix}\psi_0(0)\\ \psi_g(0)\end{pmatrix}\tag{11.66}$$

이다. 식에서 위 표면에서 회절파의 진폭 $\psi_g(0)$이 0이 아닌 어떤 값을 가져도 성립한다. 유사한 방법으로 아래쪽 결정 2에 대해 식 (11.63)과 (11.64)를 적분하면 투과파와 회절파의 진폭에 변위 $\vec{R}$이 들어 있는 것을 제외하고는 두께 t_2의 완전 결정에서와 파의 진폭과 유사한 결과를 얻는다. $2\pi\vec{g}^*\cdot\vec{R}=\alpha$를 적층결함의 위상각이라 하는데, 위상각에 의해 완전 결정에서 $C_g^{(i)}$가 결함이 있는 결정에서는 $C_g^{(i)}\exp(-i\alpha)$가 된다. 아래 결정에서의 투과파와 회절파의 진폭은

$$\begin{pmatrix}\psi_0(t)\\ \psi_g(t)\end{pmatrix}=\begin{pmatrix}\cos\frac{1}{2}\beta & \sin\frac{1}{2}\beta\\ -\sin\frac{1}{2}\beta\exp(-i\alpha) & \cos\frac{1}{2}\beta\exp(-i\alpha)\end{pmatrix}\begin{pmatrix}\exp(2\pi i\gamma^{(1)}t_2) & 0\\ 0 & \exp(2\pi i\gamma^{(2)}t_2)\end{pmatrix}$$

$$\times\begin{pmatrix}\cos\frac{1}{2}\beta & -\sin\frac{1}{2}\beta\exp(i\alpha)\\ \sin\frac{1}{2}\beta & \cos\frac{1}{2}\beta\exp(i\alpha)\end{pmatrix}\begin{pmatrix}\psi_0(t_1)\\ \psi_g(t_1)\end{pmatrix} \tag{11.67}$$

이다.

적층결함이 있는 결정의 투과파와 회절파는 식의 맨 오른쪽의 종(column)벡터 대신 식 (11.66)의 결과를 사용한 몇 행렬의 곱으로 표시된다. 최상부에서 입사빔만 있으므로 $\psi_0(0)=1$, $\psi_g(0)=0$이라 놓고 중요하지 않는 위상항인 $\exp\{\pi i(\gamma^{(1)}+\gamma^{(2)})t\}$를 생략하고 계산을 하면

$$\psi_0(t)=\cos(\pi\Delta k't)-i\cos\beta\sin(\pi\Delta k't)+\frac{1}{2}\sin^2\beta\{\exp(i\alpha)-1\}\cos(\pi\Delta k't)$$

$$-\frac{1}{2}\sin^2\beta\{\exp(i\alpha)-1\}\cos(2\pi\Delta k't') \tag{11.68}$$

$$\psi_g(t)=i\sin\beta\sin(\pi\Delta k't)+\frac{1}{2}\sin\beta\{1-\exp(-i\alpha)\}\{\cos\beta\cos(\pi\Delta k't)-i\sin(\pi\Delta k't)\}$$

$$-\frac{1}{2}\sin\beta\{1-\exp(-i\alpha)\}\{\cos\beta\cos(2\pi\Delta k't')-i\sin(2\pi\Delta k't')\} \quad (11\text{-}69)$$

이 되고, $t=t_1-t/2$로 결정 중간에서 적층결함까지의 거리이고 $\Delta k'=\sqrt{1+w^2}/\xi_g$이다. 적층결함이 결정에서 기울어져 있으면 식에 있는 t'이 변한다. 식의 세 번째 항에서 보면 t'이 변함에 따라 값이 진동을 하게 되어 상에서 줄무늬를 만들게 된다. 줄무늬의 깊이 주기는 $\xi_g/\sqrt{1+w^2}$ 이다. $\alpha=0$ 또는 $2n\pi$이면 식들은 완전 결정의 식과 똑같아 줄무늬가 나타나지 않게 된다.

적층결함은 내부성(intrinsic) 적층결함과 외부성(extrinsic) 적층결함으로 나눌 수 있다. **내부성 적층결함**은 정상적인 적층 순서에서 적층 원자면 하나가 생략되어 생긴 결함이고, **외부성 적층결함**은 적층 원자면 하나가 추가되어 생긴 결함이다. 내부성 적층결함의 경우 적층면이 하나 없어짐에 따라 원자들이 안으로 이동하고, 외부성 적층결함의 경우 추가된 원자층에 의해 원자들이 밖으로 이동하기 때문에 이동 방향이 반대로 된다. 따라서 내부성과 외부성 적층결함의 구분은 변위 $\vec{R}$의 부호에 따라 정해진다. 그러므로 적층결함에서 변위 $\vec{R}$의 크기와 방향은 물론 그 부호까지도 모두 결정해 주어야 적층결함의 완

전한 콘트라스트 분석이 된다.

$\vec{g}^* \cdot \vec{b}$를 이용한 전위의 콘트라스트 분석에서 $+\vec{g}^*$와 $-\vec{g}^*$로 얻은 두 상의 콘트라스트가 매우 유사하여 상의 콘트라스트 분석만으로는 $+\vec{g}^*$와 $-\vec{g}^*$를 구분하기가 불가능하다. 이와는 달리 적층결함의 콘트라스트를 이용하면 적층결함의 $+\vec{R}$과 $-\vec{R}$을 구분할 수 있다. 기울여져 있는 적층결함은 시편과 적층결함이 서로 만나는 선에 평행한 줄무늬를 나타낸다. 그림 10-15 (b)와 같이 명시야상에서 줄무늬 명암의 순서(밝고, 어둡고, 밝고, 어둡고, …)는 암시야상에서 줄무늬 명암의 순서(어둡고, 밝고, 어둡고, 밝고, …)와 대체로 서로 반대나 예외가 생기는데, 이 예외가 적층결함의 특성을 분석하는 데 매우 중요하다.

명시야상에서 한 g 벡터에 대해 제일 바깥쪽의 줄무늬는 둘 모두 밝든가, 어둡게 나타나서 같은 색을 지닌다. 한편 암시야상에서 제일 바깥쪽의 줄무늬는 하나가 밝으면 나머지 하나는 어둡게 나타나 서로 반대로 된다. 이러한 현상은 전자빔과 비교적 두꺼운 시편 사이에 일어나는 동력학적인 작용 때문에 일어난다. 이와 같은 줄무늬의 색깔과 순서를 잘 이용하여 분석하면 투과전자현미경으로 적층결함에서 변위 $\vec{R}$의 크기와 방향은 물론 그 부호까지도 모두 결정할 수 있다.

저버스 등(R. Gervers, A. Art, and S. Amelinckx, *phys. sta. sol.*, 3, 1563 (1963))에 따르면 중심 암시야상에서 면심입방구조 적층결함의 가운데에 $\vec{g}^*$의 중심을 두었을 때 200, 222, 440인 경우 적층결함이 외부성이면 $\vec{g}^*$가 바깥쪽 줄무늬가 흰 쪽으로, 내부성이면 $\vec{g}^*$가 검은쪽을 가리키고, 111, 220, 400인 경우 그 반대로 된다.

하시모토 등(H. Hashimoto, A. Howie, and M.J. Whelan, *Proc. Roy. Soc.*, London, A269, 80 (1962))에 의하면 시편의 위 표면 근처에서는 명시야상과 암시야상의 적층결함 줄무늬가 서로 같은 색을 나타나고, 아래 표면 근처에서는 명시야상과 암시야상의 줄무늬가 서로 반대 색이 된다. 따라서 한 적층결함의 명시야상과 암시야상으로 적층결함이 어떻게 기울어져 있는지를 알 수 있다.

예제 11-1

면심입방구조에서 적층결함의 변위벡터가 $\vec{R} = \pm\frac{1}{6}\langle 112\rangle$이거나 $\vec{R} = \pm\frac{1}{3}[111]$이면 $\alpha = 2\pi\vec{g}^* \cdot \vec{R}$의 값 중 $-\pi$와 $+\pi$ 사이에 있는 것은 $\alpha = +2\pi/3$, $\alpha = 0$, $\alpha = -2\pi/3$뿐인 것을 보이시오.

풀이

역격자벡터 $\vec{g}^* = h\vec{a}^* + k\vec{b}^* + l\vec{c}^*$에 대해 변위벡터가 $\vec{R} = \pm \frac{1}{6}\langle 112 \rangle$이면

$$\vec{g}^* \cdot \vec{R} = (h\vec{a}^* + k\vec{b}^* + l\vec{c}^*) \cdot \pm \frac{1}{6}(\vec{a} + \vec{b} + 2\vec{c}) = \pm \frac{1}{6}(h + k + 2l) \tag{11.70}$$

이므로

$$\alpha = \pm \frac{\pi}{3}(h + k + 2l) \tag{11.71}$$

이 된다. 또 다른 변위벡터 $\vec{R} = \pm \frac{1}{3}[111]$인 적층결함에 대해서는

$$\vec{g}^* \cdot \vec{R} = (h\vec{a}^* + k\vec{b}^* + l\vec{c}^*) \cdot \pm \frac{1}{3}(\vec{a} + \vec{b} + \vec{c}) = \pm \frac{1}{3}(h + k + l) \tag{11.72}$$

이므로

$$\alpha = 2\pi\vec{g}^* \cdot \vec{R} = \pm \frac{2}{3}\pi(h + k + l) \tag{11.73}$$

이다.

면심입방구조에서 회절이 일어나기 위해서는 h, k, l이 모두 짝수 또는 모두 홀수이어야 하므로, 위의 두 식 (11.71)과 (11.73)에서

$$\alpha = 2n\pi/3 \tag{1.74}$$

이나 $-\pi$와 $+\pi$ 사이에 있는 것은 $\alpha = +2\pi/3$, $\alpha = 0$, $\alpha = -2\pi/3$이다.

명시야상에서 $\alpha = 0$이면 줄무늬가 보이지 않고, $\alpha = +2\pi/3$이면 제일 가장자리에 있는 줄무늬가 밝게, $\alpha = -2\pi/3$이면 맨 가장자리의 줄무늬가 어둡게 나타난다. 즉 제일 가장자리의 명암에 따라 위상차 α의 부호가 결정된다. 명시야상의 제일 가장자리 줄무늬에서 위상차의 부호를 결정하면 여기에서 $\vec{R}$이 어떻게 되어 있는지를 알 수 있으므로 이로부터 적층결함이 내부성인지 외부성인지를 알 수 있다.

2. π경계

위상각 $\alpha = \pi$일 때를 **π경계**(boundary)라 하고, 이것을 제외한 $\vec{R}$ 때문에 생기는 면결함을 **α경계**라 한다. 어떤 결정구조에서는 적층결함이나 역위상 영역 경계의 위상각이 π일 때가 있다. 간단히 흡수가 없는 경우에 $\alpha = \pi$인 때를 생각해 보자. 식 (11.69)에서 브

래그회절 조건에서 투과빔의 강도는

$$I_0(t', t) = \cos^2(2\pi t'/\xi_g) \tag{11.75}$$

이고 $2\pi/3$의 경우에 같은 조건에서 투과빔의 강도는

$$I_0(t', t) = \frac{1}{4}\cos^2(\pi t/\xi_g) + \frac{3}{4}\cos^2(2\pi t'/\xi_g) \tag{11.76}$$

이다. 식 (11.75)에서 보면 t를 포함하고 있지 않으므로 쐐기형의 결정에서 π 적층결함의 줄무늬 명암 분포는 두께에 무관하다. 그러나 $2\pi/3$ 적층결함의 식 (11.76)에서 줄무늬의 명암 분포는 항 $\cos^2(\pi t/\xi_g)$에 의해 t에 따라 달라지므로 쐐기형 시편의 경우 명암 분포가 시편 두께에 따라 달라진다.

역위상 경계(antiphase boundary, APB)에서는 변위벡터 $\vec{R}$은 원자와 원자 사이의 벡터가 된다. 따라서 기본 회절점(fundamental reflection)의 $\vec{g}^*$와 $\vec{R}$의 곱은 역격자벡터의 $h\,k\,l$이 정수이므로 $\vec{g}^* \cdot \vec{R} = 0, 1, 2, \cdots$이 되므로 $\alpha = 2\pi\vec{g}^* \cdot \vec{R} = 0, 2\pi, 4\pi, \cdots$이 되어 콘트라스트에 기여를 하지 못하게 되어 역위상 경계가 보이지 않게 된다.

그러나 역위상 영역에서 얻은 회절상에는 초격자 회절점이 있는데 이 초격자 회절점의 $\vec{g}^*$와 $\vec{R}$의 곱은 초격자 회절점의 역격자벡터 $\vec{g}^*$의 $h\,k\,l$이 분수도 가능하므로 $\vec{g}^* \cdot \vec{R} = 0, \frac{1}{2}, 1, \cdots$이다. 그러므로 위상각 $\alpha = 2\pi\vec{g}^* \cdot \vec{R} = 0, \pi, 2\pi, \cdots$이 된다. $\alpha = 0, 2\pi$이면 물론 역위상 경계는 보이지 않고, $\alpha = \pi$이면 역위상 경계가 보이게 된다.

$\alpha = \pi$이므로 이 역위상 경계를 π경계라 한다. 따라서 역위상 경계는 기본 회절점으로는 보이지 않고 초격자 회절점을 사용했을 때 $\alpha = \pi$일 때만 보인다. 적층결함과 달리 명시야상과 암시야상 모두 바깥 줄무늬가 대칭이 되어 모두 희든가 모두 검게 된다. 그리고 모든 시편 깊이에서 명시야상과 암시야상이 서로 콘트라스트가 반대로 되어 있다.

3. δ경계

두 영역 사이에 $\vec{s}$ 값이나 $\vec{g}^*$ 값이 약간 달라서 생긴 두 영역 사이의 경계를 δ경계라 한다. 두 영역 사이에 $\vec{s}$ 값이 다를 때 줄무늬가 만들어지는데, 이 $\vec{s}$ 값의 차이를 $\delta = w_1 - w_2$라는 변수로 나타내고 이 줄무늬를 δ 줄무늬라고 한다. 이 줄무늬의 주요 특징은 경계와 시편 표면과의 교차선에 평행하게 줄무늬가 나타나며, 암시야상은 대칭적이나 명시야상은 비대칭이다. 상을 형성하기 위해 $\vec{g}^*$ 대신 $-\vec{g}^*$를 사용하면 콘트라스트가 반대로 된다. 이것은 편차변수의 차의 부호가 반대로 되기 때문이다.

4. 입계

같은 상 사이의 경계를 보통 **입계**라 하는데, 입계 사이의 방향차이가 1° 미만으로 아주 작을 때 두 입계 사이의 계면을 **저각**(low-angle)**입계**라고 한다. 저각입계는 전위가 계면을 형성하고 있으므로 2-빔 동력학적 조건에서 결상을 하면 전위망(dislocation network)을 관찰할 수 있다. 두 부입계(subgrain) 사이에는 편차변수의 차이가 작아서 하나의 $\vec{g}^*$로서 상을 얻을 수 있다. 그리고 두께줄무늬도 때때로 함께 나타난다.

고각(high-angle)**입계**일 때 한 결정립이 2-빔 동력학적 조건으로 결상이 되면, 다른 결정립은 대개 s가 크게 되어 대부분의 회절빔은 약하고 투과빔만 강하게 되는 운동학적 조건이 된다. 이 경우 동력학적 2-빔 조건인 결정립의 두께 변화가 계면에서 두께줄무늬로 나타나게 되어, 입계의 콘트라스트는 두께줄무늬와 똑같고, 두께줄무늬에서와 같은 식을 적용할 수 있다.

그림 11-10은 동력학적인 조건으로 결상이 된 결정의 입계에서 생긴 두께줄무늬를 잘 나타내 주고 있다. 계면에서 두 결정립이 겹쳐 있기 때문에 모아레줄무늬도 함께 나타날 수 있다. 그림 11-11은 GaAs 기판 위에 성장한 CdTe 결정들을 나타내 주고 있는 단면 고분해능 현미경상인데, 위에 있는 CdTe 결정 사이의 입계에서 생긴 모아레줄무늬를 보여 준다.

쌍정 경계인 경우에도 한 결정립에서 2-빔 동력학적 조건으로 결상을 하면 고각 입계와 마찬가지로 두께 줄무늬가 나타난다. 따라서 기울어진 쌍정 경계는 두께줄무늬를 그대로 나타낸다. 그리고 쌍정 경계에 있는 쌍정 전위가 나타날 수도 있다.

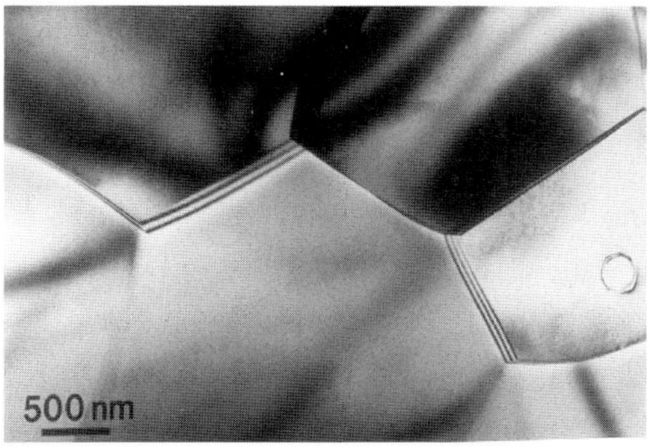

그림 11-10 동력학적인 조건으로 결상이 된 결정의 입계에서 생긴 두께줄무늬

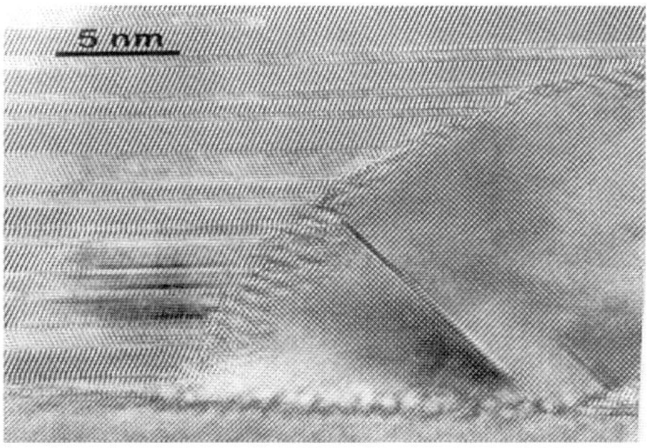

그림 11-11 GaAs 기판 위에 있는 CdTe 결정의 입계에서 생긴 모아레줄무늬

5. 계면

다른 상 사이의 경계는 보통 정합, 반정합, 부정합 계면(interface)으로 나눈다. 정합 계면의 경우 박막과 기판 또는 석출물과 기지 사이에 불일치도(misfit)가 작으면 $\vec{s}$의 작은 차이를 만들어내어 δ줄무늬를 만든다. 만일 불일치도가 더 커지면 α줄무늬를 만들 수도 있다.

반정합 계면의 경우에는 박막/기판 사이의 계면에 계면전위가 있으므로 전위의 결상 조건에서 계면전위를 볼 수 있다. 계면전위의 분석도 일반 전위의 분석 방법과 유사하게 할 수 있다. 그림 11-12는 Si 기판과 GaAs 박막 사이의 Si/GaAs 계면에서 생긴 계면 전위의 사진이다. Si와 GaAs의 격자상수 차이로 인하여 계면전위가 촘촘하게 배열되어 있음을 볼 수 있다. 석출물/기지 계면인 경우에 기지를 2-빔 동력학적 조건으로 결상을 하면 입계 때와 마찬가지로 기지의 두께줄무늬가 나타난다. 두 상 사이의 변위 때문에 생긴 변위벡터 $\vec{R}$ 때문에 $\alpha = 2\pi \vec{g}^* \cdot \vec{R}$에서 생기는 α줄무늬도 나타날 때도 있다. 두 결정이 겹쳐져 있으므로 모아레줄무늬도 나타날 수 있다.

부정합 계면인 경우에 기지의 회절 조건을 2-빔 동력학적 조건으로 맞추면, 석출물의 회절 조건은 대개 s가 매우 크게 되어 회절이 작게 일어나는 운동학적 회절 조건이 되어, 기지가 회절강도에 크게 기여하게 되고 계면에서 기지의 두께 변화에 따라 두께줄무늬가 석출물/기지 계면에서 나타난다.

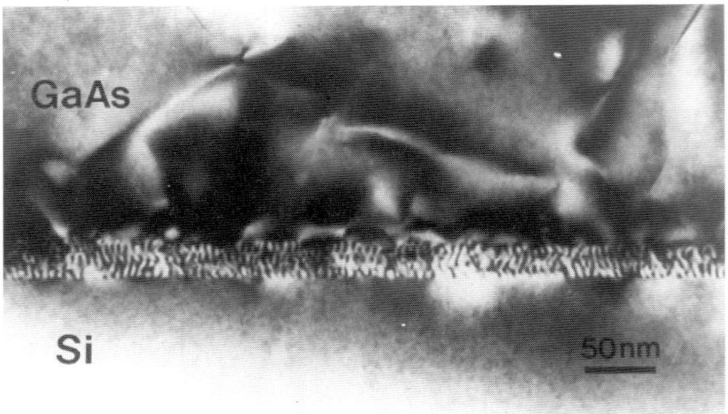

그림 11-12 Si 기판과 GaAs 박막 사이의 Si/GaAs 계면에서 생긴 계면전위

11-4-2 전위

변위장 $\vec{R}$을 수학적으로 정확히 표현하기가 적층결함보다 어렵지만, 전위 주위에서는

결정면의 굴곡이 일어나므로 이것을 위상각 $\alpha = 2\pi\vec{g}^* \cdot \vec{R}$로 표현하고 변위의 미분을

$$\beta' = \frac{1}{2\pi}\frac{d\alpha}{dz} = \frac{d}{dz}\{\vec{g}^* \cdot \vec{R}(z)\} \tag{11.77}$$

로 정의하자. 즉 결정면의 굴곡은 β'에 비례하고 이 굴곡은 국부적으로 편차변수를 변하게 하는 것과 같다.

식 (11.63)과 식 (11.64)를 변환하기 위해

$$\psi_0' = \psi_0 \exp(-i\pi z/\xi_0) \tag{11.78}$$

$$\psi_g' = \psi_g \exp(-i\pi z/\xi_0 + 2\pi i s z + 2\pi i \vec{g}^* \cdot \vec{R}) \tag{11.79}$$

이라 하자. 이렇게 변환하여 위상의 변화를 시켜도 강도에는 영향을 미치지 않는다. 그 다음 흡수의 영향을 고려한 식 (11.47)과 식 (11.48)을 대입하면

$$\frac{d\psi_0'}{dz} = -\frac{\pi}{\xi_0'}\psi_0' + \left(\frac{i}{\xi_g} - \frac{1}{\xi_g'}\right)\psi_g' \tag{11.80}$$

$$\frac{d\psi_g'}{dz} = \pi\left(\frac{i}{\xi_g} - \frac{1}{\xi_g'}\right)\psi_0' + \left(-\frac{\tau}{\xi_0} + 2\pi i(s + \beta')\right)\psi_g' \tag{11.81}$$

이 된다. 식 (11.80)과 (11.81)은 수학적으로 계산할 때 적분 매 단계마다의 지수 계산이 필요 없으므로 본래 식보다 더 간단하다. 더구나 식 (11.81)은 변위의 미분 β'만을 포함하고 있는데, 변위 그 자체보다 미분을 계산하는 것이 보통 훨씬 쉽다. 식은 변형 콘트라스트가 근본적으로 회절을 일으키는 결정면의 국부적인 굴곡 때문에 생긴다는 것을 나타낸다.

식 (11.80)과 (11.81)에서 컴퓨터를 사용하여 적분하고 회절빔과 투과빔의 진폭을 구하여 전위가 있는 상을 계산한다. 그림 11-13은 $w = 0$ 근처에서 $\vec{g}^* \cdot \vec{b} = 1$일 때의 나사 전위의 상 분포를 나타내는데 명시야상과 암시야상의 강도를 나타내는 모식도이다. 모두 강도가 배경보다 낮고, 비슷한 모양으로 하나의 검은 피크를 나타낸다. 전위가 기울어져 있으면, 즉 y가 변하면 상도 변하게 되는데 모양이 지그재그 모양이나 검은 점 사슬 모양을 나타내게 된다.

그림 11-8에서 시편의 표면에서 깊이 y에 표면에 평행하게 있는 나사 전위를 생각하자. 나사 전위 주위의 원자 변위는 등방성탄성이론(isotropic elasticity theory)에 의하면

$$\vec{R} = \frac{\vec{b}}{2\pi}\tan^{-1}\{(z-y)/x\} \tag{11.82}$$

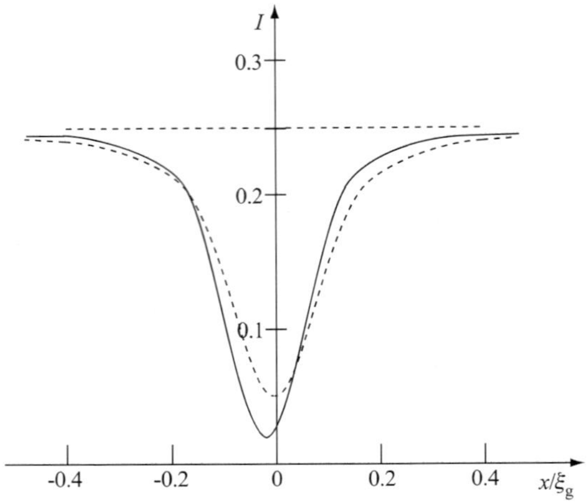

그림 11–13 $w=0$ 근처에서 $n=1$일 때의 나사 전위의 상 분포. 실선은 명시야 상, 점선은 암시야 상을 나타낸다.

이고 따라서 식 (11.77)에 들어갈 위상각 α는

$$\alpha = \vec{g}^* \cdot \frac{\vec{b}}{2\pi} \tan^{-1}\{(z-y)/x\} \tag{11.83}$$

이다. 따라서 전위의 상은 $\vec{g}^* \cdot \vec{b}$에 따라 달라진다.

버거스벡터가 격자이동벡터이면 완전 전위(perfect dislocation)라고 하고, 버거스벡터가 격자이동벡터의 분수이면 불완전 전위(imperfect dislocation)라고 한다. 완전 전위에서 $\vec{g}^* \cdot \vec{b}$는 역격자벡터 $\vec{g}^* = h\vec{a}^* + k\vec{b}^* + l\vec{c}^*$와 격자이동벡터인 $\vec{b} = u\vec{a} + v\vec{b} + w\vec{c}$(여기서 $\vec{a}$, $\vec{b}$, $\vec{c}$는 기본 격자이동벡터, u, v, w는 정수)를 곱해 준 것이기 때문에 값이 0이거나 정수가 된다. 그러나 불완전 전위의 경우 버거스벡터 $\vec{b}$는 u, v, w가 분수이므로 $\vec{g}^* \cdot \vec{b}$는 0이거나 분수 혹은 정수가 된다.

완전 전위나 불완전 전위의 경우 $\vec{g}^* \cdot \vec{b}$가 1, 2, 3 등으로 되면 식 (11.83)에서 α가 일정한 값을 지니므로 명시야상에서 검은 선으로 전위가 나타난다. $\vec{g}^* \cdot \vec{b}$가 분수가 되는 불완전 전위의 경우는 경우에 따라 달라진다. 완전 전위나 불완전 전위의 경우 $\vec{g}^* \cdot \vec{b} = 0$이면 명시야상과 암시야상에서 전위가 보이지 않게 되어 실제 전위가 있어도 마치 전위가 없는 것처럼 보인다. 이것을 $\vec{g}^* \cdot \vec{b} = 0$ 보이지 않는 조건(invisibility criterion)이라고 하여 전위의 버거스벡터를 결정하는 데 이용한다.

버거스벡터의 방향은 전위의 상이 사라지도록 시편을 여러 방향으로 기울이는 실험으로 얻을 수 있다. 여러 $\vec{g}^*$에 대해 2-빔 조건을 만들어 한 전위에 대해 명시야상 또는 암

시야상 사진을 찍어 그 전위가 보이는지, 안 보이는지를 각 $\vec{g}^*$에 대해 판별하여 버거스 벡터를 구한다. 나사 전위의 경우 $\vec{g}^* \cdot \vec{b} = 0$, 즉 벡터가 회절면에 평행한 경우 전위가 보이지 않게 된다. 이 판단 기준은 혼합 전위의 경우에도 특별한 경우를 제외하고는 대개 그대로 적용할 수 있다. 혼합 전위에서 $\vec{g}^* \cdot \vec{b} = 0$일 때 보이는 약한 잔여 콘트라스트를 효과적으로는 안 보이는 것(effective invisibility)으로 간주한다. $\vec{g}^* \cdot \vec{b}$ 효과적으로는 보이지 않는 조건(effective invisibility)을 이용할 때는 w가 1 이하가 되도록 하여 전위가 보이지 않는 $\vec{g}^*$가 적어도 3개는 되어야 한다. 전위실험상의 정확한 해석을 위하여 컴퓨터를 사용하여 시편의 여러 조건들을 전산모사(computer simulation)하여 얻은 전산모사상(computer simulation image)을 이용한다.

전위가 보이지 않는 2개의 $\vec{g}^*$를 정확히 구하면 버거스벡터는 두 $\vec{g}^*$를 만드는 면에 공통으로 들어 있으므로 버거스벡터는 두 면의 정대축이다. 표 11-1은 면심입방에서 여러 $\vec{g}^*$와 $\vec{b}$에 대한 $\vec{g}^* \cdot \vec{b}$의 값을 나타낸 것이다.

예제 11-2

면심입방에서 어떤 전위가 $\vec{g}^* = 020$과 $\vec{g}^* = 11\bar{1}$에서 보이지 않는다. 이 전위의 버거스벡터를 구하시오.

풀이

$[020] \times [11\bar{1}] = \bar{1}0\bar{1}$에서 버거스벡터는 $\frac{1}{2}[101]$ 또는 표에서 $\vec{b} = \frac{1}{2}[101]$로 정할 수 있다.

표 11-1 면심입방에서 완전 전위의 $\vec{g}^* \cdot \vec{b}$표

$\vec{g}^*$	버거스벡터, $\vec{b}$					
	$\frac{\vec{a}}{2}[110]$	$\frac{\vec{a}}{2}[1\bar{1}0]$	$\frac{\vec{a}}{2}[101]$	$\frac{\vec{a}}{2}[10\bar{1}]$	$\frac{\vec{a}}{2}[011]$	$\frac{\vec{a}}{2}[01\bar{1}]$
111	1	0	1	0	1	0
$\bar{1}11$	0	$\bar{1}$	0	$\bar{1}$	1	0
$1\bar{1}1$	0	1	1	0	0	$\bar{1}$
$11\bar{1}$	1	0	0	1	0	1
200	1	1	1	1	0	0
020	1	$\bar{1}$	0	0	1	1
002	0	0	1	$\bar{1}$	1	$\bar{1}$

$\vec{g}^*$	버거스벡터, $\vec{b}$					
	$\frac{\vec{a}}{2}[110]$	$\frac{\vec{a}}{2}[1\bar{1}0]$	$\frac{\vec{a}}{2}[101]$	$\frac{\vec{a}}{2}[10\bar{1}]$	$\frac{\vec{a}}{2}[011]$	$\frac{\vec{a}}{2}[01\bar{1}]$
220	2	0	1	1	1	1
$2\bar{2}0$	0	2	1	1	$\bar{1}$	$\bar{1}$
202	1	1	2	0	1	$\bar{1}$
$20\bar{2}$	1	1	0	2	$\bar{1}$	1
022	1	$\bar{1}$	1	$\bar{1}$	2	0
$02\bar{2}$	1	$\bar{1}$	$\bar{1}$	1	0	2
311	2	1	2	1	1	0
$\bar{3}11$	$\bar{1}$	$\bar{2}$	$\bar{1}$	$\bar{2}$	1	0
$\bar{3}\bar{1}1$	1	2	2	1	0	$\bar{1}$
$31\bar{1}$	2	1	1	2	0	1
131	2	$\bar{1}$	1	0	2	1
$\bar{1}31$	1	$\bar{2}$	0	$\bar{1}$	2	1
$1\bar{3}1$	$\bar{1}$	2	1	0	$\bar{1}$	$\bar{2}$
$13\bar{1}$	2	$\bar{1}$	0	1	1	2
113	1	0	2	$\bar{1}$	2	$\bar{1}$
$\bar{1}13$	0	$\bar{1}$	1	$\bar{2}$	2	$\bar{1}$
$1\bar{1}3$	0	1	2	$\bar{1}$	1	$\bar{2}$
$11\bar{3}$	1	0	$\bar{1}$	2	$\bar{1}$	2

연습문제

1. 2-빔 동력학적 회절에 관한 호위-휠란방정식을 유도하고 식에서 각 변수와 식의 유도 과정을 설명하시오.

2. 다음에 대해 설명하시오.
   (a) 소멸거리
   (b) 약빔 암시야상
   (c) 유효 편차편수
   (d) 보이지 않는 조건

3. 동력학적 회절에서 $s = 0, s > 0, s \gg 0$인 경우, 투과빔과 회절빔의 강도가 2-빔의 경우 두께에 따라 어떻게 변하는지 그림으로 그리고 설명하시오.

4. 100 kV 현미경에서 면심입방구조인 Pt(격자상수 $a = 0.3924\ \text{nm}$)의 200 회절점에 대한 소멸거리를 계산하시오. 원자산란계수는 알고 있다고 가정하시오.
   (a) 600 회절점에 대한 소멸거리를 계산하시오.
   (b) 가속전압이 300 kV이면 200 회절점에 대한 소멸거리가 어떻게 바뀌는지 답하시오.
   (c) 가속전압을 100 kV 단위로 1 MV까지 변화시키면 200 회절점에 대한 소멸거리가 어떻게 변하는지 그래프로 그리시오. 그래프를 보고 고압에서 시편에 전자빔의 침투가 어떻게 변하는지 답하시오.
   (d) 시편의 두께가 0에서 200 nm로 변하고 있으면, 편차변수가 0이고 g 벡터가 200인 2-빔 암시야상에서 몇 개의 두께줄두늬를 관찰할 수 있는지 답하시오.
   (e) (c)의 조건에서 어두운 기쿠치선이 투과빔과 회절빔 사이에서 중간에 있으면 몇 개의 두께줄무늬를 2-빔 암시야상에서 관찰할 수 있는지 답하시오.

5. 2-빔의 경우 호위-휠란방정식을 이용하고, $\xi_g'/\xi_g = 0.2$, $\xi_0'/\xi_0 = 0.2$라 가정하고 다음을 구하시오.
   (a) 2-빔 명시야상과 암시야상의 로킹 곡선을 구하시오.
   (b) w가 0인 경우 2-빔 두께줄무늬를 나타내는 식을 구하시오.

6. 면심입방 구조의 구리 결정에서 (111) 면에 버거스벡터가 1/3[111]인 전위환(반지름 50 nm)가 있다. 빔의 방향이 [110]이면 다음 g 벡터를 사용하여 결상할 경우 명시야상이 어떻게 나타나는지 설명하시오.

(a) $g = 1\bar{1}1$

(b) $g = 2\bar{2}0$

(c) $g = 1\bar{1}3$

7. 다음 결상 조건에서 광축, 시편, 렌즈, 조리개, 후방초점면, 상면 등을 그리고, 여기에 평행한 2개의 빔을 시편에 입사시킬 경우 만들어지는 결상도를 그리시오.
   (a) $(g,\ 3g)$ 약빔 암시야상
   (b) $(g,\ 3g)$ 약빔 명시야상

8. $(g,\ 5g)$ 약빔 명시야상, 암시야상을 결상하는 경우 기쿠치선의 위치를 그림으로 나타내시오. 이 결상 조건을 만드는 실험과정을 설명하시오.

9. 다음 상 콘트라스트의 유사점과 차이점을 설명하고, 전자현미경에서 이들을 어떻게 구분해 낼 수 있는지 설명하시오.
   (a) 적층결함
   (b) 쌍정
   (c) 입계
   (d) 역위상경계

10. 면심입방구조의 $(\bar{1}\bar{1}1)$면에 있는 적층결함을 전자현미경으로 관찰하고 있다. 빔 방향은 전자현미경 시편의 [012]이고 g = 200을 이용하고 있다.
    (a) 적층결함이 내부성일 경우, 이 상황의 기하학적 형태와 명시야 상을 그리시오.
    (b) 적층결함이 외부성일 경우, 이 상황의 기하학적 형태와 명시야 상을 그리시오.

11. 두께를 모르는 면심입방구조의 Au 결정의 <001> 방향으로 전자빔이 입사하고 있다. 이 결정 속에 {111}면에 평행한 쌍정이 있는 것으로 추측된다.
    (a) 쌍정의 투사폭이 50 nm면 결정의 두께를 계산하시오.
    (b) 편차변수를 0.1 nm^{-1}로 하여 약빔 암시야상을 촬영하면 쌍정에서 몇 개의 줄무늬를 관찰할 수 있는지 답하시오.
    (c) 쌍정이 부정합 석출물이라는 것을 나타내기 위해서 어떤 실험을 해야 하는지 답하시오.

12. 면심입방결정에 있는 버거스벡터 1/2[110]인 전위를 어떤 g 벡터로 관찰하니 전위가 보이지 않았다. 잠시 후 이 전위가 $(1\bar{1}1)$면 위에서 적층결함을 만들면서 버거스벡터가 각각 1/6[121]과 $1/6[21\bar{1}]$인 2개의 부분전위로 분리되었다. 같은 g 벡터로 관찰했을 때 각 부분전위와 적층결함이 관찰되는지 여부를 답하시오.

13. 면심입방구조의 Cu 결정의 {111}면에 전위들이 있다.

(a) (111)면 위에 버거스벡터가 $1/2[10\bar{1}]$인 완전 전위와 버거스벡터가 $1/6[11\bar{2}]$인 불완전 전위가 있을 때, 이 두 전위를 구분하기 위한 $\vec{g}^* \cdot \vec{b}$표를 만들고, 어떤 회절 조건으로 실험을 해야 하는지 설명하시오.

(b) 각 회절 조건에서 예상되는 상의 모식도를 그리시오.

(c) 회절실험을 하기 위한 제일 좋은 빔 방향은 무엇인지 설명하시오.

14. 면심입방결정에 버거스벡터와 변위벡터가 1/6[112]인 순수 부분전위환이 있다. 다음과 같은 결과를 관찰하기 위해서 어떤 결상 조건을 만들어야 하는지 답하시오.

(a) 적층결함 콘트라스트와 변위 콘트라스트가 관찰된다.

(b) 적층결함 콘트라스트는 관찰되나 변위 콘트라스트는 관찰되지 않는다.

15. 면심입방구조의 합금에서 장범위 규칙화가 일어났다.

(a) 초격자 전위와 역위상 영역 경계를 관찰하는 데 필요한 조건을 설명하시오.

(b) 역위상 영역 경계와 적층결함을 어떻게 구분할 수 있는지 답하시오.

CHAPTER

12 고분해능상

12.1 고분해능상

투과함수가

$$\phi(x,\, y) = \exp\{-\mu(x,\, y)\}\exp\{i\beta(x,\, y)\} \tag{9.2}$$

인 시편인 경우, 완전 렌즈의 후방초점면에서 회절파의 진폭은

$$\psi(\Delta k_x,\, \Delta k_y) = \int_{-\infty}^{\infty}\int_{-\infty}^{\infty}\phi(x,\, y)\exp\{-2\pi i(\Delta k_x x + \Delta k_y y)\}dxdy \tag{9.3}$$

로 표시된다. 식에서 회절파는 진폭 및 위상 정보를 포함하고 있다. 초점이 정확히 맞은 렌즈의 상면에서의 회절파의 진폭 분포는

$$\begin{aligned}\psi(x,\, y) &= \phi(-x',\, -y')\\ &= \phi(x,\, y)\\ &= \exp\{-\mu(x,\, y)\}\exp\{i\beta(x,\, y)\}\end{aligned} \tag{9.10}$$

라 표시되고 상면에서 강도분포는

$$\begin{aligned}I &= \phi(-x',\, -y')\phi^*(-x',\, -y')\\ &= \phi(x,\, y)\phi^*(x,\, y)\\ &= \exp\{\mu(x,\, y)\}\exp\{i\beta(x,\, y)\}\exp\{\mu(x,\, y)\}\exp\{-i\beta(x,\, y)\}\\ &= \exp\{-2\mu(x,\, y)\}\end{aligned} \tag{9.11}$$

로 나타난다. 이와 같이 완전 렌즈의 초점이 맞은 상면에서의 상에는 물체의 투과함수에서 진폭에 대한 정보만 나타나게 되고, 위상 β에 관한 정보가 강도에는 포함되어 있지 않아 위상 정보를 모두 잃어버리게 된다.

그러나 가우스상면에서 약간 떨어진 거리에서 생기는 탈초점상은 프레넬회절상으로 위상 정보를 얻을 수 있다. 탈초점상의 진폭 분포는 앞에서 나온 바와 같이, 가우스상면의 파와 물체 위의 한 점이 탈초점상에서 그 상의 진폭이 어떻게 변하는지를 나타내 주는 함수를 콘볼루션한 것이다. 물체상의 한 점이 탈초점 Δf에 따라 상을 표시하는 파의 진폭 변화를 나타내는 함수는 바로 프레넬전파자로

$$P_{\Delta f}(x, y) = ik\frac{\exp(2\pi ik\Delta f)}{\Delta f}\exp\left(2\pi ik\frac{x^2+y^2}{2\Delta f}\right) \tag{9.24}$$

이다. 식에서 지수항 앞의 $ik\frac{\exp(2\pi ik\Delta f)}{\Delta f}$는 절대강도에는 영향을 주나 위치에 따른 상대강도에는 영향을 주지 않으므로 무시하면 탈초점면 위에서 파의 진폭 분포는

$$\psi(x, y) = \phi(x, y) * \exp\left(2\pi ik\frac{x^2+y^2}{2\Delta f}\right) \tag{12.1}$$

이다.

투과함수를 위상체라 하면

$$\phi(x, y) = \exp\{i\beta(x, y)\} \tag{12.2}$$

이고, 탈초점값(주로 1 μm 미만)이 매우 작다고 하면 탈초점면 위에서 파의 진폭은

$$\begin{aligned}\psi(x, y) &= \exp\{i\beta(x, y)\} * \exp\left(2\pi ik\frac{x^2+y^2}{2\Delta f}\right)\\ &= \exp\{i\beta(x, y)\}\left[1+\frac{\Delta f}{4\pi k}\left\{\frac{\partial^2\beta(x, y)}{\partial x^2}+\frac{\partial^2\beta(x, y)}{\partial y^2}\right\}\right]\\ &= \exp\{i\beta(x, y)\}\left\{1+\frac{\Delta f}{4\pi k}\nabla^2\beta(x, y)\right\}\end{aligned} \tag{12.3}$$

이고, 탈초점상의 강도분포는

$$\begin{aligned}I = \psi\psi^* &= \left\{1+\frac{\Delta f}{4\pi k}\nabla^2\beta(x, y)\right\}^2\\ &\cong 1+\frac{\Delta f}{2\pi k}\nabla^2\beta(x, y)\end{aligned} \tag{12.4}$$

이다.

식 (10.10)에서

$$\beta(x,\ y) = 2\pi k_0 \frac{V(\vec{r})}{2V_0}\delta z \tag{10.10}$$

이므로

$$\nabla^2\beta(x,\ y) = 2\pi k_0 \frac{\delta z}{2V_0}\nabla^2 V(\vec{r}) \tag{12.5}$$

이고, 여기에 전하밀도 ρ와 전위 $V(\vec{r})$의 관계를 나타내는 푸아송(Poisson) 식

$$\nabla^2 V(\vec{r}) = -\frac{\rho}{\varepsilon} \tag{12.6}$$

을 대입하면

$$\nabla^2\beta(x,\ y) = -2\pi k_0 \frac{\delta z}{2V_0}\frac{\rho}{\varepsilon} \tag{12.7}$$

이다. $k = k_0 = 1/\lambda$이므로 탈초점면에서 파의 강도는

$$I \cong 1 - \frac{\Delta f \delta z}{2V_0}\frac{\rho(x,\ y)}{\varepsilon} \tag{12.8}$$

로 표시한다.

식에서 보면 상의 강도를 그대로 나타내는 것은 각 부위의 전하밀도 $\rho(x,\ y)$이다. 만일 현미경이 각 원자 하나하나의 전하밀도를 구별할 수 있을 정도로 분해능이 좋다면, 전하밀도가 최대가 되는 점들이 바로 원자들의 위치가 되어 각 원자들을 구별할 수 있게 된다. 즉 전자현미경상에서 원자의 전하밀도 분포를 볼 수 있게 되어 원자들을 관찰할 수 있게 되는데, 이것이 바로 고분해능 투과전자현미경(high-resolution transmission electron microscopy, HRTEM)의 기본 결상원리이다.

식에 따르면 고분해능 현미경상은 전자현미경의 포텐셜 V_0, 시편의 두께 δz, 탈초점 Δf, 시편 내의 원자 종류 및 분포 $\rho(x,\ y)$에 따라 변하게 되는 것을 알 수 있다. 여기에서 제한점은 물체가 매우 얇아 파동벡터가 물체를 통과하면서 아주 조금만 변한다고 가정한 약상근사이다. 약상근사에서 시편이 아주 얇아야 하므로 사실 1 nm의 두께만 되어도 약상근사가 성립하기 어렵다.

따라서, 더 두꺼운 시편에 대해서는 $\delta z \to 0$으로 하고, δz를 정미분(proper differential) dz로 바꾸어 전위를 한층한층 적분하여 물체 전체 두께 t에 이르도록 적분한다. 적분 $\int_0^t V(x, y, z)dz$를 물체의 투사전위(projected potential)라 한다. 이렇게 하면 물체의 출구면 $z=t$에서 파의 진폭은 식 (10.9)에서 투사전위로

$$\psi(x, y, t) = \exp(2\pi i \vec{k}_0 \cdot \vec{r})\exp\left\{2\pi i \frac{k_0}{2V_0}\int_0^t V(x, y, z)dz\right\} \tag{12.9}$$

로 표시된다. 앞에서와 똑같은 방법으로 탈초점으로 상을 계산하면, 강도 분포는

$$\begin{aligned} I &= \psi\psi^* \\ &\cong 1 + \frac{\Delta f}{2\pi k}\nabla^2\beta(x, y) \end{aligned} \tag{12.10}$$

이고

$$\nabla^2\beta(x, y) = \frac{2\pi k_0}{2V_0}\nabla^2\int_0^t V(x, y, z)dz \tag{12.11}$$

이므로 이를 대입하면 탈초점면의 상은

$$\begin{aligned} I &\cong 1 + \frac{\Delta f}{2\pi k}\nabla^2\beta(x, y) \\ &= 1 + \frac{\Delta f}{2V_0}\nabla^2\int_0^t V(x, y, z)dz \end{aligned} \tag{12.12}$$

이다.

고분해능 투과전자현미경상에서는 전하밀도의 투사가 상으로 잘 나타나도록 하기 위해서는 입사 전자빔의 방향을 결정의 고대칭축으로 해야 한다. 예를 들어 면심입방구조인 알루미늄의 박판 시편에 [001] 방향으로 전자빔을 입사시키면 전하밀도의 투사는 그림 12-1 (a)와 같이 되고, [110] 방향으로 입사시키면 전하밀도 투사는 그림 12-1 (b)와 같이 된다. 그림 12-1 (c)는 [110] 정대축으로 찍은 알루미늄의 고분해능 투과전자현미경 사진이다. 여기서 점들은 원자들의 위치를 나타낸다.

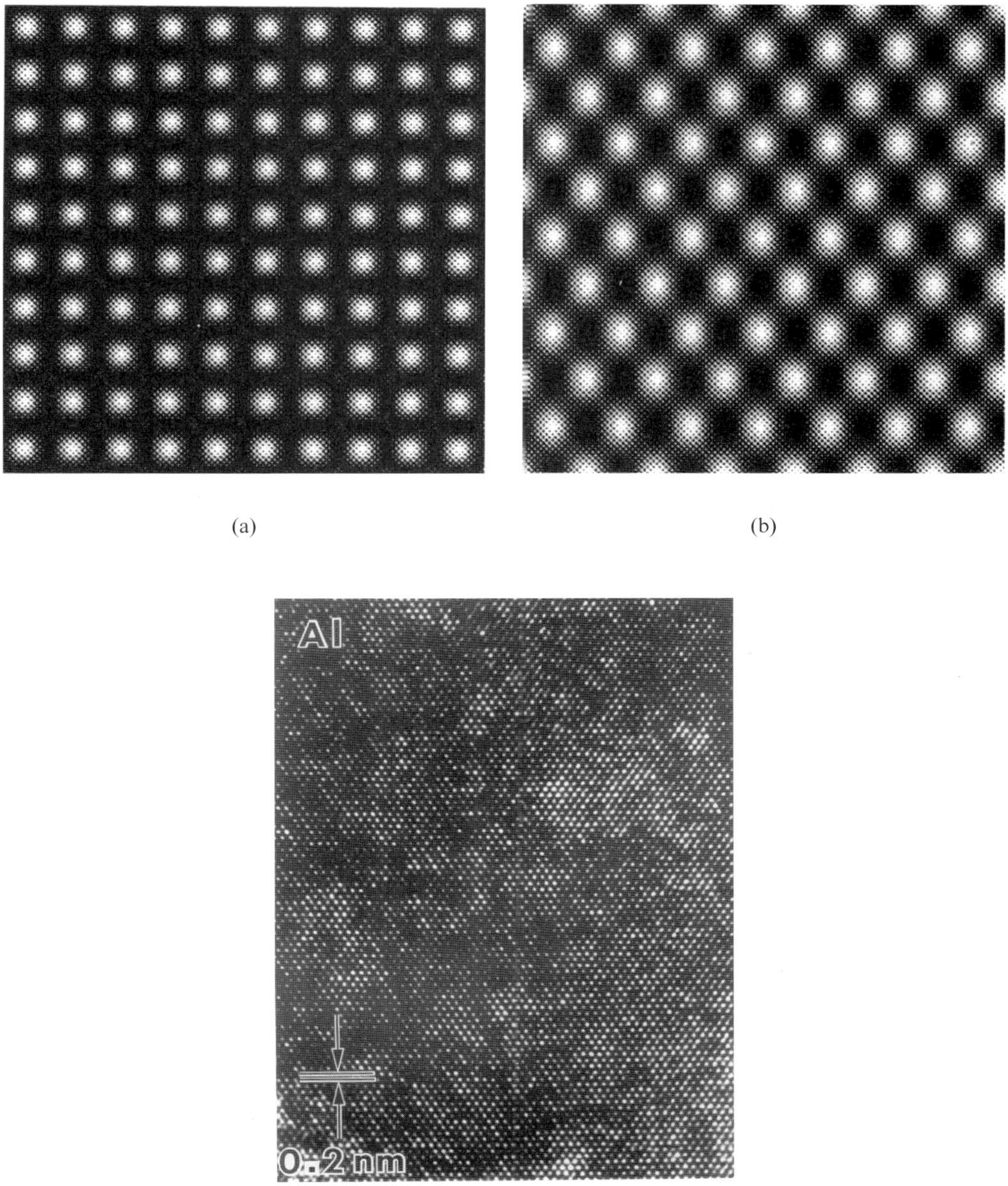

(a) (b) (c)

그림 12-1 (a) 면심입방구조인 알루미늄 박판 시편에 [001] 방향으로 전자빔을 입사시킬 때 컴퓨터로 계산한 투사전하밀도 (b) [110] 방향으로 전자빔을 입사시킬 때 컴퓨터로 계산한 투사전하밀도 (c) 알루미늄을 [110] 방향에서 찍은 고분해능 투과전자현미경 사진

예제 12-1

원자들의 원자간격이 얼마나 작은지 알아보기 위해, 가로, 세로 각 1 cm의 알루미늄 단결정 시편을 가로, 세로로 각각 500 km로 늘일 수 있다고 가정을 해 보자. 서울~부산 간 고속도로의 길이가 대략 500 km이다. 1 cm 알루미늄 결정이 500 km로 늘어난다고 가정하면, 사진에 표시되어 있는 것은 알루미늄 (002) 면간간격 0.2 nm은 대략 얼마로 늘어나겠는지 계산하시오.

풀이

면간격 0.2 nm는 $0.2\times10^{-9}\text{ m}\times\dfrac{500\times10^{3}\text{ m}}{10^{-2}\text{ m}}=10^{-2}\text{ m}$로 늘어나게 된다. 즉 알루미늄 결정 1 cm가 서울~부산 간 길이만큼 늘어나도 원자 간의 간격은 1 cm 정도밖에 되지 않을 정도로 아주 작은 것이다.

투사전하밀도 근사의 한계점은 회절 전자빔이 더 이상 전위와 같은 지역에 있지 않을 때이다. 전위의 주기는 면간격 $d_{hkl}=1/|\vec{g}^{*}_{hkl}|$과 관계가 있으므로 전위가 있는 데서 분산 Δx가

$$\Delta x = t\theta < d_{hkl} = \frac{1}{|\vec{g}^{*}_{hkl}|} \tag{12.13}$$

이어야 한다. 그림 12-2에서 $\theta=\Delta k/k=|\vec{g}^{*}_{hkl}|/k$이므로 두께의 한계치는 식에서

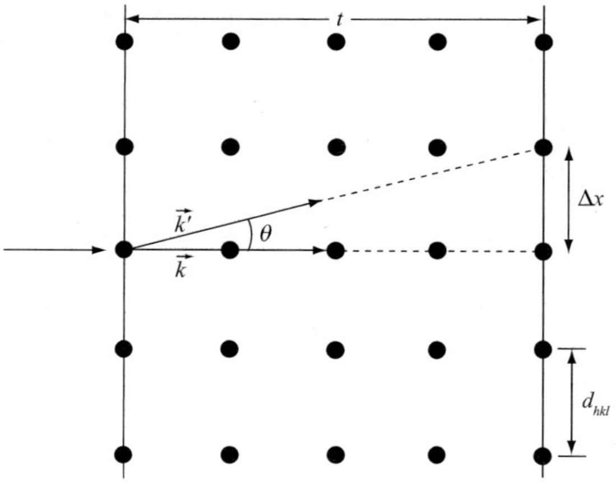

그림 12-2 투사전하밀도 근사를 하기 위한 두께 t의 최대 한계치를 보여 주는 그림

$$t < \frac{1}{\theta\left|\vec{g}^{\,*}_{hkl}\right|} = \frac{k}{\left|\vec{g}^{\,*}_{hkl}\right|}\frac{1}{\left|\vec{g}^{\,*}_{hkl}\right|} = \frac{k}{\left|\vec{g}^{\,*}_{hkl}\right|^2} \tag{12.14}$$

이고, 다시 쓰면

$$t < \frac{d^2}{\lambda} \tag{12.15}$$

이다.

예제 12-2

파장이 4 pm이고 면간격 d가 0.2 nm일 때 투사전위밀도가 성립하는 두께의 한계치를 계산하시오.

풀이

d가 0.2 nm일 때 $\left|\vec{g}^{\,*}_{hkl}\right|$은 5 nm^{-1} 이므로 식에 대입하면 $t < 10^{-8}\,\text{m} = 10\,\text{nm}$ 이다. 이보다 얇으면 얇은물체근사(thin-object approximation)가 성립한다고 생각한다.

금속의 경우 격자상수가 비교적 작고 단위포의 크기도 작으므로 해당하는 역격자벡터가 크다. 한편, 현미경에는 수 개의 대물조리개가 있는데, 회절상에서 브래그빔들은 대개 제일 작은 대물조리개의 밖에서 만들어지게 되고, 그 다음 작은 조리개 내에 기껏해야 2개 또는 3개의 브래그빔만 들어오게 된다. 이렇게 될 때 이것은 주기적인 전위 $V(\vec{r})$ 또는 이것의 2차 미분인 주기적인 전하밀도에서 정보를 수집할 때, 브래그빔의 개수에 해당하는 2개나 3개의 푸리에계수 V_g에서만 정보를 수집한다는 것을 의미한다. 브래그빔의 개수를 많이 줄이면 전위를 나타내는 푸리에 급수를 많이 줄이는 것과 똑같다. 그러면 상은 물체의 세밀한 부분을 나타내지 못한다.

만일 그림 12-3 (a)와 같이 투과빔 ψ_0와 회절빔 ψ_g 하나가 대물조리개 내에 포함되어 상을 형성한다면 만들어지는 상은 그림 12-3 (b)와 같이 격자면 $h\,k\,l$의 주기로 나타내는 상이다. 후방초점면인 푸리에 공간에서 원점을 두 빔의 가운데를 잡고, 2개의 빔을 각각 2개의 델타함수로 생각한다. 상면에서의 파는 후방초점면의 파를 푸리에변환하여 얻는다. 우리가 x'을 $\vec{g}^{\,*}_{hkl}$ 방향으로 잡고, 2개의 델타함수의 푸리에변환은 cos 함수인 것을 이용하여 상면에서의 파를 구하면,

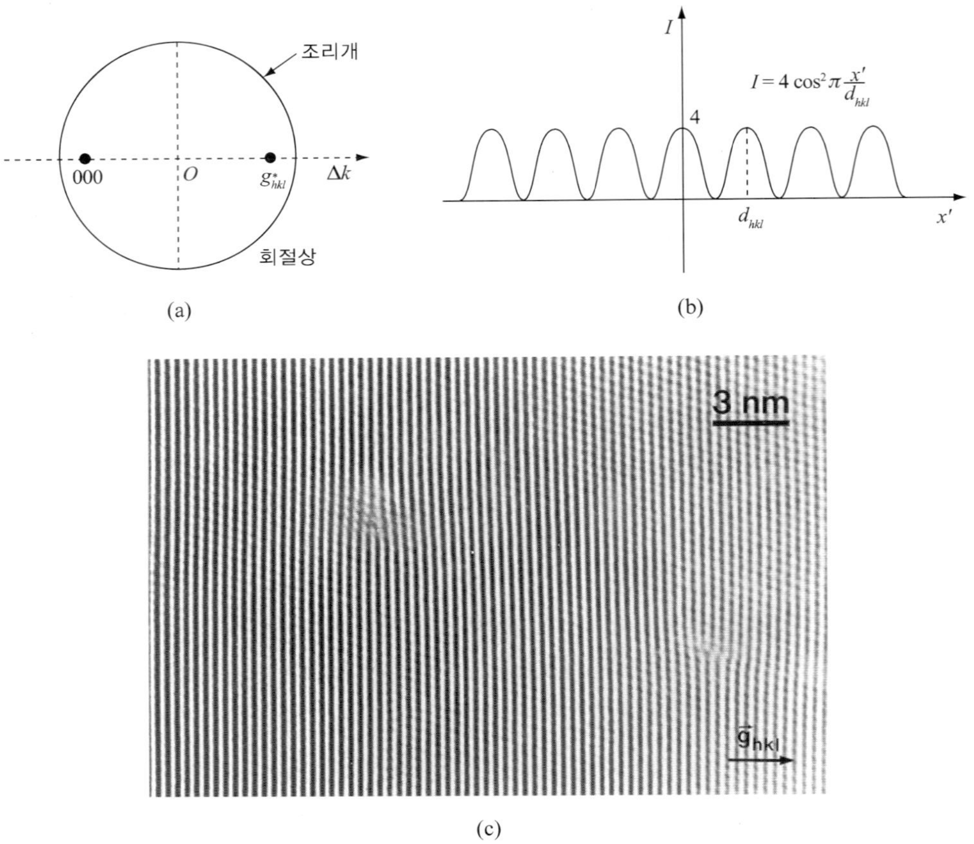

그림 12–3 (a) 투과빔과 회절빔 하나가 대물조리개 내에 포함된 경우 (b) (a)와 같은 대물조리개를 이용하여 상을 형성할 때 만들어지는 상 (c) 면심입방의 000 빔과 111 빔에서 얻은 격자 줄무늬 상

$$
\begin{aligned}
\psi(x',\, y') &= \int \left\{\delta\left(\Delta k + \frac{g^*_{hkl}}{2}\right) + \delta\left(\Delta k - \frac{g^*_{hkl}}{2}\right)\right\}\exp(-2\pi i \Delta k x')d(\Delta k) \\
&= \exp\left(2\pi i x' \frac{g^*_{hkl}}{2}\right) + \exp\left(-2\pi i x' \frac{g^*_{hkl}}{2}\right) \\
&= 2\cos\left(2\pi x' \frac{g^*_{hkl}}{2}\right)
\end{aligned}
\tag{12.16}
$$

이다. 강도는

$$
I = 4\cos^2\left(2\pi x' \frac{g^*_{hkl}}{2}\right) = 4\cos^2\pi\left(\frac{x'}{d_{hkl}}\right) \tag{12.17}
$$

이고 상의 강도 분포는 그림 12-3 (c)와 같이 면간격 d_{hkl}의 주기로 $\vec{g}^{\,*}_{hkl}$에 수직한 평행줄

무늬를 나타낼 것이다. 이 줄무늬를 **격자줄무늬상**(lattice fringe image)이라고 한다.

결정이 10 nm 미만이고 입사빔이 격자면에 평행하게 정렬되고 결정이 적당히 탈초점이 될 때 줄무늬의 위치는 그 면의 위치에 해당될 것이다. 그러나 대부분의 시편은 이보다 두껍기 때문에 투사전자밀도와 상에서의 원자 위치와 1 대 1의 대응관계를 잃어버려 줄무늬의 위치가 실제 원자면 위치에서 이동된 다른 위치가 된다. 그래서 줄무늬상은 전위가 어떤 위치에 있다는 것을 나타내지만, 전위 중심 같은 결함의 줄무늬상에서 중심의 위치를 정확하게 해석하기는 상당히 어렵다.

그림 12-3 (c)는 면심입방에서 나온 투과빔 000과 회절빔 111을 조리개에 포함시켜 얻은 격자줄무늬상이다. 계산에서 얻어진 것과 같이 줄무늬로 나타난다. 시편 중에 칼날 전위가 있어서 잉여 반면(extra half plane)이 잘 나타나 있다.

12.2 콘트라스트 전달함수

고분해능 전자현미경상을 얻기 위해서는 시편의 두께가 매우 얇고, 현미경 렌즈의 수차가 매우 작고, 가속전압과 렌즈의 전류가 안정되고, 전자빔의 정합성이 좋고, 현미경의 정렬이 잘 되어 있어야 한다. 그러나 이 조건을 다 만족하여도 좋은 고분해능 현미경상을 얻기 힘들다. 좋은 전자현미경상을 얻고 이 상의 해석을 정확하게 하기 위해서는, 시편에서 생기는 위상차가 현미경에서 결상 시 어떤 과정을 통해서 어떻게 전달이 되는지를 이해하고, 적당한 탈초점을 해야 한다.

일반적인 시편은 일반체로 생각할 수 있으므로 물체의 투과함수는

$$\phi(x,\, y) = \exp\{-\mu(x,\, y)\}\exp\{i\beta(x,\, y)\} \tag{9.2}$$

이고, 이것을 테일러급수(Taylor series)로 전개하면

$$\phi(x,\, y) = 1 - \mu(x,\, y) + i\beta(x,\, y) + \cdots \tag{12.18}$$

이 된다. 이것을 원자가 규칙적으로 배열되어 있는 1차원 결정에서 공간주파수 Δk를 가진 시편으로 생각하면

$$\phi(x) = 1 - \mu_{\Delta k}\cos(2\pi\Delta kx) + i\beta_{\Delta k}\cos(2\pi\Delta kx) + \cdots \tag{12.19}$$

이 된다.

식의 푸리에변환은 $\psi(\Delta k)$인데 여기서 투과빔과 강도가 제일 큰 회절빔 2개

$$\psi(\pm\Delta k)=\frac{1}{2}(-\mu_{\Delta k}+i\beta_{\Delta k}) \tag{12.20}$$

만을 생각하자. 그리고 결상면에서의 파도 투과빔과 2개의 회절빔에서 만들어진다고 생각하고 탈초점과 구면수차가 있는 렌즈에서 위상변화를 고려해 넣으면 결상면에서 파는

$$\begin{aligned}\psi(x)&=1+\sum_{\pm\Delta k}\frac{1}{2}(-\mu_{\Delta k}+i\beta_{\Delta k})T(\Delta k)\exp(2\pi i\Delta kx)\\&=1+\sum_{\pm\Delta k}\frac{1}{2}(-\mu_{\Delta k}+i\beta_{\Delta k})\exp(i\chi)\exp(2\pi i\Delta kx)\\&=1+(-\mu_{\Delta k}+i\beta_{\Delta k})\exp(i\chi)\cos(2\pi\Delta kx)\\&=1+(-\mu_{\Delta k}+i\beta_{\Delta k})(\cos\chi+i\sin\chi)\cos(2\pi\Delta kx)\end{aligned} \tag{12.21}$$

이고, 상면에서의 파의 강도를 계산하면

$$\begin{aligned}I&=\psi(x)\psi^*(x)\\&=1-2\cos\chi(\Delta k)\mu_{\Delta k}\cos(2\pi\Delta kx)-2\sin\chi(\Delta k)\beta_{\Delta k}\cos(2\pi\Delta kx)+\cdots\end{aligned} \tag{12.22}$$

이다. 여기서 진폭을 나타내는 항인 $\mu_{\Delta k}(x)$의 앞에 있는 인자 $\cos\chi(\Delta k)$는 물체의 진폭을 상의 강도에 얼마나 잘 전달해 주는지를 나타내는 인자로, 진폭 콘트라스트 전달함수(amplitude contrast transfer function, ACTF)라고 하고, 물체의 위상인 $\beta_{\Delta k}(x)$의 앞에 있는 인자 $\sin\chi(\Delta k)$는 물체의 위상을 상의 강도에 얼마나 잘 전달해 주는지를 나타내는 인자로, 위상 콘트라스트 전달함수(phase contrast transfer function, PCTF)라고 한다. 여기서 위상 콘트라스트 전달함수는 식 (9.79)에서

$$\sin\chi(\Delta k)=\sin\left[2\pi\left\{-\Delta f\lambda\frac{(\Delta k)^2}{2}+C_s\lambda^3\frac{(\Delta k)^2}{4}\right\}\right] \tag{12.23}$$

이고, 고분해능 전자현미경상에서는 물체의 위상을 이용하여 결상하므로 위상 콘트라스트 전달함수가 매우 중요하다. 위상 콘트라스트 전달함수가 +1이면 상의 강도가 전위가 있는 부분, 즉 원자의 위치에서는 감소하므로 원자의 위치에서 주위보다 검게 된다. 전달함수가 −1이면 상의 강도가 원자 전위 부분에서 증가하므로 원자 위치에서 주위보다 밝게 되어 원자의 투사 전위의 위치가 바로 상의 위치가 되고, 전달함수가 0이면 원자 전위, 즉 위상에 대한 정보를 전달하지 못하므로 상에서는 원자배열을 볼 수 없게 된다.

또한 이 위상 콘트라스트 전달함수는 Δk의 함수이므로 x축을 Δk로 표시하고 y축에다 위상 콘트라스트 전달함수를 그리면, 각 Δk에서 위상을 얼마나 잘 전달해 주는 것인지를 나타내 주는 그림이 된다. 그림 12-4는 가속전압이 200 kV이고 구면수차계수 C_s가 0.7 mm인 JEOL JEM-2000EX 현미경의 위상전달함수의 변화를 각 역격자 공간인 공간주파수로 나타낸 그림이다. 그림에서 콘트라스트 전달함수(contrast transfer function, CTF)는 진동을 많이 하고 있는 가는 선으로 나타내었고, 진동 없이 감쇠하는 가는 선은 외피함수를 나타내고, 두 함수의 곱을 굵은 선으로 나타내었는데 이 곱은 전체적인 콘트라스트의 전달을 나타내고 있다.

이 전달함수가 대물렌즈의 초점면에 있다고 생각하면 그림에 나타나 있는 전달함수를 이해하기가 더 쉽다. 이 그래프의 0점에는 광축에 있는 투과빔 000이 있다고 생각하고 각 브래그 회절점은 이 0점에서 $\Delta k = g^*$에 해당되는 위치에 존재한다. 그러므로 Δk축 상에 있는 각 점에 해당되는 함수의 각 값들은 바로 회절상에서 그에 해당하는 위치에 있는 회절빔이 실제로 현미경으로부터 받게 되는 영향을 그대로 나타낸 것이다.

실제 전달함수는 비점수차가 없으면 광축에 대해 원형 대칭을 이루게 된다. 보통 비점수차는 사용자가 수정하여 없앨 수 있다. 전달함수의 값이 ±1이면 이때는 전자현미경의 렌즈가 시편에서 만들어진 위상 정보를 렌즈의 수차 등에 의한 감쇠가 없이 100% 그대로 전달하게 된다. 그러므로 원자의 배열인 투사전위를 있는 그대로 결상하기 위해서는

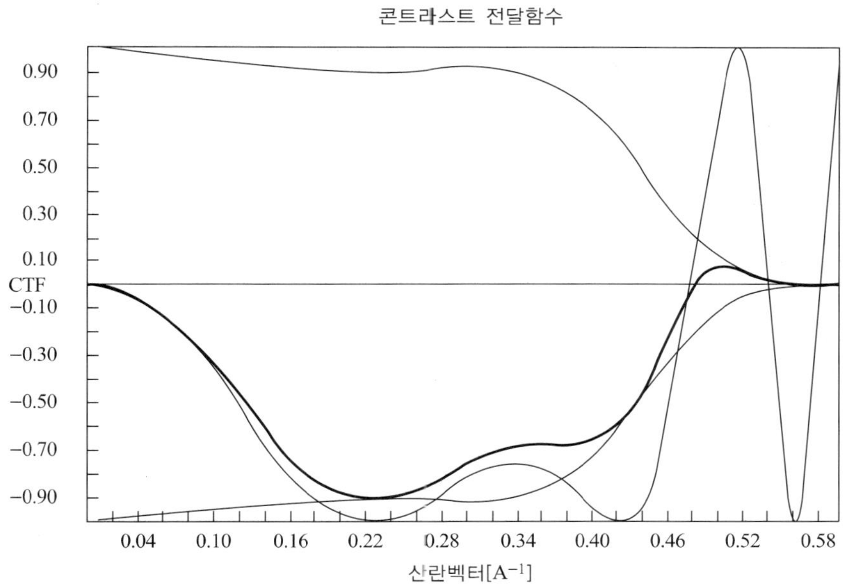

그림 12-4 가속전압이 200 kV이고 구면수차계수 C_s가 0.7 mm인 JEOL JEM-2000EX 현미경의 위상 전달함수의 변화를 공간주파수로 나타낸 그림

Δk의 많은 부분에서 될 수 있는 대로 전달함수의 값이 ±1이거나 이에 가까운 값이 되도록 해야 한다.

전달함수에 영향을 줄 수 있는 여러 변수 중에서는 대부분 현미경이나 사용 조건에 따라 고정이 되어 있어 사용자가 변화시킬 수 없으나, 유일하게 렌즈의 초점은 사용자가 원하는 대로 조절이 가능한 변수이다. 그러므로 주어진 현미경의 조건에서는 탈초점을 조절하여 전달함수의 값이 ±1에 가까운 값이 되도록 한다.

전달함수의 모든 값이 동시에 ±1이 될 수 없으므로 탈초점을 조절하여 전달함수의 절댓값이 $1/e$보다 크게 나타나는 Δk의 범위가 가장 넓게 될 때의 탈초점값을 쉬르처 탈초점(Scherzer defocus)이라고 하고 이 값은

$$\Delta f_{Scherzer} = 1.2(C_s\lambda)^{1/2} \tag{12.24}$$

이고 구면수차계수와 파장에 의해 결정이 된다. 일반적으로 고분해능상을 얻기 위한 최적의 탈초점 조건은 바로 쉬르처 탈초점 조건이다. 그림 12-4는 JEOL JEM-2000EX 현미경에서 쉬르처 탈초점 조건인 탈초점 −50.5 nm에서의 콘트라스트 전달함수를 나타낸 것이다.

예제 12-3

구면수차계수가 0.7 mm이고 가속전압이 200 kV(파장이 2.5×10^{-3} nm)인 현미경의 쉬르처 탈초점을 계산하시오.

풀이

식에서 쉬르처 탈초점은 $1.2\times(0.7\times106\times2.5\times10^{-3})^{1/2}$ nm = 50.2 nm가 된다.

쉬르처 탈초점 조건에서 콘트라스트 전달함수의 값이 원점 이외에서 처음으로 0이 되는 Δk에 해당하는 간격을 고분해능 전자현미경상에서는 분해능으로 정의하고 이를 쉬르처 분해한계(Scherzer resolution limit)라고 부른다. 이 쉬르처 분해한계는

$$(\delta r)_{Scherzer} = 0.7\,C_s^{1/4}\lambda^{3/4} \tag{12.25}$$

으로 계산되며 구면수차계수의 1/4승에 비례하고 파장의 3/4승에 따라 변한다. 파장을 줄이면 분해능을 향상시킬 수 있다.

탈초점을 쉬르처 탈초점보다 음으로 계속 증가시키면 콘트라스트 전달함수는 진동을 심하게 하게 되고 전달함수의 값이 처음으로 ±1이 되는 Δk의 값이 점차 감소하게 된다. 탈초점을 음으로 계속 증가시켜도 마치 쉬르처 탈초점과 같이 콘트라스트 전달함수의 절댓값이 $1/e$보다 크게 나타나는 Δk의 범위가 넓게 나타나는 탈초점이 계속 있게 된다. 이 탈초점은

$$\Delta f_n = \left\{ \frac{8n+3}{2} C_s \lambda \right\}^{1/2} \tag{12.26}$$

이고 여기서 n은 정수이고 $n=0$일 때가 바로 쉬르처 탈초점이다. 또한 n은 콘트라스트 전달함수 절댓값이 $1/e$보다 큰 Δk의 범위가 넓게 나타나는 밴드보다 Δk의 값이 작은 공간주파수에서 전달함수의 값이 ±1이 되는 곳의 개수이다.

쉬르처 탈초점 조건에서 결상을 하면 원자의 투사전위가 최대의 공간주파수 범위 내에서 상으로 전달되기 때문에, 일반적으로 고분해능상은 이 조건에서 결상을 하게 된다. 그러나 이때의 분해능의 한계는 쉬르처 분해한계이다. 쉬르처 탈초점보다 더 음으로 탈초점을 잘 조절하여 콘트라스트 전달함수의 절댓값이 $1/e$보다 큰 Δk가 넓은 범위에서는 생기지 않아도, 회절상의 브래그 회절점이 해당하는 Δk에서만이라도 콘트라스트 전달함수가 같은 부호로 각각 큰 절댓값을 가지도록 하면, 각 회절빔이 렌즈에 의해 결상이 될 때 콘트라스트를 잘 전달하게 되므로 원자의 위치가 그대로 상에 나타나게 된다. 이렇게 각 브래그 회절점이 콘트라스트를 잘 전달할 수 있도록 조절한 탈초점을 무구면수차 조건(aberration-free focusing, AFF)이라 하고

$$\Delta f_{AFF} = \frac{2d^2}{\lambda} \left[(n+0.115) + \frac{C_s \lambda^3}{4d^2} \right] \tag{12.27}$$

로 주어지고, 여기서 n은 정수이고 면간격 d는 첫 번째 브래그 회절점을 만드는 결정의 격자면간격이다. 당연히 무구면수차 조건은 결정의 면간격에 따라 달라진다.

무구면수차 조건으로 결상을 하면 쉬르처 분해한계보다 더 작은 간격에 대한 정보를 지닌 고분해능 전자현미경상을 얻을 수 있는 장점이 있고, 이 결상 방법은 비교적 상에서 거의 원자의 위치를 그대로 정확히 파악할 수 있다. 하지만 무구면수차 조건을 사용하는 데도 제약이 있다. 예를 들어, 일반적으로 브래그 회절을 일으키지 않는 결정 내의 여러 결함들은 회절 시 회절강도가 역격자 공간 즉 회절상에서 확산되어 있으며, 이때 이에 해당하는 공간주파수의 전달함수의 절댓값이 대개 0에 가깝다고 한다. 이런 무구면수차 조건에서는 결함 때문에 생기는 정보는 렌즈에 의해 완전히 무시되어 상에서 정확

한 결함에 대한 정보를 얻을 수 없다. 그러므로 무구면수차 조건으로 결상을 할 때에는 브래그 회절점에서는 물론이고, 결함 때문에 생기는 확산 회절점 근처에서도 전달함수의 값이 커서 결함에 대한 정보가 전달이 잘 되도록 탈초점을 조절해야 한다. 재료 내의 여러 결정 결함을 연구하는 데 실제 이 방법을 적용해 왔다.

그림 12-5는 반도체/금속 접합을 만들기 위해 반도체 GaAs(격자상수 $a = 0.565\ \mathrm{nm}$) 기판 위에 계면에서 한 개의 GaAs 격자간격에 두 개의 금속 격자간격이 일치하면서 두 격자면이 평행하도록 하기 위해 격자상수가 GaAs의 반이 되는 금속인 CoGa(격자상수 $a = 0.288\ \mathrm{nm}$)을 분자선 에피택시 방법으로 성장시킨 시편의 단면을, 분해능이 0.21 nm인 JEOL JEM-2000EX 전자현미경을 사용하여 고분해능 전자현미경상으로 찍은 것이다. 위에 있는 CoGa의 고분해능상에서 격자상이 점으로 잘 나타나 있는데 여기서 제일 넓은 {111} 면간격은 0.166 nm로 현미경의 점분해능 0.21 nm보다 작다.

그리고 콘트라스트 전달함수가 0이 되는 Δk의 값은

$$n\pi = \chi(\Delta \vec{k}) = 2\pi\left\{-\Delta f \lambda \frac{(\Delta k)^2}{2} + C_s \lambda^3 \frac{(\Delta k)^2}{4}\right\} \tag{12.28}$$

에서 구할 수 있고, 값이 0이면 콘트라스트를 전혀 전달하지 못한다. 식은 탈초점에 따

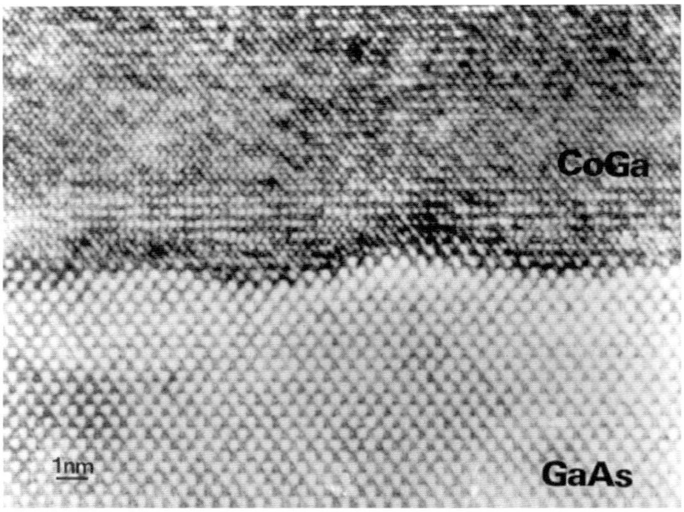

그림 12-5 반도체 GaAs(격자상수 $a = 0.565\ \mathrm{nm}$) 기판 위에 한 개의 GaAs 격자간격에 두 개의 금속 격자간격이 일치하도록 하기 위해 격자상수가 GaAs의 반이 되는 금속인 CoGa(격자상수 $a = 0.288\ \mathrm{nm}$)을 분자선 에피택시 방법으로 성장시킨 시편을 분해능이 0.21 nm인 JEOL JEM-2000EX 전자현미경을 사용하여 찍은 고분해능 전자현미경상 사진

라 달라지므로 콘트라스트가 0이 되는 Δk값들을 측정하여, 이 값과 콘트라스트 전달함수를 비교하여 탈초점값을 알아낼 수 있다. 탈초점을 측정하기 위해서는 고분해능상에 반드시 시편 가장자리에 있는 비정질상을 포함시키고, 음화 필름에 찍힌 비정질상을 광학회절기나 컴퓨터에서 회절시켜 회절상을 얻는다. 이 회절상에서 콘트라스트 전달이 0이 되는 Δk에서는 강도가 0으로 나타난다.

여러 수차와 수렴각 분포를 지니는 렌즈의 현미경 전달함수는

$$T(\Delta\vec{k}) = \tilde{\phi}_d(\Delta\vec{k})\exp\{i\chi(\Delta\vec{k})\}\exp\left\{-\frac{1}{2}\pi^2(\delta f)^2\lambda^2(\Delta k)^4\right\}\exp\left(-\pi^2\frac{\alpha^2}{\lambda^2}q^2\right) \tag{9.92}$$

이고 여기서

$$q = (-\Delta f\lambda\Delta k + C_s\lambda^3\Delta k^3) \tag{9.94}$$

이고, 탈초점과 구면수차에 의한 위상차

$$\chi(\Delta\vec{k}) = 2\pi\left\{-\Delta f\lambda\frac{(\Delta k)^2}{2} + C_s\lambda^3\frac{(\Delta k)^2}{4}\right\} \tag{9.93}$$

의 영향은 앞의 콘트라스트 전달함수로 나타내었다.

식 (9.92)에서 렌즈의 색수차에 의한 세 번째 항 $\exp\left\{-\frac{1}{2}\pi^2(\delta f)^2\lambda^2(\Delta k)^4\right\}$은 가우시안 감폭함수로 표시되어 있고, 이 함수를 Δk에 따라 그리면 콘트라스트 전달의 대략적인 겉모양을 나타내기 때문에 이 함수를 외피함수라 한다. 입사빔의 수렴각 분포 때문에 생기는 영향은 네 번째 항 $\exp\left(-\pi^2\frac{\alpha^2}{\lambda^2}q\right)$에서 또한 가우시안함수로 표시되어 있고, 이 함수도 역시 또 하나의 외피함수가 된다. 이 두 함수의 곱도 역시 외피함수가 되는데, 그림 12-4에서 외피함수가 높은 공간주파수에서 급격히 감쇠되는 모습을 가는 선으로 나타내었다. 외피함수는 높은 공간주파수에서 전달함수를 급격히 감쇠시키는 역할을 한다.

그림에서는 1 mrad의 대단히 작은 수렴각에서도 높은 공간주파수에서는 전달함수가 급격히 감쇠하는 것을 보여 준다. 그러므로 좁은 간격에 해당하는 높은 공간주파수에서는 콘트라스트 전달함수의 절댓값이 크도록 탈초점을 잘 조절하여 분해능을 향상하고자 해도, 외피함수의 감쇠 영향으로 실제 콘트라스트의 전달이 잘 되지 않아 상에서는 분해능 향상이 조금밖에 되지 않는다. 즉, 궁극적인 현미경의 분해능은 색수차와 수렴각 때문에 생기는 외피함수의 감쇠의 시작을 비교적 크게 어디서 하느냐에 달려 있다.

그림 12-4에서 실제적인 콘트라스트 전달은 콘트라스트 전달함수와 외피함수의 곱으로 표시되고 굵은 선으로 나타내었다. 이 곱한 함수는 공간주파수가 높은 경우 전체적인 대략의 모양을 나타내는 외피함수의 영향으로 상당한 감쇠효과를 나타낸다.

이 외피함수의 감쇠효과는 상당하여 어떤 공간주파수, 즉 Δk 이상에서는 원자에서 생기는 위상변화를 결상과정에서 전혀 전달을 하지 못하게 하므로 실제 물리적인 조리개가 없을 지라도 현미경의 결상 시 렌즈 후방초점면에 가상의 조리개가 존재하는 것과 같은 효과를 지닌다. 또한 실제적인 조리개나 유한 렌즈의 영향

$$T(\Delta \vec{k}) = \tilde{\phi}_d(\Delta \vec{k}) \tag{9.87}$$

도 하나의 외피함수로 나타낼 수 있고 가상적인 조리개와 같은 효과를 나타낸다.

12.3 상처리와 광학회절

고분해능 전자현미경상의 분석에는 컴퓨터를 이용한 상 분석이 많이 이용되어 있다. 컴퓨터와 더불어 간단하고 쉽게 사용할 수 있기 때문에, 광학 벤치 위에서 레이저와 여러 개의 렌즈와 조리개 등을 이용한 광학회절기(optical diffractometer)를 많이 사용한다. 광학회절기의 기본원리는 투과전자현미경의 기본원리와 똑같다. 그러므로 전자현미경의 기본원리를 학교에서 교육할 때도 광학회절기를 사용할 수 있다.

그림 12-6에 나타낸 바와 같이 광학회절기에서는 전자원 대신 정합성이 매우 좋은 레이저 광원을 사용하고, 자기렌즈 대신 광학렌즈를 사용한다. 전자현미경에서는 시편을 사용하나 시편 대신 고분해능상을 포함하고 있는 사진 음화를 사용하고 사진 중의 일부분만 조리개를 사용하여 레이저 광선이 지나가도록 하여 렌즈를 통해 회절을 시키면 렌즈의 초점면에 **광학회절상**(optical diffractogram)이 얻어진다. 광원은 주로 파장이 632.8 nm인 He-Ne 적색의 레이저를 이용한다. 사진 음화에 0.1 mm의 간격을 지닌 고분해능상이 기록되어 있다면 브래그법칙 $n\lambda = 2d\sin\theta_B$에 따라 회절이 일어나서 렌즈의 후방초점면에 회절상을 만든다. 전자현미경에서와 같이 광학회절기의 카메라상수를 알면 광학회절상을 전자회절상과 똑같은 방법으로 분석할 수 있다.

그림 12-7 (a)는 알루미늄을 공기 중에서 600℃에서 5분간 가열하였을 때 알루미늄의 표면에 산화물이 형성되는데, 이렇게 형성된 알루미늄과 비정질 산화알루미늄의 계면을

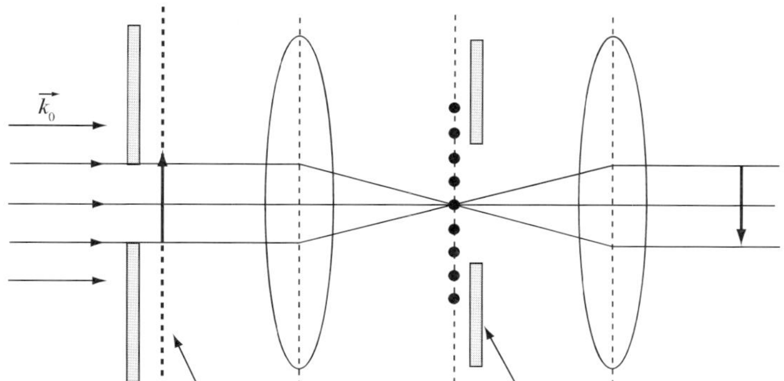

그림 12-6 광학회절의 원리를 간단히 표시한 모식도

찍은 고분해능 단면 투과전자현미경 사진이다. 아래는 알루미늄 결정 원자를 나타내 주고, 위는 전형적인 비정질의 고분해능 상을 보여 주고 있다. 계면을 관찰해 보면 계면에서 수 nm 크기의 결정상의 섬이 생성되어져 있음을 알 수 있다.

고분해능 사진 음화 중에서 이 결정상의 섬을 중심으로 광학회절기의 조리개를 이용하여 얻은 광학회절상이 그림 12-7 (b)이다. 광학회절상에는 알루미늄 기판에서 나온 회

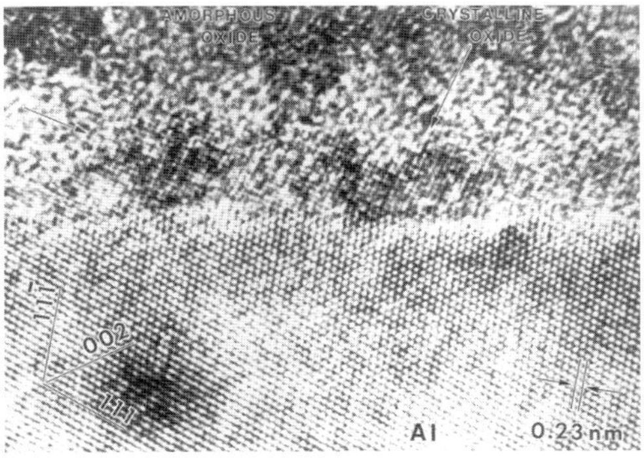

(a)

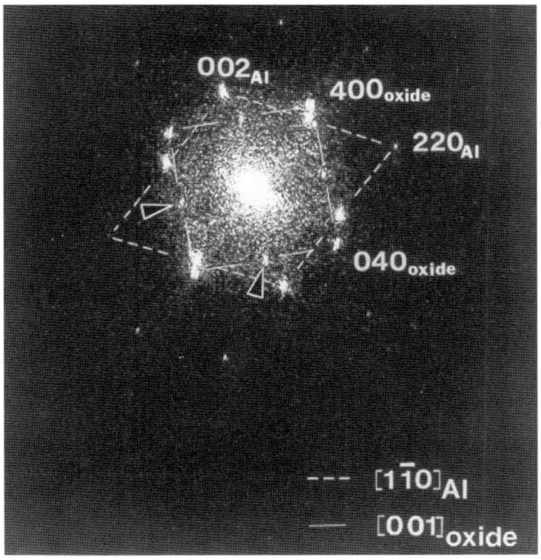

(b)

그림 12-7 (a) 알루미늄과 비정질 산화알루미늄의 계면을 찍은 단면 고분해능 투과전자현미경 사진 (b) 고분해능 사진 음화 중에서 결정상의 섬을 중심으로 광학회절기의 조리개를 이용하여 선택하여 얻은 광학회절상

절점도 포함되어 있지만 결정상의 섬에서 나온 회절점도 포함하고 있다. 그림에서 산화물에서 나온 회절점의 정대축은 [001]이고 알루미늄의 정대축은 $[1\bar{1}0]$이다. 화살축은 산화물의 220 회절점이고, 회절상에서 산화물의 200 회절점은 나타나지 않으므로, 결정상의 섬이 스핀넬 구조의 γ 상 산화알루미늄임을 알아낼 수 있다. 이와 같이 광학회절을 이용하면 수 nm 크기의 영역에서 회절 정보를 알아낼 수 있는 장점이 있다.

제한시야조리개의 경우 조리개의 크기가 대략 250 nm 정도이므로, 제한시야조리개로는 광학회절에서와 같이 작은 영역에서 회절 정보를 알아낼 수 없다. 보통 전자회절에 사용되는 제한시야조리개는 상당히 넓은 영역을 포함하고 있으므로, 조그만 결정으로 되어 있는 시편의 경우에 조리개 내에 많은 결정을 포함하게 되어 다결정이 나타내는 회절상을 보여 주어, 알고자 하는 특정 결정에서 회절 정보를 얻는 것이 불가능하다. 그러나 광학회절에서는 고분해능 현미경 사진 음화 위에서 조리개로 특정 결정을 선택하여 단결정에서 나오는 광학회절상을 얻을 수 있으므로 특정 결정의 분석이 가능하다.

비정질 시편은 연속적인 여러 원자간격을 포함하고 있으므로 회절 시 푸리에변환이 되어 회절상에서 여러 $\Delta\vec{k}$, 즉 공간주파수에 대한 정보를 포함하고 있다. 전자회절 시 비정질 시편에서 훈륜(halo)이 있는 전자회절상이 얻어지는 것과 마찬가지로, 여러 원자간격을 포함하고 있는 비정질 고분해능 현미경상의 사진 음화를 사용하여 광학회절상을 얻을 수 있다. 비정질상의 광학회절상은 $\Delta\vec{k}$에 대한 회절강도의 분포를 나타내 주므로, 이 강도 분포에서 현미경의 렌즈가 원자의 투사전위를 사진으로 얼마나 잘 전달해 주었는지를 알 수 있다.

현미경의 실제 콘트라스트 전달함수의 제곱은 푸리에 공간에서 강도로 나타나고, 이 강도는 비정질상의 광학회절상의 강도 분포로 측정할 수 있다. 콘트라스트 전달함수가 0이 되는 각 $\Delta\vec{k}$에서는 회절강도가 0이 되므로 비정질상의 광학회절상에서는 전달함수가 0이 되는 곳은 검게 나타난다. 앞에서 기술한 바대로 식 (12.23)에서 탈초점에 따라 전달함수가 0이 되는 $\Delta\vec{k}$가 달라지게 된다. 따라서 각 탈초점에 따른 전달함수 분포와 비정질상의 광학회절상을 비교함으로써 비정질상의 결상 시 탈초점과 기타 여러 고분해능상의 결상 조건들을 알아낼 수 있다.

예를 들면, 비점수차가 있으면 광학회절상이 원형 대칭을 나타내지 못하고 타원형으로 방향성을 나타내어 찌부러져 있으며, 시편이 천천히 움직이고 있으면(drifting) 광학회절상에서 움직이는 방향으로는 콘트라스트를 전달하지 못하여 검게 나타난다. 비정질 시편의 고분해능상에서 콘트라스트 전달함수를 알 수 있으므로, 쉬르처 탈초점에서 고분해능상의 강도 분포에서 전달함수가 0이 되는 $\Delta\vec{k}$를 찾아서 식

$$(\delta r)_{Scherzer} = \frac{1}{\Delta k} = \frac{1}{|\vec{g}^*|} \tag{12.29}$$

에서 고분해능상의 분해능인 쉬르처 분해한계를 알 수 있다.

비정질 시편으로는 주로 증착 탄소 박막이나 산화실리콘 박막을 이용하나 결정의 고분해능상의 결상 조건과 동일한 조건의 비정질상을 얻기 위해서는 시편의 가장자리에 있는 얇은 비정질층을 포함시켜 고분해능상을 얻는다.

또한 그림 12-6의 광학회절상에서 조리개나 특수 마스크(mask)를 사용하여 광축에서 멀리 떨어져 있는 회절빔과 상의 배경 잡음(background noise) 때문에 생기는 빔을 제거한 다음, 두 번째 렌즈로 결상을 하면 렌즈의 결상면에서 배경 잡음이 제거된 깨끗한 상을 얻는다. 이 방법으로 본래 사진 음화에 직접 얻을 수 있는 상보다 배경 잡음이 제거된 더 선명한 상을 얻을 수 있다.

전자현미경상의 컴퓨터처리(image computer processing)는 현미경에서 직접 얻어진 상의 분석을 잘 하기 위해 상을 광학회절기 대신 컴퓨터로 처리하는 기술이다. 상 처리의 기본원리는 그림 12-6에서 나타낸 바대로 광학회절을 이용한 상처리와 같다.

광학회절기에서는 사진 음화를 사용하여 상처리를 시작하나, 상의 컴퓨터 처리에서는 CCD(charge coupled device) 카메라로 인화된 사진 또는 음화 필름에서 상처리 대상 상을 컴퓨터로 입력하든가, 또는 전자현미경에서 직접 광섬유 전선을 통하여 모니터로 상을 전송한 다음 이 상을 컴퓨터에 입력하여 상처리를 시작한다.

처리 대상 상의 강도 분포에서 투과함수를 계산할 수 있고 이 투과함수를 푸리에변환하면 후방초점면의 회절파가 얻어진다. 이 회절파와 그 공액복소수를 곱해 주면 회절파의 강도, 즉 회절상이 얻어진다.

전자현미경과 컴퓨터가 직접 연결되어 있으면 상을 얻는 즉시 회절상을 얻을 수 있다. 현미경의 비점수차와 콘트라스트 전달함수의 모양은 비정질상의 회절상에서 잘 나타나므로, 실시간(real time)에 컴퓨터 처리된 비정질의 회절상을 직접 보면서 현미경의 비점수차 수정과 탈초점 조절을 할 수 있는 큰 장점이 있다.

좋은 재생상을 얻기 위해서는 현미경 전달함수나 위상 콘트라스트 전달함수의 형태를 인위적으로 조작한다. 관심 있는 영역에서 만들어진 정보를 포함하고 있는 공간주파수와 회절점의 정보를 잘 전달하도록 하고, 배경 잡음은 전달되지 않는 형태로 전달함수를 만들어 준다. 배경 잡음을 소거하기 위해 톱니바퀴 모양의 특수한 마스크를 만들어 배경 잡음 전달을 막아 주기도 한다. 이렇게 만들어진 현미경 전달함수와 회절파를 곱하고 이것을 푸리에변환하여 상면에서의 파를 얻는다. 이 파와 공액복소수파를 곱해 주면 상면에서의 파의 강도 분포, 즉 배경 잡음이 소거된 재생상을 얻는다.

그림 12-8은 상 전산처리의 한 예를 나타낸 것이다. 12-8 (a)는 NaCl 구조의 CrN 결정의 [110] 고분해능상이다. 이 고분해능상을 컴퓨터에 입력하여 그 상의 강도 분포에서 투과함수를 계산하고 이것을 푸리에변환한 다음 회절상을 얻는다. 회절상에서는 잡음을 제거하고 필요한 회절점만을 그림 12-8 (b)와 같이 선택하여 이것을 푸리에변환하여 상면에서 파를 구한다. 이 파와 그 공액복소수를 곱하여 상면에서의 강도 분포인 그림 12-8 (c)와 같은 배경 잡음이 제거된 깨끗한 상을 얻는다.

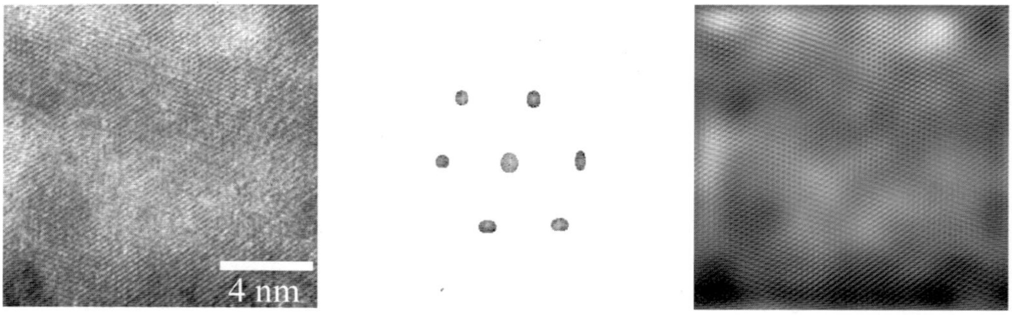

(a) (b) (c)

그림 12-8 상 전산처리의 한 예 (a) 고분해능상 (b) 잡음을 제거한 다음의 회절점 (c) 전산처리된 상

12.4 상 전산모사

현재 고급 투과전자현미경의 대부분은 보통 결정의 구조를 원자 규모로 분석할 수 있다. 앞에서 본 바와 같이 고분해능 전자현미경상의 강도는

$$I = 1 + \frac{\Delta f}{2V_0} \nabla^2 \int_0^t V(x, y, z) dz \tag{12.12}$$

로 주어진다. 식에서 현미경상은 탈초점, 시편 두께, 원자의 전위, 가속전압에 따라 달라지는 것을 알 수 있다.

그림 12-9는 200 kV의 가속전압에서 한 장의 사진으로 찍은 γ 상의 산화알루미늄 결정 하나를 확대한 고분해능 사진들이다. 그림 12-9 (a)와 (b)는 모두 같은 탈초점, 원자 전위, 가속전압의 조건이나 두께의 차이로 인해 현미경상에서는 많은 차이를 나타낸다.

일반적인 산화물이나 광물 시편의 경우 시편 두께가 5~10 nm 정도로, 금속 시편의 경

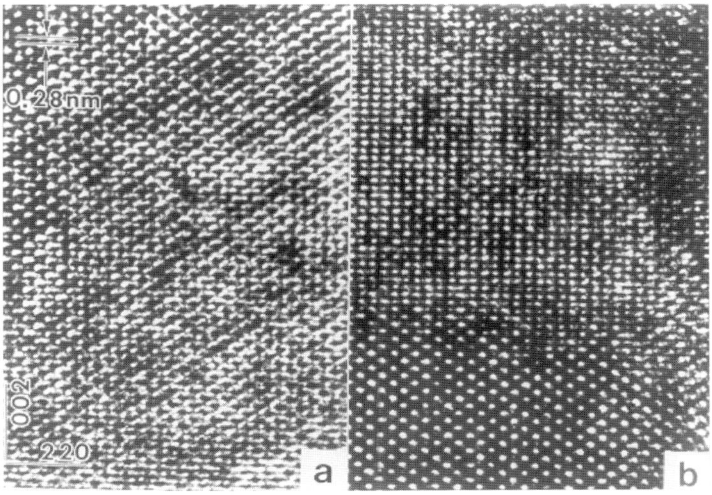

그림 12-9 γ 상 산화알루미늄 결정의 고분해능 사진 (a)와 (b)는 두께의 차이로 인해 현미경 상에서는 많은 차이를 나타낸다.

우에 수 nm 정도로 시편이 아주 얇을 경우 고분해능상과 시편 내의 원자 위치 간에 1 : 1의 대응관계가 있다. 그러나 시편의 두께가 이 보다 더 두꺼우면 현미경상이 원자의 투사 전위를 그대로 나타내 준다고 생각하기 힘들다. 따라서 상의 해석을 정확하게 하기 위해서 여러 탈초점과 시편 두께에서 시편과 현미경의 조건으로 전산모사(computer simulation)로 얻은 상과 실제 실험에서 얻어진 상(experimental image)을 비교 검토하여 시편의 원자구조를 해석한다. 특히 계면과 같은 결정 내의 결함이나 세라믹과 같이 원자구조가 복잡한 경우에는 실험상에서 직접 원자의 위치를 파악하기 어려우므로 고분해능상의 전산모사가 꼭 필요하다.

실제 현미경은 복잡하게 구성이 되어 있으나, 앞에서 기술한 바와 같이 전자현미경의 기본구성은 전자빔, 시편, 대물렌즈 하나로 그성되어 있다고 생각한다. 상의 전산모사에서도 전자현미경 중의 여러 복잡한 결상계를 제외시키고 그림 12-10에 그린 것과 같이 전자현미경을 전자빔, 시편과 대물렌즈로 구성된 단순한 계로 생각한다. 처음에 시편에 입사하는 전자빔은 평면파로 간주하고 전체 렌즈계의 수차는 대물렌즈 하나의 수차로 생각한다. 실제 현미경에서도 대물렌즈가 시편의 결상 및 회절에 주요 역할을 하고 나머지 렌즈는 단순히 상을 확대하는 역할을 한다.

전자현미경 전산모사상 계산에서는 모델 전자현미경에서 물체를 나타내는 투과함수, 후방초점면에서 회절파를 계산하기 위해 투과함수의 푸리에변환, 결상면에서 파를 계산하기 위해 회절파의 푸리에변환 등의 계산이 필요하다.

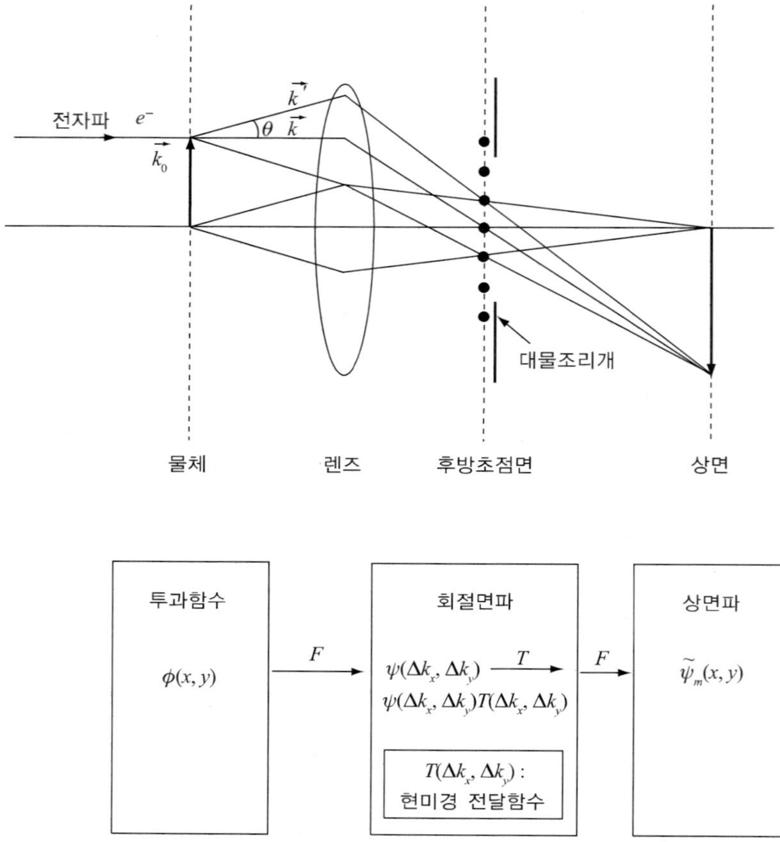

그림 12-10 상의 전산모사에서 전자현미경을 전자빔, 시편과 대물렌즈로 구성된 단순한 계로 생각한다.

투과함수는 주로 모델 시편에서 주어진 자료를 사용하고 가속전압의 값을 추가하여 사용한다. 후방초점면에서의 파는 투과함수의 푸리에변환으로 계산한다. 후방초점면, 즉 푸리에 공간에서 렌즈의 수차, 수렴각 및 조리개 등의 현미경 조건이 포함된 현미경 전달함수를 후방초점면의 파에 곱한다. 이 수정된 후방초점면의 파를 푸리에변환하여 상면의 파를 계산한다.

현재 전산모사 계산은 주로 다층박판법(multislice method)을 사용한다. 이 방법은 시편의 전산모사 계산을 전체 두께에 대해 한꺼번에 하는 것이 아니라, 시편을 여러 개의 얇은 층으로 나누어 각 층에서 출구파의 진폭과 위상을 계산한다. 어떤 시편이 두께 δz의 N개의 얇은 층으로 구성되어 있다고 생각하면 전체 두께는 $t = N\delta z$이다. 각 얇은 층의 결정전위는 층이 아주 얇다고 생각하여 2차원적인 평면전위, 즉 투사전위로 생각한다. 먼저 입사파가 첫 번째 박판층을 통과한 후의 파를 계산하고 이 파를 다음 박판층의 입사파로 생각하여 다음 박판층을 통과한 파를 계산한다. 이 계산을 박판두께의 합이 최종 두께가 될 때까지 반복하여 계산한다.

시편이 결정이라면 원자가 규칙적으로 배열되어 있으므로 결정의 원자전위도 어떤 주기성을 가지고 있다. 그러므로, 결정의 원자전위를 주기함수로 생각할 수 있다. 푸리에급수에서 주기함수 $V(\vec{r})$은 푸리에급수로

$$V(\vec{r}) = \sum_{n=0}^{\infty} V_n \exp(2\pi i n \Delta\vec{k} \cdot \vec{r}) \tag{10.14}$$

로 표시할 수 있고, 여기서 V_n은 푸리에계수이다. 브래그법칙에 따르면 결정은 역격자 공간에서 $\Delta\vec{k} = \vec{g}^*$일 때만 델타함수로 매우 강한 회절파의 진폭을 갖는다. 그래서 역격자 공간의 각 부분들 중에서 $\Delta\vec{k} = \vec{g}^*$일 때만 중요한 값을 지니고, $n\Delta\vec{k}$도 일반 역격자 벡터 $\vec{g}^*$에 포함되므로($n\Delta\vec{k} = \vec{g}^*$), 푸리에 급수에 이것을 대입하고 모든 역격자벡터 $\vec{g}^*$에 대해 합을 구하면,

$$V(\vec{r}) = \sum_{g} V_g \exp(2\pi i \vec{g}^* \cdot \vec{r}) \tag{10.15}$$

이 된다. 푸리에계수 V_g는 원자산란계수 f_j의 관계식

$$V_g = \frac{h^2}{2\pi m_e e \Omega} \sum f_j \exp(-2\pi i \vec{g}^* \cdot \vec{r}_j) \tag{12.30}$$

에서 구할 수 있다.

먼저 원자의 종류(또는 원자번호, Z)와 위치를 정하여 원자 모델을 만들어 계산용 단위포를 만든다. 식 (12.30)에서 푸리에계수 V_g를 단위포 내에 있는 모든 원자들에 대해 계산하여 얻는다. 식에서 원자산란계수 $f^{el}(\Delta\vec{k})$는 식 (4.18)에서

$$f^{el}(\Delta\vec{k}) = \frac{1}{(\Delta k)^2} \frac{m_e e^2}{2\pi h^2 \varepsilon} \{Z - f^x(\Delta\vec{k})\} \tag{4.18}$$

원자번호(Z)와 실험에서 결정된 X선의 원자산란계수 $f^x(\Delta\vec{k})$를 대입하여 계산하여 얻는다.

푸리에계수에서 원자전위를 구하는 식 (10.15)에 위에서 구한 푸리에계수를 대입하여 전자빔 방향으로 투사된 단위포의 투사원자전위(projected atomic potential)를 계산한다. 역격자 공간에서 원점에서 40 nm^{-1}에 있는 모든 푸리에계수를 포함하여 계산하면 대부분 정확한 계산결과를 얻을 수 있다.

박판 시편층은 매우 얇으므로 위상체로 간주하고, 전자파가 투과함에 따라 위상체는 파의 진폭은 변화시키지 않고 파의 위상만 변화시킨다. 전자현미경 내에서 얇은 시편으로 된 순수 위상체의 투과함수는 식 (10.11)에서

$$\phi(\vec{r}) = \exp i\beta = \exp 2\pi i\left\{\vec{k}_0 \frac{V(\vec{r})}{2V_0}\delta z\right\} \tag{10.11}$$

이다. 이것을 2차원 투사전위로 표시하면

$$\phi(x, y) = \exp i\beta = \exp 2\pi i\left\{\vec{k}_0 \frac{V_p(x, y)}{2V_0}\delta z\right\} \tag{12.31}$$

이다. 여기서 (x, y)에 따른 위상변화는 시편 투사전위 $V_p(x, y)$, 시편 두께 δz 및 전자현미경의 가속전압 V_0에 의존한다.

박판 시편을 나와 자유공간 z를 지난 파는 2차원에서 프레넬전파자인

$$P_z(x, y) = ik\frac{\exp(2\pi ikz)}{z}\exp\left\{\frac{2\pi ik(x^2+y^2)}{2z}\right\} \tag{9.24}$$

의 영향을 받는다. 어떤 시편의 두께 $t = n\delta z$에서 시편 표면출구파는 투과함수와 프레넬전파자를 사용하여 계산할 수 있다. n층 시편 출구파는

$$^{n}\phi(x, y) = \left\{^{n-1}\phi(x, y) * {}^{n}P_z(x, y)\right\}\phi(x, y) \tag{12.32}$$

이다. 여기서 $^{n}\phi(x, y)$는 n번째 층까지의 투과함수이고 $^{n}P_z(x, y)$는 $n-1$층과 n층 사이에 있는 자유공간에 대한 프레넬전파자다.

렌즈의 후방초점면의 파는 시편의 투과함수를 푸리에변환하여 얻으므로 식을 푸리에변환하면

$$^{n}\psi(\Delta k_x, \Delta k_y) = \left\{^{n-1}\psi(\Delta k_x, \Delta k_y) \times {}^{n}\widetilde{P}_z(\Delta k_x, \Delta k_y)^{*}\,\psi(\Delta k_x, \Delta k_y)\right. \tag{12.33}$$

으로 역격자 공간에서 파를 얻는다. $\psi(\Delta k_x, \Delta k_y)$와 $\widetilde{P}_z(\Delta k_x, \Delta k_y)$는 각각 $\phi(x, y)$와 $P_z(x, y)$의 푸리에변환이다. 실제 전산모사 프로그램에서도 실공간이 아닌 역격자 공간에서 이 계산을 수행한다. 렌즈의 후방초점면에 생기는 전자회절상의 강도분포는

$$I = \psi(\Delta\vec{k})\psi^{*}(\Delta\vec{k}) \tag{12.34}$$

로 계산된다.

완전 렌즈가 아닌 실제 렌즈에서의 상면에서 강도 분포를 계산하기 위해서는 렌즈의 탈초점, 구면수차, 색수차, 전자빔의 수렴각, 조리개의 영향을 고려해야 하는데 이 영향은 바로 역격자 공간에서 렌즈의 후방초점면의 파에다 현미경 전달함수를 곱하여 얻는다. 이렇게 수정이 된 후방초점면의 파는

$$\psi_m(\Delta\vec{k}) = \psi(\Delta\vec{k})\,T(\Delta\vec{k}) \tag{12.35}$$

이고, 여기서 앞의 여러 수차와 수렴각 분포를 지니는 렌즈의 현미경 전달함수는 앞에서 알아본 바와 같이

$$T(\Delta\vec{k}) = \tilde{\phi}_d(\Delta\vec{k})\exp\{i\chi(\Delta\vec{k})\}\exp\left\{-\frac{1}{2}\pi^2(\delta f)^2\lambda^2(\Delta k)^4\right\}\exp\left(-\pi^2\frac{\alpha^2}{\lambda^2}q\right) \tag{9.92}$$

이다.

본래 이론적으로는 탈초점 Δf가 있으면 계산된 초점이 맞는 상면파에다 탈초점 Δf인 프레넬전파자를 콘볼루션하여 탈초점면의 파를 계산하나, 탈초점에 의한 위상변화를 위의 식에서와 같이 현미경전달함수에 포함하여 상을 계산해도 똑같은 결과가 나온다.

초점분산(δf)은 실제 찍은 사진과 여러 개의 다른 초점분산값을 넣어 계산한 계산상과 비교해서 구하기도 하고

$$\delta f = C_c\left\{\left(\frac{\Delta V_a}{V_a}\right)^2 + 4\left(\frac{\delta i_0}{i_0}\right)^2 + \left(\frac{\delta U}{U}\right)^2\right\}^{1/2} \equiv \Delta \tag{9.83}$$

에서, 색수차계수와 현미경 전압 및 렌즈 전류의 리플(ripple)과 필라멘트의 전자에너지 분산에서 초점분산을 구한다. 수렴각 α는 초점을 맞춘 조명상태에서 얻어진 회절상에서 식 (8.7)을 사용하여 회절점의 크기를 측정하여 계산한다. 구면수차와 전자의 파장은 주어진 현미경과 조건에서 정해진 값을 사용한다.

렌즈의 상면의 파는 수정된 후방초점면의 파를 푸리에변환하여

$$\tilde{\psi}_m(x, y) = \tilde{\psi}(x, y) * \tilde{T}(x, y) \tag{12.36}$$

이 되고, 고분해능상인 상면에서 강도 분포는 상면파와 그 공액복소수를 곱하여 얻으므로 강도는

$$I = \tilde{\psi}_m(x, y)\tilde{\psi}^*_m(x, y) \tag{12.37}$$

가 된다.

그림 12-11은 스핀넬 구조의 산화알루미늄을 빔 방향을 [110] 방향으로 하여 JEOL JEM-2000EX 현미경 조건으로 전산모사하여 얻은 고분해능 현미경상이다. x축은 시편 두께로 5, 10, 15, 20, 25 nm이고 y축은 탈초점으로 −24 nm에서 −145 nm까지이다. 시편의 두께와 탈초점에 따라 현미경상의 많은 변화를 보여 주고 있다.

실제 전자현미경에서 얻은 실험상과 원자 모델을 사용하여 전자현미경의 조건으로 전산모사한 상을 비교함으로써 결정, 계면, 결함 등의 정확한 원자배열을 알 수 있다. 그림 12-12는 실험에서 얻은 알루미늄/산화물 계면의 고분해능상과 계면의 원자 모델을 사용하여 전자현미경 조건으로 전산모사한 전산모사상을 보여 준다. 전산모사상은 실험상 안에 삽입되어 있다.

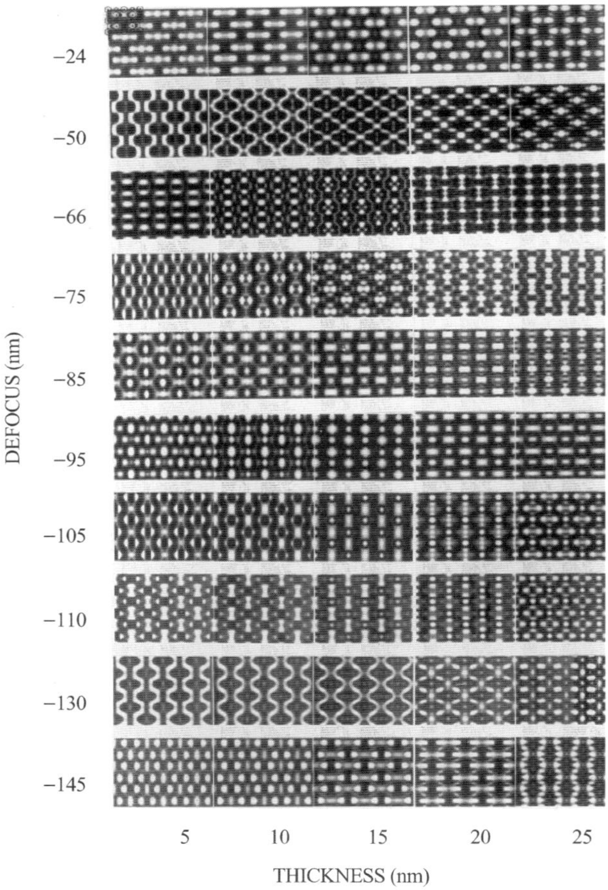

그림 12-11 스핀넬 구조의 산화알루미늄을 [110] 빔 방향으로 JEOL JEM-2000EX 현미경 조건으로 전산모사하여 얻은 고분해능 현미경상

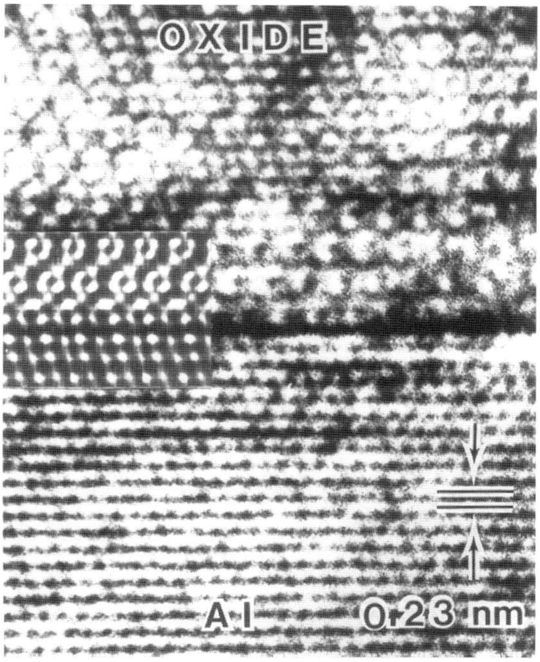

그림 12-12 실험에서 얻은 알루미늄/산화물 계면의 고분해능상과 계면의 원자 모델을 사용하여 전자현미경 조건으로 전산모사한 전산모사상 전산모사상은 실험상 안에 삽입되어 있다.

12.5 모아레줄무늬

전자현미경 시편에서 전자빔 방향으로 2개의 겹치는 결정이 있을 때 **모아레줄무늬** (Moiré fringe)가 관찰된다. 각 결정에서 강한 회절이 일어나 투과빔과 회절빔이 대물조리개를 동시에 통과하면서 서로 간섭을 일으켜 상면에서 두 회절점을 연결하는 선에 수직인 줄무늬들을 만든다. 같은 상의 얇은 두 결정이 서로 작은 각 α로 회전이 되어 있는 관계에 있을 때 생기는 줄무늬를 회전 모아레줄무늬라 하는데, 이런 회절 줄무늬는 쉽게 벽개가 되는 박판 결정에서 많이 관찰된다.

그림 12-13 (a)와 같이 시편이 2개의 결정 1, 결정 2로 구성되어 있고 위에서 전자빔이 입사한다고 생각하자. 그림 12-13 (b)의 왼쪽에 있는 것은 결정 1의 $(h_1k_1l_1)$면을 나타낸 것이다. $(h_1k_1l_1)$면에서 생긴 회절상은 아래에 표시되어 있는데 회절점은 $h_1k_1l_1$이고 역격자벡터는 $\vec{g}^*_{h_1k_1l_1}$이 된다. 그림 12-13 (b) 오른쪽에는 결정 2의 $(h_2k_2l_2)$면을 나타내었는

데 결정 1의 $(h_1k_1l_1)$면보다 면간격이 더 넓고 각도 α로 회전되어 있다. 결정 2만 있으면 $(h_2k_2l_2)$면에 의해서 생기는 회절점은 $h_2k_2l_2$이고 역격자벡터는 $\vec{g}^*_{h_2k_2l_2}$이다.

그림 12-13 (c)는 결정 1과 결정 2가 그림 12-13 (a)와 같이 겹쳐져 있을 때 나타나는 모아레줄무늬와 회절상을 나타낸 것이다. 먼저 결정 1은 $(h_1k_1l_1)$면에 의해 회절점 $h_1k_1l_1$을 만든다. 이 회절점 $h_1k_1l_1$이 이중회절로 결정 2에 투과빔으로 역할을 하여 회절점 $\bar{h}_2\bar{k}_2\bar{l}_2$를 만든다. $\bar{h}_2\bar{k}_2\bar{l}_2$점이 000 빔과 가까이 있으면 모아레줄무늬를 관찰할 수 있을 가능성이 많아진다. 결정 1과 2 사이에 면간간격의 차이가 작거나 회전각도가 작으면 결정 1의 투과빔 근처에 이중회절점이 만들어질 가능성이 많아진다. $h_1k_1l_1$점에서 $\bar{h}_2\bar{k}_2\bar{l}_2$까지의 역격자벡터는 이중회절로 인하여 $-\vec{g}^*_{h_2k_2l_2}$이다.

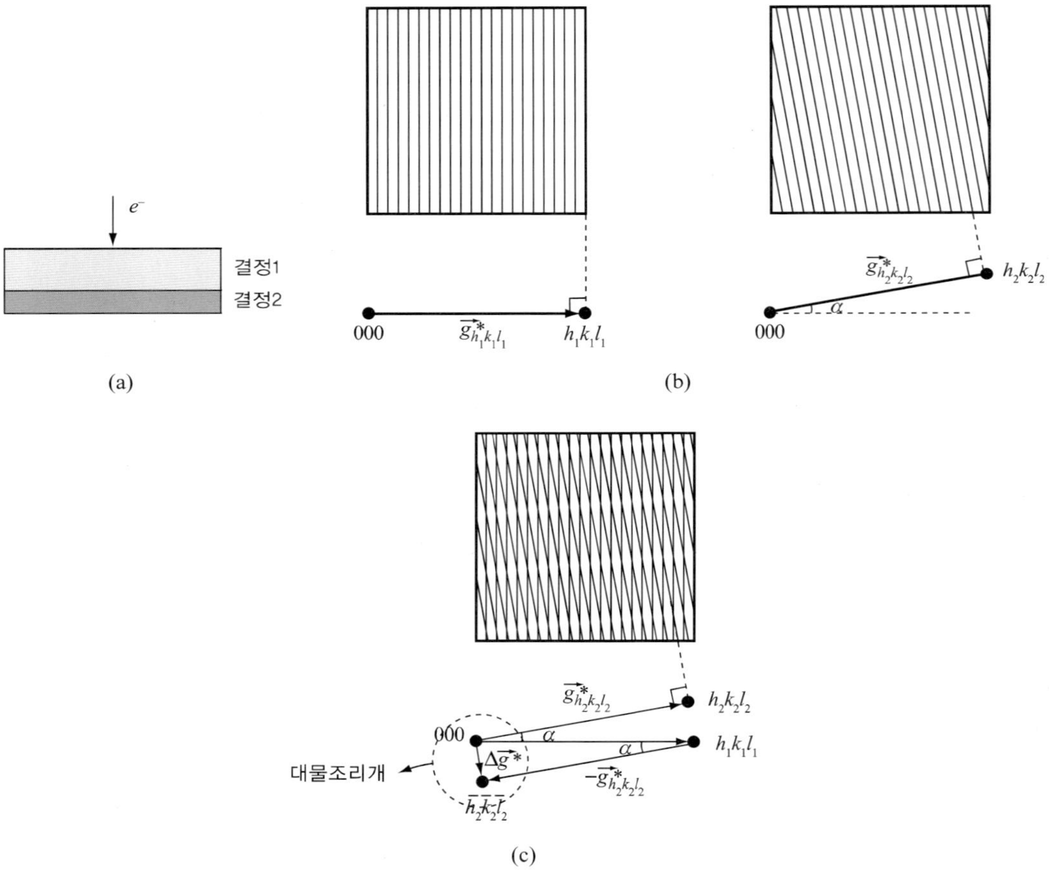

그림 12–13 (a) 시편이 2개의 결정 1, 결정 2로 구성되어 있고 위에서 전자빔이 입사하는 그림 (b) 왼쪽에 있는 것은 결정 1의 $(h_1k_1l_1)$면을 나타낸 것이다. (c) 결정 1과 결정 2가 (a)와 같이 겹쳐져 있을 때 나타나는 모아레줄무늬와 회절상을 나타낸 모습

투과빔에서 이중회절점 $\bar{h}_2\bar{k}_2\bar{l}_2$까지의 역격자벡터를 $\Delta\vec{g}^*$라고 하면 그림에서

$$\Delta\vec{g}^* = \vec{g}^*_{h_1k_1l_1} - \vec{g}^*_{h_2k_2l_2} \tag{12.38}$$

이다. 그림에서 원은 대물조리개를 나타낸다. 앞에서 2개의 회절점에서 격자줄무늬를 얻는 것과 같이 투과빔과 이중회절점을 델타함수로 생각하여 이것을 푸리에변환을 하면 상에서 파의 진폭이 나온다. 상에서의 파의 진폭은 x' 방향을 $\Delta\vec{g}^*$ 방향으로 잡으면

$$\begin{aligned}\psi(x',\, y') &= \int_{-\infty}^{\infty}\left\{\delta\left(\Delta k + \frac{\Delta g^*}{2}\right) + \delta\left(\Delta k - \frac{\Delta g^*}{2}\right)\right\}\exp(-2\pi i\Delta kx')d(\Delta k)\\ &= 2\cos\left(2\pi x'\frac{\Delta g^*}{2}\right)\end{aligned} \tag{12.39}$$

이고, 강도는

$$I = 4\cos^2\left(\pi x'\frac{1}{d_{\Delta g^*}}\right) \tag{12.40}$$

으로 $\Delta\vec{g}^*$에 수직한 방향으로 평행한 줄무늬가 나타난다. 줄무늬의 간격은 $d_{\Delta g^*}$이다. 이 줄무늬를 모아레줄무늬라고 한다. 그림에서

$$\Delta\vec{g}^* = \vec{g}^*_{h_1k_1l_1} - \vec{g}^*_{h_2k_2l_2} \tag{12.41}$$

이므로 양변을 제곱하면,

$$|\Delta\vec{g}^*|^2 = \left|\vec{g}^*_{h_1k_1l_1}\right|^2 + \left|\vec{g}^*_{h_2k_2l_2}\right|^2 - 2\left|\vec{g}^*_{h_1k_1l_1}\right|\left|\vec{g}^*_{h_2k_2l_2}\right|\cos\alpha \tag{12.42}$$

이고 여기서 α는 $(h_1k_1l_1)$과 $(h_2k_2l_2)$ 사이의 회전각이다. 역격자벡터의 크기는 면간거리의 역수이므로

$$\frac{1}{d^2_{\Delta g^*}} = \frac{1}{d^2_{h_1k_1l_1}} + \frac{1}{d^2_{h_2k_2l_2}} - 2\frac{1}{d_{h_1k_1l_1}}\frac{1}{d_{h_2k_2l_2}}cos\alpha \tag{12.43}$$

$$d^2_{\Delta g^*} = \frac{d^2_{h_1k_1l_1}d^2_{h_2k_2l_2}}{d^2_{h_1k_1l_1} + d^2_{h_2k_2l_2} - 2d_{h_1k_1l_1}d_{h_2k_2l_2}\cos\alpha} \tag{2.43}$$

이 되고, 따라서 모아레줄무늬의 간격은

$$d_{\Delta g^*} = \frac{d_{h_1k_1l_1} d_{h_2k_2l_2}}{(d^2_{h_1k_1l_1} + d^2_{d_2k_2l_2} - 2d_{h_1k_1l_1} d_{h_2k_2l_2} \cos\alpha)^{1/2}} \tag{12.44}$$

로 주어진다.

예제 12-4

회전각이 0이고 면간격만 다른 경우에 생기는 모아레를 평행모아레라고 한다. 식에서 평행모아레의 줄무늬 간격을 계산하시오.

풀이

식에서 $\cos\alpha = 1$이므로 줄무늬 간격은

$$d_{\Delta g^*} = \frac{d_{h_1k_1l_1} d_{h_2k_2l_2}}{|d_{h_1k_1l_1} - d_{h_2k_2l_2}|} \tag{12.45}$$

이다. 이 평행 모아레줄무늬는 박막 성장 시 에피택셜 성장 또는 토포택셜 성장 시 많이 관찰된다.

예제 12-5

면간격은 같고 회전만 되어 있는 경우에 생기는 모아레를 회전모아레라고 한다. 회전모아레의 줄무늬 간격을 계산하시오.

풀이

식에서 면간격이 같아 $d_{h_1k_1l_1} = d_{h_2k_2l_2}$이므로 줄무늬 간격은

$$d_{\Delta g^*} = \frac{d_{h_1k_1l_1}}{(2 - 2\cos\alpha)^{1/2}} = \frac{d_{h_1k_1l_1}}{2\sin\frac{\alpha}{2}} \cong \frac{d_{h_1k_1l_1}}{\alpha} \tag{12.46}$$

이다.

그림 12-14는 GaAs 기판 위에 Au-Ge 합금 박막을 증착하여 열처리 후에 만들어진 계면의 모습을 보여 주는 사진이다. GaAs 결정과 합금 사이의 반응으로 생긴 화합물이 GaAs 결정과 중첩이 되어 모아레줄무늬를 나타낸 것을 보여 준다.

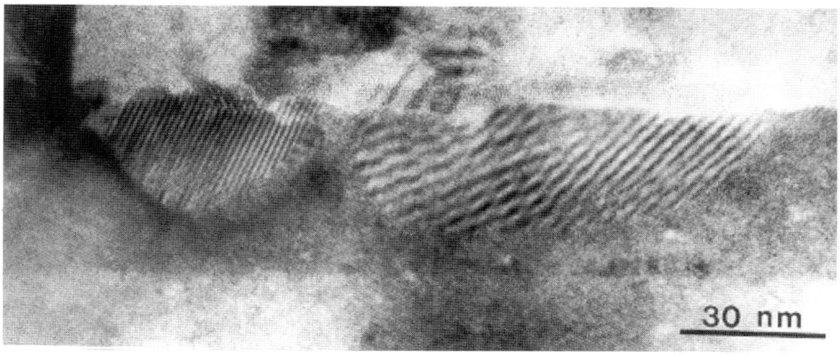

그림 12-14 GaAs 위에 Au-Ge 합금을 증착하여 열처리한 후 GaAs 결정과 합금 사이의 반응으로 생긴 화합물이 GaAs 결정과 중첩이 되어 모아레줄무늬를 나타낸 것을 보여 준다.

연습문제

1. 진폭 콘트라스트와 위상 콘트라스트의 차이를 설명하고, 각 콘트라스트를 어떻게 얻는지 설명하시오.

2. 고분해능 전자현미경상에 영향을 미치는 요소를 들고, 어떻게 영향을 미치는지 설명하시오.

3. 이상적인 현미경에서 탈초점이 0인 경우 약위상체의 고분해능상을 계산하시오.

4. 현미경의 가속전압이 각각 100, 300, 500, 700, 900, 1,100 kV일 때 유한 크기의 렌즈의 구면수차계수가 각각 1 mm, 3 mm인 경우 분해능을 계산하고, 가속전압과 분해능의 관계를 나타내는 그래프로 그리시오
   (a) Al 단결정(격자상수 a = 0.404 nm)의 [001], [110], [111] 방향에서 Al의 원자를 고분해능상으로 구분해 관찰하고자 할 경우, 요구되는 분해능을 계산하고 이 조건을 만족하는 분해능을 위의 그래프에 표시하시오.
   (b) (a)에서 최소한의 회절빔을 사용하여 고분해능상을 얻고자 할 때 조리개에 포함되어야 하는 회절빔을 그림으로 나타내시오.

5. 위상변화

$$\chi(\Delta k) = \left[2\pi\left\{-\Delta f\lambda\frac{(\Delta k)^2}{2} + C_s\lambda^3\frac{(\Delta k)^2}{4}\right\}\right]$$

가 구면수차계수가 2.3 mm인 200 kV 현미경에서 다음 조건인 경우 공간주파수에 따라 어떻게 변하는지 그래프로 그리시오.
   (a) 쉬르처 탈초점
   (b) 최소 콘트라스트 탈초점, $-0.44\sqrt{C_s\lambda}$

6. 위상 콘트라스트 전달함수

$$\sin\chi(\Delta k) = \sin\left[2\pi\left\{-\Delta f\lambda\frac{(\Delta k)^2}{2} + C_s\lambda^3\frac{(\Delta k)^2}{4}\right\}\right]$$

가 구면수차계수가 2.3 mm인 200 kV 현미경에서 다음 조건인 경우 공간주파수에 따라 어떻게 변하는지 그래프로 그리시오.

(a) 쉬르처 탈초점

(b) 최소 콘트라스트 탈초점, $-0.44\sqrt{C_s\lambda}$

7. 비정질 순수 위상체의 고분해능상이 쉬르처 탈초점과 최소 콘트라스트 탈초점 조건에서 어떻게 나타나는지 설명하시오.

8. 쉬르처 탈초점에 대해 설명하고, 현미경의 분해능에 대해 설명하시오.

9. 쉬르처 탈초점 조건에서 제일 좋은 일반적인 물체의 고분해능상을 얻을 수 있는 이유를 설명하시오.

10. 대물조리개에 $\bar{1}\bar{1}\bar{1}$, 000, 111의 3개 빔만 들어 있다. 이 빔들에서 만들어지는 고분해능상을 계산하고, 그림으로 그리시오.

11. 대물조리개에 금 단결정에서 만들어진 000, 020, 200, 220의 4개 빔만 들어 있다. 이 빔들에서 만들어지는 고분해능상을 계산하고, 그림으로 그리시오.

12. 300 kV 현미경에서 대물조리개에 금 단결정($a = 0.40786$ nm) 에서 만들어진 000, 020, 200, $0\bar{2}0$, $\bar{2}00$의 5개 빔만 들어 있다.

(a) 이 빔들에서 만들어지는 고분해능상을 계산하고, 그림으로 그리시오.

(b) 대물조리개에 해당하는 조리개각을 계산하시오.

(c) 렌즈의 초점거리가 2.0 mm이면 실제 조리개의 반지름이 얼마인지 계산하시오.

13. 면심입방구조인 Ni-Al 기지(격자상수 a = 0.352 nm)에서 단순입방격자이면서 코너에 Al이 면심 모두에 Ni이 들어 있는 Ni_3Al(격자상수 $a = 0.357$ nm)이 평행 방위관계로 석출한다. [001] 정대축에서 투과빔을 중심으로 200 빔까지 조리개에 포함하여 고분해능상을 얻었을 때 어떤 상을 얻을 수 있는지 그리시오.

(a) 현미경의 분해능이 0.3 nm인 경우

(b) 현미경의 분해능이 0.15 nm인 경우

14. 식 (12.30)을 이용하여 GaAs 결정(스팔러라이트 구조, $a = 0.565$ nm)에서 다음 푸리에 계수를 계산하시오. 각 원자의 원자산란계수를 알고 있다고 가정하시오.

(a) 000(평균 내부전위)

(b) 111

(c) 200

(d) 400

15. 현미경에서 최적 분해능을 어떻게 알아내는지 설명하시오.

16. 면간거리가 0.4 nm, 0.42 nm인 두 격자면에서 만들어지는 평행 모아레줄무늬 간격을 계산하시오.

17. 면간격 0.4 nm인 면이 2° 회전되어 있을 때 생기는 모아레줄무늬 간격을 계산하시오.

18. Au 결정(a = 0.408 nm)에서 만들어진 200 회절점 2개가 만들어져 있고, 회절점 사이의 각이 1°이다. 이때 예상되는 모아레줄무늬 간격을 계산하시오.

19. Al 단결정(격자상수 a = 0.404 nm)에 격자상수가 2% 더 큰 정합상의 구형 석출물이 만들어졌다. 빔 방향은 [001]이다.
    (a) 회절상을 그리시오.
    (b) 2-빔 조건에서 예상되는 10 nm 크기의 석출물의 상을 그리시오.
    (c) 석출물이 50 nm 크기인 경우 어떤 조건에서 모아레줄무늬가 관찰되는지 설명하고 줄무늬 간격을 계산하시오.
    (d) 석출물이 성장하여 정합성을 잃어버리면 어떤 콘트라스트를 관찰할 수 있는지 설명하시오.

20. 모아레줄무늬와 두께줄무늬의 차이점을 설명하시오.

CHAPTER

13 X선 분광분석

13.1 X선의 생성과 스펙트럼

지금부터 약 120년 전인 1895년 음극선 실험용 진공관에서 고압방전을 실험하던 독일 물리학자 뢴트겐(Röntgen)은 눈에 보이지 않는 일종의 투과방사선이 음극선 시험용 가스 방전관의 유리벽을 통하여 근처의 사진필름을 검게 하는 것을 발견하였다. 뢴트겐은 이 방사선을 종래의 음극선과 구별하기 위해 X선이라고 명명하였다. 이후 X선은 생명과 우주의 물질 구조를 해석하는 데 커다란 공헌을 하였다. 뢴트겐의 1901년 제1회 노벨 물리학상 수상은 '20세기 과학기술의 시작'이라는 상징적인 의미도 담고 있다. 주목해야 할 점은 X선 발견의 배경에는 진공기술과 사진기술의 기반이 있었다는 사실이다.

가스방전관에서는 잔여 기체분자가 이온화함에 따라 전자가 만들어지고 이 전자가 금속 양극(anode)으로 가속이 된다. 양으로 하전된 분자이온은 음극으로 가속이 되어 음극에서 더 많은 자유전자가 충격으로 나오게 되고 이것이 양극으로 가속된다. 이때 양극에서 나오는 방사선을 X선이라 하는데 금속에 전자가 충돌하여 발생한다. 가스방전관의 X선 발생은 이온화율과 가스 압력에 의존한다. 더 일반적으로는 진공 속에서 가열된 텅스텐 필라멘트에서 열 이온적으로 만든 전자틀, 냉각을 쉽게 하기 위해 접지전위로 유지한 금속에 가속시킴으로써 X선을 만든다. 전자를 금속에 가속시킬 때 진공 유지를 위해 될 수 있는 대로 얇은 베릴륨(Be), 유리, 운모 등을 X선의 투명창으로 사용한다.

빛 속도의 수분의 일 속도로 가속된 전자들은 움직이는 전하들이므로 전류 i를 만들고 이 전류는 전자유도법칙에 의하여 자계 $\vec{H}$를 만든다. 이때 전자궤적의 방향으로 단위 길이를 $\vec{l}$로 표시하면, 전자에서 거리 $\vec{r}$에 있는 어떤 점 p에서 순간자계값은

$$\vec{H} = \int \frac{id\vec{l} \times \vec{r}}{4\pi r^3} = \frac{1}{4\pi} \nabla \times \int \frac{id\vec{l}}{r} \tag{13.1}$$

이다. $\vec{H}$의 크기는 $1/r^2$에 따라 감소한다. 위 식을 비오−사바르(Biot-Savart) 법칙이라 하고 그림 13-1에 나타내었다. 전류가 속도 $\vec{v}$로 움직이는 점전하 q 때문에 생긴다면,

$$id\vec{l} = \frac{dq}{dt}\left(\frac{d\vec{l}}{dt}dt\right) = dq\vec{v} \tag{13.2}$$

이고 따라서 자계는

$$\vec{H} = \frac{1}{4\pi} \nabla \times \int \vec{v}\frac{dq}{r} = \frac{q}{4\pi} \nabla \times \frac{\vec{v}}{r} \tag{13.3}$$

가 된다.

전자계는 빛의 속도로 전파하므로 자계에서의 어떤 변화가 점 p에 도달하는 데는 그림 13-1에서 보면 시간 r'/c가 걸린다. 그러므로, 점 p에서의 자계 $\vec{H}(r, t)$는 실제로는 시간$(t - r'/c)$ 에서 전하 q 때문에 생긴 것이다. 이 지연속도(retarded velocity)를

$$[\vec{v}] = \vec{v}\left(t - \frac{r'}{c}\right) \tag{13.4}$$

으로 표시한다. 마찬가지로 지연거리를

$$[\vec{l}] = \vec{l}\left(t - \frac{r'}{c}\right) \tag{13.5}$$

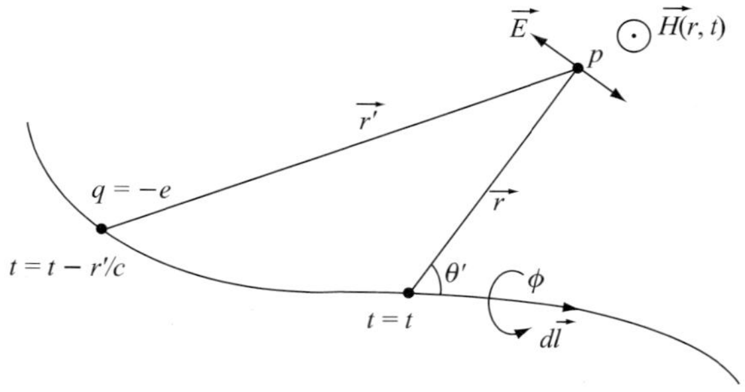

그림 13–1 가속된 전자들은 전류 i를 만들고, 이 전류는 전자유도법칙에 의해 자계 $\vec{H}$를 형성한다.

으로 표시하면, 자계 $\vec{H}$는

$$\vec{H} = \frac{q}{4\pi}\nabla \times \frac{1}{r}\frac{\partial[\vec{l}]}{\partial t}$$

$$= \frac{q}{4\pi}\left\{\frac{1}{r}\nabla\frac{\partial[\vec{l}]}{\partial t} + \frac{\partial[\vec{l}]}{\partial t}\times\nabla\left(\frac{1}{\vec{r}}\right)\right\} \tag{13.6}$$

이다.

자계 $\vec{H}(r, t)$를 극좌표계 (r, θ', ϕ)를 사용하여 다시 쓰면

$$\vec{H}(r, t) = \frac{-e}{4\pi}\left(0,\ 0,\ \frac{\sin\theta'}{r'^2}\frac{\partial[\vec{l}]}{\partial t} + \frac{\partial^2[\vec{l}]}{\partial t^2}\frac{\sin\theta'}{r'c}\right) = H_\phi \tag{13.7}$$

이다. 즉 $\vec{H}(r, t)$의 ϕ 성분만 0이 아니다. 전자에서 멀리 있으면, $1/r^2 \ll 1/r$이므로 자계 $\vec{H}(r, t)$의 ϕ 성분 중 첫째 항은 무시하고 둘째 항만 생각해도 된다. 그리고 $r' \cong r$이므로

$$\vec{H}(r, t) = H_\phi = \frac{-e}{4\pi}\frac{\partial^2[\vec{l}]}{\partial t^2}\frac{\sin\theta'}{rc} \tag{13.8}$$

이다. 맥스웰(Maxwell) 방정식을 사용하여 해당되는 전계 $\vec{E}(r, t)$를 구하면

$$\vec{E}(r, t) = \left(0,\ \frac{-e}{4\pi}\frac{\partial^2[\vec{l}]}{\partial t^2}\frac{\sin\theta'}{\varepsilon r c^2},\ 0\right) = E_{\theta'} \tag{13.9}$$

이다. 여기서 보는 것처럼 두 계 $\vec{E}$와 $\vec{H}$는 서로 수직이다.

$\frac{\partial^2[\vec{l}]}{\partial t^2}$에 대해 더 생각해 보자. 전자가 단순히 일정 속도로 직선을 따라 움직인다면 $\vec{H}$는 물론 0이 되어 먼 거리 r에서는 자계가 생기지 않는다. 그러나 더 정확히 이야기하면, 자계는 식 (13.7)에서 우리가 무시한 부분의 영향으로 $1/r^2$에 따라 감소한다.

전자가 시편에 z 방향으로 입사할 때 거리 dz와 식 (13.1)의 미분궤적길이 dl을 같다고 보면

$$\frac{\partial^2[\vec{l}]}{\partial t^2} = \frac{\partial^2 z(t - r/c)}{\partial t^2} = a\left(t - \frac{r}{c}\right) \tag{13.10}$$

이고 여기서 $a(t - r/c)$은 전자의 가속을 나타내는데, 이 경우는 감속을 나타낸다. 전계와 자계를 z의 함수로 나타내면

$$\overrightarrow{E}(r,t) = \frac{-e\sin\theta'}{4\pi\varepsilon c^2 r}\frac{\partial^2 z(t-r/c)}{\partial t^2} = \frac{-e\sin\theta'}{4\pi\varepsilon c^2 r}a\left(t-\frac{r}{c}\right) = E_{\theta'} \tag{13.11}$$

$$\overrightarrow{H}(r,t) = \frac{-e\sin\theta'}{4\pi cr}\frac{\partial^2 z(t-r/c)}{\partial t^2} = \frac{-e\sin\theta'}{4\pi cr}a\left(t-\frac{r}{c}\right) = H_{\phi} \tag{13.12}$$

이다. 식에서 가속이나 감속하는 전자는 전계와 자계를 방사한다라는 것을 보여 준다. 이 감속하는 전자에 의한 전자계 방사를 독일어로 브레이크를 거는 방사라고 하는 뜻인 **브렘스트라흘룽**(Bremsstrahlung)이라 한다.

감속 전자에 의한 전자계 방사는 입사 전자가 시편 내의 상호작용하는 전자나 핵에 가까이 있는 시간 동안 감속이 일어나는 감속시간에 방출된다. 원자는 입자로 존재하므로 원자 하나 근처에서 방출되는 전자계 방사는 하나의 펄스로 구성된다. 양자역학적으로 이것을 양자라 하고 각 양자의 에너지는 $U = h\nu = h\omega/2\pi$이므로

$$U = \frac{hc}{\lambda} \tag{13.13}$$

이다.

현미경 내에서 입사된 전자가 시편 속의 전자나 원자핵과의 단 한 번 상호작용 동안에 입사된 운동에너지의 어떤 분율 f를 잃는다고 가정하자. 본래의 운동에너지는 물론 전위 V_0로 가속되어 얻은 에너지 eV_0이다. 따라서 상호작용 때 방출된 X선 양자의 에너지는

$$U = \frac{hc}{\lambda} = feV_0 \tag{13.14}$$

또는

$$\lambda = \frac{hc}{feV_0} \tag{13.15}$$

이다. 전자가 잃는 에너지의 최대 분율은 $f=1$이므로 최소 파장은

$$\lambda_{\min} = \frac{hc}{eV_0} \tag{13.16}$$

이고, 이 파장을 최소파장한계(short-wavelength limit, SWL)라고 한다.

예제 13-1

가속전압을 V 단위로 나타내었을 경우, 최소파장한계를 계산하고, 그때의 최대주파수를 구하시오.

풀이

식에 $h = 6.6\times10^{-34}$ Js, $c = 3\times10^{8}$ m/sec, $e = 1.6\times10^{-19}$ C을 대입하고, V_0를 V 단위로 나타내면

$$\lambda_{\min} = \frac{12.4\times10^{-7}}{V_0}\ \mathrm{m} = \frac{1{,}240}{V_0}\ \mathrm{nm} \tag{13.17}$$

이다. 해당되는 최대 X선 주파수는

$$\nu_{\max} = \frac{c}{\lambda} = 2\times10^{14}\,V_0\ \mathrm{s}^{-1} \tag{13.18}$$

이다. $\lambda_{\min}$과 $\nu_{\max}$을 가속전압의 함수로 광속에 대한 전자속도의 비와 함께 표 13-1에 나타내었다.

표 13-1 X선의 최소파장한계, 최대주파수, 광속과 전자속도의 비

가속전압(V)	$\lambda_{\min}$(nm)	$\nu_{\max}$(s^{-1})	ν/c
10	124	2×10^{15}	0.006
10^2	12.4	2×10^{15}	0.02
10^3	1.24	2×10^{15}	0.06
10^4	0.12	2×10^{15}	0.19
10^5	0.012	2×10^{15}	0.50
10^6	0.0012	2×10^{15}	0.94

전자가 시편과 만나면 시편 내의 원자와 상호작용한다. 원자는 서로 반대 부호인 전자와 원자핵으로 구성되어 있으므로, 입사하는 전자와 이 원자 내의 핵과 전자들과의 상호작용은 먼 거리에서도 작용하는 **쿨롱**(Coulomb) **상호작용**이다. 전자는 원자 내의 전자나 핵에 에너지를 주고서 운동에너지 E_k를 잃는다. 시편 내의 전자의 밀도가 N_e일 때 에너지손실률은

$$-\frac{dE_k(z)}{dz} = \frac{e^4 N_e Z}{8\pi\varepsilon^2}\frac{1}{E_k(z)}\ln\frac{E_k(z)}{\overline{U}_{\mathrm{ion}}} \tag{13.19}$$

이고, 여기서 Z는 원자번호, $E_k(z)$는 전자궤적의 어떤 점 z에서 전자에너지, $\overline{U}_{\mathrm{ion}}$은 원자의 이온화 문턱(ionization threshold) 값에 해당하는 평균 에너지 전달값이다.

시편에 전자가 입사했을 때, 첫 10 nm 정도에서는 전자가 에너지를 전혀 잃지 않을 확률이 제일 크고, 에너지 전부를 잃어버릴 확률은 이보다는 작다. 전자가 투과현미경 시편 속으로 더욱 들어감에 따라 에너지의 더 많은 분율을 잃어버릴 확률이 점점 증가한다. 식에 나타난 것처럼 추가 에너지 손실률 $-dE_k/dz$는 전자가 에너지를 잃어버림에 따라, 즉 E_k가 감소함에 따라 증가한다. 시편에서 깊이가 점점 깊어짐에 따라 에너지손실률 $-dE_k/dz$는 점점 증가한다. 따라서 에너지가 감소함에 따라 최소파장한계도 증가한다. 이것을 그림 13-2에 점선으로 모식적으로 나타내었다.

그러나 동시에 방출된 X선이 시편에 흡수되는 것도 가능하다. 시편이 얇은 경우 X선은 시편을 잘 투과하나 전자빔이 시편에 들어가는 깊이가 깊을 때는 상당히 많은 흡수가 일어난다. 파장이 길어 에너지가 작은 X선은 더 강하게 흡수되는데 이 X선은 더 깊은 곳에서 생성된다. 파장이 긴 X선은 시편 밖으로 나오기 위해서는 표면까지 더 긴 거리를 시편 속에서 진행해야 한다. 결과적으로 파장에 따른 X선 방출확률은 그림 13-2에 실선으로 나타낸 파장분포곡선이 되는데, 이 연속 곡선은 모든 방출과 흡수확률을 다 고려하여 그린 것이다.

최소파장한계에서 시작하는 이 반연속적인 스펙트럼은 최소파장한계 이상의 여러 파장을 다 포함하고 있으므로 백색방사(white radiation)라 한다. 백색 X선 생성효율은

$$W = 1.4 \times 10^{-9} Z V_0 \qquad (13.20)$$

이다.

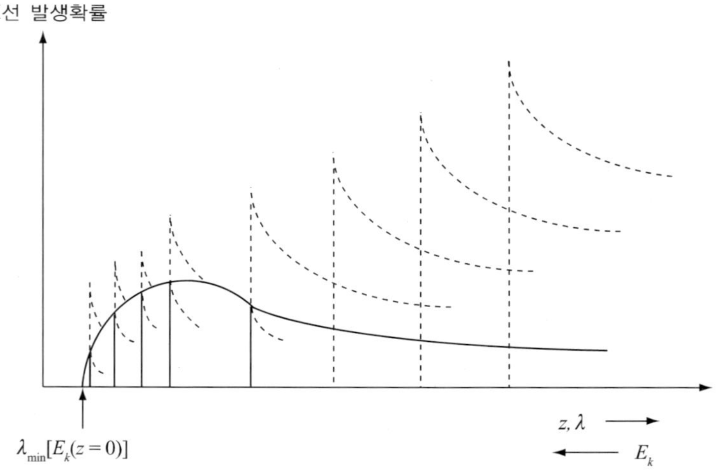

그림 13-2 전자가 깊이 들어감에 따라 에너지손실률이 증가하고, 에너지가 감소함에 따라 최소파장한계도 증가한다. 깊이에 따라 에너지손실률이 증가하므로 X선 발생확률도 증가한다(점선으로 표시).

13.2 특성 방사

백색 브렘스트라흘룽 스펙트럼은 하나의 파장을 가진 단색 방사가 아니기 때문에 어떤 특별한 파장에서 날카롭게 피크가 만들어지지 않고 $1.5\lambda_{min}$ 근처에 넓게 퍼진 혹을 만들기 때문에 의학용 외에는 거의 쓰이지 않는다. 우리가 공부한 모든 회절은 λ에 따라 크게 영향을 받는다. 파장이 하나가 아니고 넓은 분포를 지니고 있으면 여러 파장의 영향으로 회절상이 퍼져 보인다. 특정한 파장을 가지는 X선이 발생하는 특성 방사에 대해 알아보자.

시편에 입사하는 전자는 감속하면서 백색 X선을 방출할 뿐 아니라, 시편에 있는 원자의 전자에 충분한 에너지를 전달한다. 어떤 경우에는 전달된 에너지가 원자에서 전자를 떼어내기에 충분할 수도 있다. 이 경우 원자에서 전자를 떼어내는 것을 이온화라고 한다.

어떤 원자가 전자에 의해 얼마나 쉽게 이온화하는지를 나타내는 척도를 이온화단면(ionization cross section) Q라고 하고,

$$Q = 6.51 \times 10^{-20} \frac{n_s b_s}{U_{\text{ion}}^2} \frac{U_{\text{ion}}}{U_0} \ln\left(c_s \frac{U_{\text{ion}}}{U_0}\right) \tag{13.21}$$

로 표시된다. Q의 단위는 이온화/전자/(원자/cm^2)이다. 식에서 n_s는 껍질의 전자수, U_{ion}은 keV 단위로 나타낸 껍질의 이온화에너지, U_0는 입사 전자의 에너지, 그리고 b_s와 c_s는 정수이다. 식을 다시 쓰면

$$Q \propto \frac{1}{U_0 U_{\text{ion}}} \ln \frac{U_{\text{ion}}}{U_0} \tag{13.22}$$

이다. 식에서 입사 전자의 에너지를 2배로 올리면 Q가 약간 감소하므로 높은 가속전압에서 이온화율이 약간 떨어진다. 하지만 높은 가속전압에서는 전자총의 밝기가 증가하므로 이 효과가 상쇄된다. 원자번호가 감소하면 따라서 U_{ion}도 감소하므로 식에서 Q는 증가한다.

전자는 쿨롱 힘에 의해 전자가 속해 있는 원자의 핵에 속박되어 있다. 쿨롱 힘은

$$F_{\text{Coul}} = \frac{(+Ze)(-e)}{4\pi\varepsilon_0 r^2} \tag{13.23}$$

이며, 안정된 궤도에서는 이 인력은 구심력

$$F_{\text{cent}} = -\frac{m_e v^2}{r} \tag{13.24}$$

과 균형이 맞아야 한다. 식에서 v는 전자의 궤도속도, r은 궤도반지름, m_e는 전자 질량이다. 두 식에서

$$-\frac{Ze^2}{4\pi\varepsilon_0 r^2} = -\frac{m_e v^2}{r},$$

$$r = \frac{Ze^2}{4\pi\varepsilon_0 m_e v^2} \tag{13.25}$$

이다.

전자에너지는 운동에너지와 위치에너지의 합이므로

$$\begin{aligned} U &= E_k + E_p \\ &= \frac{1}{2} m_e v^2 + \left(-\frac{Ze^2}{4\pi\varepsilon_0 r}\right) \end{aligned} \tag{13.26}$$

이고, 식 (13-25)에서 v^2의 값을 구하여 위 식에 대입하면

$$\begin{aligned} U &= \frac{Ze^2}{8\pi\varepsilon_0 r} + \left(-\frac{Ze^2}{4\pi\varepsilon_0 r}\right) \\ &= -\frac{Ze^2}{8\pi\varepsilon_0 r} \end{aligned} \tag{13.27}$$

이다.

운동하는 전자는 파동성을 지니고 있고, 안정한 궤도는 파장의 정수배에 해당한다는 드브로이(de Broglie)의 관계

$$\begin{aligned} 2\pi r &= n\lambda \\ r &= n\frac{\lambda}{2\pi} \end{aligned} \tag{13.28}$$

에서 궤도반지름 r의 값을 구할 수 있다. 또한 드브로이의 식

$$p = mv = \frac{h}{\lambda} \tag{13.29}$$

에서

$$mvr = \frac{h}{\lambda} r \tag{13.30}$$

이고, 여기에 식 (13.28)을 대입하면

$$mvr = \frac{h}{\lambda} r = \frac{h}{2\pi} n \tag{13.31}$$

이다. 식에서 v를 구해 식 (13.25)에 대입하면 궤도반지름

$$r = r_n = \frac{h^2 \varepsilon_0}{\pi e^2 m_e} \frac{n^2}{Z} \tag{13.32}$$

을 구할 수 있다.

이 궤도반지름을 식 (13.27)에 대입하면 각 양자화된 궤도에 대해 에너지는

$$U_n = -\frac{e^4 m_e}{8 h^2 \varepsilon_0^2} \frac{Z^2}{n^2} \tag{13.33}$$

이다. 여기서 $n = 1, 2, 3, \cdots$ 인 정수이다. 다시 쓰면

$$U_n = -\frac{13.6}{n^2} Z^2 \text{ eV} \tag{13.34}$$

이다. 여기서 음의 부호는 전자가 핵에 속박되어 있다는 것을 뜻하고 전자를 떼내기 위해서는 이온화에너지 $|U_n|$을 공급해야 한다. $n = 1$인 경우 K 껍질, $n = 2$를 L 껍질, $n = 3$을 M 껍질이라고 한다.

그리고 $n = 1$일 때의 해에서 에너지값

$$U_1 = -13.6 Z^2 \text{ eV} \tag{13.35}$$

를 얻는다. 이 에너지값은 수소원자를 이온화하는 데 필요한 에너지로 리드베리(Rydberg) 에너지라고 한다.

식 (13.34)에서 에너지 준위의 그림을 그리면 그림 13-3이 된다. 각 준위의 전자의 수는 궤도각운동량(orbital angular momentum)과 전자각운동량(electron angular momentum)의 양자화에 따라 달라진다. 이 양자화는 각각 양자수 l과 s로 표시한다. 궤도각운동량 l과 전자각운동량 s와의 상호작용을 스핀-궤도(spin-orbit) 상호작용이라 하고 또 하나의 양

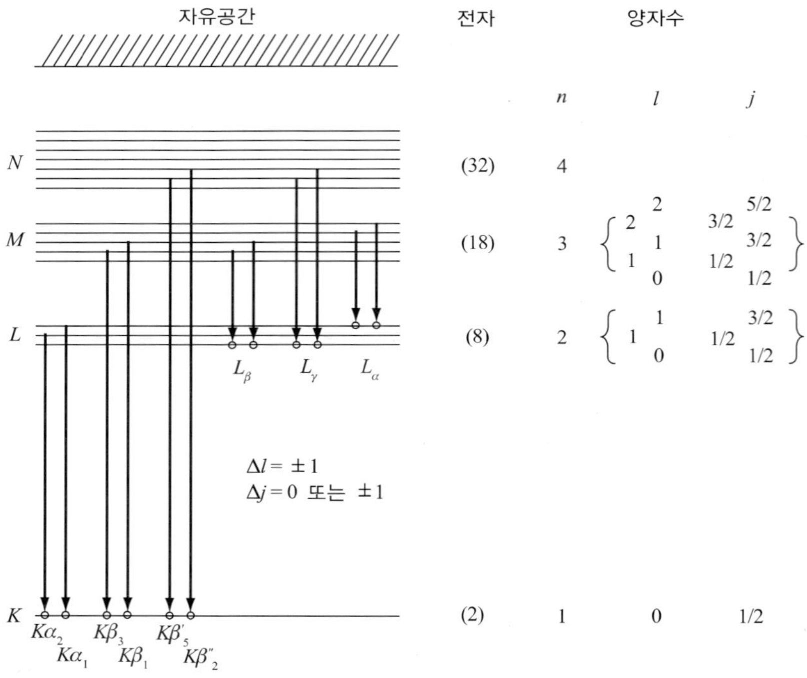

그림 13-3 원자의 에너지 준위

자수 $j=l\pm s$로 표시한다. **파울리(Pauli)의 배타원리**(exclusion principle)에 의해 같은 상태에 2개의 전자가 있을 수 없으므로 3개의 양자수 n, l과 j로 전체 에너지 부준위(sublevel)를 표시할 수 있다. 각 에너지 부준위당 최대 $2j+1$개의 전자가 있을 수 있다.

입사 전자가 시편 내의 전자와 충돌하여 결합에너지보다 더 큰 운동에너지를 전달하면 시편 내의 전자는 원자핵을 떠나고 빈자리(hole)를 남긴다. 원자 내에 이렇게 빈자리가 있으면 불안정한 상태가 되어 원자 전자들 사이에 내부 재조정이 되어 빈자리를 채우게 된다. 그래서 높은 에너지 준위에 있던 전자가 아래로 내려와 더 강하게 속박된 상태의 에너지 준위의 빈자리를 채운다. 이것을 천이(transition)라고 하는데 $\Delta l=\pm 1$인 동시에 $\Delta j=0$ 또는 ± 1이어야 한다는 선택 법칙(selection rule)에 따라 천이한다. 각 천이는 이온화된 에너지 준위에 따라 K, L, M 등의 이름이 있고, 각 부준위(sublevel)에 따라 α_1, α_2 등의 첨자로 표시한다.

높은 에너지 준위에서 낮은 에너지 준위로 천이를 하는 전자는 마치 낙하하는 물체처럼 위치 에너지를 잃으면서 가속을 한다. 식 (13.11)와 (13.12)에 의해 가속이나 감속하는 전자는 전자계 방사를 하므로 가속전자는 X선을 발생시킨다. 주양자수가 m인 에너지 준위의 껍질에서 n인 껍질로 천이가 일어날 때, m 껍질과 n 껍질 사이의 에너지차는

$$\Delta U = U_m - U_n$$

$$= U_n \frac{m^2 - n^2}{m^2} \tag{13.36}$$

이므로 이때 발생하는 X선의 파장은

$$\Delta U = U_n \frac{m^2 - n^2}{m^2} = \left(\frac{e^4 m_e}{8h^2 \varepsilon_0^2} \frac{Z^2}{n^2} \right) \frac{m^2 - n^2}{m^2} = h \frac{c}{\lambda} \tag{13.37}$$

에서

$$\lambda = \frac{hc}{\Delta U} = \frac{8ch^3 \varepsilon_0^2}{e^4 m_e} \frac{m^2 n^2}{m^2 - n^2} \frac{1}{Z^2} \tag{13.38}$$

이다.

K_α선의 경우 에너지는

$$\Delta U = U_1 \frac{2^2 - 1^2}{2^2} = U_1 \frac{3}{4} = \left(\frac{e^4 m_e Z^2}{8h^2 \varepsilon_0^2} \right) \frac{3}{4} \tag{13.39}$$

이고 파장은

$$\lambda = \frac{hc}{\Delta U} = \frac{8ch^3 \varepsilon_0^2}{e^4 m_e} \frac{2^2 1^2}{2^2 - 1^2} \frac{1}{Z^2}$$

$$= \frac{32ch^3 \varepsilon_0^2}{3e^4 m_e} \frac{1}{Z^2} \tag{13.40}$$

으로 X선의 에너지와 파장은 원소의 원자번호 Z와 연관이 있다. X선 분광분석에서는 이 에너지나 파장을 분석하여 원소의 원자번호를 알아낸다.

원자번호가 14인 Si의 K 껍질에 있는 전자의 이온화에너지는 1.839 keV이고 Si에 대해 K 껍질과 L 껍질의 에너지차는 $U_{L \to K} = 1.740\ \text{keV}$이다. Si의 경우 L 껍질에서 K 껍질로 천이하는 데 에너지차가 1.740 keV이므로 식 (13.37)에 대입하면 이 X선의 파장은 0.712 nm이다. 각 에너지 준위는 몇 개의 부준위로 되어 있고, 그 부준위는 매우 인접해 있다. 예를 들어 Si K_{α_1}의 파장은 0.712542 nm이고, Si K_{α_2}는 0.712791 nm로 값이 비슷하고 M 껍질에서 K 껍질로 천이할 때 발생하는 Si K_β의 파장은 0.6753 nm이다. 천이에서 생기는 파장이 최소파장한계보다 크면 연속 브렘스트라흘룽 스펙트럼에 겹쳐져서 나타나게 된다.

모즐리(Mosley)는 이 뾰족한 X선 방출선을 연구하여 식에서와 같이 X선의 파장은 시편의 원자번호와 관련되어 원자의 특성을 나타낸다는 것을 처음 발견하였다. 이 선을 특성 X선 또는 이 방사를 **특성 방사**(characteristic radiation)라고 한다. 이 특성 X선은 하나의 파장을 지닌 단색 방사(monochromatic radiation)이므로 원소 분석 등 여러 용도로 이용된다. 표 13-2에 여러 원소의 K_{α_1}, L_{α_1}, M_{α_1} 선의 파장과 에너지를 나타내었다.

표 13-2 특성 X선의 파장과 흡수단

	$K\alpha_1$		K단(edge)		$L\alpha_1$		L_3단(edge)		$M\alpha_1$		M_5단(edge)	
원 소	λ(Å)	E(keV)	λ(Å)	E(keV)	λ(Å)	E(keV)	λ(Å)	E(keV)	λ(Å)	E(keV)	λ(Å)	E(keV)
4 Be	114.00	0.109	110.0	0.111								
5 B	67.6	0.183	64.57	0.192								
6 C	44.7	0.277	43.68	0.284								
7 N	31.6	0.392	30.9	0.400								
8 O	23.62	0.525	23.32	0.532								
9 F	18.32	0.677	18.05	0.687								
10 Ne	14.61	0.849	14.30	0.867								
11 Na	11.91	1.041	11.57	1.072								
12 Mg	9.89	1.254	9.512	1.303								
13 Al	8.339	1.487	7.948	1.560								
14 Si	7.125	1.740	6.738	1.84								
15 P	6.157	2.014	5.784	2.144								
16 S	5.372	2.308	5.019	2.470								
17 Cl	4.728	2.622	4.397	2.820								
18 Ar	4.192	2.958	3.871	3.203								
19 K	3.741	3.314	3.437	3.608								
20 Ca	3.358	3.692	3.070	4.038	36.33	0.341	35.49	0.349				
21 Sc	3.031	4.091	2.762	4.489	31.35	0.395	30.54	0.406				
22 Ti	2.749	4.511	2.497	4.965	27.42	0.452	27.3	0.454				
23 V	2.504	4.952	2.269	5.464	24.25	0.511	24.2	0.512				
24 Cr	2.290	5.415	2.070	5.989	21.64	0.573	20.7	0.598				
25 Mn	2.102	5.899	1.896	6.538	19.45	0.637	19.4	0.639				

	$K\alpha_1$		K단(edge)		$L\alpha_1$		L_3단(edge)		$M\alpha_1$		M_5단(edge)	
원 소	λ(Å)	E(keV)	λ(Å)	E(keV)	λ(Å)	E(keV)	λ(Å)	E(keV)	λ(Å)	E(keV)	λ(Å)	E(keV)
26 Fe	1.936	6.404	1.743	7.111	17.59	0.705	17.53	0.707				
27 Co	1.789	6.930	1.608	7.710	15.97	0.776	15.92	0.779				
28 Ni	1.658	7.478	1.483	8.332	14.56	0.852	14.52	0.854				
29 Cu	1.541	8.048	1.381	8.980	13.34	0.930	13.29	0.933				
30 Zn	1.435	8.639	1.283	9.661	12.25	1.012	12.31	1.022				
31 Ga	1.340	9.252	1.196	10.37	11.29	1.098	11.10	1.117				
32 Ge	1.254	9.886	1.17	11.10	10.44	1.188	10.19	1.217				
33 As	1.176	10.544	1.045	11.87	9.671	1.282	9.37	1.324				
34 Se	1.109	11.181	0.9797	12.65	8.99	1.379	8.65	1.434				
35 Br	1.040	11.924	0.9204	13.47	8.375	1.480	7.984	1.553				
36 Kr	0.980	12.649	0.8655	14.32	7.817	1.586	7.392	1.677				
37 Rb	0.926	13.395	0.8155	15.20	7.318	1.694	6.862	1.807				
38 Sr	0.875	14.165	0.7697	16.11	6.863	1.807	6.387	1.941				
39 Y	0.8288	14.958	0.7277	17.04	6.449	1.923	5.962	2.079				
40 Zr	0.7859	15.775	0.6888	17.999	6.071	2.042	5.579	2.223				
41 Nb	0.7462	16.615	0.6530	18.99	5.724	2.166	5.230	2.371				
42 Mo	0.7093	17.479	0.6198	20.00	5.407	2.293	4.913	2.523				
43 Te	0.6750	18.367	0.5891	21.05	5.115	2.424	4.630	2.678				
44 Ru	0.6431	19.279	0.5605	22.12	4.846	2.559	4.369	2.838				
45 Rh	0.6133	20.21	0.534	23.22	4.597	2.697	4.130	3.002				
46 Pd	0.5854	21.18	0.5092	24.34	4.368	2.839	3.907	3.173				
47 Ag	0.5594	22.16	0.4859	25.52	4.154	2.984	3.699	3.351				
48 Cd	0.5350	23.17	0.4641	26.72	3.956	3.134	3.505	3.538				
49 In	0.5121	24.21	0.4437	27.94	3.772	3.287	3.324	3.730				
50 Sn	0.4906	25.27	0.4247	29.19	3.600	3.414	3.156	3.929				
51 Sb	0.4704	26.36	0.4067	30.49	3.439	3.605	3.000	4.132				
52 Te	0.4513	27.47	0.3897	31.81	3.289	3.769	2.856	4.342				
53 I	0.4333	28.61	0.3738	33.17	3.149	3.938	2.720	4.559				
54 Xe	0.4163	29.78	0.3584	34.59	3.017	4.110	2.593	4.782				
55 Cs	0.4003	30.97	0.3445	35.99	2.892	4.287	2.474	5.011				

	$K\alpha_1$		K단(edge)		$L\alpha_1$		L_3단(edge)		$M\alpha_1$		M_5단(edge)	
원 소	λ(Å)	E(keV)	λ(Å)	E(keV)	λ(Å)	E(keV)	λ(Å)	E(keV)	λ(Å)	E(keV)	λ(Å)	E(keV)
56 Ba	0.3851	32.19	0.3310	37.45	2.776	4.466	2.363	5.247				
57 La	0.3707	33.44	0.3184	38.93	2.666	4.651	2.261	5.484	14.88	0.833	14.90	0.832
58 Ce	0.3571	34.72	0.3065	40.45	2.562	4.840	2.166	5.723	14.04	0.883	14.04	0.883
59 Pr	0.3441	36.03	0.2952	42.00	2.463	5.034	2.079	5.963	13.34	0.929	13.32	0.931
60 Nd	0.3318	37.36	0.2845	43.57	2.370	5.230	1.997	6.209	12.68	0.978	12.68	0.978
61 Pm	0.3202	38.72	0.2743	45.20	2.282	5.433	1.919	6.461	12.00	1.033	12.07	1.027
62 Sm	0.3090	40.12	0.2646	46.85	2.200	5.636	1.846	6.717	11.47	1.081	11.48	1.080
63 Eu	0.2984	41.54	0.2555	48.52	2.121	5.846	1.776	6.981	10.96	1.131	10.97	1.130
64 Gd	0.2884	42.996	0.2468	50.23	2.047	6.057	1.712	7.243	10.46	1.185	10.46	1.185
65 Tb	0.2787	44.48	0.2384	52.00	1.977	6.273	1.650	7.515	10.00	1.240	9.99	1.241
66 Dy	0.2695	45.998	0.2305	53.79	1.909	6.495	1.592	7.790	9.59	1.293	9.57	1.295
67 Ho	0.2608	47.55	0.2229	55.62	1.845	6.720	1.537	8.068	9.20	1.348	9.177	1.351
68 Er	0.2524	49.13	0.2157	57.49	1.784	6.949	1.484	8.358	8.82	1.406	8.799	1.409
69 Tm	0.2443	50.74	0.2088	59.38	1.727	7.180	1.433	8.650	8.48	1.462	8.451	1.467
70 Yb	0.2367	52.39	0.2022	61.30	1.672	7.416	1.386	8.944	8.149	1.521	8.11	1.528
71 Lu	0.2293	54.07	0.1959	63.31	1.620	7.656	1.341	9.249	7.840	1.581	7.81	1.588
72 Hf	0.2270	54.61	0.1898	65.31	1.57	7.899	1.297	9.558	7.539	1.645	7.46	1.661
73 Ta	0.2155	57.53	0.1839	67.40	1.522	8.146	1.255	9.877	7.252	1.710	7.11	1.743
74 W	0.2090	59.32	0.1784	69.51	1.476	8.398	1.216	10.20	6.983	1.775	6.83	1.814
75 Re	0.2028	61.14	0.1730	71.66	1.433	8.653	1.177	10.53	6.729	1.843	6.56	1.89
76 Os	0.1968	63.00	0.1679	73.86	1.391	8.912	1.141	10.87	6.490	1.910	6.30	1.967
77 Ir	0.1910	64.90	0.1629	76.10	1.351	9.175	1.106	11.21	6.262	1.980	6.05	2.048
78 Pt	0.1855	66.83	0.1582	78.38	1.313	9.442	1.072	11.56	6.047	2.051	5.81	2.133
79 Au	0.1851	66.99	0.1536	80.72	1.276	9.713	1.040	11.92	5.840	2.123	5.58	2.220
80 Hg	0.1751	70.82	0.1492	83.11	1.241	9.989	1.009	12.29	5.645	2.196	5.36	2.313
81 Tl	0.1701	72.87	0.1450	85.53	1.207	10.27	0.979	12.66	5.460	2.271	5.153	2.406
82 Pb	0.1654	74.97	0.1409	88.00	1.175	10.55	0.951	13.04	5.286	2.346	4.955	2.502
83 Bi	0.1608	77.11	0.1369	90.53	1.144	10.84	0.923	13.43	5.118	2.423	4.764	2.603
84 Po	0.1546	79.29	0.1331	93.12	1.114	11.13	0.897	13.82				
85 At	0.1521	81.52	0.1294	95.74	1.085	11.43	0.872	14.22				

	$K\alpha_1$		K단(edge)		$L\alpha_1$		L_3단(edge)		$M\alpha_1$		M_5단(edge)	
원 소	λ(Å)	E(keV)	λ(Å)	E(keV)	λ(Å)	E(keV)	λ(Å)	E(keV)	λ(Å)	E(keV)	λ(Å)	E(keV)
86 Rn	0.1480	83.78	0.1260	98.42	1.057	11.73	0.848	14.62				
87 Fr	0.1440	86.10	0.1226	101.15	1.030	12.03	0.825	15.03				
88 Ra	0.1401	88.47	0.1193	103.93	1.005	12.34	0.803	15.44				
89 Ac	0.1364	90.88	0.1161	106.76	0.9799	12.65	0.781	15.87				
90 Th	0.1328	93.35	0.1131	109.65	0.956	12.97	0.761	16.30	4.138	2.996	3.729	3.325
91 Pa	0.1293	95.87	0.1101	112.58	0.933	13.29	0.741	16.73	4.022	3.082	3.602	3.442
92 U	0.1259	98.44	0.1072	115.62	0.911	13.61	0.722	17.17	3.910	3.171	3.497	3.545

천이에너지와 천이시간을 동시에 확정할 수 없으므로 이 특성선의 선폭(width)은 불확정성의 원리에 의해 결정된다. 즉,

$$\delta U \delta t \cong \frac{h}{2\pi} \tag{13.41}$$

이다. 이온상태의 원자는 $t = 10^{-15}$초보다 더 길게 안정한 경우는 거의 없으므로, 양자에너지의 불확정 정도는

$$\delta U = \frac{h}{2\pi \delta t} = \frac{h}{2\pi \times 10^{-15}} = 10^{-19}\ \mathrm{J} = 1\ \mathrm{eV} \tag{13.42}$$

이다. 시편에서 나오는 X선 자체의 에너지분산은 1 eV로 아주 작다.

그러나 에너지분산 X선 분광분석에서 검출기가 분해능을 크게 떨어뜨리기 때문에 에너지분산 분광분석에서 분해능은 1 eV보다 훨씬 더 큰 $\delta U \sim 100\ \mathrm{eV}$ 정도의 분해능을 지니게 된다.

식 (13.38)에서 파장의 불확정 정도는

$$\delta\lambda = \frac{\delta U}{U} \frac{hc}{U} \tag{13.43}$$

또는

$$\frac{\delta\lambda}{\lambda} = \frac{\delta U}{U} \tag{13.44}$$

이고 U가 10^3 eV이면 특성선의 선폭이 $\delta\lambda/\lambda = 10^{-3}$로 폭이 좁은 편이다.

전자현미경을 이용하여 원소를 분석할 때 임의의 한 원소에서 제일 강하게 나타나는 피크는 K_α선이기 때문에 주로 이 특성 X선을 관찰하는데, 이 선은 주로 K_{α_1}, K_{α_2}와 K_β로 되어 있어서 종종 몇 개가 뭉쳐서 하나로 나타나기도 한다.

특성 피크의 강도는 전류 i와 전위의 차 $(V_0 - V_{ion})^{3/2}$에 비례한다. 여기서 V_0는 현미경의 가속전압이고 eV_{ion}은 그 특성 피크가 만들어지는 이온화에너지이다. 따라서 특성 방출선의 강도는

$$I_{charac} \propto i(V_0 - V_{ion})^{3/2} \tag{13.45}$$

이고, 배경 브렘스트라흘룽 방사의 강도는 실험적으로

$$I_{Brem} \propto iZV_0 \tag{13.46}$$

이므로, 브렘스트라흘룽 배경 피크와 특성 피크와의 강도 비율은

$$\frac{I_{charac}}{I_{Brem}} \propto \frac{(V_0 - V_{ion})^{3/2}}{ZV_0} \tag{13.47}$$

이다. $V \gg V_{ion}$이면 이 비율은 $V_0^{1/2}/Z$가 된다.

또한 여기 상태의 원자가 안정된 상태로 되돌아 오기 위해 여분의 에너지를 방출하는 방법에는 X선 방사라는 전자기파를 발생하지 않고 오제전자(Auger electron)라고 하는 2차 전자의 방출로 에너지를 방출하는 또 다른 방법이 있다. 오제전자의 방출에는 빈자리가 만들어지는 전자를 포함하여 3개의 전자가 관여하는데, 이때 특정한 에너지를 가진 전자들이 관여하기 때문에 한 오제전자로부터 그 전자가 방출된 원소를 알아낼 수 있다. 이 오제전자는 아주 작은 에너지값을 가지고 있고 표면층에서 발생한 오제전자만이 검출 가능하다. 이 오제전자를 이용한 표면분석법을 AES(Auger electron spectroscopy)라 한다.

결과적으로 여기된 상태에서 안정된 상태로 돌아오는 방법에는 X선의 발생과 오제전자의 방출이라는 두 가지 방법이 있는데, 이중 특성 X선이 발생될 확률을 **형광수율**(fluorescence yield)이라 하고 보통 ω로 표시한다. 형광수율은 원자번호 Z의 함수로 Z가 커질수록 증가한다. 오제전자가 방출될 확률은 물론 $(1-\omega)$이고 원자번호가 증가될수록 감소한다.

13.3 시편과의 상호작용

원자에서 내부 전자에 의해 차폐된 바깥 전자들은 원자핵에 의하여 약하게 속박되어 있지만 내부에서 강하게 속박되어 있는 전자들의 결합에너지는 수 10^4 eV로 X선 양자에너지와 거의 같은 값이다. 여기에서 강하게 속박되어 있는 전자들이 정전기적 용수철(electrostatic spring)로 핵에 연결되어 있다고 가정하자. 그러면 전자와 핵은 자연주파수(natural frequency) ω_n으로 진동하는 진동자처럼 행동할 것이다. 이 용수철의 힘 정수를 q_n이라고 하면, 비교적 다른 전자에 의해 차폐되지 않고 본래의 핵전하 $+Ze$에 의해 강하게 속박되어 있는 전자에 대해서, 전자와 핵 사이에 존재하는 정전기력은

$$F = \frac{q_1 q_2}{4\pi\varepsilon r_n^2} = \frac{-Ze^2}{4\pi\varepsilon r_n^2} \tag{13.48}$$

이다. 여기서 n은 각 전자껍질의 주양자수를 말한다.

만일 전자의 위치를 작은 양 δr만큼 변화시킨다면, 전자에 작용하는 새로운 힘은

$$\begin{aligned} F(r_n + \delta r) &= \frac{-Ze^2}{4\pi\varepsilon(r_n+\delta r)^2} = \frac{-Ze^2}{4\pi\varepsilon}\frac{(r_n+\delta r)}{(r_n+\delta r)^3} \approx \frac{-Ze^2}{4\pi\varepsilon}\frac{(r_n+\delta r)}{r_n^3} \\ &= \frac{-Ze^2}{4\pi\varepsilon r_n^2}\left(1+\frac{\delta r}{r_n}\right) \end{aligned} \tag{13.49}$$

이다. 그러므로 작은 위치변화 δr에 대해 복구하고자 하는 힘은

$$\delta F = \frac{-Ze^2}{4\pi\varepsilon r_n^2}\frac{\delta r}{r_n} \tag{13.50}$$

이고 훅(Hook)의 법칙에 의해

$$\delta F = -q_n \delta r \tag{13.51}$$

이므로 용수철상수는

$$q_n = \frac{Ze^2}{4\pi\varepsilon r_n^3} \tag{13.52}$$

이다.

핵의 질량은 전자에 비해 무척 크다. 따라서, X선의 전계에 의한 전자의 변위는 핵의 변위보다 매우 클 것으로 예상되므로 핵의 변위는 무시하고 전자의 변위만 생각하자. 1차원에서 핵이 전자에 작용하는 힘은 $-q_n x$이고 X선의 전계 E가 전자에 작용하는 힘은 $-eE$이고 두 힘의 합은

$$-q_n x - eE = F = m_e \frac{\partial^2 x}{\partial t^2} \tag{13.53}$$

이다. 전계를 시간의 함수로 생각하여

$$E = E_0 \exp(-i\omega_0 t) \tag{13.54}$$

라고 하여 대입하면

$$-q_n x - eE_0 \exp(-i\omega_0 t) = F = m_e \frac{\partial^2 x}{\partial t^2} \tag{13.55}$$

로 2차 미분방정식이 된다.

방정식의 해는

$$x = \frac{-eE_0/m_e}{(q_n - m_e) - \omega_0^2} \exp(-i\omega_0 t) \tag{13.56}$$

이다. $E_0 = 0$으로 X선의 전계가 없으면

$$\omega^2 = \frac{q_n}{m_e} \tag{13.57}$$

또는

$$\omega = \omega_n = \left(\frac{q_n}{m_e}\right)^{1/2} \tag{13.58}$$

이고, 여기서 ω_n은 핵과 전자결합의 자연진동주파수(natural vibration frequency)이다. 식 (13.56)을 다시 쓰면

$$x = \frac{-eE_0/m_e}{\omega_n^2 - \omega_0^2} \exp(-i\omega_0 t) \tag{13.59}$$

이고 ω는 입사 X선의 주파수이다. 식에서 $\omega = \omega_n$이면 변위 x가 무한대로 되어 전자가 원자핵을 떠나게 되어 이온화를 하게 된다. 이것을 양자역학적으로 광전효과라 한다.

그래서 에너지 $U = hc/\lambda_n = h\omega_n/2\pi$를 지닌 X선 양자가 전자 하나에 그 에너지 전부를 잃어버릴 수 있다. 양자역학적으로 이것은 전자가 속박상태에서 채워지지 않은 비속박 연속상태로 천이되는 것을 뜻한다. $\omega > \omega_n$, 즉 입사 X선의 에너지가 n 껍질의 전자를 이온화하는 데 드는 에너지보다 크면, n 껍질의 전자가 이온화할 유한한 확률이 존재한다.

원자번호 Z의 원자에서 K 껍질 전자를 제거하고자 할 때, 입사 X선이 만들어지는 원소의 원자번호 Z'이 Z보다 큰 원소에서 만들어진 K_α X선을 입사 X선으로 사용해야 한다. 즉 원자번호 Z'의 K_α X선의 에너지가 원자번호 Z의 K 흡수에너지보다 커야 한다. 이온화 후 이온상태에서 높은 준위에 있던 전자는 이미 만들어져 있던 빈자리로 내려오고 X선을 방사할 수 있는데 이를 **X선 형광**(fluorescence)이라고 한다. 이러한 X선 형광도 일종의 X선이므로 원소의 원자번호에 따라 달라지며 원소분석에 사용된다.

광전효과에 대한 단면은

$$\begin{aligned}\sigma_{inel} &= \sigma_e (Z/137)^4 (m_e c^2/U_0)^3 \\ &= \sigma_e (Z/137)^4 (c m_e \lambda/h)^3 \end{aligned} \tag{13.60}$$

으로, 에너지가 광자에서 완전히 잃어버리기 때문에 σ_{inel}은 비탄성산란단면(inelastic scattering cross section)을 의미하고, σ_e은 탄성 산란에 대한 전자당 산란단면이고 U_0는 입사 X선의 에너지이다. $m_e c^2 = 0.5\,\mathrm{MeV}$이고 원자당 탄성 산란은 $Z^2\sigma_e$ 정도이므로 파장이 0.1 nm, 즉 에너지가 10^4 eV일 때 비탄성 단면과 탄성 단면 비는

$$\frac{\sigma_{inel}}{\sigma_{el}} = \frac{1}{137}\left(\frac{5\times 10^5}{137\times 10^4}\right)^3 Z^2 = 4\times 10^{-4} Z^2 \tag{13.61}$$

이고 원자번호가 50이 되면 이 비는 약 1이 되어 X선 광자가 산란 또는 흡수되는 확률이 반반이다. 이 광전효과는 X선이 에너지를 잃어버리는 가장 일반적인 방법이고, 식에서 보면 원자번호가 클수록 흡수되는 X선이 증가하므로 형광에 대한 보정이 중요해진다.

X선이 시편에 z 방향으로 입사할 때 어떤 깊이 z에서 거리 dz를 더 진행함에 따라 에너지 $I(z)$의 X선에서 손실된 에너지는

$$-dI(z) = I(z)\sigma_{inel} N_{atom} dz \tag{13.62}$$

이다. 여기서 N_{atom}은 단위체적당 원자수이다. 다시 정리하면

$$\frac{dI(z)}{I(z)} = -\sigma_{inel} N_{atom} dz \tag{13.63}$$

또는

$$d\ln I(z) = -\sigma_{inel} N_{atom} dz \tag{13.64}$$

이고

$$\ln I(z) - \ln I(0) = \int_0^z -\sigma_{inel} N_{atom} dz = -\sigma_{inel} N_{atom} z$$

$$\ln\{I(z)/I(0)\} = \ln(I/I_0) = -\sigma_{inel} N_{atom} z \tag{13.65}$$

이므로

$$I = I_0 \exp(-\sigma_{inel} N_{atom} z) \tag{13.66}$$

로 나타낼 수 있다. 여기서

$$\sigma_{inel} N_{atom} \equiv \mu \tag{13.67}$$

로 정의하고 흡수계수라고 한다. 따라서 X선의 에너지는

$$I = I_0 \exp(-\mu z) \tag{13.68}$$

로 깊이의 지수함수로 변한다.

원자량이 A인 원소에 대해 단위체적당 원자수 N_{atom}은

$$N_{atom} = 6.02 \times 10^{26} \rho / A \tag{13.69}$$

이고, 6.02×10^{26}은 kg-원자량에 있는 원자수인 아보가드로수이고, ρ는 kg · m^{-3} 단위로 밀도이다. $\mu/\rho = \sigma_{inel} N_{atom}/\rho = \sigma_{inel} \times (6.2 \times 10^{26})/A$는 물질이 비정질이나 결정질인지에 상관없이 물질의 상태에 무관한 값이며, 원자번호와 원자량에만 의존한다. 따라서 식 (13.68)을 다시 쓰면

$$I = I_0 \exp\left(-\frac{\mu}{\rho} \cdot \rho z\right) \tag{13.70}$$

이고, μ/ρ를 질량흡수계수(mass absorption coefficient)라고 한다.

질량흡수계수가 파장의 함수로 어떻게 변하는지 알아보자. 식 (13.59)에서 $\omega = \omega_n$이 되는 파장에서 흡수가 일어나서 μ/ρ의 값이 매우 크게 된다. 양자역학적으로 흡수는 입사 X선의 에너지 U_0가 이온화에너지 U_{ion}일 때 일어나고, 이때 μ/ρ 값이 급격하게 증가할 것이다. 이 급격한 증가를 **흡수단**(absorption edge)이라 하고 각 원소의 각 전자껍질에 대한 흡수단을 K단, L단으로 표시하며 특성 X선의 파장, 에너지와 함께 표 13-2에 나타내었다. $U > U_{edge}$ 또는 $\lambda < \lambda_{edge}$, 즉 $\omega > \omega_n$이면 식 (13.59)에 따라 μ/ρ의 값은 다시 감소한다.

몇 종류의 원자 j를 포함하는 시편에 있어서는

$$I = I_0 \exp\left\{-\sum_j (\mu/\rho)_j C_j \rho z\right\} \tag{13.71}$$

이고, C_j는 각 원소의 질량분율이다.

13.4 정성분석

13-4-1 X선의 검출

Si 반도체에 외부에서 X선이 입사될 때, Si 내부의 전자들은 높은 에너지 상태의 광전자로 되거나 오제전자로 전환하면서 에너지를 잃게 된다. 광전자로 되는 과정은 가전자대역(valence band)에 묶여 있던 전자가 X선의 에너지로 전도대역(conduction band)으로 올라가 고체 내에서 자유롭게 움직일 수 있는 자유전자가 되는 것이다. 이때 가전자대역에는 공공이 생성되고 이 공공도 가전자대역 내에서 + 전하를 띠고 자유로이 움직일 수 있게 된다. 따라서 Si 소자에 바이어스를 걸어 주면서 X선을 조사하면 광전효과로 만들어진 전자-공공쌍 때문에 그 X선 광자가 존재하는 동안에 전류가 펄스로 흐르게 된다.

이 작은 펄스로 된 전류를 증폭시켜 계량장치로 X선 광자의 에너지와 양을 측정할 수 있다. 이 방법에 의해 검출된 X선의 스펙트럼은 에너지의 함수로 그 강도가 표시되기 때문에 이 검출방법을 에너지분산 **X선 분광분석**(energy dispersive X-ray spectroscopy, EDS)이라고 한다. 이 방법은 X선 스펙트럼의 강도가 파장의 함수로 표시되는 파장분산

X선 분광분석(wavelength dispersive x-ray spectroscopy, WDS)보다 역사적으로 늦게 채택된 방법이나, 매우 짧은 시간에 모든 X선을 검출할 수 있기 때문에 현재 가장 보편적으로 사용되는 X선 검출방법이다.

에너지분산 분광기(energy dispersive spectrometer)의 주 역할은 Si 단결정의 한쪽에 Li을 확산시켜 만든 다이오드(diode)가 한다. Si 단결정 성장 시 생긴 불순물 원자들의 영향을 없애 주기 위해 Li 원자를 첨가한다. 확산과정에서 Li이 제일 많이 확산된 영역은 n형 반도체가 되며, 가운데 영역은 진성반도체가 되고 Li이 적게 확산된 곳은 p형이 되어 p-i-n형 다이오드가 된다. 때로는 Li이 확산된 Ge 결정이 검출기로 사용되기도 한다. 이 p-i-n형 다이오드의 앞면과 뒷면에 얇은 금을 진공증착하여 양 극에 100~1000 V의 역바이어스를 걸어 준다.

X선 광자 하나가 다이오드의 p형 쪽으로 들어가서 진성 영역에 들어가면 광전효과로 인하여 Si 원자 하나를 이온화시킬 확률이 매우 높다. 이 결과로 X선 또는 오제전자가 만들어지고 또한 Si(Li) 결정에서 여러 개의 전자-공공쌍을 만든다.

Si(Li) 단결정에서 에너지 대역간극(band gap) 천이로 전자-공공쌍을 형성하는 데 필요한 평균 소요 에너지는 3.8 eV이다. 따라서 X선 광자 하나에 의해서 생성되는 전자-공공쌍의 수는

$$N = \frac{\Delta U(\mathrm{eV})}{3.8(\mathrm{eV})} \tag{13.72}$$

이고 그 양은 흡수된 X선의 에너지에 비례한다.

예제 13-2

Si 속에 6.4 keV 에너지를 가지고 흡수된 X선은 몇 개의 전자-공공쌍을 만드는지 계산하시오.

풀이

$$N = \frac{6,400(\mathrm{eV})}{3.8(\mathrm{eV})} = 1,684$$

로 1,684개의 전자-공공쌍을 만든다. 이는 2.7×10^{-13} C에 해당한다.

전자와 공공은 자유롭게 움직이나 바이어스를 걸어 주면 감지기 뒤에 붙어 있는 필드 이펙트 트랜지스터(field effect transistor, FET)의 게이트(gate)에 신호를 만들게 된다. 이 트랜지스터는 저잡음이고 전하에 민감한 증폭기로서의 역할도 한다. 여기서 나온 신호는

다채널분석기(multichannel analyzer, MCA)의 아날로그-디지털변환기(analog-to-digital converter, ADC)에서 처리가 가능하도록 주 증폭기에서 증폭이 된다. 증폭기 출력 펄스의 높이는 입력 펄스에 비례하고, 그러므로 X선 에너지에 비례한다. 변환기로 잡음이 들어가는 것을 방지하기 위해 신호식별기를 두어 일정 크기 이상의 펄스만 통과하도록 한다.

일단 펄스가 들어오면 커패시터를 충전하는 데 사용되고, 이 커패시터는 50 MHz로 작동되는 시계가 부착된 정전류공급기를 통해서 방전을 하게 된다. 0 V로 방전하는 시간은 펄스의 진폭에 비례한다. 따라서 방전시간은 X선 에너지에 비례한다. 50 MHz 시계는 방전시간에 따라서 다채널분석기에 있는 1024 채널 중의 하나에 이진수를 만들고 어떤 채널에 증분이 있으면 1을 더한다.

입사 X선을 적당한 채널로 배당하기 위해서는 단 하나의 펄스만 측정하는 것이 필요하므로 펄스 처리속도가 단 하나의 펄스를 처리할 수 있도록 되어 있으나, 앞선 펄스가 방전이 다 되기 전에 두 번째 펄스가 들어오는 경우가 가끔 생기기도 한다. 다채널분석기의 채널을 에너지로 보정하여 X선 펄스의 수집결과를 에너지 히스토그램(histogram)으로 음극선관(cathode ray tube, CRT)에 나타낸다. 이 과정을 모식적으로 그림 13-4에 나타내었다.

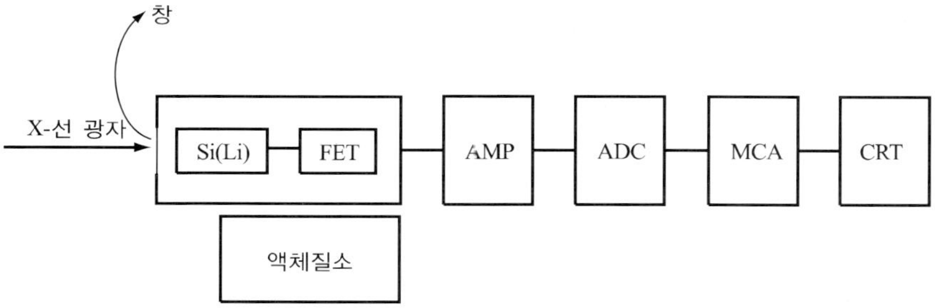

그림 13-4 에너지분산 X선 분광분석과정을 보여 주는 모식도

그림 13-5는 304 스테인리스강에서 얻은 에너지분산 X선 스펙트럼이다. 스펙트럼에서 Fe K_α가 제일 강한 피크를 나타내고, Cr K_α, Ni K_α, Mn K_α, Si K_α 등도 피크를 나타내고 있어 시편 속에 Fe, Cr, Ni, Mn, Si 등이 있음을 알 수 있다.

보통 반도체에서 열에 의해서도 전자와 공공이 생겨 전기전도도에 기여하는데, 이것은 검출기에서 잡음으로 작용하기 때문에 신호 대 잡음 비를 높이기 위해서 검출기의 온도를 될 수 있는 한 낮게 유지한다. 그리고 검출기는 오염을 방지하기 위하여 진공으로 포장되어 있으며, X선은 원자번호가 작아서 X선의 흡수가 최소가 되는 두께 10 μm 정도

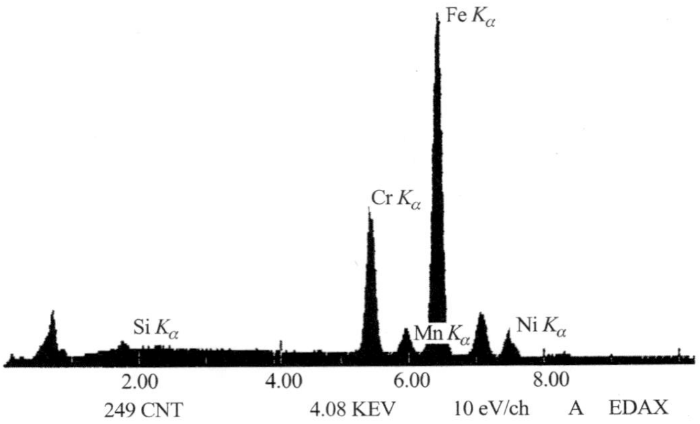

그림 13–5 304 스테인리스강에서 얻은 에너지분산 X선 스펙트럼. Fe K_α가 제일 강한 피크를 나타내고, Cr K_α, Ni K_α, Mn K_α, Si K_α 등도 피크를 나타낸다.

의 Be 창을 통하여 검출기에 들어오게 된다. Be 창은 2 keV 이상의 X선은 거의 100% 투과시키고 1 keV의 낮은 에너지일 때는 약 40% 정도 투과시킨다.

따라서 Be 창을 사용한 에너지분산 X선 분광분석검출기는 원자번호가 11(Na)보다 작은 원소의 경우 검출하기 힘들다. 그러므로 낮은 원소의 검출 및 분석에는 초박막창(ultra-thin window)이나 무창(windowless)검출기를 부착한 에너지분산 X선 분광분석을 사용하거나 전자에너지 손실검출기를 사용한다.

13-4-2 잡 피크

에너지분산 X선 분광분석으로 전자현미경의 시편을 분석할 때, 시편에서 원하지 않았던 여러 잡 피크(spurious peak)가 생성되어 분광분석을 방해하게 되는데 이 잡 피크의 생성에는 다음과 같은 여러 원인들이 있다.

먼저 조명계에서 생기는 가짜 X선은 잡 피크 생성의 한 원인이다. 이상적으로는 전자탐침에서 나오는 전자만이 시편 위에 입사되어 이온화 및 X선 발생원인 제공을 하는 에너지원이 되어야만 하나, 실제로는 조명계에서 생성된 표류전자와 X선이 전자현미경 시편 이외의 지역에서 X선을 만드는 경우가 있다. 최근 투과전자현미경의 가속전압은 100 kV 이상으로 100 keV 이상의 에너지를 전자가 가지고 있으므로, 이러한 가속전자들이 집속조리개와 상호작용하여 X선을 발생시켜 이 X선이 조리개를 투과하게 된다. 이 X선은 대개 에너지가 높으므로 경질(hard) X선이라고 한다. 경질 X선을 차단하기 위해서는 두꺼운 2차 집속조리개를 사용하거나 시편과 조리개 사이에 이 경질 X선과 표류전자가 시편에 도달하지 않도록 하는 스트레이 조리개(stray aperture)를 사용하기도 한다.

X선 측정기로 X선을 측정할 때 이 도망 X선을 탐지하는 표준방법은, 전자현미경 시편에서 아무것도 없는 구멍에 탐침을 위치시켜 시편과 전자빔이 서로 반응을 하지 않는 상태에서 X선의 스펙트럼에 X선이 감지되는지를 검사하는 것이다. 이 방법을 구멍계수(hole-count)측정이라 한다. 만일 아무것도 없는데 X선이 검출되었다면 조명계에서 표류전자에 의해서나 시편 이외의 장소에서 이러한 X선이 만들어졌다고 생각할 수 있다.

또한 시편실에서도 가짜 X선을 만들어 X선 분광분석 스펙트럼에 잡 피크를 생성할 수 있다. 전자현미경 시편은 전자가 잘 투과할 수 있고 전방으로 산란하기 때문에, 이 전자들이 시편 가까이 위치한 전자현미경 렌즈의 폴피스(pole-piece)나 대물조리개 뭉치에 충돌하여, 이들 금속에서 연속 브렘스트라흘룽 스펙트럼과 시편실의 주된 구성원소인 Fe나 Cu의 특성 X선을 생성할 수 있다.

또한 시편을 투과하여 전방으로 산란한 전자들이 이들 금속에 부딪혀 상당량이 다시 후방으로 산란할 수 있다. 이 후방 산란전자가 분석을 하고자 하는 지역이 아닌 곳의 시편에서 X선을 발생시킬 수가 있다.

또 하나의 잡 피크는 **이탈피크**(escape peak)이다. 에너지분산 X선 분광분석검출기인 Si(Li) 검출기에 X선이 입사하여 Si 원자를 이온화하게 되면 Si K_α X선이 발생할 가능성이 많다. 입사된 X선의 에너지는 Si을 이온화하는 데 사용하였으므로 입사 X선의 에너지는 본래 에너지보다 Si의 이온화에너지인 1.740 keV만큼 작은 에너지를 갖게 되어, 본래 X선의 에너지 위치보다 1.740 keV 작은 에너지 위치의 X선 스펙트럼에서 피크가 검출되게 된다. 이때 생성된 Si의 X선은 Si(Li) 검출기의 활성 영역을 빠져나가 도망을 가므로 1.740 keV만큼 작은 위치에 있는 X선을 **이탈피크**라고 한다. 이 이탈피크를 종종 다른 원소에서 나온 피크로 생각하여 다른 원소가 존재하는 것으로 잘못 해석하기 쉽다. 정량분석 시에는 이탈피크가 있으면 그에 해당되는 만큼 보정해 주어야 한다. 이탈피크가 나타날 확률은 X선의 에너지가 작을수록 급격히 증가하고 에너지가 높으면 낮아져 약 1% 정도가 된다.

예제 13-3

Cr K_α와 Cu K_α의 이탈피크의 에너지를 각각 계산하시오.

풀이

Cr K_α 이탈피크는 5.414−1.740 keV = 3.674 keV다. 이 피크는 Ca K_α선의 에너지 3.691

keV와 구분하기 어렵다. Cu K_α의 이탈피크는 8.041 − 1.740 keV = 6.301 keV이다. 이 피크는 Fe K_α선의 에너지 6.400 keV와 가까이 있어 혼동하기 쉽다.

합계피크(sum peak)도 또한 에너지분산 X선 분광분석 스펙트럼에서 잡 피크를 형성한다. 같은 에너지를 지닌 두 개의 X선 입자가 두 개를 구별할 수 있는 시간보다 짧은 시간 동안에 검출기에 들어오게 되면 각기 다른 X선 입자로 구별되어 계단식으로 축적되기보다는 2배의 에너지를 지닌 하나의 입자로 인식된다. 따라서 2개의 신호를 합친 1개의 신호로 인식되고 본래 에너지의 2배의 에너지 위치에 새로운 피크를 만들게 되는데 이를 합계피크라고 한다. 이와 같이 두 개의 펄스가 합쳐져서 2배의 에너지를 지닌 하나의 펄스로 되는 과정을 파일업(pile-up)이라고 한다. 이것을 막기 위해 반응속도가 훨씬 더 빠른 새로운 펄스 증폭기를 사용하여 전자적으로 두 번째 펄스를 폐기하여 이 파일업 효과를 될 수 있는 한 작게 해 준다. Al K_α의 합계피크는 1.487×2 = 2.974 keV에서 나타나는데 Ar K_α선의 에너지 2.957 keV와 매우 가까이 있다.

전자현미경 시편에는 실제 Si 원소가 전혀 없는데도 X선 스펙트럼에서 1.740 keV 위치에 Si에서 나오는 작은 피크가 검출되는 수가 있다. 이것은 이탈피크의 원인인 Si K선이 Si(Li) 검출기에서 수집되어 스펙트럼에 포함된 것으로 **내부형광피크**(fluorescence peak)라고 한다. 검출기의 진성 영역이 아닌, 앞부분인 사층(dead layer)에서 Si의 이온화가 일어날 경우 내부형광 현상이 일어난다.

13.5 정량분석

분석 시편 내에서 각 원소 A, B의 중량 %가 각 원소의 X선의 강도 I_A, I_B에 비례한다고 가정하면

$$\frac{C_A}{C_B} \propto \frac{I_A}{I_B} \tag{13.73}$$

가 된다. 식에서 비례상수를 k_{AB}라고 하면

$$\frac{C_A}{C_B} = k_{AB}\frac{I_A}{I_B} \tag{13.74}$$

가 되고, 클리프(Cliff)와 로리머(Lorimer)는 위 식을 사용하여 정량분석을 쉽게 할 수 있는 방법을 고안하였다. 식에서 C_A와 C_B는 분석하는 시편의 체적 내에서 원소 A와 B의 중량 %, k_{AB}는 비례상수, I_A와 I_B는 배경 위에 있는 원소 A와 B의 특성 X선의 강도이다.

k_{AB}의 값은 1975년 클리프와 로리머가 처음 측정하였으므로 클리프-로리머계수 또는 k계수라고 한다. 이 계수는 시편의 성분과 두께에 무관하고, 현미경의 가속전압에 따라 달라진다. k_{AB}는 원소 A와 B를 포함한 조성을 이미 알고 있는 균질의 박판 시편에서 실험적으로 결정하거나 계산할 수 있는 값이다. 식에서 현미경의 시편이 얇아 X선이 시편을 빠져나가는 동안의 흡수와 형광이 무시할 정도로 작다고 가정하였다.

식에서 분석 시편이 2성분계라면

$$C_A + C_B = 100\% \tag{13.75}$$

이므로 쉽게 정량분석이 가능하다. 3성분계이면 식들을 확장하여

$$\frac{C_C}{C_A} = k_{CA}\frac{I_C}{I_A} \tag{13.76}$$

$$\frac{C_C}{C_B} = k_{CB}\frac{I_C}{I_B} \tag{13.77}$$

$$C_A + C_B + C_C = 100\% \tag{13.78}$$

이고

$$k_{CA} = \frac{k_{CB}}{k_{AB}} \tag{13.79}$$

등으로 표시할 수 있다.

특성 X선 피크 아래에 흡수단이 존재하지 않고, 배경 X선의 강도가 천천히 감소하면, 피크 전후의 값을 배경 X선이라고 생각하여 이 값을 읽어 직선을 긋고 이 직선의 값을 피크 채널에서 배경 X선의 세기로 생각한다. 실제 스펙트럼값을 사용하기 때문에 이러한 방법은 파장분산 X선 분광분석에서 가장 많이 사용되고, 에너지분산 X선 분광분석에서도 사용되는 가장 간편한 방법이다.

다음으로 좀 더 복잡한 방법으로는 배경 X선의 강도분포에 대한 수학적인 모델을 이용하는 것이다. 크래머스(Kramers)에 따르면 배경 X선의 형태는

$$N_U = K\overline{Z}\frac{U_0 - U}{U} \tag{13.80}$$

로 주어진다. 여기서 N_U는 에너지 범위 U와 $(U+\Delta U)$ 사이에서 주어진 전자빔 전류에 의해 주어진 시간에 생성된 브렘스트라흘룽 광자의 수이고, $\overline{Z}$는 시편의 평균 원자번호이고, U_0는 keV로 나타낸 입사전자의 에너지이고, U는 keV로 나타낸 X선 광자에너지이고, K는 상수이다. 그리고 여기에 검출기 속의 Si과 Au층에서 만들어지는 흡수단을 감안하여 여기에서 나온 배경 X선의 강도분포를 소거할 수 있다.

배경 X선을 소거하는 또 다른 방법으로 X선 물리를 사용하지 않고 수학적으로 접근한 방법인 디지털필터링(digital filtering)법이 있다. 그 방법은 배경 X선의 강도분포가 에너지에 따라 완만하게 변하는 함수인 데 비해 특성 피크는 에너지에 따라 급격히 변한다는 사실을 이용하는 것이다. 가장 많이 사용되는 방법은 중절모 디지털필터를 이용하는 것으로, 실험적으로 얻어진 스펙트럼에서 각 점에 중절모 필터함수를 적용하여 필터가 된 스펙트럼을 만드는 것이다. 이 필터가 된 스펙트럼에서는, 천천히 변하는 배경 X선 스펙트럼은 수평선으로 나타나게 되어 이 수평선의 값을 0으로 하면 특성 X선의 스펙트럼만 남게 된다. 이 방법은 스펙트럼을 나타내는 함수에다 어떤 함수를 콘볼루션하면 스펙트럼이 더 퍼져 완만하게 되는데, 완만하게 변하는 스펙트럼은 수평선으로 변하는 사실을 이용한 것이다.

또는 에너지 스펙트럼을 푸리에변환하여 주파수 스펙트럼으로 만든다. 이 주파수 스펙트럼에서 특성 X선은 고주파수의 파장이 짧은 파동으로, 배경 X선은 저주파수의 파장이 긴 파동으로, 그리고 잡음은 고주파수 파동으로 간주하여 특성 X선에 해당하는 주파수만 선택하여 다시 역푸리에변환을 하면 배경 X선 및 잡음이 제거된 특성 X선의 스펙트럼만 남게 된다. 이 방법은 우리가 고분해능 전자현미경상을 컴퓨터상 처리를 할 때, 배경 잡음을 제거하기 위해 렌즈의 후방초점면에 배경 잡음에 해당하는 높은 공간주파수에 해당하는 부분은 조리개를 사용하여 제거하고, 조리개 내부에 있는 회절상을 푸리에변환하여 배경 잡음이 제거된 고분해능상을 얻는 과정과 유사하다.

컴퓨터로 배경 X선을 제거한 후 특성 피크의 강도는 피크에 가장 유사한 정상분포를 맞추어서 얻든가 또는 컴퓨터에 저장되어 있는 대량의 표준 피크 목록들을 사용하여 얻는다. 실제 피크들은 불완전한 전하수집 등의 여러 검출기 문제 때문에 모양이 정상분포가 아니므로 보정을 하든가 표준 피크 목록을 사용해야 한다. 어느 방법을 사용하든지 컴퓨터가 강도를 비교적 쉽게 계산할 수 있다.

피크가 중첩이 되면 본래의 각 피크의 세기를 가정하고 이를 중첩시켜 만들어진 스펙트럼이 측정된 X선의 중첩 스펙트럼과 제일 우사하게 되도록 적당한 중첩계수를 사용하여 본래 피크들을 찾아야 하는데, 이를 피크 탈회선(peak deconvolution)이라 하고 완전히 묻혀 있는 피크도 찾아낼 수 있다.

k계수를 결정하는 첫 번째 방법은 실험을 통하여 직접 얻는 방법이다. 다성분계도 괜찮지만 피크들의 중첩을 피하기 위해 적어도 2원소를 포함하고 있으면서 그 성분이 정확하게 알려져 있는 시편으로, 전자현미경 내에서 조사 전자빔에 견딜 수 있고 전자빔 크기의 미소 영역에서도 성분이 균일한 시편이어야 한다. 매우 균질한 합금고용체, 금속간 화합물, 광물질이나 유리 같은 산화물 세라믹 등이 표준 시편으로 널리 사용된다.

예제 13-4

2성분계의 어떤 균질한 시편이 70%의 원소 A와 30%의 원소 B로 구성되어 있다. 실험에서 배경 X선을 소거한 스펙트럼에서 원소 A의 K_α 피크가 232,800 카운트, 원소 B의 K_α 피크가 115,700 카운트인 경우, k인자를 계산하시오.

풀이

식에서

$$\frac{70\%}{30\%} = k_{\mathrm{AB}} \frac{232.800}{115.700} \tag{13.81}$$

이므로 $k_{\mathrm{AB}} = 1.16$으로 k인자를 구할 수 있다.

클리프와 로리머는 주로 광물질을 표준 시편으로 사용하여 주성분인 Si을 기준으로 하여 각 성분의 k인자를 구하고, 이로부터 다른 여러 k인자를 구하였다. 예를 들면, k_{ASi}와 k_{BSi}를 구한 후 다음 식

$$k_{\mathrm{AB}} = \frac{k_{\mathrm{ASi}}}{k_{\mathrm{BSi}}} \tag{13.82}$$

을 이용하여 k_{AB}의 값을 구하는 방법을 사용하였다.

일반 금속 시편에서는 Si보다는 Fe가 더 널리 포함되어 있는 성분이고, Si K_α 피크(peak)는 Si(Li) 검출기의 영향을 받으나 Fe K_α 피크는 영향을 받지 않으므로, 우드(Wood) 등은 Fe를 기준으로 여러 k인자를 측정하여 이용하였다.

k계수를 결정하는 두 번째 방법은 구할 수 있는 문헌상에 나와 있는 k인자를 사용하

는 방법이고, 세 번째 방법은 적당한 표준 시편도 구할 수 없고 알려진 k인자 측정치가 없을 때 사용하는 방법으로, X선 생성에 영향을 미치는 각종 인자를 결정한 다음 이를 식에서 계산하여 k인자를 결정하는 방법이다. 계산식은 골드스타인(Goldstein) 등에 의해 제안된 식

$$k_{\mathrm{AB}} = \left(\frac{Q_K \omega_K a_K}{A}\right)_B \Big/ \left(\frac{Q_K \omega_K a_K}{A}\right)_A \tag{13-.83}$$

을 사용하다. 여기서 Q_K는 K선 이온화단면, ω_K는 K선 형광수율, a_K는 K_α와 K_β의 강도의 합 중에서 K_α의 강도비율이고 A는 원자량이다.

측정된 k계수를 성분으로 정확히 측정하기 위해서는 k계수와 성분의 관계가 선형(linear) 관계를 벗어나는 것을 고려하여 측정된 k계수를 보정해 주어야 한다. 두꺼운 시편의 경우에 시편에서 후방 산란된 전자의 분율과 X선 생성에 기여하는 시편의 체적을 고려하여 원자수 보정을 해 주게 되는데 이것을 **Z인자(factor) 보정**이라고 한다. 또 만들어진 X선이 시편에서 흡수되는 것을 보정해 주어야 하는데 이것을 A인자 보정이라 한다. 그리고 시편에서 X선 형광을 일으키는 것에 대한 보정도 필요한데 이를 F인자 보정이라고 한다. 이런 보정을 하기 위한 여러 종류의 과정이 알려져 있고 제일 많이 쓰이는 것이 $C = kZAF$로 알려진 ZAF 보정이다. 여기서 C는 성분 Z이고, A, F는 각각 Z 보정인자, A 보정인자, F 보정인자이다.

시편이 매우 얇지 않는 경우 시편의 두께 때문에 X선이 시편을 빠져나오는 동안의 흡수를 무시할 수 없다. 각 성분의 흡수정도 차이 때문에 생기는 각 성분의 X선 강도비를 보정하기 위해 k인자를 보정하는 방법을 사용한다. X선 생성의 깊이 분포가 질량 두께 t의 함수라면 골드스타인 등이 제안한 흡수보정(absorption correction)된 k인자는

$$k^*_{\mathrm{AB}} = k_{\mathrm{AB}} \frac{\displaystyle\int_0^t \varphi_{\mathrm{B}}(\rho t) \exp\left\{(-\mu/\rho)^B_{spec} \rho t \operatorname{cosec} \alpha\right\} dt}{\displaystyle\int_0^t \varphi_{\mathrm{A}}(\rho t) \exp\left\{(-\mu/\rho)^A_{spec} \rho t \operatorname{cosec} \alpha\right\} dt} \tag{13.84}$$

이고 여기서 k_{AB}는 흡수 및 형광이 없을 때의 값, $\varphi_{\mathrm{A,B}}(\rho t)$는 질량 두께의 함수로 원소 A, B에서 생성된 X선의 깊이 분포, $(\mu/\rho)^{\mathrm{A,B}}_{spec}$는 시편에서 원소 A, B의 X선 질량흡수계수이고 α는 X선 이륙각이다. 항 $t \operatorname{cosec} \alpha$는 양면이 평행한 박판 시편에서 전자빔이 수직으로 입사할 때, 시편의 두께가 t이고 시편의 평행면과 X선검출기가 이루는 각을 이륙각으로 할 때 발생된 X선이 지나가며 흡수가 일어나는 경로의 길이이다. X선이 시편 전

체에서 균일하게 생성되면 $\varphi_{\mathrm{A}}(\rho t)=\varphi_{\mathrm{B}}(\rho t)\cong 1$이므로 식은

$$k_{\mathrm{AB}}^{*}=k_{\mathrm{AB}}\left[\frac{(\mu/\rho)_{spec}^{A}}{(\mu/\rho)_{spec}^{B}}\right]\cdot\left[\frac{1-\exp\{-(\mu/\rho)_{spec}^{B}\rho t\operatorname{cosec}\alpha\}}{1-\exp\{-(\mu/\rho)_{spec}^{A}\rho t\operatorname{cosec}\alpha\}}\right] \tag{13.85}$$

로 된다. 식에서 $k_{\mathrm{AB}}^{*}/k_{\mathrm{AB}}$를 흡수보정인자(absorption correction factor)라고 한다. X선 흡수 연구에서 각 원소의 질량흡수계수는 정확하게 잘 알려져 있으므로 식에서 시편의 질량 흡수계수를 구하기 위해 식 (13.71)에서 나온 식

$$(\mu/\rho)_{spec}^{A}=\sum_{j}C_{j}(\mu/\rho)_{j}^{A} \tag{13.86}$$

사용한다. 여기서 C_j는 원소 j의 분율이다.

예제 13-5

양론적인 $CaZrO_3$는 22.4 중량 % Ca(C_{A}), 50.9 중량 % Zr(C_{B})과 26.8 중량 % O(C_{C})를 포함하고 있다. Zr L선에 대해서는 질량흡수계수가 Ca는 845.8, Zr은 700.9, O는 614.3이고, Ca K선에 대해서는 질량흡수계수가 Ca는 139.4, Zr은 1155.8, O는 115.8이면, 시편의 Zr L선과 Ca K선에 대한 질량흡수계수를 각각 계산하고, 이륙각이 20°, $CaZrO_3$의 밀도는 4.32 $\mathrm{gcm^{-3}}$, 시편의 두께가 5×10^{-5} cm인 경우 흡수보정인자를 구하시오.

풀이

시편의 Zr L선에 대한 질량흡수계수는

$$(\mu/\rho)_{spec}^{\mathrm{Zr}\,L}=845.8\times C_{\mathrm{A}}+700.9\times C_{3}+614.3\times C_{\mathrm{C}}=752.13 \tag{13.87}$$

이고, Ca K선에 대한 질량흡수계수는

$$(\mu/\rho)_{spec}^{\mathrm{Ca}K}=139.4\times C_{\mathrm{A}}+1155.8\times C_{\mathrm{B}}+115.8\times C_{\mathrm{C}}=650.56 \tag{13.88}$$

이다. 이륙각이 20°이면 흡수보정인자는

$$\frac{k_{\mathrm{Zr\,Ca}}^{*}}{k_{\mathrm{Zr\,Ca}}}=\left[\frac{752.13}{650.56}\right]\cdot\left[\frac{1-\exp\{-650.56\rho t\operatorname{cosec}(20^{\circ})\}}{1-\exp\{-752.13\rho t\operatorname{cosec}(20^{\circ})\}}\right] \tag{13.89}$$

이다. $CaZrO_3$의 밀도는 4.32 $\mathrm{gcm^{-3}}$이고 시편의 두께가 5×10^{-5} cm이므로 흡수보정인자는

$$\begin{aligned}\frac{k_{\mathrm{Zr\,Ca}}^{*}}{k_{\mathrm{Zr\,Ca}}}&=1.156\left[\frac{1-\exp\{-650.56\times4.32\times5\times10^{-5}\operatorname{cosec}(20^{\circ})\}}{1-\exp\{-752.13\times4.32\times5\times10^{-5}\operatorname{cosec}(20^{\circ})\}}\right]\\&=1.0301\end{aligned} \tag{13.90}$$

로 강도비 I_{Ca}/I_{Zr}에 약 3%의 보정을 하게 된다.

형광이 가장 일어나기 쉬운 경우는 기지 B 속에 적은 양의 원소 A가 들어 있어 흡수가 가장 많이 일어나는 경우로 원소 A가 형광을 일으키는 경우이다. 형광이 일어나기 위해서는 원소 A의 흡수단의 에너지가 원소 B의 X선 에너지의 바로 아래에 있어야 한다. 예를 들면, 두께가 200 nm 이상이고 Cr을 10% 정도 포함하고 있는 Fe-Cr 합금에서 Cr K_α의 흡수단은 5.988 keV이고, Fe K_α의 X선 에너지는 6.403 keV이어서 5% 이상의 형광효과가 나타난다.

밀도가 ρ이고 두께가 t인 박판 시편에서 균일하게 X선이 생성된다고 가정하면, 두께에 따라 형광이 선형으로 증가하므로 필리베르트(Philibert)와 틱시어(Tixier)가 제안한 박판 시편에서의 형광증대율(fluorescence enhancement ratio)은

$$\begin{aligned} X &= \frac{I_A^*}{I_A} \\ &= C_B \omega_B \frac{r_A^{-1}}{r_A} \cdot \frac{A_A}{A_B} (\mu/\rho)_A^B \\ &\cdot \frac{(U_0/U_{ion})_B}{(U_0/U_{ion})_A} \frac{\ln(U_0/U_{ion})_B}{\ln(U_0/U_{ion})_A} \frac{\rho t}{2} \{0.923 - \ln(\mu/\rho)_{spec}^B\} \rho t \sec\alpha \end{aligned} \tag{13.91}$$

이다. 여기서 I_A^*는 형광에 의한 원소 A의 X선 강도, I_A는 형광이 없는 경우의 강도, r_A는 흡수단도약율(absorption edge jump ratio), ω는 형광수율, C는 중량분율, A는 원자량, $(\mu/\rho)_A^B$는 A 속에서 B의 질량흡수계수, U_0는 입사전자에너지, U_{ion}은 이온화에너지, α는 경사각이다. B가 A를 형광시키는 AB계에서, 측정성분은 식

$$\frac{C_B}{C_A} = k_{BA} \frac{I_B}{I_A} (1+X) \tag{13.92}$$

로 보정할 수 있고, 같은 계에서 측정된 k인자는 식

$$k_{BA} = \frac{C_B}{C_A} \frac{I_A}{I_B} \frac{1}{(1+X)} \tag{13.93}$$

보정 가능하다.

연습문제

1. 전자, X선, 중성자를 각각 사용하여 재료를 분석하는 경우의 장단점을 설명하시오.

2. Ni, Cu, Al, Mg, Zn, Be, Li 원소에서 나오는 K_α, K_β X선의 에너지를 계산하시오. 이들 중 어느 원소들이 일반 Be 창 검출기에서 검출이 되는지 답하시오.

3. 400 kV 전자현미경에서 500 nm 두께의 시편에 3초간 사진을 찍는 동안 지나가는 전자의 수를 계산하시오. 필라멘트는 10^6 A/cm^2-steradian을 만들어내는 LaB_6로 시편에서 빔이 1 mm^{2}를 가득 채우고 있다. 답을 얻는 데 필요한 가정도 모두 쓰시오.

4. Cu-Zn 합금 속에 들어 있는 석출물 CuZn , Cu_3Zn_2, $CuZn_5$에 전자빔을 조사하여 EDS 스펙트럼을 얻었다. 각 석출물에서 예상되는 X선의 스펙트럼에 K선과 L선이 나타나도록 스펙트럼을 그리시오. Cu와 Zn의 원자번호는 각각 29, 30이고, $h = 6.6 \times 10^{-34}$ Js, $c = 3 \times 10^8$ ms^{-1}, $m_e = 9 \times 10^{-31}$ kg, $e = -1.6 \times 10^{-19}$ C, $\varepsilon_0 = 8.85 \times 10^{-12}$ SI 단위, 1 eV $= 1.6 \times 10^{-19}$ J이다.

5. Al 기지에 Al_2Cu와 Al_3Cu 규칙 합금의 석출물이 만들어졌다. Al, Si, Cu의 원자번호는 각각 13, 14, 29이고, $h = 6.6 \times 10^{-34}$ Js, $c = 3 \times 10^8$ ms^{-1}, $m_e = 9 \times 10^{-31}$ kg, $e = -1.6 \times 10^{-19}$ C, $\varepsilon_0 = 8.85 \times 10^{-12}$ SI 단위, 1 eV $= 1.6 \times 10^{-19}$ J이다.
   (a) K_α선만 나온다고 가정하고, Al 기지, Al_2Cu, Al_3Cu 규칙 합금에 전자빔을 조사하여 얻어지는 EDS 스펙트럼을 그리시오.
   (b) 가속전압을 200 kV에서 2 kV로 천천히 변화시키면 EDS 스펙트럼에 어떤 변화가 일어나는지 설명하시오.
   (c) (a)에 있는 Cu 피크에 이탈피크, 내부형광피크, 합계피크가 발생되었을 경우 스펙트럼이 어떻게 달라지는지 EDS 스펙트럼에 추가하여 그리시오.

6. Cu 기지에 Cu_3Au 규칙 합금의 석출물이 만들어졌다. Si, Cu, Au의 원자번호는 각각 14, 29, 79이고, $h = 6.6 \times 10^{-34}$ Js, $c = 3 \times 10^8$ ms^{-1}, $m_e = 9 \times 10^{-31}$ kg, $e = -1.6 \times 10^{-19}$ C, $\varepsilon_0 = 8.85 \times 10^{-12}$ SI 단위, 1 eV $= 1.6 \times 10^{-19}$ J이다.
   (a) K_α선만 나온다고 가정하고, Cu 기지와 Cu_3Au 규칙 합금에 전자빔을 조사하여 얻어지는 EDS 스펙트럼을 그리시오.
   (b) 이탈피크, 내부형광피크, Cu의 합계피크도 EDS 스펙트럼에 추가하여 그리시오.

7. k계수에 대하여 설명하시오.

8. 전자현미경 시편 속에 20 nm의 작은 석출물이 있다. 어떻게 이 석출물의 성분과 그 농도를 분석할 수 있는지 설명하시오.

9. Al-Ag 석출물에서 다음과 같은 EDS 결과를 얻었다. 현미경 조건에서 K_α AgAl = 2.3이고 시편이 얇다고 생각하면 석출물의 구성성분을 구하시오.

카운트 수

Al K_α		Ag K_α	
피크	배경	피크	배경
15,065	2,013	11,067	1,398

10. 탄화티탄늄과 질화티탄늄이 들어 있는 강에서 EDS와 EELS가 장착된 전자현미경으로 그 성분과 농도를 분석하고자 한다. 어느 원소를 어떤 기술로 분석해야 하는지 답하고, 그 이유를 설명하시오.

CHAPTER

14 전자에너지 손실분석

14.1 전자에너지 손실

전자현미경의 전자총을 나와 고압에 의해 가속된 전자가 시편과 만나면 시편 내의 원자와 상호작용한다. 원자는 서로 반대 부호인 전자와 원자핵으로 구성되어 있으므로 입사하는 전자와 이 원자 내의 핵과 전자들과의 상호작용은 쿨롱 상호작용이다. 이때 전자에 작용하는 힘은

$$F = -\frac{eq}{4\pi\varepsilon_0 r^2} \tag{14.1}$$

이고 여기서 원자 전자의 전하는 $q = -e$이며, 원자핵의 전하는 원자번호가 Z인 경우 $q = Ze$이다. 빠른 전자는 시편을 지나면서 시편 내에 존재하는 전자 및 핵과 상호작용하여 에너지를 잃는다.

쿨롱 상호작용은 비교적 먼 거리에 걸쳐서 일어나므로, 강한 상호작용보다는 약한 상호작용들이 많이 일어난다. 한 원자 내에서 원자핵은 하나이지만 전자는 Z개 존재한다. 입사 전자는 원자의 많은 전자들과 상호작용하여 자기에너지의 일부를 운동에너지 형태로 원자의 전자에 전달한다. 입사 전자와 에너지를 받아 튀어나온 전자는 둘 다 전자이기 때문에 서로 구별할 수 없어, 이전 가능한 최대 에너지는 입사 전자에너지의 반이다. 대부분의 투과전자는 에너지를 손실하지 않으므로 최소 에너지 손실은 0이고 최대 에너지 손실은 입사 전자에너지의 반이다. 이 최소와 최대 사이의 에너지손실 중의 하나는

특성 X선 발생 시에서와 같이 궤도전자가 에너지각 밖으로 여기(excitation)하는 경우인데 이것을 보통 **내각전자손실**(core electron loss)이라고 한다. 내각 전자에너지 손실은 원자번호에 따라 달라지기 때문에 전자에너지손실을 측정하여 원소를 정성, 정량분석할 수 있다.

수백 킬로 볼트로 시편에 입사하는 전자는 몇 과정에 의해 에너지를 잃어버린다. 약 0.02 eV의 에너지손실을 일으키는 광자 여기는 에너지를 아주 적게 잃어버리기 때문에, 가탄성(pseudo-elastic) 상호작용으로도 생각할 수 있으나 에너지손실값이 너무 작아 전자손실검출기가 이것을 검출하기 힘들 뿐만 아니라 여기에 원소분석에 필요한 정보를 포함하고 있지도 않다.

1~150 eV 정도의 에너지손실을 일으키는 과정으로는 약하게 속박되어 있는 가전자 대역 전자(valence electron)의 여기 또는, 같은 껍질에서 전자의 에너지준위를 바꾸는 밴드 내 천이, 그리고 한 껍질에서 다른 껍질로 천이하는 밴드 간 천이 등이 있다. 이중에서 금속의 자유전자나 부도체의 가전자대역 전자와 같은 거의 마음대로 움직일 수 있는 원자의 전자들이 집합적 플라스몬 여기(collective plasmon excitation)를 한 경우가 있다. 이 전자들의 집단적이고 양자화된 진동인 플라스몬 손실은 에너지손실 정도가 10~50 eV인 과정이다. 이와 같이 작은 에너지가 이전되는 약한 상호작용은 매우 자주 일어나기 때문에, 플라스몬 여기가 입사 전자에너지 손실의 주된 방식의 하나임을 알 수 있다.

고체를 전하를 지닌 입자들의 모임이라고 단순화시킨 경우에 이 고체를 지나는 전자파(electromagnetic wave)가 어떻게 변하는지 알아보자. 맥스웰방정식에서 공간전하 $\rho = 0$인 경우라고 생각할 수 있으므로

$$\nabla \cdot \varepsilon \overrightarrow{E} = 0 \tag{14.2}$$

$$\nabla \cdot \mu \overrightarrow{H} = 0 \tag{14.3}$$

$$\nabla \times \overrightarrow{H} = \varepsilon_0 \frac{\partial \overrightarrow{E}}{\partial t} + \sigma \overrightarrow{E} \tag{14.4}$$

$$\nabla \times \overrightarrow{E} = -\mu_0 \frac{\partial \overrightarrow{H}}{\partial t} \tag{14.5}$$

이다. 그리고 전류밀도

$$\overrightarrow{j} = \sigma \overrightarrow{E} = Nq\overrightarrow{v} \tag{14.6}$$

이다. 여기서 N은 단위체적당 전하의 수, q는 입자의 전하, $\overrightarrow{v}$는 속도이다. 벡터의 성질

$$\nabla^2 \vec{E} = \nabla(\nabla \cdot \vec{E}) - \nabla \times \nabla \times \vec{E} \tag{14.7}$$

과 식 (14.2)에서

$$\nabla^2 \vec{E} = -\nabla \times \nabla \times \vec{E} \tag{14.8}$$

이고 식 (14.5)에서

$$\begin{aligned} \nabla^2 \vec{E} &= -\nabla \times \left(-\mu_0 \frac{\partial \vec{H}}{\partial t} \right) \\ &= \mu_0 \frac{\partial}{\partial t} (\nabla \times \vec{H}) \end{aligned} \tag{14.9}$$

이다. 또한 식 (14.4)와 (14.6)에서

$$\begin{aligned} \nabla^2 \vec{E} &= \mu_0 \frac{\partial}{\partial t} \left(\varepsilon_0 \frac{\partial \vec{E}}{\partial t} + Nq\vec{v} \right) \\ &= \mu_0 \varepsilon_0 \frac{\partial^2 \vec{E}}{\partial t^2} + \mu_0 Nq \frac{\partial \vec{v}}{\partial t} \end{aligned} \tag{14.10}$$

이고, 전자계에 있는 자유전하 q가 속도 $\vec{v}$로 움직일 때 로렌츠 힘은

$$\vec{F} = q\vec{E} + q\frac{\vec{v} \times \vec{H}}{c} \tag{14.11}$$

이나 $\vec{v} \ll c$이므로 자계항을 무시하면

$$\vec{F} = q\vec{E} \tag{14.12}$$

이다.

$$\begin{aligned} \vec{F} &= m\frac{d\vec{v}}{dt} = q\vec{E} \\ \frac{d\vec{v}}{dt} &= \frac{q}{m}\vec{E} \end{aligned} \tag{14.13}$$

이므로 식 (14.10)에 (14.13)을 대입하면

$$\nabla^2 \vec{E} = \mu_0 \varepsilon_0 \frac{\partial^2 \vec{E}}{\partial t^2} + \frac{\mu_0 Nq}{m}\vec{E} \tag{14.14}$$

의 파동방정식이 나온다. $\overrightarrow{E}$를 단순조화 진동자로 생각하여 $\overrightarrow{E}=\overrightarrow{E}_0\exp i(2\pi kx-\omega t)$ 라고 생각하면, ∇ 대신 $2\pi ik$를 $\frac{\partial}{\partial t}$ 대신 $-i\omega$를 대입할 수 있다.

이것들을 방정식에 각각 대입하면

$$(2\pi ik)^2=\mu_0\varepsilon_0(-i\omega)^2+\frac{\mu_0Nq^2}{m}$$

$$4\pi k^2=\mu_0\varepsilon_0\omega^2-\frac{\mu_0Nq^2}{m} \tag{14.15}$$

이다.

파장이 아주 긴 경우, 입자는 어떤 같은 각주파수 ω_p로 위상이 같도록 모두 함께 진동한다고 생각할 수 있다. 이 경우 λ는 무한대가 되고 $k=0$이 되며 이때 ω_p를 플라스몬 주파수라고 한다.

예제 14-1

위 식을 이용하여 플라스몬 주파수와 에너지를 구하시오.

풀이

식에서 플라스몬 주파수는 $k=0$인 경우 얻어지므로

$$0=\mu_0\varepsilon_0\omega_p^2-\frac{\mu_0Nq^2}{m}$$

$$\omega_p^2=\frac{Nq^2}{\varepsilon_0 m} \tag{14.16}$$

$$\omega_p=\sqrt{\frac{Nq^2}{\varepsilon_0 m}}$$

이다. 입자가 전자인 경우

$$\omega_p=\sqrt{\frac{e^2}{\varepsilon_0 m_e}N_e} \tag{14.17}$$

이다. 여기서 N_e는 단위체적당 전자의 수이다. 원자핵의 경우 m이 훨씬 크기 때문에 ω_p는 훨씬 작다.

플랑크의 가설에 의해 에너지는 양자화되어 있으므로 플라스몬 에너지는

$$\begin{aligned}\Delta U_p &= h\nu_p \\ &= h\frac{\omega_p}{2\pi} \\ &= h\frac{1}{2\pi}\sqrt{\frac{e^2}{\varepsilon_0 m_e}N_e} \\ &= \sqrt{\frac{h^2e^2}{4\pi^2\varepsilon_0 m_e}N_e}\end{aligned} \tag{14.18}$$

이다. 플라스몬 에너지는 식에서 전자의 밀도 N_e의 1/2승에 비례하므로, 플라스몬 에너지를 측정하면 전자에너지 손실분석에서 금속의 자유전자나 부도체의 가전자대역 전자의 밀도 N_e를 측정할 수 있다.

빠른 전자가 주로 원자 내의 전자와 상호작용하는 이온화손실(ionization loss)의 경우에 전체 에너지손실률(overall energy-loss rate)은 간단하게는 베테-블로흐(Bethe-Bloch) 관계식

$$-\frac{dE_k(z)}{dz} = \frac{e^4 N_e Z}{8\pi\varepsilon^2}\frac{1}{E_k(z)}\ln\frac{E_k(z)}{\overline{U}_{ion}} \tag{14.19}$$

으로 주어진다. N_e는 단위체적당 전자의 수이고 $\overline{U}_{ion} = 10Z\,\text{eV}$는 평균 이온화에너지이다. 식에서 에너지손실률 $-dE_k/dz$는 그림 14-1에 나타나 있는 대로 전자가 시편 속으로 깊이 들어감에 따라 증가한다.

에너지손실률은 운동에너지가 500 keV 이상일 때는 10^8~10^9 eV/m로 거의 일정하고,

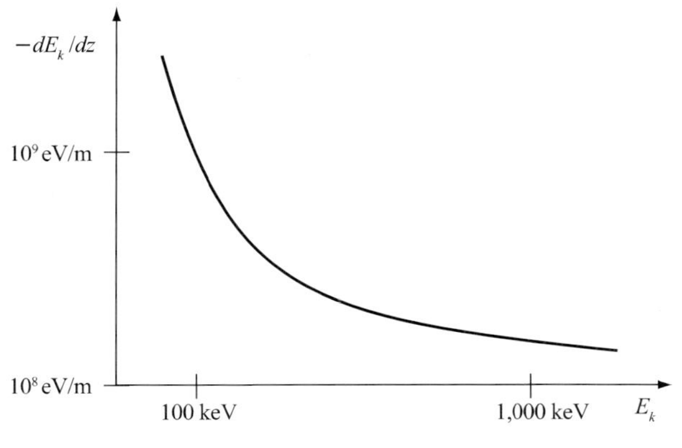

그림 14-1 추가 에너지손실률 $-dE_k/dz$는 E_k가 감소함에 따라 증가한다.

운동에너지가 100 keV 이하일 때는 급격히 상승한다. 전자의 에너지가 1 MeV 이하일 때 전자가 들어갈 수 있는 거리는 1 mm보다 훨씬 작다. 입사하는 전자의 에너지가 1 MeV 이하일 때 전자가 시편 안으로 들어감에 따라 손실률이 변하게 되는데, 전자가 들어갈 수 있는 거리의 끝 정도에서는 에너지손실률이 처음보다 약 3배 정도 증가한다.

내부 각 전자의 이온화는 전자에너지 손실분석에서 제일 중요한 상호작용이다. 수백 keV의 에너지를 지닌 입사 전자는 전자현미경 시편 속의 한 원자의 내부 각 전자를방출시키면서 어떤 특정 양의 에너지를 잃을 수 있다. 그 원자가 내부 각 빈자리를 높은 각에 있는 전자로 채우면서 그라운드 상태로 돌아갈 때 원자에서 X선이 발생된다. 이처럼 에너지손실과 X선 발생과정은 상호관련이 되어 있어 매 X선 발생 때마다 여기에 연관된 에너지손실 전자가 있다. X선 발생 때와 마찬가지로 원자에서 가능한 K, L_3, L_2, L_1, M_5 등에 해당하는 이온화 과정이 있어 한 원소에서 여러 특성 손실들이 있다. 이 손실을 그림 14-2에 나타내었다.

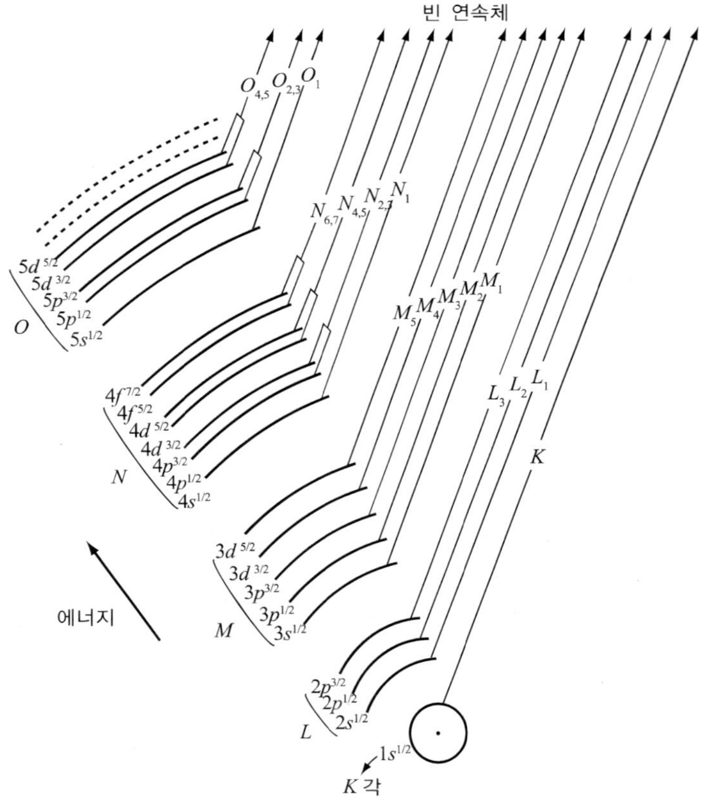

그림 14–2 한 원자에 대해서 여러 가지 이온화 과정이 존재하고 이에 해당하는 특성 손실이 있다.

손실피크의 모양은 단(edge) 모양이므로 단이라고 부르는데, 본래 단이라는 용어는 X선 흡수(X-ray absorption) 연구에서 쓰이는 용어를 그대로 쓰는 것이다. 가능한 원자준위가 에너지손실분석에서 단으로 모두 관찰되지는 않는다. 따라서 어떤 에너지준위는 구별이 가능하나 에너지손실분석으로 구별이 불가능한 에너지준위도 있다. 표 13-2에는 각 원소들의 에너지손실에 의한 K단, L단, M단 등을 에너지와 파장으로 표시하였다. 내부 각 전자의 이온화는 에너지손실이 약 50 eV에서 수천 eV가 된다.

내부 각 전자 이온화에 의해 생기는 각 단에 해당하는 임계 이온화에너지를 측정함으로써 각 단을 만들어 내는 원자를 분석해 낸다. 각 단에서 에너지손실 전자의 강도를 측정함으로써 신호를 만들어 내는 원자의 수를 분석하는데, 이것이 정량분석의 기본원리이다.

고체 내에서 고체의 결합 종류에 따라 다르지만 대략 10에서 200 eV 사이의 에너지로 고체 내의 격자 위치에 원자핵들이 단단히 고정되어 있다. 고전적 충돌이론에 따르면 운동에너지 E_k인 한 전자가 질량 M의 원자핵에 이전할 수 있는 최대에너지는 비상대론적 전자의 경우

$$U_{max} = \frac{4m_e}{M} E_k \tag{14.20}$$

이다. 전자가 핵에 운동에너지를 주기 위해서는 이전 최대에너지 U_{max}가 핵의 결합 에너지보다 커야 하므로, 핵에 운동에너지를 주기 위해서는 수백 keV에서 수 MeV의 전자에너지가 필요하다. 이 에너지보다 작은 에너지로는 전자가 원자핵과 충돌하여 포논(phonon)이라고 하는 원자진동만 일으키며, 이 경우 단순히 고체의 온도만 상승시키고 각각의 에너지는 수분의 1 eV이다.

14.2 전자에너지 손실분석

투과전자현미경 시편을 투과하여 나오는 전자의 에너지분포를 분석하여 원소를 분석하는 방법을 전자에너지 손실분석이라고 한다. 전자에너지 손실 분광분석기는 일반적으로 그림 14-3에 그려진 것과 같이 간단한 구조로 되어 있다. 전자현미경의 형광 스크린 아래에 균일한 자계를 만들어 주는 부채꼴 형태의 자석이 있는 분광분석기가 부착되어 있다.

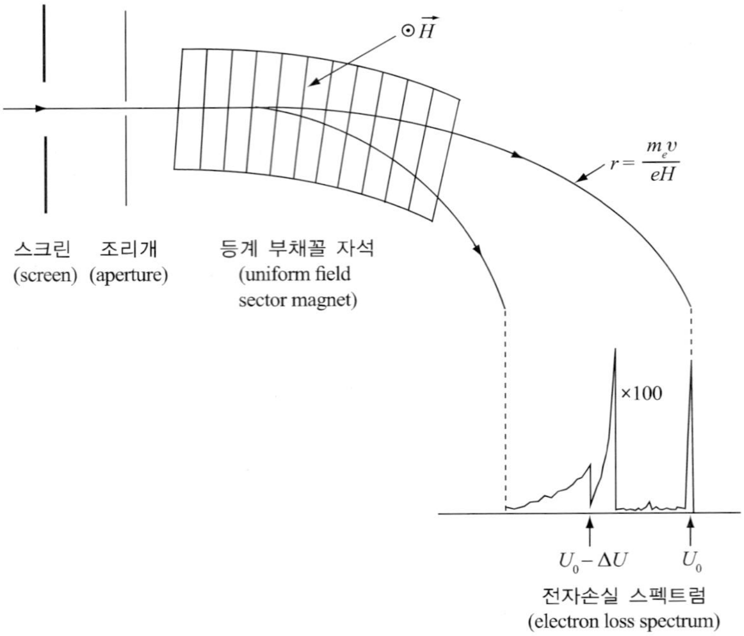

그림 14-3 전자에너지손실 분광분석기의 구조를 나타낸 모식도

시편에서 에너지를 손실한 전자는 스크린 아래의 조리개를 지나 분광기의 입구면에 도달하게 된다. 들어온 전자의 속도벡터에 수직으로 배열이 된 균일한 자계 영역에 들어온 전자는 자계에 의해 원형궤도를 지나가게 된다. 궤도의 반지름은

$$r = \frac{m_e v}{eH} \tag{14.21}$$

로 여기서 v는 전자의 속도이고, H는 자계의 세기이다. 궤도반지름은 전자의 속도, 즉 에너지에 비례하고 자계의 세기에 반비례한다. 분광기의 상면에 적당한 에너지검출기를 두면 그림 14-3에서와 같이 전자의 속도, 즉 에너지의 분포에 따른 손실전자의 강도를 분석할 수 있다. 정전계나 전자계를 이용한 분광기도 사용할 수도 있으나 많이 사용되지는 않는다.

결상분광기(imaging spectrometer)를 전자현미경에 부착하면 에너지손실 여과결상(energy loss filtered imaging)도 할 수 있다. 일반적으로 에너지분산 X선 분광분석은 원자번호가 작은 원소를 분석하기 힘드는 데 비해 전자에너지 손실분석은 원자번호가 작은 경량 원소를 잘 분석할 수 있으므로, 두 가지 분석법을 상호보완적으로 사용할 수 있다.

비탄성 산란으로 생기는 산란각은 평균적으로 탄성 산란 때 산란각보다 훨씬 작다. 비

탄성 산란각 θ_i는 다음 식

$$\theta_i = \frac{\Delta U}{2U} = \frac{\Delta U}{m_e v^2} \tag{14.22}$$

에서 구할 수 있다. 여기서 ΔU는 전자의 에너지 손실이고, m_e는 전자의 질량, v는 입사 전자의 속도이다.

예제 14-2

200 kV 현미경에서 250 eV의 에너지손실이 되는 전자의 산란각을 식에서 구하시오.

풀이

$\theta_i = \dfrac{\Delta U}{2U} = \dfrac{250}{2(200,000)} = 0.625 \times 10^{-3}\,\mathrm{rad} = 0.625\,\mathrm{mrad}$이다. 그러므로 비탄성 산란 전자들은 대부분 투과빔 주위에 집중되어 있다.

에너지분산 X선 분광분석법에서 X선을 검출하는 것과 비교하여 에너지손실 전자를 수집하는 것을 생각해 보면 여러 가지 차이가 존재한다. 우선 X선은 한 원자에서 사방으로, 즉 4π 스테라디안으로 방출되므로 X선 검출기는 방출 X선의 아주 작은 부분만 검출하게 된다. 에너지분산 X선 분광분석 검출기의 X선 수집효율은 대략 10^{-2} 정도인데다 대부분의 검출기는 검출기에 입사하는 X선의 일부만 검출하게 된다. X선의 경우 이와 같이 이온화 과정의 일부분만이 X선으로 측정되는 데 비해, 원자를 이온화시키는 전자는 매우 작은 각도로 산란되기 때문에 에너지손실 검출기가 이 전자의 대부분의 에너지를 측정할 수 있다. 그러므로 본래 전자에너지 손실분석의 효율은 에너지분산 X선 분광분석보다 월등히 뛰어나다. 예를 들면 수집각이 20 mrad이면 10~1,000 eV 범위의 모든 손실전자의 50% 정도 수집 가능하고, 수집각이 30 mrad이면 거의 모든 탄성 전자와 비탄성 전자의 수집이 가능하다.

또 다른 차이점은 에너지분산 X선 분광분석은 전자가 원소와 상호작용을 하여 그 원자가 그라운드 상태로 되돌아갈 때 생기는 현상을 이용한 것에 비해, 전자에너지 손실분석은 입사 전자 그 자체가 원자와 비탄성 상호작용을 하여 생기는 전자의 에너지손실을 측정하는 것이기 때문에 나오는 출력신호를 효율적으로 감지할 수 있는 것이다.

낮은 에너지의 X선의 경우 원자 내에서 쉽게 흡수되어 오제전자를 발생시킬 가능성이 더 많아지므로 원자번호가 감소하면 X선 형광수율도 감소한다.

예제 14-3

C와 K의 경우, K의 형광수율은 각각 0.3%, 2.5%이다. K 껍질 이온화 개수가 1,000개라면 특성 X선을 발생하는 개수를 각각 계산하시오.

풀이

탄소의 경우 0.3%이므로 1,000개 중 3개만 특성 X선을 발생하고, K의 경우 25개만 특성 X선을 발생한다. 나머지는 물론 오제전자를 발생하는 데 사용된다.

원자번호가 작으면 낮은 에너지이기 때문에 전자현미경 시편과 검출기에서 흡수가 많이 일어나 X선의 수집 및 검출이 어렵게 된다. 에너지손실 전자의 수와 X선 발생을 유도하는 전자의 수가 거의 같다고 하더라도 전자에너지 손실분석의 경우 수집효율이 에너지분산 X선 분광분석보다 월등히 뛰어난 것이 전자에너지 손실분석의 큰 장점이다. 그래서 전자에너지 손실분석은 작은 원자번호의 경량원소 분석에 에너지분산 X선 분광분석보다 매우 효율적이다.

하지만 투과전자를 이용하기 때문에 시편의 두께가 얇아야 하고 정량분석법이 어렵고 정확한 결과를 얻기 어렵기 때문에 에너지분산 X선 분광분석만큼 널리 사용되지는 않는다.

전자에너지 손실분석 스펙트럼에서 제일 왼쪽에 나타나는 가장 강한 피크는 산란되지 않거나 그대로 투과한 전자가 만들어 내는 **0 손실 피크**(zero loss peak)이다. 입사 전자의 대다수는 이 피크 속에 포함된다. 전자에너지 손실분석 스펙트럼에서 일반적으로 양(+)의 에너지 척도는 손실에너지를 나타낸다.

0 손실 피크의 폭은 열전자 방출의 경우 약 2 eV가 되는 방출전자의 에너지분산과 에너지분석기에 도달하기까지 에너지 폭에 미치는 여러 영향을 그대로 나타낸다. 0 손실 피크의 가운데를 영(0) 에너지 손실, 즉 입사 전자의 에너지 그대로를 나타낸다고 생각한다. 이 피크에서 신호속도는 초당 10~20억 개 전자가 들어 오는 것에 해당한다. 0 손실 피크는 전자현미경 시편 속 원자의 산란 단면적과 밀도 및 두께와 연관이 있는 시편의 산란력에 대한 정보를 포함하고 있다.

0 손실피크는 2가지의 주 용도가 있다. 피크의 최고치의 반이 되는 값에서의 폭은 전자탐침에서 실제 에너지분산보다 같거나 더 큰 전자에너지 손실분석 스펙트럼의 에너지 분해능을 의미한다. 이 피크는 또한 정량분석 시 표준강도로도 사용된다.

0 손실피크에서 약 10~50 eV 에너지손실에 이르는 이 두 번째 영역은 소위 **플라스몬**

손실피크(plasmon loss peak)가 들어 있는 저손실 영역이라고 한다. 이 피크는 약하게 속박되어 있는 전도대역이나 가전자대역 전자의 에너지 이동 때문에 만들어진다. 금속이나 도체에서 약하게 속박되어 있는 전자는 집단적으로 여기가 되어 특정한 에너지에(Al 경우 15 eV) 뾰족한 플라스몬 손실피크를 만든다. 밖의 전자가 좀 더 세게 속박되어 있는, 즉 전기전도도가 낮은 시료에서는 20~30 eV 근처에서 플라스몬 손실피크가 만들어진다.

간단한 자유전자 모델에서 겉보기 플라스몬 에너지(ΔU_p)는 식 (14.18)에서

$$\Delta U_p = h\nu_p = \frac{h\omega_p}{2\pi} = \sqrt{\frac{h^2 e^2}{4\pi^2 m_e \varepsilon_0} N_e} \tag{14.18}$$

로 나타낼 수 있고 여기서 ε_0는 진공의 유전상수이고, N_e는 가전대 전자밀도이다. 식에서 겉보기 플라스몬 에너지 ΔU_p는 가전자대역 전자밀도에 따라 달라진다. 따라서 플라스몬 에너지를 측정하여 가전자대역 전자밀도를 구할 수 있다.

플라스몬 손실피크나 저손실피크의 높이는 시편의 두께에 따라 민감하게 변하므로 시편 두께 측정에 사용하기도 한다. 금속에서 플라스몬 손실피크를 사용하여 화학분석에 사용하기도 한다.

가전자대역 전자의 집단적 여기인 플라스몬 에너지손실 스펙트럼은 고체의 유전성에 대한 정보를 지니고 있다. 이를 이용하면 재료의 굴절률(n), 흡수계수(k), 반사율(R) 등 광학상수를 측정할 수 있다.

비탄성 산란단면의 특성 때문에 전자에너지 손실분석 스펙트럼의 강도는 에너지손실이 증가함에 따라 급격하게 감소한다. 전자에너지 손실분석 스펙트럼의 배경 스펙트럼은 다중이나 무작위 에너지 손실을 한 전자 때문에 생기는 것으로 시편 두께가 증가함에 따라 배경 강도가 증가한다.

약 50 eV 이상에서는 급격하게 감소하는 배경 스펙트럼 위에 특정한 원소의 이온화단을 나타내기 때문에 보통 단이라고 불리는 몇 개의 피크들로 만들어진 스펙트럼으로 나타난다. 그 원소를 이온화하는 데 필요한 에너지에 해당되는 곳에서 단은 비교적 급격하게 증가한다.

예제 14-4

표 13-2를 이용하여 탄소와 알루미늄의 K 껍질 이온화에너지를 각각 알아내시오.

풀이

표에서 탄소의 K 껍질 이온화에너지는 284 eV이고, Al의 K 껍질의 이온화에너지는 1,560 eV이다.

에너지손실이 임계 이온화에너지보다 적으면 이온화가 일어나지 않으므로, 에너지 손실은 이온화에너지에서 급격히 증가하고, 손실에너지가 증가하면 강도는 감소하기 시작한다. 단은 강도가 점차 감소하지만 이론적으로 손실이 입사 에너지가 될 때까지 실제 0이 되지 않는다. 이것은 어떤 원자를 이온화하기 위해서는 전자는 임계 이온화에너지와 같거나 그 이상의 에너지를 잃어버릴 수 있기 때문이다. 이런 방법으로 더 많은 에너지를 잃어버리는 것은 방출된 각 전자에 에너지를 더 전달하지만 X선이나 오제전자 생성 등에 영향을 주지는 않는다.

상호작용 동안에 이온화에너지보다 더 많은 에너지를 잃어버릴 기회는 손실에너지가 증가할수록 점차 감소한다. 그러므로 이온화 단 뒤의 스펙트럼의 강도는 점차 감소하고 스펙트럼의 배경 강도는 주로 단의 꼬리로 구성되어 있다. 시편에 여러 원소가 포함되어 있으면 배경 강도는 스펙트럼 속의 단의 수에 비례하여 증가한다. 그러므로 다성분계 스펙트럼의 경우 정량분석이 어렵고 여러 개의 단의 꼬리가 합쳐져 있기 때문에 신호 대 잡음 비가 감소하므로 검출감도가 떨어진다.

에너지 손실분석에서 특성 단의 모양은 내부 전자각에 있는 전자가 페르미준위 위의 상태로 여기하기 때문에, 각 원자의 페르미준위 이상에 있는 빈 상태 밀도를 잘 나타낸다. **특성 단 구조**(characteristic edge structure)는 K단, L단, M단에 따라 달라지고 전자구조와 화학결합에 따라서도 달라진다. 따라서 특성 단 구조에서 K단, L단, M단 등을 구별할 수 있다. 그리고 이 특성 단 구조는 조사하고 있는 재료의 전자적, 화학적인 상태에 따라 달라지기 때문에 수많은 종류의 단 구조가 나타나고 이를 분석하기 위해서는 실험으로 미리 알고 있는 방대한 저장자료(library)를 이용해야 한다.

각각의 특성 단 구조는 페르미준위 이상의 빈 상태 밀도에 각각의 천이가 일어날 확률을 곱한 것으로 나타난다. **단근처구조**(near-edge structure)를 분석하면 전자 및 화학결합을 분석할 수 있다. 단근처구조는 단이 시작하는 데서부터 수십 eV까지이나, 단이 시작하는 데서부터 수백 eV 자리에도 보면 에너지손실 스펙트럼의 강도가 진동을 하고 있음을 알 수 있다. 이것은 X선 흡수분광분석(x-ray absorption spectroscopy)에서 나타나는 확장흡수미세구조(extended absorption fine structure, EXAFS)와 비슷하기 때문에 확장에너지손실미세구조(extended energy-loss fine structure, EXELFS)라고 하고 이것을 이용하여 각 원자 주위에 있는 최인접 원자거리(nearest neighbor distance)와 배위수(coordination number)를 알아낼 수 있다.

전자에너지 손실분석은 2차 방출이나 붕괴(decay)에 의한 것이 아니고 시편과 직접 상호작용한 전자를 그대로 사용하는 방법이므로, 에너지분산 X선 분광분석보다는 보정해야 될 요소가 훨씬 적다. 전자에너지 손실분석에서 i번째 단 모양에서 나온 합계 강도는 그 해당 전자각의 전자가 여기됨에 따라 에너지를 손실한 전자수를 그대로 나타낸 것이다. 어떤 i번째 단의 전자강도는

$$I_i = N_a Q_i I_0 \tag{14.23}$$

으로 분석 체적 내에 있는 원자의 수 N_a와 i번째 단의 이온화 단면 Q_i(식 13.21)와 입사 전자의 강도 I_0를 곱해서 구한다. I_i는 적분 창 ΔU에 나타나 있는 배경 위에 있는 순수 강도이고 I_0는 0 손실피크의 적분강도이다.

단 아래에 있는 배경은 단이 시작되기 전의 강도를 단의 아래쪽으로 연장하여 그림 14-4에 나타낸 것처럼 제거한다. 배경 강도 스펙트럼은 $I_{BG} = A(\Delta U)^{-R}$의 수식을 사용하여 연장한다. 여기서 A, R은 단이 시작되기 전의 배경에서 실험적으로 결정된 정수(fitting parameter)이다.

식 (14.23)에서 분석 체적 내의 원자수는 원자수/cm^2 단위로

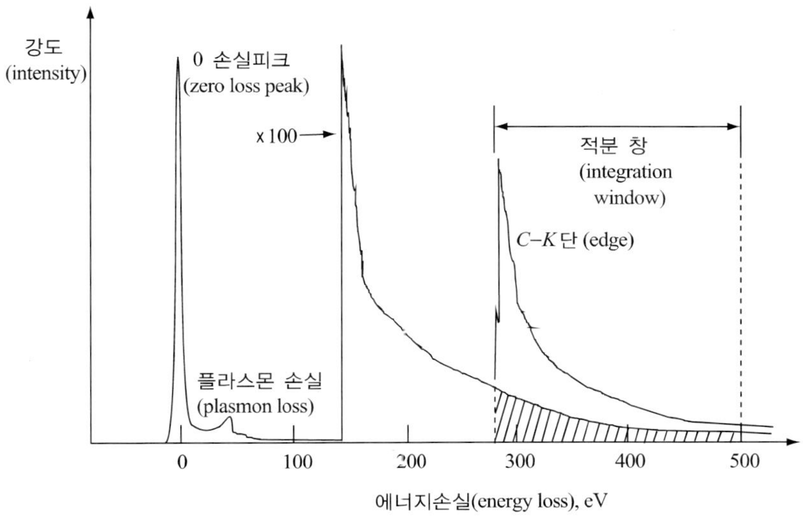

그림 14-4 0 손실, 플라스몬 손실, 내부 전자각 손실 등을 나타낸 전제 에너지손실 스펙트럼

$$N_a = \frac{I_i}{Q_i I_0} \tag{14.24}$$

와 같이 표시하고, 여기서 Q_i는 알려져 있는 값을 사용하거나 계산을 하고, 강도 I_0와 I_i를 측정하면 원자수를 구할 수 있다.

또 다른 정량분석 방법은 비율법으로 두 단 A, B의 강도비를 구해 보면 식 (14.23)에서

$$\frac{N_{a,A}}{N_{a,B}} = \frac{Q_B I_A}{Q_A I_B} \tag{14.25}$$

로 주어진다. 여기서는 I_0를 측정할 필요가 없고 두 단 A, B의 강도비만 구하면 원자수의 비가 나오므로 많이 쓰이는 정량분석법이다. 여기에서는 시편에서 산란된 전자를 모든 각 범위와 모든 에너지손실에 대해 측정한다는 가정을 사용하였다. 실제 이것은 불가능하므로 이거톤(Egerton)은 식 (14.25)에서 I_A를 $I_A(\Delta U, \beta)$로 Q_A를 $Q_A(\Delta U, \beta)$로 대치하였다. 여기서 우리는 에너지손실 측정을 일정한 에너지손실 범위(ΔU)와 각 창(angular window, β)을 가지고 하기 때문이다.

더 정확히 정량분석을 하기 위해서는 $Q_B(\Delta U, \beta)/Q_A(\Delta U, \beta)$를 계산에서 구하지 않고, 시편의 성분에서 $N_{a,A}/N_{a,B}$를 알고 있는 표준 시편을 사용하여 I_A/I_B를 측정하여 실험에서 $Q_B(\Delta U, \beta)/Q_A(\Delta U, \beta)$를 직접 구하여 이것을 미지의 시편을 분석할 때 이용한다. 표준 시편을 채택할 때는 단 근처 구조에 따라 단 면적의 적분값이 크게 달라지므로 분석하고자 하는 시편과 표준 시편 사이의 단 근처 구조가 서로 유사한 표준 시편을 구해야 한다.

연습문제

1. 다음을 설명하시오.
   (a) 0 손실피크
   (b) 플라스몬 손실
   (c) 흡수단

2. 회절빔이 슬릿을 통하도록 하여 EELS 스펙트럼을 얻는 것과 상의 일부가 슬릿을 통하도록 하여 EELS 스펙트럼을 얻는 것의 장단점을 설명하시오.

3. 순수 Be과 C에 전자빔을 조사하여 EELS 스펙트럼을 얻었다. Be와 C의 원자번호는 각각 4와 6이고, $h = 6.6 \times 10^{-34}$ Js, $c = 3 \times 10^{8}$ ms^{-1}, $m_e = 9 \times 10^{-31}$ kg, $e = -1.6 \times 10^{-19}$ C, $\varepsilon_0 = 8.85 \times 10^{-12}$ SI 단위, $1\,eV = 1.6 \times 10^{-19}$ J이다. EELS 스펙트럼에 K단과 L단이 나타나도록 하여 예상되는 스펙트럼을 그리시오.

4. Cu-Zn 합금 속에 들어 있는 석출물 CuZn , Cu_3Zn_2, $CuZn_5$에 전자빔을 조사하여 EELS 스펙트럼을 얻었다. Cu와 Zn의 원자번호는 각각 29와 30이고, $h = 6.6 \times 10^{-34}$ Js, $c = 3 \times 10^{8}$ ms^{-1}, $m_e = 9 \times 10^{-31}$ kg, $e = -1.6 \times 10^{-19}$ C, $\varepsilon_0 = 8.85 \times 10^{-12}$ SI 단위, 1 eV $= 1.6 \times 10^{-19}$ J이다.
   (a) 각 석출물에서 예상되는 EELS 스펙트럼에 K단과 L단이 나타나도록 스펙트럼을 그리시오.
   (b) 석출물 CuZn에서 예상되는 EELS 스펙트럼에 플라스몬 손실피크가 나타나도록 스펙트럼을 그리시오. 자유전자밀도는 구리는 원자당 1개, 아연은 원자당 2개가 있는 것으로 가정하고 CuZn의 밀도 7.8×10^{28} 원자/m^{3}에서 계산하시오.

5. 확장에너지손실미세구조(extended energy-loss fine structure, EXELFS)가 생기는 이유를 간단히 설명하고, 다음에 답하시오.
   (a) 흡수단이 특수한 형태를 나타내는 이유를 설명하시오.
   (b) 흡수단을 지나서 그런 미세구조가 있어야 하는 이유를 설명하시오.
   (c) 미세구조의 형태에 대하여 설명하시오.
   (d) 최인접 원자 간 거리가 2배로 되면 미세구조가 어떻게 바뀌는지 설명하시오.
   (e) 최인접 원자가 다른 종류의 원자로 바뀌면 미세구조가 어떻게 바뀌는지 설명하시오.

6. 현재 확장에너지손실미세구조(extended energy-loss fine structure, EXELFS)와 확장흡수미세구조(extended absorption fine structure, EXAFS)의 에너지 분해능이 각각 얼마인지 설명하시오. 이런 분석방법에서 에너지 분해능은 무엇에 의해 결정되는지 설명하시오.

참고문헌

제 1 장

1. 이정용, 「전자현미경의 원리와 응용」(대우학술총서 자연과학 115), 민음사, 서울, (1998).
2. 이정용, 「재료결정학」, 청문각, 서울, (2001).
3. 이정용, 「전자현미경의 실제」, 청문각, 서울, (1999).
4. 이정용, 「전자현미경 시편 제작」, 대영사, 서울, (2000).
5. D.B. Williams and C.B. Carter, *Transmission Electron Microscopy*, Vol. I-IV, Plenum Press, New York and London, (1996).
6. G. Thomas and M.J. Goringe, *Transmission Electron Microscopy of Materials*, John Wiley and Sons, New York, (1979).
7. L. de Broglie, *in Fifty Years of Electron Diffraction*, P. Goodman, ed., D. Reidl Publ. Co., Dordrecht, Boston and London, pp. 5-6, (1981).
8. C.J. Davisson, L.H. Germer, *Nature*, 119, 558, (1927).
9. C.J. Davisson, L.H. Germer, *Phys. Rev.*, 30, 705, (1927).
10. H.A. Bethe, *Ann. Phys. Lpz.*, 87, 55, (1928).
11. D. Watanabe, R. Uyeda, and A. Fukuhara, *Acta Crystallogr.*, A24, 580, (1968).
12. D. Watanabe, R. Uyeda, and A. Fukuhara, *Acta Crystallogr.*, A25, 138, (1969).
13. J.S. Lally, C.J. Humphreys, A.J.F. Metherell, and R.M. Fisher, *Phil. Mag.*, 25, 321, (1972).
14. L. Hobbs, Application of Diffraction Principles, Lecture Note, (1982).

제 2 장

1. E. Kreyszig, *Introductory Functional Analysis with Applications*, John Wiley & Sons, New York, (1978).
2. W. Rogosinski, *Fourier Series*, 2nd ed., Chelsea, New York, (1959).
3. M.J. Lighthill, *Introduction to Fourier Analysis and Generalized Functions*, Cambridge University Press, New York, (1960).
4. A. Papoulis, *The Fourier Integral and Its Applications*, McGraw-Hill Book Company, New York, (1962).
5. R.N. Bracewell, *The Fourier Transform and Its Applications*, McGraw-Hill Book Company, New York, (1965).

6. E. Kreyszig, *Advanced Engineering Mathematics*, 6th ed., John Wiley & Sons, New York, p. 632, (1988).
7. A. Erdelyi, W. Magnnus, F. Oberhettinger and F. Tricomi, *Tables of Integral Transforms*, 2 vols., McGraw-Hill Book Company, New York, (1954).
8. G. Harburn, C.A. Taylor, and T.R. Welberry, *Atlas of Optical Transforms*, Cornell Univ. Press, New York, (1975).
9. M.J. Lighthill, *Fourier Analysis and Generalized Functions*, Cambridge University Press, Cambridge, U.K., (1960).
10. J. Arsac, *Fourier Transforms and the Theory of Distributions*, Prentice Hall, Inc., N.J., (1966).
11. R.V. Churchill, *Operational Mathematics*, 3rd ed., McGraw-Hill Book Company, New York, (1972).
12. L. Hobbs, Application of Diffraction Principles, Lecture Note, (1982).

제 3 장

1. J.W. Goodman, *Introduction to Fourier Optics*, McGraw-Hill Book Company, New York, pp. 17-21, (1968).
2. E. Abbe, *Archiv. Mikroskopische Anat.*, 9, 413, (1873).
3. Lord Rayleigh, *Phil. Mag.*, (5)42, 167, (1896).
4. A. Rubinowicz, The Miyamoto-Wolf Diffraction Wave, in "*Progress in Optics*" vol. Ⅳ. edited by E. Wolf, North-Holland Publishing Company, Amsterdam, (1962).
5. F.B. Hildebrand, *Advanced Calculus for Engineers*, Prentice Hall, Inc., N.J., p. 312, (1948).
6. A. Erdelyi, W. Magnnus, F. Oberhettinger and F. Tricomi, *Tables of Integral Transforms*, 2nd vols., McGraw-Hill Book Company, New York, (1954).
7. G.N. Watson, *A Treatise on the Theory of Bessel Functions*, 2nd ed., Cambridge, University Press, Cambridge, (1944).
8. J. Cowley, *Diffraction Physics*, 2nd ed., North-Holland Publishing Company, New York, pp. 48-49, (1981).
9. O. Scherzer, *J. Appl. Phys.*, 20, 20 (1949).
10. A. Sommerfeld, *Math. Ann.*, 47, 317, (1896).
11. S. Silver, *J. Opt. Soc. Am.*, 52, 131, (1962).
12. G. Kirchhoff, *Wiedemann Ann.*, 18(2), 663, (1883).
13. G.A. Maggi, *Ann. Mathmatica*, 16, 21, (1888).
14. A. Rubinowicz, *Ann, Physik*, 53(14), 257, (1917).
15. L. Hobbs, Application of Diffraction Principles, Lecture Note, (1982).

제 4 장

1. B. Dawson, P. Goodman, A.W.S. Johnson, D.F. Lynch, and A.F. Moodie, *Acta Cryst.* A30, 297, (1974).
2. T. Wu, and T. Ohmura, *Quantum Theory of Scattering*, (1961).
3. W.J. Byatt, *Phys. Rev.*, 104, 1298. (1956).
4. H.L. Cox, R.A. Bonham, *J. Chem. Phys.*, 47, 2599. (1967).
5. J.A. Ibers, *Acta Cryst.*, 11, 178, (1958).
6. L. Hobbs, Application of Diffraction Principles, Lecture Note, (1982).

제 5 장

1. 이정용, 「재료결정학」, 청문각, 서울, (2001).
2. M.J. Buerger, Elementary Crystallography, Wiley, New York, (1963).
3. L. Reimer, Transmission Electron Microscopy, Physics of Image Formation and Microanalysis, Springer-Verlag, Berlin, (1984).
4. J.M. Cowley, Diffraction Physics, 2nd ed., Morth-Holland Publishing Company, Amsterdam, (1981).
5. J.M. Cowley, Electron Diffraction Techniques, Vol. 1, Oxford University Press, New York, (1992).
6. P.B. Hirsch, A. Howie, R.B. Nicholson, D.W. Pashley, and M.J. Whelan, Electron Microscopy of Thin Crystals, 2nd ed., Krieger, New York, (1977).
7. L. Hobbs, Application of Diffraction Principles, Lecture Note, (1982).

제 6 장

1. M.F.N. Henry, H. Lipson, and W.A. Wooster, *Interpretations of X-ray Photographs*, Macmillan, New York, (1951).
2. B.K. Vainshtein, *Structure Analysis by Electron Diffraction*, Pergamon Press, Oxford, (1964).
3. K.W. Andrews, D.J. Dyson, S.R. Keown, *Interpretation of Electron Diffraction Patterns*, Plenum Press, p. 47, (1967).
4. P.B. Hirsch, A. Howie, R.B. Nicholson, D.W. Pashley, and M.J. Whelan, *Electron Microscopy of Thin Crystals*, Butterworths, London, (1967).
5. C.Hagg and A. Magneli, *Arkiv, Mineral. Geol.*, 19A, 2 (1945).
6. D.W. Pashley, and M.J. Stowell, *Phil. Mag.*, 8, 1605, (1963).
7. M.J. Blackburn, and J.C. Williams, *Trans. A.I.M.E.*, 239, 287, (1967).
8. P.J. Jones, and J.W. Edington, *Met. Trans.*, 3, 2706, (1972).

9. J.W. Cahn, *Trans. A.I.M.E.*, 242, 166, (1968).
10. V. Daniel, and H. Lipson, *Proc. Roy. Soc. A*, 181, 368, (1943).
11. V. Daniel, and H. Lipson, *Proc. Roy. Soc. A*, 182, 378, (1948).
12. A. Guinier, *Sol. State Phys.*, 9, 293, (1959).
13. M.E. Hargreaves, *Acta Cryst.*, 4, 301, (1951).
14. J.E. Woodilla, and B.L. Averbach, *Acta Met.*, 16, 255, (1968).
15. A.B. Glossop, and D.W. Pashley, *Proc. Roy. Soc. A*, 250, 132, (1959).
16. S. Ogawa, D. Watanabe, H. Watanabe, and T. Komoda, *Acta Cryst.*, 11, 872, (1958).
17. R.W. Balluffi, S.L. Sass, and T. Schober, *Phil. Mag.*, 26, 585, (1972).
18. L. Hobbs, Application of Diffraction Principles, Lecture Note, (1982).

제 7 장

1. S. Kikuchi, *Jpn. J. Phys.*, 5, 83, (1928).
2. M. von Laue, *Ann. Phys. Lpz.*, 23, 705, (1935).
3. K. Artmann, *Z. Phys.*, 125, 229, (1944).
4. H. Wilman, Proc. *Phys. Soc. Lond.*, 60, 341, (1948).
5. H. Wilman, Proc. *Phys. Soc. Lond.*, 61, 416, (1948).
6. M. von Heimendahl, W.L. Bell, and G. Thomas, *J. Appl. Phys.*, 35, 361, (1964).
7. L. Hobbs, Application of Diffraction Principles, Lecture Note, (1982).

제 8 장

1. G. Lehmpfuhl, and J. Tafto, *Proc. 7th European Congress on Electron Microscopy*, 3, p. 62, (1980).
2. N.J. Long, M.H. Loretto, and R.E. Smallman, *Proc. 7th European Congress on Electron Microscopy*, 1, p. 152, (1980).
3. J.W. Steeds, *Introduction to Analytical Electron Microscopy*, Plenum Press, New York, p. 387, (1979).
4. J.W. Edington, *Practical Electron Microscopy in Materials Science*, Macmillan Press, New York, (1976).
5. J.W. Steeds, *Introduction to Analytical Electron Microscopy*, Plenum Press, New York, p. 387, (1979).
6. J.W. Steeds, G.M. Rackham, and M.D. Shannon, *Electron Diffraction* 1927-1977, The Institute of Physics, Bristol and London, p. 135, (1978).J.B. Le Poole, *Philips Tech. Rungsch*, 9, 33, (1947).
7. W. Kossel, and G. Möllenstedt, *Naturwis*, 26, 660, (1938).

8. W. Kossel, and G. Möllenstedt, *Annl. Phys*. (Leipzig), 42, 287, (1942).
9. J. Hillier, and R.F. Baker, *J. Appl. Phys*., 17, 12, (1946).
10. J.M. Cowley, and A.L.G. Rees, *J. Sci. Instr*., 30, 33, (1953).
11. D. Cockayne, P. Goodman, J. Mills, and A.F. Moodie, *Rev. Sci. Instr*., 38, 1093, (1967).
12. W.D. Riecke, *Optik*, 19, 273, (1962).
13. P. Goodman, *Acta Cryst*. A31, 804, (1975).
14. A. Pogany, and P. Turner, *Acta Cryst*., A24, 103, (1968).
15. I. Ackermann, *Ann. Phys*., 2, 19, (1948).
16. I. Ackermann, *Ann. Phys*., 2, 41, (1948).
17. P.M. Kelly, A. Jostsons, R.G. Blake, J.G. Napier, *Phys. Stat. Sol*. A31, 771, (1975).
18. Gjϕnnes, and A.F. Moodie, *Acta Cryst*. 19, 65, (1965).
19. P. Goodman, and G. Lempfuhl, *Acta Cryst*., A24, 339, (1968).
20. B.F. Buxton, J.A. Eades, J.W. Steeds, and G.M. Rackham, *Phil. Trans, Roy. Soc*., 281, 181, (1976).
21. J.W. Steeds, *Quantitative Microanalysis with High Spatial Resolution*, p. 210, (1981).
22. L. Hobbs, Application of Diffraction Principles, Lecture Note, (1982).

제 9 장

1. M.S. Patterson, *J. Appl. Phys*., 23, 805, (1952).
2. V.E. Cosslett, *Optik*, 36, 85, (1972).
3. L. Hobbs, Application of Diffraction Principles, Lecture Note, (1982).

제 10 장

1. P.B. Hirsch, A. Howie, R.B. Nicholson, D.W. Pashley, and M.J. Whelan, *Electron Microscopy of Thin Crystals*, 2nd ed., Robert E. Krieger Publishing Co., New York, (1977).
2. P.B. Hirsch, A. Howie, and M.J. Whelan, *Phil. Trans. Roy. Soc*., A252, 499, (1960).
3. P.B. Hirsch, R.W. Horne, and M.J. Whelan, *Phil. Mag*., 1, 677, (1956).
4. B. Jouffrey, and D. Taupin, *Phil. Mag*., 15, 507, (1967).
5. F.G. Smith, and J.H. Thomson, *Optics*, John Wiley & Sons, New York, (1971).
6. A. Howie, and Z.S. Basinski, *Phil. Mag*., 17, 1039, (1968).
7. R.D. Heidenreich, *J. Appl. Phys*., 20, 993, (1949).
8. L. Hobbs, Application of Diffraction Principles, Lecture Note, (1982).

제 11 장

1. P.B. Hirsch, A. Howie, R.B. Nicholson, D.W. Pashley, and M.J. Whelan, *Electron Microscopy of Thin Crystals*, Robert E. Krieger Publishing Co., Butterworths, (1965).
2. D.J.H. Cockayne, *Diffraction and Imaging Techniques in Material Science*, edited by S. Amerlincks, R. Gervers, J. Van Landugt, Vol. 1, pp. 153-83, North-Holland Publ. Co., Amsterdam, NY., Oxford, (1978).
3. S. Takagi, *Acta Cryst.* 15, 1311, (1962).
4. J. Hillier and R.F. Baker, *Phys. Rev.*, 61, 722, (1942).
5. R.D. Heidenreich and L. Sturkey, *J. Appl. Phys.*, 16, 97, (1945).
6. H. Hashimoto, *J. Appl. Phys.*, 35, 277, (1964).
7. A.J.F. Metherell and M. J. Whelan, *Phil. Mag.*, 15, 755, (1967).
8. A. Howie and M.J. Whelan, *Proc. Roy. Soc.*, A263, 217, (1961).
9. A. Howie and M.J. Whelan, *Proc. Roy. Soc.*, A267, 206, (1962).
10. A. Howie and Z.S. Basinski, *Phil. Mag.*, 17, 1039, (1968).
11. C.M. Drum, *Phil. Mag.*, 11, 313, (1965).
12. J. van Landuyt, R. Gevers and S. Amelinckx, *Phys. Stat. Sol.*, 7, 519, (1964).
13. H. Hashimoto, and M.J. Whelan, *J. Phys. Soc. Japan*, 18, 1706, (1963).
14. R. Gevers, A.Art, and S. Amelinckx, *Phys. Stat. Sol.*, 3, 1563, (1963).
15. H. Hashimoto, A. Howie, and M.J. Whelan, *Proc. Roy. Soc.*, A269, 80, (1962).
16. C.J. Humphreys and P.B. Hirsch, *Phil. Mag.*, 18, 115, (1968).
17. D.W. Pashley and A.E.B. Presland, *J. Inst. Metals*, 87, 419, (1959).
18. R.M. Fisher and M.J. Marcinkowski, *Phil. Mag.*, 6, 1385, (1961).
19. C.M. Drum and M.J. Whelan, *Phil Mag.*, 11, 205, (1965).
20. A.K. Head, Australian *J. Phys.*, 20, 557, (1967).
21. A.K. Head, M.H. Loretto, and P. Humble, *Phys. Stat. Sol.*, 20, 505, (1967).
22. L. Hobbs, Application of Diffraction Principles, Lecture Note, (1982).
23. P. Humble, *Australian J. Phys.*, 21, 325, (1968).
24. A.K. Head, *Australian J. Phys.*, 22, 43, (1969).
25. P.B. Hirsch, A. Howie, and M.J. Whelan, *Phil. Trans. Roy. Soc.*, A252, 499, (1960).
26. A. Howie and M.J. Whelan, *Proc. Roy. Soc.* A, 263, 217, (1961).
27. J.M. Silcock and W.J. Tunstall, *Phil. Mag.*, 10, 361, (1964).
28. G. Thomas, and M.J. Whelan, *Phil. Mag.*, 4, 511, (1959).
29. D.J. Dingley, and K.F. Hale, *Proc. Roy. Soc.*, A295, 55, (1966).
30. M.F. Ashby and L.M. Brown, *Phil. Mag.*, 8, 1083, (1963).
31. M.F. Ashby and L.M. Brown, *Phil. Mag.*, 8, 1649, (1963).

32. R. De Ridder and S. Amerlinckx, *Phys. Stat. Sol.* (B), 43, 541, (1971).
33. G. Thomas and M.J. Goringe, *Transmission Electron Microscopy of Materials*, John Wiley and Sons, Inc., New York, Chichester, Brisbane, Toronto, p. 39, p. 366, (1979).
34. K.F. Hale, and M. Henderson Brown, *Proc. 4th Eur. Regional Conf. on Electron Microscopy*, Rome Vol. 1, p. 409, (1968).
35. L.K. France, and M.H. Loretto, *Proc. 4th Eur. Regional Conf. on Electron Microscopy*, Rome Vol. 1, p. 301, (1968).
36. D.J. Dingley, *Proc. 4th Eur. Regional Conf. on Electron Microscopy*, Rome Vol. 1, p. 303, (1968).
37. H.A. Bethe, *Ann. Phys. Lpz.*, 87, 55, (1928)
38. C.H. McGillavry, *Physica*, 7, 329, (1940).
39. M.H. Loretto and L.K. France, *Phil. Mag.*, 19, 41, (1969).
40. M.H. Loretto and L.K. France, *Phys. Stat. Sol.*, 35, 167, (1969).
41. V.A. Phillips, and J.D. Livingston, *Phil. Mag.*, 7, 969, (1962).
42. L. Hobbs, Application of Diffraction Principles, Lecture Note, (1982).

제 12 장

1. R. Gronsky, *Grain Boundary Structure and Kinetics*, R.W. Balluffi, ed., *American Society for Metals*, Metals Park, Ohio. pp. 45-, (1980).
2. H. Hashimoto, H. Endoh, T. Tanji, A. Ono, E. Watanabe, *J. Phys. Soc. Japan*, 42, 1073-1074, (1977).
3. H. Hashimoto, H. Endoh, *Inst. Phys. Conf. Ser.*, 41, 188-194, (1978).
4. O.L. Krivanek, S. Isoda, and K. Kobayashi, *Phil. Mag.*, 36, 931-940, (1977).
5. A. Bourret, J.M. Penisson, *Proc. 9th Int. Congr. Electron Micros.*, J.M. Sturgess, ed., Vol. I, Microscopical Society of Canada, Toronto, pp. 294-295, (1978).
6. J.C.H. Spence, M.A. O'Keefe, and S. Iijima, *Phil. Mag.*, A38, 463-482, (1978).
7. N. Uyeda, T. Kobayashi, K.Ishizuka, and Y. Fujiyoshi, *Chemica Scripta*, 14, 47-61, (1978).
8. S. Horiuchi, K. Muramatsu, and Y. Matsui, *Acta Cryst.*, A34, 939-946, (1978).
9. H. Horiuchi, and M. Mitomo, *J. Matrials Sci.*, 14, 2543-2546, (1979).
10. T. Onozuka, and M. Hirabayashi, *Modulated Structures AIP Conf. Proc.*, No. 53, pp. 373-375, (1979).
11. H. Hashimoto, Y. Takai, Y. Yokota, H. Endoh, and E. Fukada, *Jpn. J. Appl. Phys.*, 19, L1-L4, (1980).
12. R. De Ridder and S. Amerlinckx, *Phys. Stat. Sol.* (b), 43, 541, (1971).
13. L. Hobbs, Application of Diffraction Principles, Lecture Note, (1982).

1. D.B. Williams, and J.I. Goldstein, *Energy Dispersive X-ray Spectrometry*, edited by K.F.J. Heinrich, D.E. Newbury, R.L. Myklebust and C.E. Fiori, NBS Special Publication 604, U. S. Department of Commerce/NBS, Washington, D.C., 341, (1981).
2. L.F. Allard, and D.F. Blake, *Microbeam Analysis*, edited by K. F. J. Heinrich, San Francisco Press, 8, (1982).
3. J.I.Goldstein, and D.B.Williams, *SEM*, edited by O. Johari, SEM Inc. AMF O'Hare, Illinois, 1, 427, (1978)
4. K.F.J. Heinrich, *Proc. 4th Intl. Congress on X-ray Optics and Microanalysis*, edited by R. Castaing, P. Deschamps and J. Philibert, Hermann, Paris, 1509, (1966).
5. G. Cliff, and G.W. Lorimer, *Proc. 5th European Cong. on Electron Microscopy*, The Institute of Physics, Bristol and London, 141, (1972).
6. R.L. Myklebust, C.E. Fiori, and K.F.J. Heinrich, *Energy Dispersive X-ray Spectrometry*, edited by K.F.J. Heinrich, D.E. Newbury, R.L. Myklebust and C.E. Fiori, U.S. Department of Commerce/NBS, Washington, D.C., 365, (1981).
7. J.J. McCarthy, and F.H. Schamber, *Energy Dispersive X-ray Spectrometry*, edited by K.F.J. Heinrich, D.E. Newbury, R.L. Myklebust and C.E. Fiori, U. S. Dept. of Commerce/NBS, Washington, D.C., 273, (1981).
8. C.E. Fiori, R.L. Myklebust, and K. Gorlen, *Energy Dispersive X-ray Spectrometry*, edited by K.F.J. Heinrich, D.E. Newbury, R.L. Myklebust and C.E. Fiori, U. S. Dept. of Commerce/NBS, Washington, D.C., 233, (1981).
9. J.I. Goldstein, J.L.Costley, G.W. Lorimer and S.J.B. Reed, *SEM*, edited by O. Johari, IITRI, Chicago, 1, 315, (1977).
10. R. Tixer, and J. Philibert, *Proc. 5th Int. Cong. on X-ray Optics and Microanalysis*, edited by G. Möllenstedt and K. H. Gaukler, Springer-Verlag, Berlin, 180, (1969).
11. R. König, *Electron Microscopy in Mineralogy*, edited by H.R. Wenk, Springer Verlag, Berlin, 526, (1976).
12. K.F.J. Heinrich, *The Electron Microprobe*, edited by T.D. Mckinley, K.F.J. Heinrich and D.B. Wittry, John & Wiley Book Company, New York, 296, (1966).
13. B.L. Henke, and E.S. Ebisr, *Advances in X-ray Analysis*, Plenum Press, New York, 17, 150, (1974).
14. N. Stenton, M.R. Notis, J.I. Goldstein, and D.B. Williams, *Quantitative Microanalysis with High Spatial Resolution*, edited by G.W. Lorimer, M.H. Jacobs and P. Doig, The Metals Society, London, 35, (1981).
15. J. Pilibert, and R. Tixier, *Electron Microscopy and Microbeam Analysis*, edited by B.M.

Siegel and D.R. Beaman, John & Wiley Bock Company, New York, 33, (1975).

16. C. Nockolds, M.J. Nasir, G. Cliff and G.W. Lorimer, *Electron Microscopy and Analysis*, edited by T. Mulvey, The Institute of Physics, Bristol and London, 417, (1980).
17. G. Cliff, and G.W. Lorimer, *J. Microsc.*, 103, 203, (1975).
18. P. Duncumb, *J. de Microscopie*, 7, 581, (1968).
19. H.A. Kramers, *Phil. Mag.*, 46, 836, (1923).
20. R.M. Dolby, *Proc. Phys. Soc.*, 73, 81, (1959).
21. J.E. Wood, D.B. Williams, and J.I. Goldstein, *J. Microsc.*, 153, 134, (1982).
22. L. Hobbs, Application of Diffraction Principles, Lecture Note, (1982).

제 14 장

1. C.C. Ahn and O.L. Krivanek, *A Reference guide of Electron Energy Loss Spectra Covering All Stable Elements*, Gatan Inc., Warrendale, (1983).
2. N. Ridley, and G.W. Lorimer, *Quantitative Microanalysis with High Spatial Resolution*, edited by G.W. Lorimer, M.H. Jacobs and P. Doig Pub., The Metals Society, London, 80, (1981).
3. H. Rather, *Springer Tracts in Modern Physics*, 88, (1980).
4. C. Colliex, *Advances in Optical and Electron Microscopy*, edited by R. Barerand and V. E. Cosslelt, , Vol. 9, Academic Press, (1984).
5. R.F. Egerton, *Electron Energy Loss Spectrometry in the Electron Microscope*, Plenum Press, (1986).
6. J.W. Edington, and G. Hibbert, *J. Microsc.*, 99, 125, (1973).
7. D.B. Williams, and J.W. Edington, *J. Microsc.*, 108, 113, (1976).
8. R.D. Leapman, P. Rez, and D.F. Mayers, *J. Chem. Phys.*, 72, 1232, (1980).
9. L. Hobbs, Application of Diffraction Principles, Lecture Note, (1982).

찾아보기

ㅇ

ㅋ

ㅌ

ㅍ

ㅎ

기타

기초 전자현미경학

2013년 8월 20일 제1판 1쇄 인쇄
2013년 8월 30일 제1판 1쇄 펴냄

지은이 이정용
펴낸이 류제동
펴낸곳 **청문각**

전무이사 양계성 | 편집국장 안기용 | 책임편집 우종현 | 본문디자인 네임북스
표지디자인 네임북스 | 제작 김선형 | 영업 나상욱 · 함승형
출력 ㈜한국커뮤니케이션 | 인쇄 영진인쇄 | 제본 한진제본

주소 413-120 경기도 파주시 교하읍 문발로 116 | 우편번호 413-120
전화 1644-0965(대표) | 팩스 070-8650-0965 | 홈페이지 www.cmgpg.co.kr
등록 2012. 11. 26. 제406-2012-000127호

ISBN 978-89-6364-182-9 (93500)
값 22,000원

* 잘못된 책은 바꾸어 드립니다.